W0260805

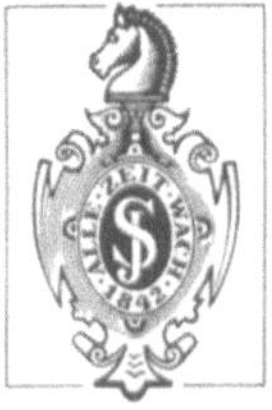

G. W. Kauffmann G. M. Richter

Gefäßintervention

Thorax, Abdomen, Extremitäten

Unter Mitarbeit von

J.-R. Allenberg, F. Antonucci, M. Düx, J. Görich, Chr. Herfarth, V. Hoffmann, P. Hohenberger, J. Lammer, S. C. Müller, Th. Roeren, H. Schild, G. Sigmund, G. Stuckmann, F. Winkelbauer, C. L. Zollikofer

Mit einem Geleitwort von W. Wenz

Mit 68 Abbildungen in 212 Einzeldarstellungen

Springer-Verlag Berlin Heidelberg GmbH

Professor Dr. med. G. W. KAUFFMANN
Universitätsklinikum Heidelberg
Abteilung Röntgendiagnostik
Im Neuenheimer Feld 110

D-69120 Heidelberg

PD Dr. med. G. M. RICHTER
Universitätsklinikum Heidelberg
Abteilung Radiodiagnostik
Im Neuenheimer Feld 110

D-69120 Heidelberg

ISBN 978-3-662-07399-5 ISBN 978-3-662-07398-8 (eBook)
DOI 10.1007/978-3-662-07398-8

Die Deutsche Bibliothek – CIP-Einheitsaufnahme
Gefäßintervention: Thorax, Abdomen, Extremitäten / G. W. Kauffmann ... – Berlin; Heidelberg; New York; London; Paris; Tokyo; Hong Kong; Barcelona; Budapest: Springer, 1994

NE: Kauffmann, Günter W.

Ursprünglich erschienen bei Springer-Verlag Berlin Heidelberg New York 1994.
Softcover reprint of the hardcover 1st edition 1994

Satz: K+V Fotosatz GmbH, Beerfelden, Deutschland

Weiterverarbeitung: Appl, Wemding, Deutschland
21/3130-5 4 3 2 1 0 – Gedruckt auf säurefreiem Papier

Geleitwort

Am Beginn einer stürmischen Entwicklung steht oft die „einfache Idee". Seldingers Technik der perkutanen Kathetereinführung ermöglichte innerhalb weniger Jahre die radiologische Diagnostik aller Gefäßregionen. Dotters geniale Ideen der perkutanen Gefäßbehandlung sowie Luessenhops Versuche der transluminalen Blutstillung mit Kathetertechniken in den 60er Jahren waren logische Konsequenzen aus der angiographischen Technik und haben zur Begründung einer ganz neuen Disziplin, der *interventionellen Radiologie*, geführt. Auch in Deutschland wurde die Bedeutung der neuen Verfahren rasch erkannt, die in unserer Freiburger Schule aufgegriffen und fortentwickelt wurden. Meine Schüler G. W. Kauffmann und G. M. Richter, die dieses Buch vorlegen, haben die „kapilläre Embolisation" entwickelt, Eingriffe am Gallesystem etabliert und verfeinert, haben ballonexpandierte Gefäßendoprothesen und den transjugulären portosystemischen Shunt in die klinische Praxis umgesetzt.

Die Autoren wenden sich gleichermaßen an den mit solchen Interventionen betrauten Radiologen wie auch den kooperierenden Fachkollegen, die eine minutiöse Beschreibung der Voraussetzungen, der Vorbereitung und der technischen Durchführung von Gefäßinterventionen suchen und brauchen. Darüber hinaus werden aus den morphologischen und pathophysiologischen Grundlagen das Indikationsspektrum und die Erfolgsaussichten abgeleitet, aber auch jene Risiken diskutiert, die im Aufklärungsgespräch besprochen werden müssen.

Die Ausbildung zum Facharzt für diagnostische Radiologie legt Wert auf grundlegende Kenntnisse in der *interventionellen Radiologie.* Dies ist in heutiger Zeit von größter Bedeutung: der Radiologe kämpft nicht nur gegen das gestrige Image des Bilderlieferanten für Chirurgie oder innere Medizin; er muß sich auch in der Wahl geeigneter Therapieverfahren auseinandersetzen mit der chirurgischen und internistischen Konkurrenz von heute, und er muß antreten gegen die Tendenz nichtradiologischer Disziplinen, zunehmend zum Katheter zu greifen; morgen kommt auf ihn der immer größere Anspruch der minimal-invasiven Medizin zu.

Die Autoren werden dem Anspruch auf aktuelle Information und Anleitung zur interventionellen Radiologie gerecht: Sie behandeln in ihrem Buch zunächst die Grundtechniken der peripheren Angioplastie und aktueller Katheterlyseverfahren. Die Bedeutung der Katheterverschlußbehandlung wird aufgezeigt bei Blutung, Gefäßmißbildung und Tumoren. Aber auch andere neue und hochspezielle Techniken wie die Beckenvenenintervention bei Impotenz, die Varikozelenembolisation zur Behandlung der Infertilität und des transjugulären portosystemischen Stent-Shunts (TIPSS) sind ausführlich dargestellt. Ein weiterer Schwerpunkt liegt auf dem Einsatz von Metallgitterprothesen, den sog. Stents, bei dem zum ersten Mal prospektiv randomisierte Studien Grundlage der Darstellung sind.

Es ist den Verfassern gelungen, bei aller individuellen Verschiedenheit die Kapitel einheitlich und straff gegliedert zu gestalten. Im raschen Fluß der gerade bei den Interventionen täglich auf uns zukommenden Neuerungen wird eine solche aus der Praxis für die Praxis geschriebene Zusammenstellung dankbar aufgenommen werden. Ich wünsche diesem Werk, das sich auf die jahrelange Erfahrung eines jeden Verfassers bezieht, eine weite Verbreitung.

Freiburg, 1994 Prof. Dr. med. W. WENZ

Vorwort

Die Entwicklung von moderner Schnittbildgebung und Interventionen erfolgt momentan mit großem Tempo nahezu parallel. Der Radiologe muß sich einerseits mit einem breiten Spektrum unterschiedlicher Fachdisziplinen und andererseits mit einer ständig zunehmenden Vielfalt von Methoden und Verfahren auseinandersetzen. Das gleichzeitige Beherrschen konventioneller Diagnostik, des Ultraschalls, der Durchleuchtung, Computertomographie, Magnetresonanztomographie und invasiven Diagnostik am Gefäßsystem einschließlich der *interventionellen Radiologie* ist unser selbstverständliches Handwerkszeug.

Das aktuelle „State-of-the-Art"-Wissen auf dem Gebiet der *Gefäßintervention* wird damit zu einer Basisaufgabe des Radiologen. Die Bedeutung der Intervention verdeutlichen folgende Anhaltszahlen: 1993 sind in Deutschland etwa 50000 periphere Gefäßdilatationen, 2000 Embolisationen, 1500 Interventionen an den Venen und 500 transjuguläre portosystemische Shunts durchgeführt worden. Hinzu kommen nichtvaskuläre Interventionen, vor allem Interventionen am Gallewegssystem (etwa 2500 Eingriffe). Der große Stellenwert der *interventionellen Radiologie* für die moderne Medizin am Ende des Jahrtausends ergibt sich auch und gerade unter dem Eindruck eines ständig zunehmenden – wirtschaftlich begründeten – Spardruckes, der nichtoperative oder weniger invasive Behandlungsverfahren immer wichtiger werden läßt.

Aus der Notwendigkeit heraus, gerade für den Allround-Radiologen eine kurze, präzise, in der Technik jedoch umfassende Anleitung zur *Gefäßintervention* zusammenzustellen, haben wir für das vorliegende Buch folgende Gestalt gewählt:

Jedes Kapitel ist unterteilt in Anatomie, Pathophysiologie, Indikation und Kontraindikation, Technik, Komplikationen und Ergebnisse in Kurzform. Wir haben ganz bewußt auf eine tiefgreifende Auseinandersetzung mit Literaturergebnissen verzichtet, um den Charakter einer praktischen Anleitung zu wahren. Dabei haben wir Hilfe erhalten von eng mit uns verbundenen Kollegen, allesamt ausgewiesene Spezialisten der *interventionellen Radiologie*. Zwangsläufig entstand dadurch eine stark durch Erfahrungen aus Freiburg und Heidelberg geprägte Darstellung. Es ist uns bewußt, daß für viele der von uns geschilderten Verfahren Alternativen in Methodologie und Materialwahl möglich und hilfreich sein können. Andererseits glauben wir, daß die auf unseren Erfahrungen beruhenden Erkenntnisse sowohl für den Anfänger als auch für den Erfahrenen eine wertvolle Richtschnur sein können.

Die Deutsche Röntgengesellschaft definiert die *interventionelle Radiologie* als „therapeutische Maßnahmen, die in Bezug auf Indikation und Nachbehandlung interdisziplinär eingebunden sind, die größere chirurgische Eingriffe ersetzen bzw. ergänzen". Um dieser Aufgabe gerecht zu werden, haben wir in unserer Abteilung eine wöchentliche Indikationsbesprechung zwischen Radiologie, Chirurgie und Innerer Medizin eingeführt. Die von führenden Chirurgen geschriebenen Kapitel zur Indikation des therapeutischen Gefäßverschlusses und zur Gefäßrekanalisation sind Ausdruck dieser engen Zusammenarbeit.

Wir glauben, daß wir damit dem diagnostisch und interventionell tätigen Radiologen ein übersichtliches und aktuelles Spezialwerk zur *Gefäßintervention* an die Hand geben können, das den Standard der *interventionellen Radiologie* aufzeigt und verbreitet.

Heidelberg, 1994

Prof. Dr. med. G. W. KAUFFMANN
PD Dr. med. G. M. RICHTER

Inhaltsverzeichnis

Mitarbeiterverzeichnis

Prof. Dr. J.-R. ALLENBERG
Universitätsklinikum Heidelberg
Gefäßchirurgie
Im Neuenheimer Feld 110
D-69120 Heidelberg

Dr. F. ANTONUCCI
Institut für Radiologie
Brauerstr. 15
CH-8401 Winterthur

Dr. M. DÜX
Universitätsklinikum Heidelberg
Abt. Radiodiagnostik
Im Neuenheimer Feld 110
D-69120 Heidelberg

PD Dr. J. GÖRICH
Klinikum Bonn Venusberg
Radiologische Abt.
Siegmund-Freud-Straße
D-53127 Bonn

Prof. Dr. CHR. HERFARTH
Chirurgische Universitätsklinik
Im Neuenheimer Feld 110
D-69120 Heidelberg

Dr. V. HOFFMANN
Universitätsklinikum Heidelberg
Abt. Radiodiagnostik
Im Neuenheimer Feld 110
D-69120 Heidelberg

PD Dr. P. HOHENBERGER
Universitätsklinikum Rudolf Virchow
Abt. für Chirurgie
Lindenberger Weg 80
D-13122 Berlin

Prof. Dr. G. W. KAUFFMANN
Universitätsklinikum Heidelberg
Abt. Radiodiagnostik
Im Neuenheimer Feld 110
D-69120 Heidelberg

Prof. Dr. J. LAMMER
Allg. Krankenhaus Wien
Klin. Abt. f. Angiographie
u. Interventionelle Radiologie
Währinger Gürtel 18–20
A-1090 Wien

Dr. S. C. MÜLLER
Klinik f. Radiologie
Klinikum
der Joh.-Gutenberg-Universität
Langenbeckstr. 1
D-55131 Mainz

PD Dr. G. M. RICHTER
Universitätsklinikum Heidelberg
Abt. Radiodiagnostik
Im Neuenheimer Feld 110
D-69120 Heidelberg

Dr. TH. ROEREN
Universitätsklinikum Heidelberg
Abt. Radiodiagnostik
Im Neuenheimer Feld 110
D-69120 Heidelberg

Prof. Dr. H. SCHILD
Klinik f. Radiologie
Klinikum
der Joh.-Gutenberg-Universität
Langenbeckstr. 1
D-55131 Mainz

Dr. G. SIGMUND
Mutterhaus der Boromäerinnen
Feldstr. 16
D-54219 Trier

Dr. G. STUCKMANN
Institut für Radiologie
Brauerstr. 15
CH-8401 Winterthur

Dr. F. WINKELBAUER
Allg. Krankenhaus Wien
Klin. Abt. f. Angiographie
u. Interventionelle Radiologie
Währinger Gürtel 18–20
A-1090 Wien

PD Dr. C. L. ZOLLIKOFER
Institut für Radiologie
Brauerstr. 15
CH-8401 Winterthur

1 Arterielle Gefäßrekanalisation, Flußverbesserung und Angioskopie

1.1 Klinische Indikation

J.-R. ALLENBERG und G. W. KAUFFMANN

Bei der arteriellen Verschlußkrankheit kann die Indikation zum invasiven therapeutischen Vorgehen nur aufgrund verschiedenster Informationen über den Patienten erfolgen:

1. Allgemeinzustand des Patienten: Risikofaktoren, Narkosefähigkeit, Kooperationsfähigkeit, kardialer, pulmonaler und zerebraler Funktionszustand.
2. Klinisches Stadium der Durchblutungsstörung: absolute oder relative Indikation zum invasiven therapeutischen Eingriff, Berücksichtigung der objektiven Parameter sowie des subjektiven Leidensdrucks des Patienten.
3. Lokale Operabilität für endovaskuläres oder chirurgisches Vorgehen: morphologische Kriterien unter Berücksichtigung des Einstroms und Ausstroms.

Vor dem Hintergrund dieser Informationen ergibt sich die Notwendigkeit zur invasiven Diagnostik, der Arteriographie. Die Aussage „Keine Arteriographie ohne therapeutische Konsequenz" gilt unverändert, da auch die DSA-Verfahren nach wie vor die Kathetertechnik beanspruchen.

Der Stenose oder dem Verschluß einer Schlagader kann je nach Körperregion eine unterschiedliche Bedeutung beigemessen werden. In Anlehnung an die klinische Stadieneinteilung nach Fontaine lassen sich für die Indikation zum invasiven Vorgehen im Bereich der hirnversorgenden Schlagadern, der extremitätenversorgenden Gefäße und der viszeralen Gefäße unterschiedliche Indikationsprinzipien aufstellen.

1.1.1 Hirnversorgende Gefäße

Die Behandlung der zervikalen hirnversorgenden Gefäße ist nach wie vor eine Domäne der chirurgischen Therapie. In den letzten 2 Jahren hat sich aufgrund prospektiver randomisierter Studien für eine bestimmte Gruppe von Patienten die chirurgische Therapie gegenüber der alleinigen medikamentösen Therapie als vorteilhaft erwiesen. Unter Berücksichtigung des Allgemeinzustands, des klinischen Stadiums und der Morphologie der Läsionen – hierbei kommt auch der Magnetresonanztomographie und der Computertomographie des Gehirns eine besondere Bedeutung zu – wird die Indikation zum invasiven Vorgehen sowohl im asymptomatischen als auch im symptomatischen Stadium gestellt. Ziel des chirurgischen Vorgehens ist in der überwiegenden Mehrzahl der Fälle weniger die Verbesserung der quantitativen Durchblutung des Gehirns als vielmehr die Ausräumung einer potentiellen Streuquelle durch stenosierte hirnversorgende Arterien. Zum gegenwärtigen Zeitpunkt stellen deswegen die chirurgischen Verfahren die Methode der Wahl dar; interventionelle endovaskuläre Verfahren sind in diesem Gefäßabschnitt bisher nicht etabliert.

1.1.2 Viszeralarterien

Nur in Ausnahmefällen wird die Indikation zur Behandlung von Stenosen oder Verschlußprozessen der Viszeralarterien aus Gründen einer fortgeschrittenen Durchblutungsstörung gestellt. In der Regel handelt es sich um präventive Maßnahmen zur Erhaltung und Gewährleistung eines ausreichenden Durchflusses der Eingeweideschlagadern. Eine Ausnahme stellt hier die Läsion der Nierenarterie dar. Das therapeutische Ziel der sowohl endovaskulären als auch chirurgischen Verfahren bei der Behandlung der Nierenarterienstenosen und -verschlüsse beinhaltet 2 unterschiedliche Aspekte: die Hochdrucktherapie einerseits, den Funktionserhalt des Organs andererseits. Während in der Regel bei Kombinationseingriffen im aortoiliakalen Abschnitt mit gleichzeitiger Beteiligung der Nierenarterien dem chirurgischen Verfahren der Vorzug gegeben wird, empfiehlt sich für den alleinigen Befall der Nierenarterienstenosen ein differenziertes Behandlungskonzept bezüglich der Verfahrenswahl. Aus chirurgischer Sicht ist das operative Verfahren bei folgenden Gegebenheiten vorzuziehen: simultane Eingriffe aortoiliakal, Ostiumstenose (s. S. 31), arteriosklerotische Stenose bei Solitärniere, Aneurysma der Nierenarterie, Spontandissektion, Verschluß der Nierenarterie, Kontrastmittelallergie, Zustand nach mißlungener PTA. Für alle übrigen Läsionen der Nierenarterie sind morphologische Aspekte entscheidend dafür, ob einem endovaskulären Verfahren (z. B. PTA, Stent) oder der Operation der Vorzug zu geben ist.

1.1.3 Arterielle Verschlußkrankheit der Extremitäten

Bei der Durchblutungsstörung der oberen und unteren Extremität richtet sich die Indikation zum invasiven Vorgehen nach der Stadieneinteilung von Fontaine:

- Stadium I: Asymptomatisches Stadium einer Stenosierung oder eines Verschlußprozesses,
- Stadium II: Claudicatio intermittens, Beschwerdesymptomatik unter Belastung,
- Stadium III: Ruheschmerz,
- Stadium IV: Ausbildung einer Gangrän, Nekrose (differentialdiagnostisch abzugrenzen vom komplizierten Stadium II; Nekrose durch Verletzung oder Druck bei vorbestehender arterieller Durchblutungsstörung).

Die Indikation zum invasiven Vorgehen wird nach „ausgereizter konservativer Therapie“ in Stadium III und IV gestellt. Stadium II bedeutet eine relative Indikation, wobei die Beschwerdesymptomatik, der Leidensdruck des Patienten und das Bedürfnis nach einer verbesserten Gehstrecke von Bedeutung sind. Sehr maßgeblich ist in diesem Zusammenhang auch die Verschlußlokalisation. Generell gilt, daß Stenosen und Verschlußprozesse der großkalibrigen Gefäße (z. B. Beckenarterien) eine großzügigere Indikationsstellung für das invasive Vorgehen beinhalten. Je peripherer der Verschlußprozeß liegt, desto strenger ist die Indikation für ein invasives Vorgehen zu stellen.

Um ein sinnvolles Therapiekonzept für jeden einzelnen Patienten zu erarbeiten, hat sich bei uns in Heidelberg schon seit Jahren ein interdisziplinäres Kolloquium bewährt. Nach Darstellung der oben beschriebenen Charakteristika nimmt im Kolloquium der Fachvertreter der jeweiligen Disziplin zu der Verfahrenswahl Stellung:

- zur konservativen medikamentösen und physikalischen Therapie,
- zur interventionellen, endovaskulären Therapie und
- zur chirurgischen operativen Therapie.

Dieses Vorgehen hat den Vorteil, daß für jeden Patienten eine individuelle Therapieempfehlung gegeben werden kann, die konservative, interventionelle und chirurgische Maßnahmen in gleicher Weise berücksichtigt. Gleichzeitig läßt dieses Vorgehen auch ein Stufenprogramm und verschiedene sinnvolle Kombinationen der therapeutischen Möglichkeiten offen. Ferner ist hier ein Forum definiert, das wissenschaftliche Fragestellungen entwickeln und Studien erarbeiten kann.

Umgekehrt besteht das Risiko, daß dort, wo sich keine gleichberechtigten Partner zusammenfinden, eine subjektiv gefärbte Indikation zur Therapie gestellt wird, die weder einer optimalen Patientenversorgung noch einer sinnvollen Kooperation der beteiligten Fachdisziplinen gerecht wird. Die individuelle qualitative und quantitative Kapazität der beteiligten Disziplinen wird dabei zu gewissen lokalen Nuancierungen bei der Indikationsstellung führen.

1.2 Perkutane arterielle Angioplastie

G. M. Richter

1.2.1 Beckenarterien

1.2.1.1 Anatomie

Die Aorta abdominalis teilt sich in Höhe der distalen Lendenwirbelsäule in die paarigen, zwischen 8 und 11 mm weiten Aa. iliacae communes auf, die sich tief im Becken in die 6–9 mm weiten Aa. iliacae externae und Aa. iliacae internae aufzweigen. Der Gefäßabschnitt ab der Unterkreuzung der A. iliaca externa mit dem Leistenband bis zur Femoralbifurkation wird auch als A. femoralis communis bezeichnet. Weder die A. iliaca communis noch die A. iliaca externa geben im Normalfall Seitäste ab. Sie sind als reine Leitgefäße aufzufassen und transportieren bis zu 95% der arteriellen Blutversorgung des anhängigen Extremitätenabschnitts. Die restlichen 5% erfolgen sowohl über den lumbalen Kreislauf zur Gluteal- und Femoralmuskulatur als auch über Beckenboden- und Adduktorengefäße. Beim kreislaufgesunden, jungen Menschen verlaufen die Beckenarterien in anterior-posteriorer Projektion nahezu vollkommen gestreckt, während sie beim alten Menschen und v. a. beim Hypertoniker ausgeprägte Schleifen bis hin zu 180°-Kurven bilden können.

1.2.1.2 Pathophysiologische Grundlagen

Sowohl die A. iliaca communis als auch die A. iliaca externa gehören zu den am häufigsten von arterieller Verschlußkrankheit betroffenen Arterien, wobei in der Häufigkeit des Befalls zwischen A. iliaca communis und exterior keine statistisch faßbaren Unterschiede bestehen (DeBakey 1985). Allerdings weisen männliche starke Raucher überproportional häufig Stenosen oder Verschlüsse im Bereich der A. iliaca communis auf im Vergleich zu anderen Gefäßabschnitten. Bemerkenswert dabei ist, daß dieses stark mit dem Risikofaktor Nikotin assoziierte Erkrankungsmuster schon beim relativ jungen Patienten auftreten kann. Bilateraler Befall ist weiterhin typisch für die Arteriosklerose im Beckenbereich. Eine Sonderform stellt hierbei die Erkrankung der Bifurkation dar, die als aortoiliakale Arteriosklerose zu werten ist und eine besondere Technik der perkutanen Intervention erfordert. Nach Watt tritt ein solches Befallsmuster häufiger als die unilaterale Stenose der Beckenarterien auf (Watt 1966). Wegen einer möglichen Beziehung zur kongenitalen Aortenhypoplasie wurde die bei jungen Raucherinnen immer wieder beobachtete Bifurkationsstenose von De Laurentis als „Hypoplastisches Aortoiliakales Syndrom" definiert (De Laurentis 1978).

Als Grund für den häufigen arteriosklerotischen Befall der Beckenarterien und insbesondere der Bifurkation gilt eine abnormale Verteilung der Scherkräfte im Aufzweigungsbereich mit der Folge von lokalen Turbulenzen und hämodynamischem Streß an bestimmten Gefäßsegmenten. Die Bifurkation ist das erste Hindernis für den aortalen Blutstrom ab der Aortenklappe, wobei Pulswellenreflektionen entstehen können, die ihrerseits wieder zu stehenden Druckwellen führen können. Bei der Geburt besteht ein ideales Verhältnis zwischen iliakalem und aortalem Gefäßquerschnitt von 1,15, das äußerst geringe Reflektionen der aortalen Pulswellen entstehen läßt. Mit zunehmendem Alter verschlechtert sich dieses Verhältnis, so daß bei entsprechenden Risikofaktoren eine besondere Beschleunigung der Arteriosklerose im Bifurkationsbereich auftreten kann (Gosling 1971). DeBakey wies in einer Untersuchung an über 13000 Patienten nach, daß Patienten, die erstmals mit Arteriosklerose der Beckenarterien auffällig werden, deutlich häufiger weitere klinisch relevante Gefäßerkrankungen in anderen Gefäßabschnitten aufweisen als z.B. Patienten mit koronarer Herzerkrankung oder supraaortischen Gefäßläsionen (DeBakey 1985). Nach dieser Untersuchung neigen die Patienten auch deutlich mehr zu Rezidiven oder zur Entwicklung neuer Läsionen im behandelten Gefäßabschnitt.

Hinsichtlich einer perkutanen Dilatationsbehandlung bedeutsame pathophysiologische Faktoren umfassen Probleme der Punktion, des morphologischen Spektrums der iliakalen Atherosklerose und spezifische Gesichtspunkte, die über Erfolg und Mißerfolg entscheiden können.

1.2.1.3 Indikation

Die arterielle Verschlußkrankheit mit Ursache in den Beckenarterien ist mittlerweile zu einer Standardindikation für die perkutane transluminale Angioplastie geworden. Über die Differentialindikation zwischen konservativem Vorgehen, interventionellem Eingriff und gefäßchirurgischer Rekonstruktion entscheiden allgemeine und spezielle Faktoren. Es gilt mittlerweile als hinreichend akzeptiert, daß diese 3 Behandlungsverfahren nicht konkurrierend oder alternativ, sondern komplementär indiziert werden sollen. Ein solches Konzept erfordert aber eine Feinabstimmung zwischen allen 3 Disziplinen, so daß für jeden Patienten individuell ein optimales Behandlungskonzept entwickelt werden kann.

Für die Dilatationsbehandlung disponieren folgende morphologische und klinische Faktoren:

Eindeutige morphologische Einschlußkriterien:
- Singuläre unilaterale Stenose,
- multiple, aber lokalisierte, unilaterale Stenosen,
- bilateral singuläre Stenose (Simultaneingriff),
- bilateral multiple, lokalisierte Stenosen (Simultaneingriff),
- unilateral akuter bis subakuter kurzstreckiger Verschluß (zuvor Lyse),
- kombinierte Aorten- und mono- oder biiliakale Stenosen.

Eindeutige klinische Faktoren:
- Arterielle Verschlußkrankheit im Stadium IIb, III und IV.

Gegen eine Dilatationsbehandlung sprechen folgende Faktoren:

Morphologische Ausschlußkriterien:
- Läsionen der A. femoralis communis bzw. der Punktionsstelle,
- unilateral chronischer, langstreckiger Beckenarterienverschluß,
- bilateral chronische, kurzstreckige Beckenarterienverschlüsse,
- bilateral chronische, langstreckige Beckenarterienverschlüsse.

Klinische Ausschlußkriterien:
- Unwesentlich beeinträchtigte Gehstrecke,
- schwere Adipositas bei zugleich nur mäßig reduzierter Gehstrecke,
- momentan septisches Krankheitsbild und
- Kontraindikationen gegen Antikoagulation.

Aus dieser Darstellung können einige relative Indikationen abgeleitet werden, die immer für jeden Patienten individuell zu klären und eng mit der Gefäßchirurgie abzustimmen sind. Dazu gehören:

- die „Serviceintervention" zur Einstromverbesserung vor geplanter peripherer Intervention (interventionell oder chirurgisch),
- die Intervention im Stadium IIa der AVK (hier entscheiden Alter und berufliche bzw. körperliche Aktivität) und
- die Rekanalisation von verschlossenen Aa. iliacae communes oder externae (hier entscheiden morphologische und klinische Faktoren) (Van Dongen 1989).

Im Vergleich zur Indikationsstellung von vor etwa 5–10 Jahren hat sich in letzter Zeit eine deutlich „liberalere" Haltung zur Dilatationsbehandlung ergeben, da morphologische Mißerfolge durch eine sekundäre Stentimplantation u.U. abgefangen werden können (s. S. 45). Damit werden heute auch hochgradig exzentrische Plaques dilatiert, die früher immer wieder als Kontraindikation gegen eine Dilatationsbehandlung angesehen wurden.

1.2.1.4 Medikamentöse Zusatztherapie

Die Ballondilatation von Beckenarterienstenosen erfordert i. allg. folgende medikamentöse Zusatztherapie:

- Aspirin oral (100 mg/Tag Mindestdosis), beginnend am Vortag der Intervention und beibehalten über 6 Monate (eine längere Anwendung ist möglich, klinisch aber nicht zwingend erforderlich und von der Compliance des Patienten abhängig).
- Heparin, 5000 IE i. a. unmittelbar vor der Intervention.

Vasodilatanzien zur Beherrschung von Gefäßspasmen sind in den Beckenarterien praktisch nie erforderlich. Wenn eine transstenotische Druckmessung zur Bestimmung des Gradienten angestrebt wird, sollte dieser jedoch unter „Vasodilatationsstreß" durchgeführt werden, da damit die hämodynamische Relevanz einer Beckenarterienstenose v. a. bei offener A. femoralis superficialis besser erfaßt werden kann. Hierfür werden vor der Druckmessung entweder 200 µg Nitroglyzerin in 10 ml physiologischer Kochsalzlösung oder 2 Ampullen Priscol (= 2 mal 10 mg Tolazolin) *langsam* ipsilateral, am besten über die liegende Gefäßschleuse, appliziert.

Bei schwierigen Rekanalisationen, grenzwertigen hämodynamischen oder morphologischen Ergebnissen, insgesamt engem Gefäßsystem, Verschluß der A. femoralis superficialis oder anderen Gründen eines schlechten peripheren Abstroms sollte die Heparingabe über die Intervention hinaus, ggf. bis zu 48 h nach der Intervention verlängert werden.

1.2.1.5 Erforderliche Materialien und Beschreibung der Funktionsprinzipien

Punktionsbesteck
Bei schlanken Patienten und nach tastbarem Arterienpuls genügt meist eine der vielfach angebotenen Punktionsnadeln nach Seldinger. Wir bevorzugen eine 3-F-Nadel mit 0,035″ Innenlumen, da damit auch bei zahlreichen Punktionsversuchen kein übermäßiges Punktionstrauma zu erwarten ist. Bei schlechten Punktionsverhältnissen (nicht palpabler Puls, dicker Patient) kann in Ausnahmefällen auch die sog. „Smart Needle" (mittels Dopplertechnik zielendes Besteck) zum Einsatz kommen.

Schleusensystem
Die Intervention an den Beckenarterien sollte, wie bei allen Gefäßinterventionen, grundsätzlich nur mit Hilfe einer arteriellen Gefäßschleuse erfolgen, auch wenn dabei u. U. relativ große Einführbestecke notwendig sein sollten. Die moderne Kathetertechnologie (s. unten) erlaubt heute allerdings bereits die Verwendung von 6-F-Gefäßschleusen für eine Dilatation bis zu 8 mm Lumenweite. Im Zweifelsfall sollte jedoch immer der größeren Gefäßschleuse der Vorzug gegeben werden. Manchmal ist die Rückfaltung der evakuierten Ballonkatheter nicht befriedigend, so daß ein Herausziehen durch eine zu enge Gefäßschleuse zu schwerwiegenden Problemen bis hin zum Abreißen des Ballonteils führen kann. Dieses Problem tritt noch gravierender nach (allerdings seltenen) Ballonrupturen auf. Hier kann sich der aufgerissene Ballonteil wie ein Regenschirm auf eine zu enge Gefäßschleuse stülpen. Zahlreiche Hersteller bieten heute sehr gute Schleusensysteme mit leicht zu passierenden und dennoch gut dichtenden Membranen an. Meist genügt eine Länge von 10 cm.

Drahtmaterial
Zur Sicherung des arteriellen Zugangs und für erste vorsichtige Rekanalisationsversuche eignet sich ein sog. Bentson-Draht, der durch seine gerade und flexible Spitze entweder relativ gut konzentrische Stenosen passieren kann oder bei einem Hängenbleiben an Stenosen sich ohne zu dissezieren leicht im Gefäß aufrollt. Weitere Drähte werden erforderlich, wenn das Hindernis mit einem einfachen Draht nicht überwunden werden kann. Bei stabilem arteriellem Zugang können dann je nach Situation folgende Drähte zur Anwendung kommen:

- mit einer speziellen Gleitschicht überzogende monofile Drähte,
- steuerbare Führungsdrähte mit individuell verformbarer Spitze und einer Drehstabilität von 1 : 1 und
- supersteife Drähte bei stark geschlängeltem Gefäßverlauf, einzuwechseln nach erfolgreicher Rekanalisation.

Ballonkatheter
Die technischen Fortschritte v. a. während der letzten 2 Jahre haben dazu geführt, daß viele Katheterfirmen sog. Low-profile-Katheter mit Ballongrößen zwischen 6 und 10 mm, einer Druckstabilität bis zu 10 at bei einer Schaftstärke von 5 – 6 F und einem Innenlumen von 0,035″ anbieten. Für den Ballonteil kommen dabei die unterschiedlichsten Materialien wie Nylon, Polyäthylen und v. a. auch Kombinationen, z. T. in Laminattechnik, zur Anwendung (Typ Olbert-Katheter). Unterschiede zwischen den verschiedenen Kathetern bestehen weiterhin in der Überdehnbarkeit („compliant“ vs. „non-compliant“) der Schulterausbildung (Länge der Konisierung des distalen Ballonteils), dem Ballonabstand zur Katheterspitze, der Rückfaltbarkeit unter Aspiration, dem Reibewiderstand und der Flexibilität des Schaftmaterials. Aus unserer Sicht sollte ein (derzeit) moderner Ballonkatheter für die Beckenarterien folgende Eigenschaften haben:

- einen Schaft von 5 oder 6 F, möglichst mit Gleitbeschichtung und 0,035″ Innenlumen,
- eine Druckbelastbarkeit bis 10 at,
- einen Ballondurchmesser bis mindestens 10 mm,
- eine schnelle und weitgehend faltenfreie Rückfaltung des Ballons unter Evakuierung und
- keine Überdehnbarkeit unter Maximaldruck („non-compliant“).

In diesem Anforderungskatalog hat fast jedes der angebotenen Produkte derzeit Stärken und Schwächen: Wird ein Katheter mit optimaler Rückfaltbarkeit gebraucht, ist der Olbert-Typ gut geeignet; soll ein Katheter maximale Stabilität gegen Überdehnbarkeit haben, kommt der neue Blue-Max-Typ in Frage.

Sonstige Materialien
Gelegentlich sind zur Rekanalisation Selektivkatheter erforderlich. Meist kommt eine Multipurpose-Konfiguration, selten auch eine Kobra- oder Häkchenform in Frage. Weiterhin benutzen wir, wie bei allen interventionellen Eingriffen, ein Mehrkanalgerät zur permanenten Registrierung von peripherer Sauerstoffspannung, blutigem und unblutigem Blutdruck sowie der Herzfrequenz. Für das kontrollierte Aufblasen des Ballonkatheters empfiehlt sich ferner die Anwendung eines Manometers (zahlreiche Hersteller).

1.2.1.6 Methodik

Wahl des Zugangs
Sobald die Läsion etwa 5 cm proximal des Leistenbands und höher liegt, ist einem ipsilateralen Zugang der Vorzug zu geben. Bei distaleren Läsionen (unter Beachtung der Indikationskriterien) ist ein kontralateraler Zugang sinnvoller.

Punktionstechnik
Bei noch tastbarem Leistenpuls ist meist die Arterienpunktion wie bei einer diagnostischen Angiographie möglich. Die Stärke des Leistenpulses steht im umgekehrten Verhältnis zum Grad der Beckenarterienstenose. Bei fehlendem Leistenpuls ist es zweckmäßig, die arterielle Punktionsstelle mittels Durchleuchtung zu markieren: Üblicherweise verläuft die A. femoralis communis etwa 1 Querfinger lateral des medialen Hüftgelenkspalts. Die günstigste arterielle Punktionsstelle projiziert sich dann über den unter Durchleuchtung erkennbaren Schnittpunkt der Arterie mit der kaudalen Femorkopfkontur. Die Punktion (nach gründlicher und tiefer Lokalanästhesie!) kann dann entweder mit einer Seldinger-Nadel und der üblichen Durchstoß- und Rückzugstechnik erfolgen oder, wie von manchen Angiographikern ebenfalls erfolgreich angewandt, mittels einer scharf geschliffenen Hohlkanüle und aufgesetzter Kochsalzspritze zur Aspirationstechnik (vergleichbar der Punktionstechnik für die V. jugularis interna). Mit Hilfe der neuentwickelten sog. Smart Needle, die mittels Dopplerunterstützung die Arterie besser anvisieren hilft, können auch schwierige Punktionen erfolgreich durchgeführt werden; allerdings ist das System relativ teuer. Bei intraarterieller Nadellage (meist deutlich reduzierter Blutaustritt!) wird am besten ein gerader Führungsdraht mit flexibler Spitze, z. B. ein Bentson-Draht, vorsichtig eingeführt.

Rekanalisationstechnik
Das Einführen des Führungsdrahts nach erfolgreicher Punktion sollte bei sorgfältiger Einblendung unter Durchleuchtungskontrolle erfolgen. Mit dem Bentson-Draht kann unmittelbar eine Stenosepassage versucht werden. Gelingt dies, wird die Gefäßschleuse zur Vorbereitung der Dilatation eingebracht. Gelingt dies nicht, wird der Bentson-Draht bis knapp distal der Stenose plaziert. Liegt diese re-

lativ nahe an der Punktionsstelle (s. oben), muß anstelle des Bentson-Drahts ein Draht mit sehr kurzer flexibler Spitze oder ein Draht mit beweglichem Innenmandrin verwendet werden, um ein sicheres Plazieren der Schleuse zu ermöglichen. Über diese wird die Rekanalisation wie folgt durchgeführt: Verfügt die Angiographieanlage über ein sog. Roadmapping, sollte die Gefäßsituation durch vorsichtiges retrogrades Injizieren von Kontrastmittel dargestellt und optisch gespeichert werden, ggf. in mehreren Ebenen. Dann wird versucht, mit steuerbaren Führungsdrähten die Stenose zu überwinden. Dies kann zunächst mit dem sog. Glide-Wire mit J-Konfiguration versucht werden. Gelingt damit die Passage nicht, wird ein steuerbarer Führungsdraht mit flexibler Spitze verwendet, wobei die Spitze individuell an die Gefäßsituation angepaßt über einer Kanüle gekrümmt wird. Gelingt die Passage dann immer noch nicht, muß zusätzlich zum steuerbaren Selektivdraht ein Selektivkatheter bis vor die Stenose eingebracht werden. Am zweckmäßigsten ist hierfür eine Multipurpose-Konfiguration. In seltenen Fällen sind noch stärker gekrümmte Katheterformen erforderlich (z. B. Kobrakonfiguration oder kurze Häkchenformen). Durch rotierende Sondierbewegungen von Katheter und Führungsdraht ist die Stenose unter Vermeidung übermäßiger Schubkraft zu überwinden. Bei Beachten dieser technischen Empfehlungen gelingt die Rekanalisation fast immer, wobei besonders auch die Orientierung mit Hilfe des Roadmapping zum Erfolg beiträgt.

Zur Rekanalisation von chronischen Verschlüssen ist praktisch immer die Kombination von Selektivkatheter und steuerbarem Führungsdraht erforderlich. Die zur Passage erfolgreiche Schubkraft ist meist deutlich höher als bei Überwindung von Stenosen. Die Rekanalisation ist abgeschlossen, wenn nach Überwindung einer Stenose der Führungsdraht frei nach proximal in die Aorta vorgeschoben werden kann und sich dort mühelos ohne Veränderung seiner Konfiguration bewegen läßt. Nach Rekanalisation eines chronischen Verschlusses ist jedoch immer die intravasale Lage durch eine Kontrastmittelinjektion über den vorgeschobenen Selektivkatheter zu beweisen. Dies gilt ebenfalls, wenn bei Überwindung einer Stenose die korrekte intravasale Drahtlage nicht ganz sicher ist.

Wenn eine Rekanalisation von ipsilateral nicht gelingt oder die Gefäßläsion relativ distal in der A. iliaca externa gelegen ist, wird kontralateral eingegangen und mit adäquaten Selektivkathetern zunächst die A. iliaca communis der betroffenen Seite sondiert. Die Rekanalisation erfolgt dann, in gleicher Weise wie oben beschrieben, bei ipsilateraler Punktion mittels steuerbarer Drähte und ggf. mit Selektivkatheter. Die neuentwickelten 5-F-Ballonkatheter lassen sich in der Regel nach erfolgreicher Rekanalisation über die Bifurkation und zum stenosierten Gefäßabschnitt vorschieben. Es gibt allerdings Fälle, in denen der Schiebewiderstand auch unter Verwendung supersteifer Drähte dafür doch zu groß ist, v. a. nach Rekanalisation von chronischen Verschlüssen. Dann kommt die sog. Pull-through-Methode zum Einsatz. Hier wird nach Etablieren eines bilateralen Gefäßzugangs und erfolgreicher Rekanalisation von der gesunden Gegenseite aus der eingebrachte Führungsdraht distal des rekanalisierten Gefäßsegments über die liegende Schleuse „eingefangen". Die solchermaßen hergestellte Drahtschienung ist stabil genug, um auch hohe Schiebewiderstände überwinden zu können.

Bevor der Ballonkatheter zur Dilatation eingewechselt wird, führen wir eine intraarterielle Druckmessung zur Bestimmung des transstenotischen Mitteldruckgradienten durch, um so einen hämodynamisch objektivierbaren Parameter für die spätere Erfolgsbeurteilung zu haben. Idealerweise geschieht dies mit einem Mehrkanalgerät, mit dem aortaler und femoraler Mitteldruck simultan aufgezeichnet werden können. Die Messung erfolgt vor und nach Gabe von Vasodilatanzien (20 mg Tolazolin).

Dilatation (Abb. 1.1 – 1.3)

Nach der Rekanalisation wird nochmals die aktuelle Gefäßsituation dokumentiert, am besten über einen eingewechselten Übersichtskatheter (z. B. Pigtail-Konfiguration). Damit erfolgt die Festlegung der zur Dilatation geeigneten Ballongröße. Zunächst orientiert man sich dabei am Durchmesser benachbarter gesunder Gefäßabschnitte, wobei der Vergrößerungseffekt der Angiographieanlage von 10 – 30% mitzuberücksichtigen ist. Um hier größere Exaktheit zu erlangen, wurden viele Lösungen vorgeschlagen, die bis zur Anwendung von kalibrierten Angiographiekathetern oder Drähten reichten. Sehr verläßliche Erfahrungswerte der Durchmesser der Beckengefäße besagen jedoch,

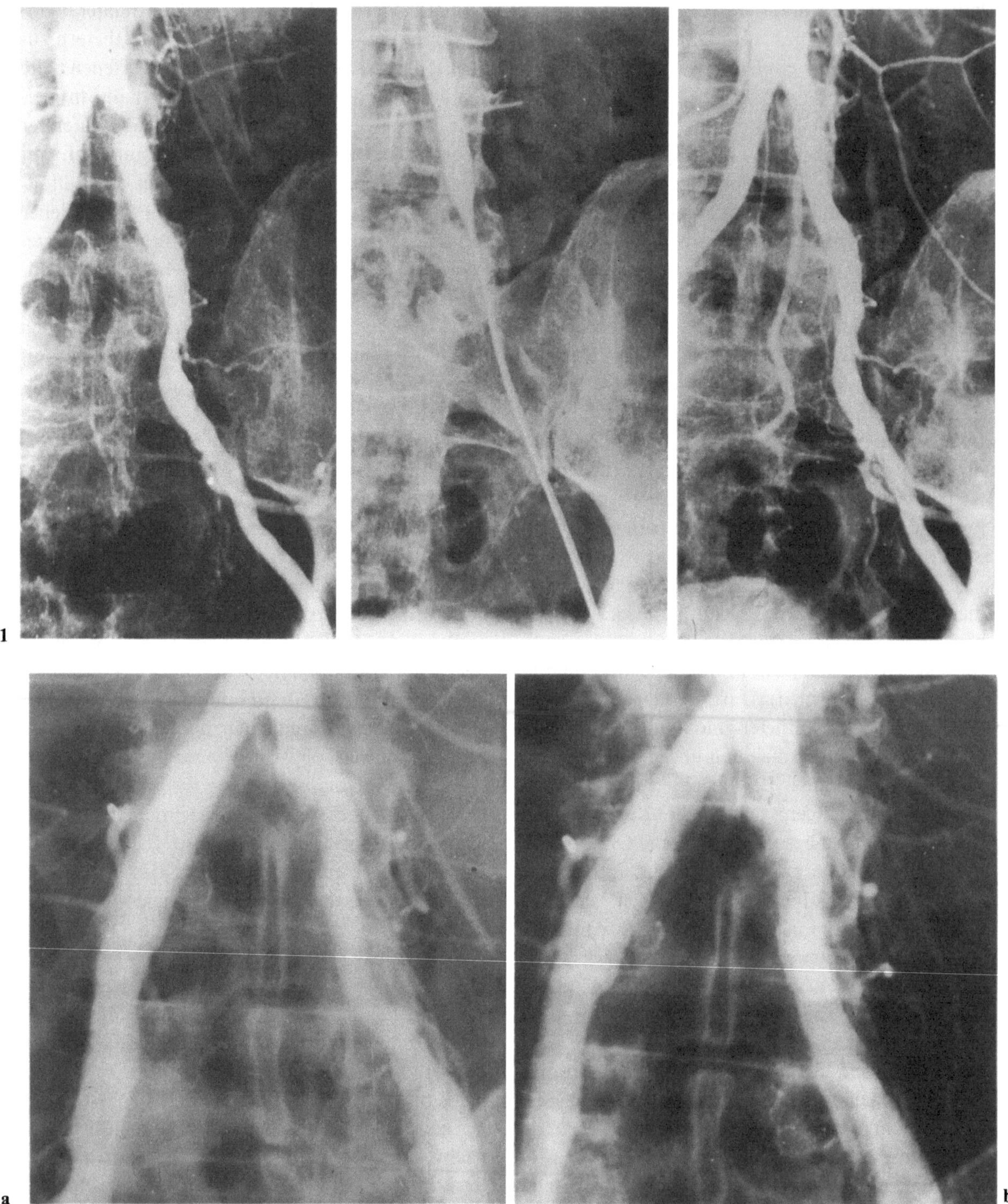
1.1
1.2a
b

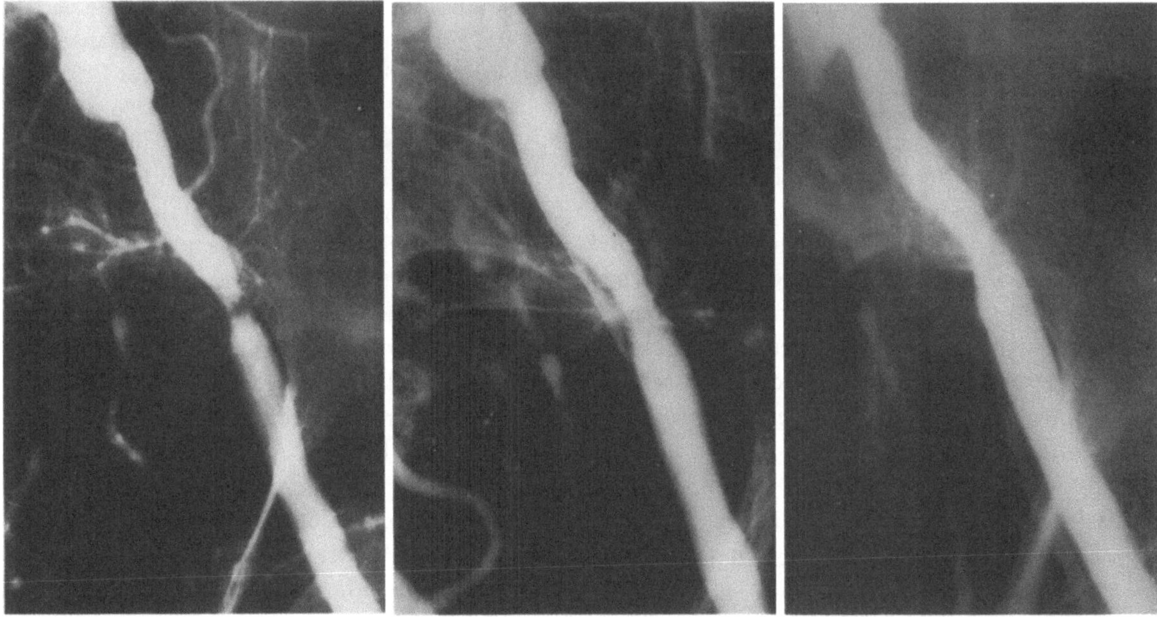

Abb. 1.3 a – c. Dilatation mit Langzeitverlauf einer kurzstreckigen Stenose der A. iliaca externa links mit einem *gerade noch akzeptablen Ergebnis* bei einem 59jährigen Patienten mit einer AVK IIb (symptomlimitierte Gehstrecke auf dem Laufband 73 m), Risikofaktor: 40 Packyears Zigaretten: **a** Ausgangssituation: ca. 95% Stenose in einer generalisiert arteriosklerotisch veränderten A. iliaca externa links, bei dilatativer Arteriopathie in der A. iliaca communis Transstenotischer Mitteldruckgradient 37 mmHg. **b** Kontrolle nach zweimaliger Dilatation mit 8-mm-Ballonkatheter (dabei deutliche Schmerzangabe des Patienten): ca. 30 – 40% Reststenose, relativ tiefer Wandeinriß, jedoch keine lumenverlegende Wirkung, transstenotischer Mitteldruckgradient 8 mmHg. **c** Angiographie 2 Jahre nach Dilatation: bei kräftiger intimaler Hyperplasie verheilte Dissektion mit einer Residualstenose von etwa 30%. Transstenotischer Mitteldruckgradient unverändert 8 mmHg

◄ **Abb. 1.1.** Dilatation von 2 Stenosen der A. iliaca communis links mit einem *Idealergebnis* bei einem 71jährigen Patienten mit einer AVK IIb (symptomlimitierte Gehstrecke auf dem Laufband 124 m), Risikofaktoren: 30 Packyears Zigaretten, Hypertonie. *Linkes Bild:* Ausgangssituation mit proximal exzentrischer und distal konzentrischer Stenose. Transstenotischer Mitteldruckgradient 27 mmHg. *Mittleres Bild:* Entfaltung eines 10-mm-Ballons (hochdruckstabiler Blue-Max-Typ). *Linkes Bild:* Abschlußkontrolle nach Behandlung beider Stenosen. Keinerlei Reststenose, transstenotischer Mitteldruckgradient 0 mmHg

Abb. 1.2 a, b. Dilatation einer langstreckigen Stenose der A. iliaca communis links mit einem *befriedigenden Ergebnis* bei einem 67jährigen Patienten mit einer AVK IIb (symptomlimitierte Gehstrecke auf dem Laufband 141 m), Risikofaktoren: 35 Packyears Zigaretten, Hypercholesterinämie, Adipositas. **a** Ausgangssituation: ca. 6 cm lange gemischte Stenosierung (exzentrisch und konzentrisch) der A. iliaca communis links mit einem maximalen Stenosegrad von etwa 70%. Transstenotischer Mitteldruckgradient 30 mmHg. **b** Abschlußkontrolle nach Dilatation des stenosierten Abschnittes zuerst mit 8-mm-, dann mit 9-mm-Ballon (darunter deutliche Schmerzen). Transstenotischer Mitteldruckgradient nach Dilatation 5 mmHg; proximal und distal umschriebene Dissektionen, jedoch ohne lumenverlegende Wirkung

daß in der großen Mehrzahl aller Fälle die A. iliaca communis beim Mann mit 9 – 10 mm und bei einer Frau mit 8 – 9 mm zu dilatieren ist, die A. iliaca externa mit 7 – 8 mm bzw. 6 – 7 mm. Am einfachsten ist dann, mit der jeweils kleineren Ballongröße zu beginnen und das Ergebnis abzuwarten. Entscheidende Bedeutung kommt hierbei der Schmerzangabe des Patienten zu. Grundsätzlich muß der Aufblasvorgang langsam geschehen, um eine Schmerzreaktion abzuwarten. Hat der Patient bei voller Entfaltung keinerlei Schmerzempfindung, spricht dies für eine Unterdilatation. Spürt er andererseits stark zunehmende Schmerzen unter der Ballonentfaltung, ist dies ein Zeichen für einen ausreichenden bzw. evtl. zu großen Ballondurchmesser (Abb. 1.2). Ggf. darf dann keine volle Entfaltung erfolgen, da sonst Dissektionen oder Gefäßrupturen entstehen können. Diese Regeln gelten im Prinzip für jede Gefäßregion, wobei die Schmerzempfindlichkeit in der Peripherie der Extremitäten kleiner ist als beispielsweise bei Nierenarterien oder

Beckenarterien und auch sicherlich von Patient zu Patient schwankt. Tritt jedoch unter Dilatation ein sog. Vernichtungsschmerz auf, ist dies fast immer ein sicheres Zeichen für eine schwere Dissektion bis in die Media hinein. Auf Grund dieser Zusammenhänge sollte nach der Rekanalisation eines chronischen Verschlusses immer zunächst mit einem kleineren Ballondurchmesser begonnen werden.

Als befriedigendes morphologisches Ergebnis der Dilatation gilt dann eine Lumenverbesserung, die mindestens 80% des verwendeten Ballondurchmessers erreicht ohne längerstreckige Dissektion oder lumeneinengende Intimasegel. Ggf. muß eine Darstellung in mehreren Projektionen und in unserer Praxis auch in jedem Fall eine Bestimmung des transstenotischen Mitteldruckgradienten (vgl. Absch. Rekanalisation) erfolgen. Liegt ein transstenotischer Mitteldruckgradient von mehr als 10 mmHg vor, gilt dies als technischer Mißerfolg, unabhängig von der morphologischen Ursache (elastisches Zurückfallen oder Intimasegel). Hatte der Patient während der Dilatation keine oder nur geringe Beschwerden, sollte dann der nächstgrößere Ballondurchmesser verwendet werden, ansonsten der gleiche Katheter nochmals unter längerer Aufblaszeit. Entscheidend hierbei ist auch das Verhalten einer evtl. vorhandenen Ballontaille, die zum Verschwinden gebracht werden sollte – unter Beachtung der oben genannten Grenzen. Aus wissenschaftlich-morphologischer Sicht ist sicherlich auch die Kontrolle des Dilatationsergebnisses mittels intravasalen Ultraschalls interessant. Die hämodynamisch-rheologische Kontrolle zusätzlich zum angiographischen Ergebnis reicht jedoch völlig zur korrekten Beurteilung aus (s. Abb. 1.1 – 1.3).

Einen Sonderfall bei der Dilatation stellt die Gefäßläsion am aortoiliakalen Übergang dar. Eine monolaterale Dilatation kann zum Verschluß der Gegenseite führen. In solchen Fällen ist die Kissingballon-Technik mit simultan bilateraler Ballonentfaltung anzuwenden (s. S. 54, Abb. 1.22).

1.2.1.7 Ergebnisse

Technischer und klinischer Erfolg

Die Dilatation von Beckenarterienstenosen erbringt bei weitem die besten Langzeitergebnisse aller Gefäßprovenienzen. 1987 wurde von Johnston eine prospektive Studie zur 5-Jahres-Erfolgsrate der Dilatation von Beckenarterien vorgelegt. Danach beträgt der Soforterfolg 89%, die 1-Jahres-Erfolgsrate 70%, die 2-Jahres-Erfolgsrate 62% und die 5-Jahres-Erfolgsrate 50%. Diese Ergebnisse decken sich mit unseren eigenen, die wir im Lauf der letzten 5 Jahre ebenfalls unter prospektiven Studienbedingungen erzielen konnten. Die mit etwa 90% sehr hohe Erfolgsrate beruht im wesentlichen auf 3 verschiedenen Faktoren: Erstens ist die Dilatierbarkeit von Beckenstenosen i. a. recht gut, so daß ein elastisches Zurückfallen selten häufiger als bei 5% auftritt. Zweitens treten lumenverlegende Dissektionen ebenfalls nicht häufiger als bei 5% auf; und drittens, wie bereits geschildert, beträgt auf Grund der Neuentwicklungen in der Draht- und Kathetertechnik und der Möglichkeiten moderner Angiographieanlagen die primäre Rekanalisationsrate heute fast 100%.

Die Dilatation chronischer Verschlüsse erbringt gegenüber der Dilatation von Stenosen jedoch deutlich schlechtere Ergebnisse. Unsere eigene Erfolgsrate liegt hier um 50%. Sie ist auf einen signifikant höheren Anteil an Dissektionen und nicht dilatierbaren Stenosen sowie auf eine deutlich höhere Frühverschlußrate zurückzuführen. Aus diesen Gründen hat sich die primäre Stentimplantation nach Rekanalisation chronischer Verschlüsse immer mehr durchgesetzt.

Tritt nach morphologisch gutem Primärergebnis keine klinische Besserung ein, liegt dies meist an der hämodynamisch höheren Relevanz einer weiter distal gelegenen Gefäßläsion. Dennoch scheint das Konzept gerechtfertigt, bei einer kombinierten Gefäßerkrankung die Einstromläsion primär anzugehen und dann den klinischen Verlauf abzuwarten. Handlungsbedarf entsteht erst, wenn objektivierte Laufbandtests keine ausreichende klinische Verbesserung demonstrieren. Dieses Konzept rechtfertigt sich auch aus der Tatsache, daß im Lauf der letzten 5 Jahre in unserem Krankengut fast 20% der Patienten mit Dilatation der Beckenarterien einen Verschluß der A. femoralis superficialis hatten. Über 80% dieser Subgruppe waren nach erfolgreicher Beckenintervention symptomfrei. Hier bestehen eindeutige Parallelen zum chirurgischen Konzept der Profondaplastik bei Femoralisgabelläsionen.

Komplikationen

Die Beckenarteriendilatation ist eine der komplikationsärmsten Gefäßinterventionen. Neben den genannten Dissektionen (ca. 5%) ist mit maximal 3–4% weiteren schweren Komplikationen zu rechnen. Hierzu gehören v.a. operationswürdige Hämatome bzw. Punktionsaneurysmen und in ganz seltenen Fällen Infektionen an der Punktionsstelle. Noch seltener sind Gefäßrupturen, die allerdings letal enden können. Die Wahrscheinlichkeit liegt sicher unter 0,1%. Frühverschlüsse treten praktisch nur infolge von Dissektionen auf und gehen fast immer vom dilatierten Segment aus. Ganz selten führt ein Punktionsproblem zu einem akuten Verschluß.

1.2.2 Femoral- und Poplitealarterien

1.2.2.1 Anatomie

Die Blutversorgung der unteren Extremität erfolgt über 3 verschiedene arterielle Systeme, deren individuelle Bedeutung oder Kombination sorgfältig im Hinblick auf Rekanalisationsmaßnahmen zu beachten sind. Die Blutversorgung der Muskelmasse des Oberschenkels erfolgt fast ausschließlich über die A. profunda femoris, die sich zusammen mit der A. femoralis an der sog. Femoralisgabel etwa 1–4 cm unterhalb des Leistenbands aus der A. femoralis communis aufzweigt. Die A. femoralis superficialis ist als reines Leitgefäß aufzufassen. Im Adduktorenkanal geht sie in die A. poplitea über, die im wesentlichen ebenfalls als Leitgefäß (mit Ausnahme der Kniegelenkarterien sowie feiner Suraläste) aufzufassen ist. Die Blutversorgung der Muskelmasse des Unterschenkels geschieht dann über die sog. Ausflußgefäße, d.h. die Gefäße der „Trifurkation" A. tibialis anterior, A. tibialis posterior and A. fibularis (gelegentlich auch als A. peronea bezeichnet), wobei die A. tibialis anterior in der Regel etwas früher abgeht und die beiden anderen Gefäße dann kurzstreckig als Tractus tibiofibularis zusammen verlaufen. Aus gefäßchirurgischer Sicht besonders bedeutsam ist die Unterteilung der A. poplitea in 3 Segmente, in Pars I (Adduktorenkanal), Pars II (retroartikulärer Anteil) und Pars III (infraartikulärer Anteil). Diese Einteilung hat Bedeutung auf Grund der Tatsache, daß bei einem Verschluß der A. femoralis superficialis Seitäste aus dem Stromgebiet der A. profunda femoris zu einer Wiederauffüllung der A. poplitea führen und dann die 3 Abschnitte der A. poplitea als Empfängersegmente dieser Kollateralversorgung fungieren. Dabei gilt: je proximaler die Wiederauffüllung beginnt, desto besser ist die klinische Situation.

1.2.2.2 Pathophysiologische Grundlagen

Gegenüber den Beckenarterien ist das femoropopliteale Stromgebiet als relativ niedriger perfundiert anzusehen. Es können erhebliche Schwankungen der Durchblutung, abgesehen vom muskulären Aktivitätsniveau, sowohl im zirkadianen Rhythmus (stark herabgesetzter Blutfluß im Schlaf) als auch abhängig von der Umgebungstemperatur auftreten. Weiterhin beeinflußt der periphere Gefäßwiderstand das Scherkraftverhalten und die Pulswellenkurve des strömenden Bluts. Bei hohem Widerstand ist besonders an den Prädilektionsstellen beschleunigter femoropoplitealer Arteriosklerose (s. S. 3) mit ungünstigen Pulsreflektionswellen zu rechnen. Die A. femoralis superficialis weist 2 eindeutige arteriosklerotische Prädilektionsstellen auf, deren Befall bis zu 90% aller Läsionen ausmacht. Es sind dies der Abgangsbereich an der Femoralisgabel und der Eintritt in den Adduktorenkanal. An beiden Stellen entstehen auf Grund der speziellen anatomischen Situation in verstärktem Maß Turbulenzen und Pulswellenreflektionen, die zu einer Beschleunigung der Arteriosklerose durch intimale und mediale Schädigungsmechanismen entstehen können.

1.2.2.3 Indikation

Die Indikationsstellung zu einer femoropoplitealen Gefäßintervention ist deutlich komplexer als die Indikationsstellung zur Beckengefäßintervention.

Drei voneinander zunächst unabhängige Faktoren definieren hierbei die Notwendigkeit einer perkutanen femoropoplitealen Intervention:

1. das klinische Beschwerdebild und das Stadium,
2. die Ein- und Abstromsituation (vor- und nachgeschaltete Läsionen),
3. das morphologische Erscheinungsbild der Läsion.

Zur Entscheidungsfindung sind weiterhin folgende Richtlinien und Fakten bedeutsam:

- Eine Einstromläsion sollte primär behandelt werden;
- schlechter Ausflußtrakt, Verschlußlänge von etwa 8–10 cm, Diabetes und langstreckig diffuses Befallsmuster verschlechtern die Langzeitprognose;
- bei komplettem Unterschenkelarterienverschluß verbessert die Dilatation einer Femoralarterienstenose meist kaum, die Dilatation einer distalen Poplitealarterienstenose meist deutlich die klinische Situation;
- auch bei kompletem Verschluß der A. femoralis superficialis kann ein konsequent durchgeführtes Gehtraining zu Symptomfreiheit bzw. nicht limitierter Gehstrecke im täglichen Leben führen;
- je distaler eine Läsion in der A. poplitea liegt, desto geringer ist der mögliche Effekt des Gehtrainings;
- je schlechter der Zustand der A. profunda femoris ist, desto bedeutsamer wird die A. femoralis superficialis für die Gesamtextremität bzw. desto geringer sind die konservativen Behandlungschancen;
- je geringer generalisiert die arterielle Verschlußkrankheit ist, desto besser ist die Prognose nach Dilatation;
- bei Adipositas ist das Risiko der antegraden Punktion drastisch erhöht;
- ist nur noch eine Unterschenkelarterie offen, führt ein akuter Verschluß oder eine embolische Verschleppung nach Dilatation zu einer unmittelbaren Gefährdung der Extremität.

1.2.2.4 Medikamentöse Zusatztherapie

Die femoropopliteale Intervention wird nach dem gleichen Schema für die Thrombozytenaggregationshemmung und Antikoagulation durchgeführt wie die Beckenarterienintervention (s. S. 5). Medikamentös vasodilatatierende Maßnahmen sind ebenfalls fast nie notwendig.

Die postinterventionelle Antikoagulation hat jedoch eine deutlich höhere Bedeutung als bei der Beckenintervention. Eine Vollantikoagulation über 48 h (mit PTT ca. 50–60 s) ist nach Rekanalisation von Verschlüssen von mehr als 2 cm Länge, längerstreckig (jedoch gut perfundierten) dissezierten Wandabschnitten, schlechtem Abstrom und schlechter linksventrikulärer Auswurffraktion ratsam. Eine Markumarisierung (Quickwert ca. 20–25%) ist erforderlich bei verschlossenem Ausflußtrakt und komplexen Interventionen unter Einbeziehung der Unterschenkelarterien.

1.2.2.5 Erforderliche Materialien und Beschreibung der Funktionsprinzipien

Punktionsbesteck
Bei schlanken Patienten kommt dasselbe dünnkalibrige Punktionsbesteck wie bei jeder Routineangiographie zur Anwendung. Bei adipösen Patienten erfordert die längere subkutane Vorlaufstrecke zur Femoralarterie u.U. ein rigideres und intrakutan besser manipulierbares Besteck. Hier bewährt sich unverändert eine klassische etwa 10 cm lange Seldinger-Nadel mit einem Kaliber von 15 oder 16 gg.

Schleusensystem (die Verwendung gilt als obligat)
Fast alle femoropoplitealen Interventionen können heute dank der modernen Low-profile-Kathetertechnologie über 6-F-Schleusensysteme durchgeführt werden. Meist genügt eine Länge von 10 cm. Nur bei sehr adipösen Patienten kann eine längere Schleuse erforderlich werden. Gute dichte Schleusensysteme werden von zahlreichen Herstellern angeboten.

Drahtmaterial
Bei der femoropoplitealen Intervention werden die gleichen Materialien wie bei der Beckenintervention eingesetzt. Als primärer Draht (zur Schleusenplazierung) kann sowohl ein einfacher gerader Draht als auch ein steuerbarer Draht in Frage kommen (s. 1.2.2.6). Die empfindliche hydrophile Beschichtung beim Glide Wire macht diesen jedoch als Primärdraht ungeeignet. Andere Selektivdrähte sollten deshalb vorgezogen werden. Bei korrekt liegender Schleuse kann dann jeder beliebige steuerbare Draht verwendet werden.

Ballonkatheter

Das Anforderungsprofil an einen Ballonkatheter zur femoropoplitealen Intervention ist weitgehend identisch mit dem der Beckenarterienintervention. Der Bereich erforderlicher Ballondurchmesser liegt jedoch bei 4–7 mm. Damit sollte ein Ballonkatheter folgende Bedingungen erfüllen:

- 5-F-Schaft mit Gleitbeschichtung und 0,035″ Innenlumen,
- Druckbelastbarkeit bis 10 at,
- Ballondurchmesser bis mindestens 7 mm, plazierbar durch 6-F-Schleuse,
- faltenfreie Rückfaltung des Ballons unter Evakuierung,
- keine Überdehnbarkeit unter Maximaldruck („non-compliant").

Sonstige Materialien

Sie entsprechen den auf S. 5, 6 genannten.

1.2.2.6 Methodik

Wahl des Zugangs

Die ipsilaterale Punktion ist Standard. Bei einem kontralateralen Zugang ist die Punktion zwar einfacher, der weitere Aufwand jedoch deutlich höher. Er ist nur erforderlich, wenn die Läsion sehr proximal liegt oder eine sehr frühe femorale Verzweigung bzw., auf das Leistenband bezogen, eine sehr hohe Gabel vorliegt. In seltenen Fällen (adipöser Patient, mehrfach voroperierte Leiste, lokale Infekte, zwingender Handlungsbedarf nach gescheiterter antegrader Punktion) kommt eine retrograde popliteale Punktion in Frage, die am besten mit einer ultraschallgeführten Punktionsnadel (Smart Needle) erfolgt.

Antegrade Punktionstechnik (Abb. 1.4)

Die antegrade Femoralarterienpunktion ist deutlich schwieriger als die retrograde; sie erfordert genaue anatomische Kenntnisse und v. a. angiographische Erfahrung. Es sind zahlreiche Tricks, spezielle Sondiertechniken und Materialien vorgeschlagen worden, deren Vielfalt unübersehbar geworden ist. Wir bevorzugen die unter Durchleuchtung durchgeführ-

Abb. 1.4 a, b. Anatomische Situation am Leistenband bei antegrader Punktion. **a** Blutlanzette in Projektion so über den Hüftkopf gelegt, daß bei Lokalanästhesie und Punktion in Höhe der Lanzette sicher der infrainguinale Abschnitt der A. femoralis communis getroffen wird. **b** Dokumentation der Situation während Beckenarteriographie: Position der Blutlanzette stimmt fast mit dem Verlauf des Leistenbandes überein

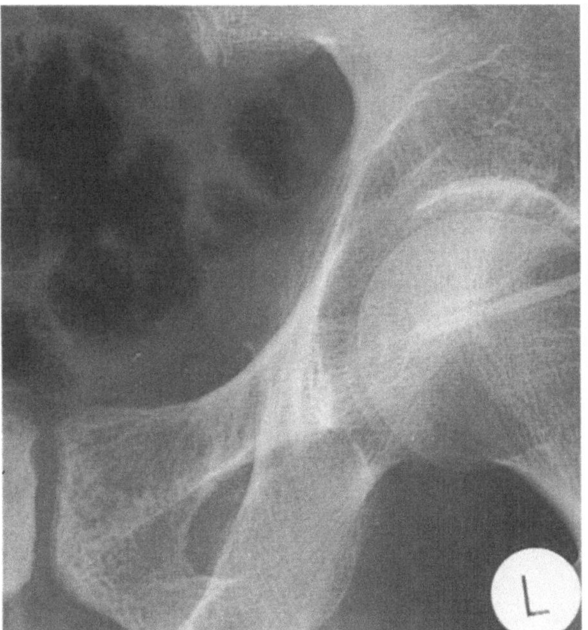

a

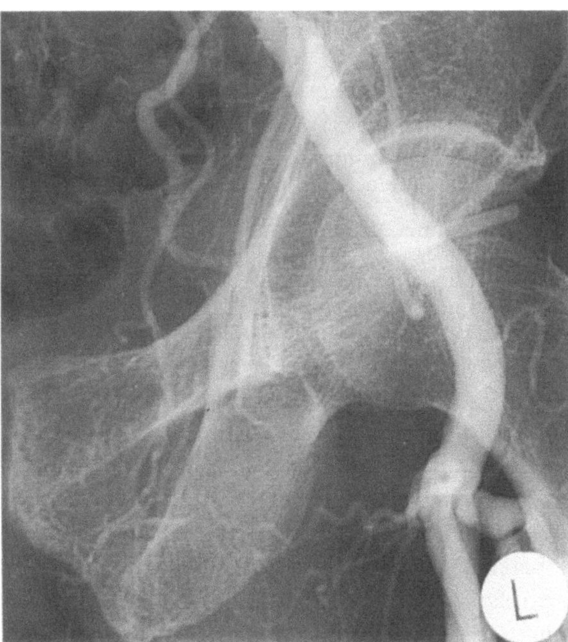

b

te genaue Markierung der Punktionsstelle (Abb. 1.4a), die unter allen Umständen unterhalb des Leistenbands liegen muß. Der individuelle Verlauf ist meist von der diagnostischen Angiographie her bekannt. Der hinsichtlich einer potentiellen retroperitonealen Blutung kritische Punkt am Übergang der A. iliaca externa zur A. femoralis communis ist markiert durch die Abgänge der A. epigastrica inferior und der nach lateral ziehenden A. circumflexa ilei inferior. Darüber liegt anatomisch das Leistenband. Unter Durchleuchtung projiziert sich dieses in weit über 90% in das kraniale Drittel der Wegstrecke, die die A. femoralis communis über dem Hüftkopf einnimmt. Eine Blutlanzette oder eine Kanüle wird durchleuchtungsgezielt genau über die Mitte des Femurkopfs im gedachten Schnittpunkt mit der Arterie auf die Haut des Patienten gelegt (s. Abb. 1.4). Die Lokalanästhesie erfolgt dann 1 cm kranial der Lanzette und über der Arterie nach kaudal hin. Für die Punktion wird das Einstichloch der Lokalanästhesie benutzt, und sie erfolgt palpationsgezielt etwa in einem Winkel von 30° (flacher als üblich) auf die Femoralarterie zu. Bei korrektem anatomischem Vorgehen ist die Punktionsrichtung dabei deutlich mediolateral. Diese Vorgehensweise führt in der Regel dazu, daß die Arterie deutlich höher als die Gabel getroffen wird. Nur so ist die Sondierung der A. femoralis superficialis zweifelsfrei möglich. Dennoch läuft der Führungsdraht bei korrekter Punktion sehr häufig in die A. profunda femoris vor. Die Nadelspitze zeigt praktisch immer nach dorsal auf den Abgang der A. profunda femoris. Die A. femoralis superficialis geht meist aber nach ventral ab. Dies macht häufig die Verwendung eines steuerbaren Drahts erforderlich, da Lagekorrekturen an der Nadel zur Sondierung der A. femoralis superficialis nicht immer ausreichen. Roadmapping-Techniken sind hierbei sehr hilfreich. Aus strahlenhygienischen Gründen sollten sie jedoch sparsam mit sehr streng eingeblendetem Feld erfolgen.

Rekanalisationstechnik

Die Rekanalisationstechnik ist im Prinzip identisch mit der der Beckenarterien. Allerdings ist die Verwendung eines Selektivkatheters zusätzlich zu steuerbaren Führungsdrähten meist sehr viel seltener erforderlich. Zur Rekanalisation von Stenosen genügt meist ein steuerbarer Führungsdraht mit oder ohne Gleitbeschichtung. Zur Rekanalisation von sehr harten Verschlüssen hat sich jedoch ein gerader Katheter bewährt, aus dem der Draht ohne übermäßige Stauchungsverluste der flexiblen Spitze gegen den Verschluß vorgeschoben werden kann. Ein solches Vorgehen ist dann erforderlich, wenn direkt über einem Verschluß ein Kollateralast abgeht, in den der Führungsdraht immer „hineinfällt“. Gelegentlich muß hierfür steifes Drahtmaterial mit harter Spitze verwendet werden, um den Verschluß praktisch zu durchbohren. Primär sollte man jedoch immer versuchen, sich steuernd „durchzutasten“. Dieses „Durchtasten“ ist weiterhin hilfreich zur Unterscheidung alter, harter Verschlüsse von weichen, möglicherweise frischen Verschlüssen, die zuerst einer Lyse unterzogen werden müssen (Abb. 1.5).

Dilatation (Abb. 1.6)

Auch hier bestehen keine wesentlichen Unterschiede gegenüber der auf S. 7 beschriebenen Vorgehensweise für die Dilatation von Beckenarterien. Bei der Festlegung der geeigneten Ballongröße genügt meist die Orientierung an Erfahrungswerten wie 6–7 mm für die A. femoralis superficialis, 5 mm für die A. poplitea im proximalen und mittleren Drittel (Pars I und II) und 4 mm für die A. poplitea im distalen Drittel. Die Länge des Ballons soll sich immer an der Länge der Läsion orientieren: Bei primär langstreckigen Läsionen empfiehlt sich die Verwendung eines Ballonkatheters mit langem Ballonteil und bei kurzen Läsionen dann der kürzestmögliche. Das morphologische Ergebnis läßt sich nach femoropoplitealer Intervention leicht über eine Kontrastmittelinjektion über die Schleuse kontrollieren.

Dissektionen nach PTA treten häufiger als in der Beckenstrombahn auf und sollten, falls längerstreckig, mittels einer distal beginnenden und nach proximal fortgesetzten Nachdilatation mit gleicher Ballongröße behandelt werden.

Erst wenn die Intervention als erfolgreich betrachtet werden kann, darf der distal der Läsion liegende Führungsdraht gezogen werden.

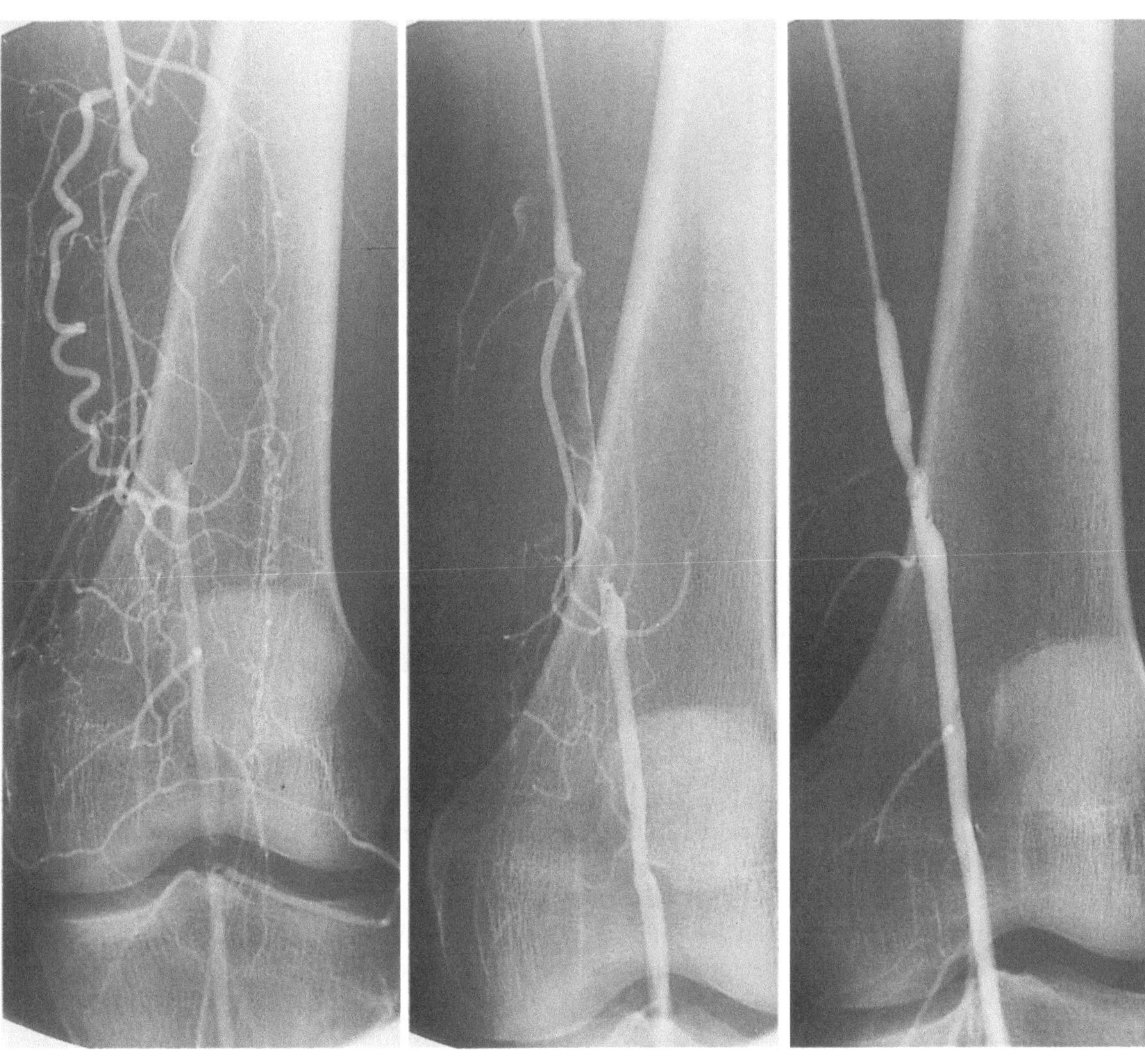

Abb. 1.5 a – c. Bedeutung der Verschlußanalyse bei unklarer Dauer eines femoropoplitealen Verschlusses bei einer 71jährigen Patientin mit seit längerem bekannter AVK IIb, jedoch ohne entsprechende Laufbandobjektivierung, und fraglicher Verschlechterung seit etwa 4 Wochen. Im akuten Laufbandtest vor der Intervention 63 m links symptomlimitierte Gehstrecke. **a** Angiographie nach antegrader Punktion über eine eingelegte Gefäßschleuse: ca. 7 cm langer Verschluß im femoropoplitealen Übergang im Adduktorenkanal, zahlreiche Kollateralen als Hinweis für ein altes Geschehen. **b** Die vorsichtige Drahtsondierung weist jedoch weiches und damit thrombotisches Material nach, so daß ein Lysekatheter in den proximalen Verschlußbereich eingebracht und darüber lysiert wird. Die Kontrastmittelinjektion über den geraden 4-F-Katheter zeigt eine Thrombographie. **c** Nach Lyse (ca. 750000 IE Urokinase) Demaskierung der zugrundeliegenden Läsion noch vor Dilatation

1.2.2.7 Ergebnisse

Der technische Primärerfolg, d. h. der komplikationsfreie morphologische Abschluß der geplanten Intervention hat sich im Lauf der letzten Jahre für die Behandlung von Stenosen auf etwa 90 – 95% eingependelt (Becker 1989). Bei Dilatation multipler Stenosen liegt die Erfolgsrate wegen einer höheren Rate akuter postinterventioneller Verschlüsse niedriger. Bei Verschlüssen hängt die Erfolgsrate von der Länge und Dauer des Verschlusses ab. Akute bis subakute Verschlüsse müssen zuerst lysiert werden, um dann die möglicherweise demarkierte Stenose behandeln zu können. Bei erhaltener poplitealer Perfusion (über Kollateralen) ist unter der Voraussetzung einer klinisch und technisch

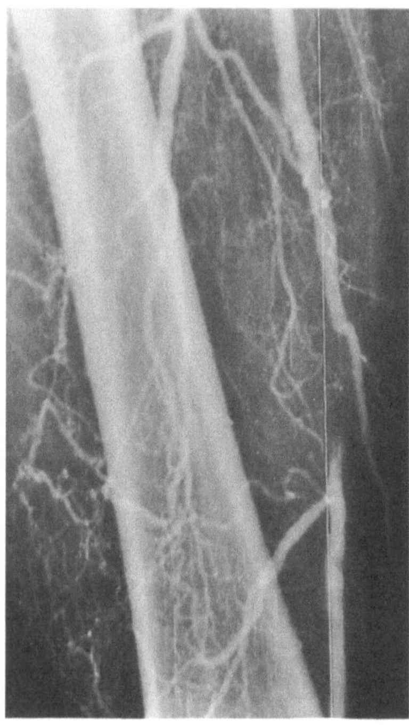
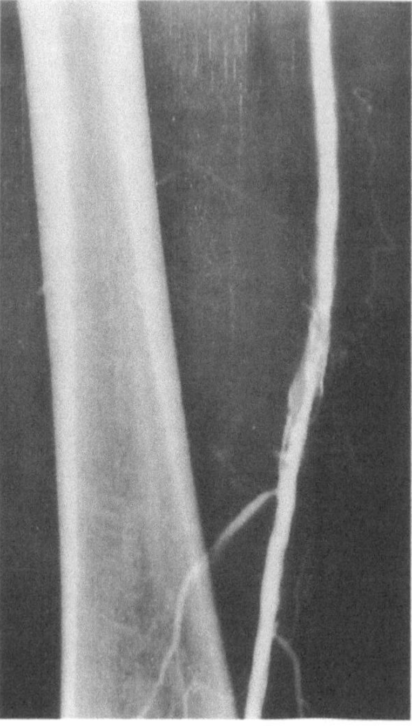

Abb. 1.6. Rekanalisation eines alten Verschlusses bei einer 69jährigen Patientin mit langer Anamnese einer AVK IIb (rechts symptomlimitierte Gehstrecke auf dem Laufband 91 m). *Linke Bildhälfte:* Antegrade Angiographie vor Intervention, ca. 3 cm langer Verschluß am Adduktorenkanal. *Rechte Bildhälfte:* Situation nach mehrmaliger Dilatation mit 6-mm-Ballonkatheter (Ballonlänge 4 cm), fast reststenosefreie Perfusion, jedoch umschriebener Wandeinriß ohne lumenverlegende Wirkung.

machbaren intraarteriellen Katheterlyse (s. S. 68) mit einer ähnlich hohen Erfolgsrate zu rechnen wie bei der Dilatation einer einfachen Stenose. Der technische Primärerfolg nach Rekanalisation und Dilatation eines kurzstreckigen Verschlusses (0–3 cm) liegt etwa bei 85–90%, bei intermediärer Verschlußlänge bei etwa 89–95%. Bei langen Verschlüssen fällt demgegenüber die Erfolgsrate deutlich auf etwa 50–70% ab. Die Rekanalisation chronischer Verschlüsse von länger als 10 cm ist daher nicht mehr sinnvoll und sollte eher chirurgisch oder konservativ behandelt werden. Daran hat bislang auch die Verfügbarkeit neuer mechanischer oder thermischer Rekanalisationsverfahren nichts ändern können, wie Laser, rotierende und oder transluminal atherektomierende Kathetersysteme und Gefäßstents.

Der klinische Erfolg bedarf zunächst des morphologischen Primärerfolgs. Jedoch sind noch weitere Faktoren maßgeblich. Dazu gehören die Einstromsituation aus den Beckengefäßen und die Ausstromsituation der Unterschenkelarterien. Der Patient mit offenen Unterschenkelarterien wird praktisch immer von der hämodynamisch erfolgreichen Beseitigung einer Femoral- oder Poplitealarterienstenose profitieren; er wird sich um mindestens 1 oder 2 klinische Stadien verbessern. Ein Patient mit schlechter Unterschenkelperfusion wird dagegen von einer solchen Maßnahme nicht so deutlich profitieren. Ein arteriosklerotisch bedingtes Großzehenulkus oder eine Vorfußgangrän kann nur abheilen, wenn eine morphologisch und hämodynamisch einwandfreie Wiederherstellung der Perfusion bis zum Sprunggelenk gelingt.

Aus dieser Sicht wird verständlich, warum morphologische und klinische Langzeitergebnisse nach femoropoplitealer Intervention nicht übereinstimmen müssen. Beim nichtselektierten Krankengut liegt die klinische 1-Jahres-Erfolgsrate bei etwa 60–65% bezogen auf alle Patienten mit primärer Behandlungsabsicht. Bei konsequenten angiographischen Nachsorgeuntersuchungen finden sich dagegen bei mehr als der Hälfte aller Patienten morphologisch eindeutige Restenosen (eigene, unveröffentlichte Daten). Dieses in unserem Krankengut von derzeit über 300 konsekutiv durchgeführten Nachuntersuchungen feststellbare Phänomen wird damit erklärt, daß die initiale Perfusionsverbesserung den Patienten über die verbesserte Gehfähigkeit zu einer deutlich verbesserten Gefäßtrainierbarkeit führt. Setzt dann im behandelten Gefäßsegment wieder eine Perfusionsminderung z. B. durch

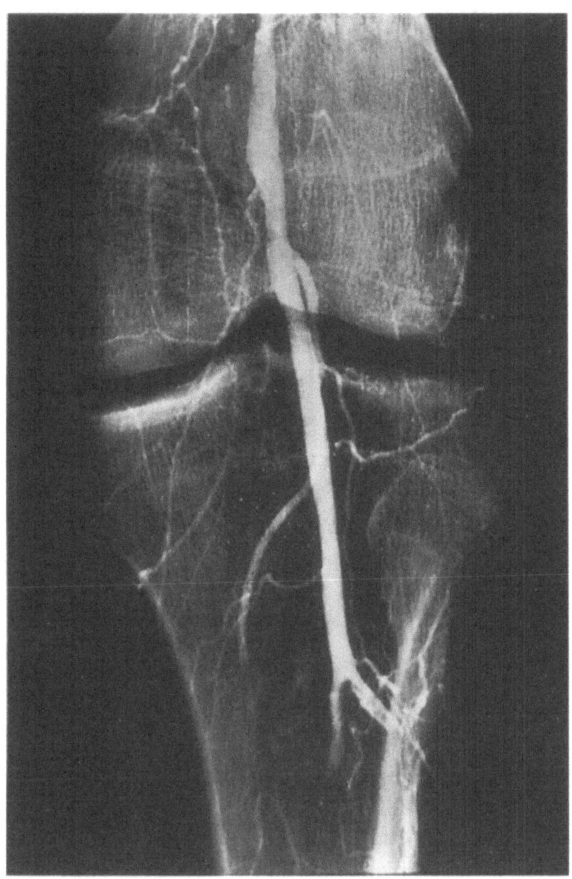

Abb. 1.7. Typische Komplikation nach unproblematischer Femoralarteriendilatation: distale Embolie mit komplettem Unterschenkelarterienverschluß, sofortiger stechender Schmerz nach Dilatation. Erfolgreiche Behandlung durch Thrombektomie nach poplitealer Freilegung

intimale Hyperplasie ein, sind die Kollateralgefäße ausreichend genug trainiert, um dies zu kompensieren.

1.2.2.8 Komplikationen

Die Komplikationen nach femoropoplitealer Intervention werden eingeteilt in durch die Punktion bedingte, durch die Dilatation bedingte (Abb. 1.7) und allgemeine. Verteilung und Schweregrad der Komplikation hängen dabei entscheidend vom behandelten Krankengut ab:

- *Punktionsbedingte Komplikationen* umfassen die üblichen Formen der lokalen Gefäßverletzung wie arteriovenöse Fistel, Aneurysma, schwere Nachblutung und können bei bis zu 10% der Interventionen auftreten. Einen entscheidenden Einfluß hat die technisch schwierige antegrade Punktion. Je adipöser der Patient ist, desto größer wird das Risiko.
- *Dilatationsbedingte Komplikationen* umfassen Dissektionen, lumenvermindernde Intimasegel, Wandhämatome, Gefäßzerreißungen oder -perforationen und Embolien. Bei 5–10% ist mit solchen Komplikationen zu rechnen. Die Häufigkeit hängt v. a. von der lokalen Gefäßbeschaffenheit ab und steigt bei langstreckig diffus erkrankten und kalzifizierten Läsionen an.
- *Allgemeine Komplikationen* sind v. a. durch Kontrastmittelgabe bedingt, die wegen der relativ geringen Menge oft vernachlässigbar bleiben. Umfaßt das Krankengut aber einen hohen Anteil an Diabetikern, ist mit einem erhöhten Risiko zu rechnen.

1.2.3 Infrapopliteale Arterien

1.2.3.1 Anatomie

Wie bereits beschrieben teilt sich die A. poplitea in die A. tibialis anterior und den Tractus tibiofibularis auf, der sich dann nach 1–3 cm in die A. tibialis posterior und A. fibularis aufzweigt. Anatomische Variationen mit höherem Abgang der A. tibialis anterior oder anderem Aufzweigungsmuster (z. B. Erstabgang der A. tibialis posterior) kommen in bis zu 10% vor. Alle 3 Arterien versorgen die ihnen zugehörigen Muskelkompartimente. Die Aa. tibialis anterior und posterior fungieren zusätzlich als Leitgefäße für die Blutversorgung des Fußes, wo sie in Fortsetzung als A. dorsalis pedis bzw. A. retromalleolaris den arteriellen Fußbogen speisen. Der Querschnitt gesunder Gefäße liegt im Abgangsbereich zwischen 2 und 3 mm, distal bei etwa 2 mm.

1.2.3.2 Pathophysiologische Grundlagen

Der arteriosklerotische Befall der Unterschenkelarterien gilt als distale und periphere Form der Arteriosklerose. Es bestehen andere Gesetzmäßigkeiten als bei der Arteriosklerose der proximalen und großlumigen Hauptstämme. Der Faktor „pathologischer Stoffwechsel" hat eine sehr starke Bedeutung, dagegen tritt die Komponente „pathologische Hämodynamik" in den Hintergrund (vgl. Kap. 1.2.1.2). Dementsprechend gehören Verschlüsse von Unterschenkelarterien zu den Prädilektionspunkten der diabetischen Angiopathie (Haimovici u. Steinmann 1969). In unserem Krankengut wiesen z.B. 66 von 100 Patienten mit insulinpflichtigem Diabetes und Verschluß von mindestens 2 Unterschenkelarterien eine freie Beckenstrombahn auf. Umgekehrt fand sich bei Patienten mit relevanter Beckenarterienstenose und regelrechtem Insulinstoffwechsel nur in etwa 10% ein Verschluß von mehr als einer Unterschenkelarterie.

Die Unterschenkelarterien sind ferner Prädilektionspunkte entzündlicher Gefäßerkrankungen, v.a. des Morbus Winiwarter-Buerger, der bereits in jungem Alter, besonders bei starken Rauchern, zu einem kompletten Unterschenkelarterienverschluß führt.

Die hämodynamische Relevanz der Arteriosklerose der infrapoplitealen Arterien entwickelt sich weniger durch Stenosen als durch Verschlüsse. Der Verschluß nur einer der Arterien bleibt klinisch praktisch immer stumm. Als Faustregel gilt: Eine komplett offene A. tibialis anterior oder posterior bis zum Fuß ohne wesentliche Stenosen im Einflußbereich reicht zur Blutversorgung des Unterschenkels und des Fußes aus. Erst bei kombinierten Läsionen mehrerer Unterschenkelarterien entwickelt sich eine klinische Relevanz, wobei aber Einflußtraktverhältnisse und auch die linksventrikuläre Auswurffraktion bzw. das Herzzeitvolumen eine große Rolle spielen.

1.2.3.3 Indikation

Die Indikationsstellung zur Dilatation an den Unterschenkelarterien muß an Hand einer synoptischen Diskussion von morphologischem und klinischem Befund festgelegt werden. Oft reicht eine übliche Becken-Bein-Arteriographie zur Beurteilung nicht aus, und es muß vor der Entscheidung zur Intervention noch eine Nadelangiographie der betroffenen Extremität durchgeführt werden. Aus klinischer Sicht stellt zunächst nur die amputationsbedrohte Extremität, wie bei gefäßchirurgischen Rekonstruktionen, eine Indikation dar (Stadium III und IV der arteriellen Verschlußkrankheit). Komplex wird die Situation allerdings, wenn eine höhergelegene (z.B. femorale) Läsion zusammen mit einer Unterschenkelarterienläsion als klinisch relevant betrachtet wird. Bei solchen Situationen wird die Indikation, auf die femorale Läsion bezogen, oft auch schon im Stadium IIb gestellt. Die Beseitigung einer infragenualen Läsion gilt dann eher als „Serviceintervention" zur Beseitigung eines Abstromhindernisses. Die Entscheidung zu einer solchen Vorgehensweise ist jedoch äußerst kritisch in jedem Fall individuell zu treffen, da bei komplexen Interventionen das akute Verschlußrisiko deutlich ansteigt und dann einer vorher nicht kritisch ischämischen Extremität Amputation droht. Aus morphologischer und hämodynamischer Sicht ist eine Dilatation meist nur sinnvoll, wenn isolierte Stenosen oder ganz kurze Verschlüsse so behandelt werden können, daß eine durchgängige Perfusion einer der Unterschenkelarterien wiederhergestellt werden kann. Unter keinen Umständen ist die Dilatation einer Unterschenkelarterie erforderlich, wenn eine zweite hämodynamisch intakt erscheint. Eine Sonderindikation kann gegeben sein, wenn bei komplettem Unterschenkelarterienverschluß ab dem mittleren Drittel Stenosen in den proximal noch offenen Arterienstämmen vorliegen. Hier kann bei chronisch ischämischer Extremität die Beseitigung solcher Stenosen zu einer Verbesserung der Perfusion im Kollateralsystem führen. Solche Interventionen sind manchmal auch hilfreich, um die Resektionshöhe bei klinisch gegebener Amputationsindikation zu verringern.

1.2.3.4 Medikamentöse Zusatztherapie

Die infrapopliteale Intervention wird nach dem gleichen Akutschema für die Thrombozytenaggregationshemmung und Antikoagulation durchgeführt wie die Beckenarterienintervention (s. S. 5) bzw. die femoropopliteale Intervention. Im Gegensatz zu den Becken- und Oberschenkelarterien weisen die Unterschenkelarterien ähnlich den Koronar- oder Nierenarterien eine sehr starke Spasmusneigung auf. Deshalb muß eine Spasmusprophylaxe durchgeführt werden:

- 20 mg Nifedipin ca. 30 min vor der Intervention sublingual,
- mehrere Einzelportionen von 100 µg Nitroglyzerin in 3–5 ml physiologischer Kochsalzlösung nach Bedarf unter der Intervention.

Als Teil der Spasmusprophylaxe gilt auch die Auswahl und Positionierung des Drahtmaterials sowie der Katheter- und Ballonstärken (s. unten). Die postinterventionelle Antikoagulation hat gegenüber den anderen Interventionen eine ungleich höhere Bedeutung. Eine postinterventionelle Vollantikoagulation für 48 h (mit PTT ca. 50–60 s) ist grundsätzlich erforderlich. Eine Markumarisierung (Quickwert ca. 20–25%) ist für mindestens 2 Monate postinterventionell anzustreben und kann, abhängig vom vaskulären Gesamtstatus, auch langfristig fortgesetzt werden.

1.2.3.5 Erforderliche Materialien und Beschreibung der Funktionsprinzipien

Punktionsbesteck
Hier kommt das gleiche Punktionsbesteck und Schleusensystem (ggf. bis 8 F, wenn Führungskatheter erforderlich werden) wie bei der femoropoplitealen Intervention zur Anwendung.

Drahtmaterial
Die infrainguinale Intervention benötigt ein völlig eigenständiges und speziell für diesen Einsatz entwickeltes Material. Der Drahtdurchmesser richtet sich nach dem verwendeten Ballonkatheter und kann demnach 0,014–0,025" betragen. Grundsätzlich muß der Draht über eine atraumatische flexible Spitze verfügen, die individuell gebogen werden kann. Über die Länge der flexiblen Spitzenzone entscheidet der Einsatzort. Am geeignetsten erscheint eine Länge von 3–5 cm. Besonders die dünnen Drähte von weniger als 0,020" Durchmesser müssen zur besseren Sichtbarkeit einen Gold- oder Platinüberzug am flexiblen Spitzenteil haben. Fast alle Hersteller von Ballonkathetern bieten entsprechende Drähte an, die alle auch in einem engen (Hoch-) Preissegment von etwa 150–250 DM liegen.

Ballonkatheter
Das Anforderungsprofil an einen Ballonkatheter zur infrapopliteale Intervention ist ebenfalls völlig eigenständig und im Prinzip von der Koronarintervention abgeleitet. 1992 sind zahlreiche Neuerungen auf den Markt gekommen, die der zunehmenden Bedeutung dieser Interventionen Rechnung tragen sollen. Diese Katheter sind deutlich billiger als das koronare Kathetermaterial, das nur noch in Spezialfällen eingesetzt werden muß. Die Schaftstärke beträgt 4–4,5 F bei einem Innenlumen von 0,018 bis 0,025". Für den Einsatz im Unterschenkelarterienbereich gut geeignet ist auch die Balloon-on-the-wire-Technologie. Der Bereich erforderlicher Ballondurchmesser liegt bei 1,5–3,5 mm. Die Schaftstärke des Ballonkatheters sollte so schlank wie möglich sein. Gelegentlich wird deshalb die Verwendung eines geraden Führungskatheters (8 F) erforderlich, um den mangelnden Stauchungswiderstand von dünnlumigen Kathetern auszugleichen. Dies ist v.a. dann erforderlich, wenn Koronarmaterial, z.B. als Monorailsystem, oder sehr flexibles Material (Dilatation im Abgangsbereich der A. tibialis anterior) benutzt werden muß (s. Abb. 1.8). Ein detailliertes Anforderungsprofil für die Katheter läßt sich derzeit deshalb noch nicht fest definieren. Ganz allgemein gilt, daß die Katheter so dünn, so glatt, so non-compliant und im Innenlumen so großkalibrig wie möglich sein sollen. Eine Hochdruckstabilität ist nicht erforderlich. Sicher werden in nächster Zukunft noch zahlreiche Neuentwicklungen vorgestellt werden, die zu einer weiteren Standardisierung führen.

Sonstige Materialien
Sie entsprechen den auf S. 5, 6 genannten.

1.2.3.6 Methodik

Wahl des Zugangs und antegrade Punktionstechnik der A. femoralis communis
Hier gilt das gleiche wie bei der femoropoplitealen Intervention (s. 1.2.2.6).

Rekanalisationstechnik
Die Rekanalisationstechnik weist im Vergleich zur femoropoplitealen Intervention einige feine Unterschiede auf. Die Roadmapping-Unterstützung

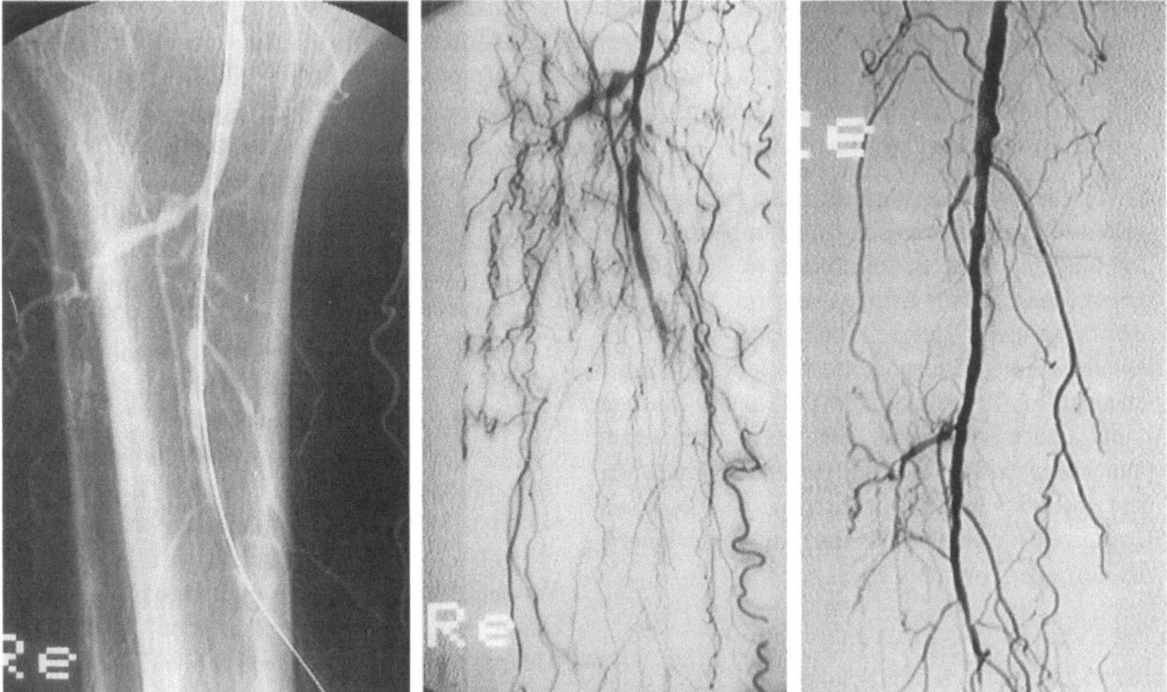

Abb. 1.8a–c. Unterschenkelarterienintervention: Rekanalisation und Dilatation mit Monorail-System bei 64jähriger Diabetikerin mit AVK IV (Großzehenulkus). **a** Antegrade DSA vor Intervention: kompletter Verschluß von allen 3 Unterschenkelarterien. **b** Situation nach Rekanalisation mit 0,014"-Golddraht bis in die A. tibialis posterior hinein. **c** Abschlußergebnis nach Dilatation auf 2,5 mm im proximalen Abschnitt der A. tibialis posterior und auf 3 mm im Tractus tibiofibularis. Im Anschluß an die Intervention drastisch gebesserte Schmerz- und Durchblutungssituation mit Abheilen des Großzehenulkus innerhalb von 2 Monaten

spielt eine deutlich wichtigere Rolle. Oft ist die Verwendung eines geraden Katheters (4 F) zusätzlich zu steuerbaren Führungsdrähten erforderlich, da die relativ dünnen Selektivdrähte dann besser zur Läsion hin und durch diese hindurch geführt werden können. Nur äußerst selten ist steifes Drahtmaterial mit harter Spitze anzuwenden, da dabei die Perforations- oder Spasmusgefahr erheblich ansteigt. Primär muß immer versucht werden, sich steuernd „durchzutasten". Sobald eine Läsion im Aufzweigungsbereich der Arterienstämme besteht, müssen 2 Führungsdrähte in beide betroffenen Äste eingebracht werden, um ggf. das Zusammendrücken der einen Arterie nach Dilatation der anderen behandeln zu können. Besonders ist darauf zu achten, daß der Führungsdraht nach Rekanalisation im Hauptstammbereich liegen bleibt und nicht unabsichtlich in einen Seitenast „hineingerammt" wird. Im Fall sehr harter Stenosen kann es vorkommen, daß nicht der zum Dilatationskatheter passende Draht zur Rekanalisation eingesetzt werden kann, sondern möglicherweise ein dickerer. Dann muß ein gerader Katheter über die Läsion nach distal vorgeschoben werden, um einen Drahtwechsel zu ermöglichen.

Dilatation (Abb. 1.8 und 1.9)

Bei der Festlegung der geeigneten Ballongröße muß man sich am kleinstmöglichen Durchmesser orientieren. Eine Überdilatation führt unweigerlich zu schweren Spasmen, die auch unter Spasmolytika meist nicht zu durchbrechen sind. Für den ganz proximalen Abschnitt der A. tibialis anterior und den Tractus tibiofibularis ist ein Ballondurchmesser von maximal $3{,}5 \pm 0{,}5$ mm geeignet, im proximalen Unterschenkelartereindrittel dann maximal 3 mm und distal maximal 2,5 mm. Bei der Länge des Ballons soll immer der kürzestmögliche gewählt werden. Das morphologische Ergebnis läßt

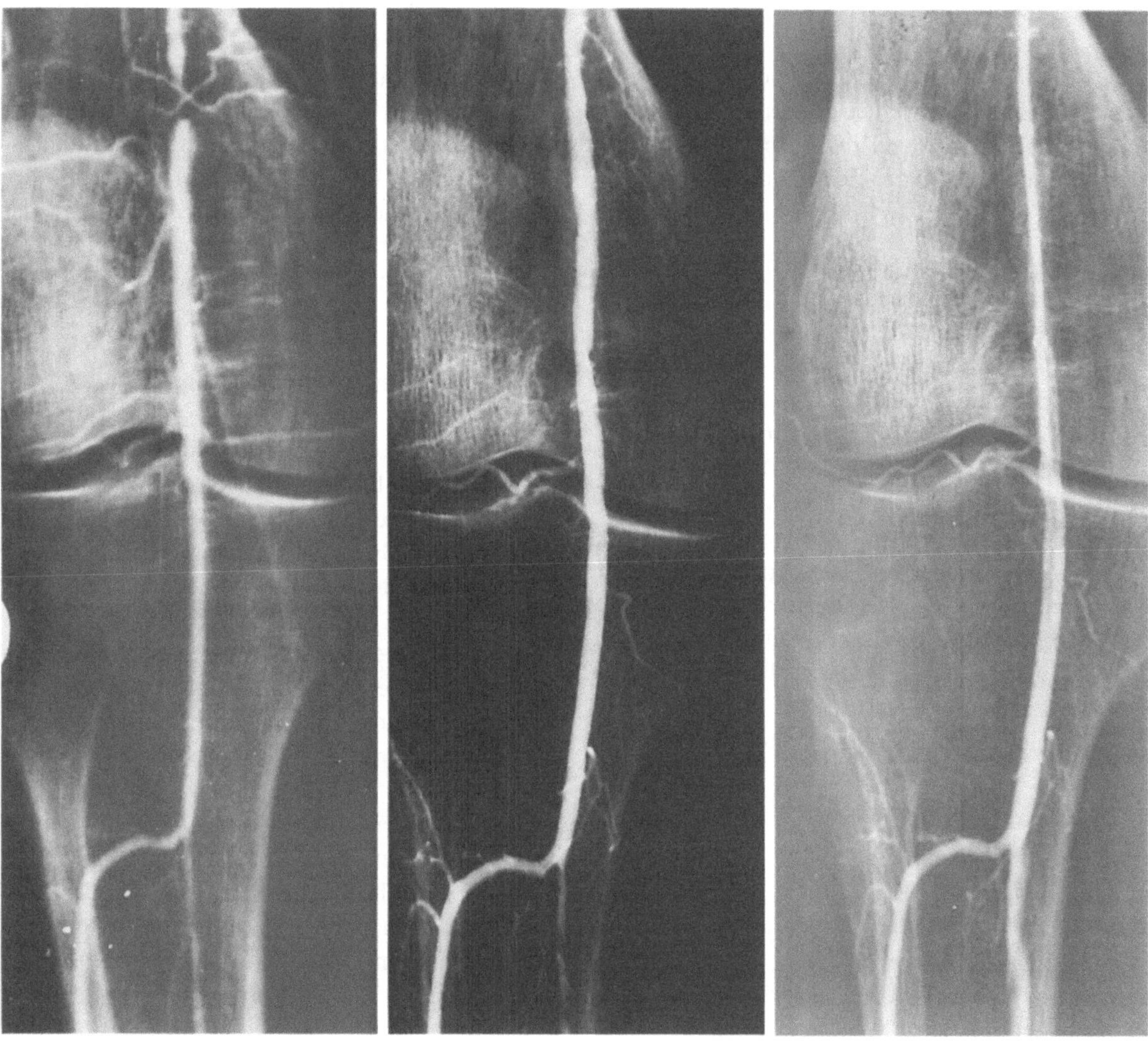

Abb. 1.9. Kombinierte Intervention an A. poplitea und Tractus tibiofibularis bei 69jährigem Patienten mit AVK IV (Großzehengangrän). Dilatation der A. poplitea mit 5 mm und des Tractus tibiofibularis mit 3 mm

sich nach der Intervention leicht über eine Kontrastmittelinjektion über die Schleuse kontrollieren.

Erst wenn die Intervention als erfolgreich betrachtet werden kann, darf der distal der Läsion liegende Führungsdraht gezogen werden.

1.2.3.7 Ergebnisse

In einer Zusammenstellung von Becker wird über einen morphologischen Soforterfolg von 94% und einen klinischen Erfolg von 86% berichtet (Becker et al. 1989), der auch in einer neueren Studie von Sos in ähnlicher Höhe bestätigt wird (Sos 1993, vorgetragen auf dem 1st International Congress und Comprehensive Course: Vascular Intervention in the 90ies, Heidelberg-Zermatt). Nach Sos ist nach einem Jahr mit einer Offenheitsrate von etwa 75% zu rechnen. Unsere eigenen Ergebnisse sind zahlenmäßig noch nicht ausreichend, um zu einer sicheren statistischen Bewertung zu kommen. Im Trend bestätigen sie jedoch die Ergebnisse von Becker und Sos.

1.2.3.8 Komplikationen

Die Komplikationen nach infrapoplitealer Intervention teilen sich wie bei der femoropoplitealen Intervention ebenfalls in durch die Punktion bedingte, durch die Dilatation bedingte und in allgemeine auf:

- Punktionsbedingte Komplikationen sind in gleichem Maß wie nach einer femoropoplitealen Intervention zu erwarten.
- Bei den dilatationsbedingten Komplikationen steht der akute Verschluß, v.a. durch Spasmus, aber auch thrombotisch bedingt, im Vordergrund. Demgegenüber treten Dissektionen, lumenvermindernde Intimasegel, Wandhämatome, Gefäßzerreißungen oder -perforationen und Embolien etwas in den Hintergrund. Insgesamt ist zu etwa 5–10% mit solchen Komplikationen zu rechnen. Die Häufigkeit hängt v.a. auch davon ab, wie viele Stenosen wie langstreckig dilatiert wurden.
- Allgemeine Komplikationen sind sehr selten.

1.2.4 Nierenarterien

1.2.4.1 Anatomie

Die paarigen Nierenarterien entspringen von der lateralen oder anterolateralen Wand der Aorta in Höhe von L1/L2, wobei der Abgang der rechten Nierenarterie meist geringfügig weiter ventral liegt. Bilateral singuläre Nierenarterien kommen zu etwa 70–75% vor; sonst sind entweder unilateral oder auch bilateral mehrere Nierenarterien vorhanden. Dabei können dann zusätzliche Nierenarterien sogar von den Lumbalarterien, Beckenarterien, Mesenterialarterien, der Milzarterie und der Sakralarterie entspringen. Solche Variationen sind Folge der Knospungs- und Verschmelzungsvorgänge innerhalb der metanephrogenen Phase in der Embryogenese. Meist ist die rechte Nierenarterie wegen der interponierten V. cava inferior länger als die linke, wobei sie als singuläre Arterie fast immer hinter der V. cava verläuft. Bestehen mehrere Arterien, verlaufen sie ventral der Hohlvene. Üblicherweise verlaufen die Nierenarterien in anterior-posteriorer Projektion relativ gerade und nach kaudal gerichtet in einem Winkel von 100–120°. Der Winkel kann sich stark ändern im Gefolge arteriosklerotischer Wandveränderungen und bei zunehmender Gefäßkrümmung („kinking") bei langdauernder Hypertonie. Der Nierenarterienverlauf im seitlichen Strahlengang hängt von mehreren Faktoren ab, z.B. Adipositas, trophischem Zustand des M. psoas oder Krümmungsverhalten der Wirbelsäule im thorakolumbalen Übergang.

1.2.4.2 Pathophysiologische Grundlagen

Die Pathophysiologie renovaskulärer Läsionen unterscheidet sich fundamental von allen anderen Gefäßregionen, die heute durch perkutane Behandlungsverfahren behandelt werden. Die Folgen einer Nierenarterienstenose sind nicht eindeutig auf dem Laufband oder durch Ergometrie meßbar. Weder existiert ein geeignetes Screeningverfahren, noch gibt es einfache klinische oder technische Untersuchungsverfahren, mit denen der Schweregrad der Läsion erfaßbar wäre. Die klinischen Leitsymptome Hypertonie und Insuffizienz sind zwar markant, aber extrem unspezifisch. Die Paarigkeit der Arterien kommt erschwerend hinzu. Nierenarterienstenosen haben mehrere, voneinander vollständig unabhängige pathologisch-anatomische Grundlagen: eine Anlagestörung der Gefäßwand, eine degenerativ bedingte Arteriosklerose oder eine entzündliche Gefäßwanderkrankung. Die korrekte Differentialdiagnostik erfordert deshalb einen hohen apparativen und finanziellen Aufwand. Eine erschöpfende Diskussion dieser Komplexität pathophysiologischer Zusammenhänge ist im Rahmen dieses Kapitels bzw. Buchs unmöglich.

Die pathophysiologischen Probleme, die die Diskussion über das Wann und Wie der Revaskularisation von Nierenarterienstenosen betreffen, lassen sich ungefähr folgendermaßen zusammenfassen: Seit der 1. Beschreibung der renovaskulär verursachten Hypertonie durch Goldblatt hat sich eine Unterscheidung von 3 Hauptphasen etabliert, die in definierten Versuchsmodellen untermauert wurden:

- Phase 1: die Renin-Angiotensin-abhängige Phase,
- Phase 2: die Salzretentionsphase,

- Phase 3: die chronische, Renin-Angiotensin-unabhängige Phase.

In *Phase 1* wird die Hypertonie über die Reninausschüttung gesteuert, die sich als Folge der Minderperfusion im renalarteriolären Rezeptorsystem (Macula densa) durch das vorgeschaltete Perfusionshindernis entwickelt. Die erhöhte Reninausschüttung führt zu einem Anstieg der Plasmakonzentration von Angiotensin II, das als peripherer Vasokonstriktor den Blutdruck erhöht. Zahlreiche weitere Autoregulationsmechanismen mit Ausschüttung von Prostaglandinen, des Argininvasopressins, des atrialen natriuretischen Faktors und einer endogenen Veränderung des Sympathikotonus führen zu einem gewissen Äquilibrium, das den Blutdruckanstieg begrenzt. Die Ausschüttung des atrialen natriuretischen Faktors soll über eine Verminderung des kardialen Index und eine periphere Vasodilatation bzw. Verminderung des peripheren Widerstands diese Begrenzung des Blutdruckanstiegs bewirken (Martinez-Maldonado 1991). Eine Beseitigung der Stenose in dieser Phase führt zu einer Normalisierung der Plasmakonzentration von Angiotensin II und des Blutdrucks. Die Gabe von Inhibitoren des Angiotensin-converting-Enzyms (ACE-Blocker) führt ebenfalls zur Normalisierung des Blutdrucks.

In *Phase II* stellen sich durch die chronische Konzentrationserhöhung von Angiotensin II bedingte Veränderungen ein:

1. Erhöhte Aldosteronausschüttung mit entsprechend mineralokortikoider Wirkung (vermehrte Salz- und Wasserretention);
2. Zentrale Stimulation von Durst und ADH;
3. Steigerung der Norepinephrinausschüttung aus den Nebennieren und an den Nervenendigungen (adrenerge Rezeptorstimulation führt zu vermehrter tubulärer Natriumretention);
4. Steigerung der Natriumrückresorption in der Henle-Schleife;
5. Erhöhung der efferenten arteriolären Resistance, was den Gewebedruck entlang der proximalen Tubuluswand vermindert und den onkotischen Druck gleichzeitig erhöht.

Der Anstieg des arteriolären Flußwiderstands im stenosierten Nierenstromgebiet führt zu einer Verminderung des afferenten zu efferenten Blutflußverhältnisses. Ist die Gefäßsituation in der kontralateralen Niere unauffällig, entwickelt sich dort ein verstärkter renaler Plasmafluß sowie eine Erhöhung der glomerulären Filtrationsrate. Die Endpunkte dieser Situation bedingen global die Erhöhung des Plasmavolumens, das durch die Veränderungen des Salz-Wasser-Haushalts gesteuert ist. Gleichzeitig kann sich dann die Reninaktivität im Plasma normalisieren, was als Ausdruck des Beginns einer renalen Fixierung der Hypertension angesehen werden kann. Solange in Phase II noch eine Beziehung zwischen Reninausschüttung und Blutdruck besteht, führt sowohl die Beseitigung der Stenose als auch die Gabe von ACE-Blockern noch zu einer Normalisierung des Blutdrucks, wenngleich erst nach einer erheblich längeren Latenzphase und weniger eindeutig vorhersehbar.

Phase III wird dominiert durch eine chronische Reduktion der Natriumexkretion und eine systemische Vasokonstriktion. Der Zeitpunkt des Eintretens dieser Phase III hängt hauptsächlich von der Ausscheidungsfunktion der kontralateralen Niere ab, d. h. davon, wann deren Kompensationsmechanismen gegenüber der Triggerung der verstärkten Salz-Wasser-Retention erschöpft sind. Die zurückgehende Bedeutung des Renin-Angiotensin II-Mechanismus wird daran deutlich, daß in dieser Phase ACE-Hemmer meist nicht mehr wirksam sind.

Die Kenntnis dieser Zusammenhänge macht deutlich, warum die Beseitigung einer durch eine angeborene Wandaufbaustörung (fibromuskuläre Dysplasie) verursachten Nierenarterienstenose klinisch hervorragend wirksam ist, warum Indikationen zur Behandlung von arteriosklerotisch bedingten Nierenarterienstenosen einerseits an der medikamentösen Behandelbarkeit einer Hypertonie und andererseits an der morphologischen Situation festgemacht werden müssen. Daraus wird auch verständlich, warum bei einer lang andauernden Hypertonie die Behandlung einer sich entwickelnden Niereninsuffizienz im Vordergrund steht.

Neben diesen geschilderten pathophysiologischen Problemen auf der Stoffwechselebene treten morphologisch-hämodynamische Faktoren in der Pathophysiologie der renovaskulären Läsionen hinzu und erlangen für Revaskularisationsverfahren Bedeutung. Nierenarterienstenosen treten isoliert und kombiniert auf als Ostium-, proximale und distale Hauptstammstenosen und als Aststenosen, wobei die Ostiumstenose eigentlich als Läsion der Aortenwand mit sekundärer Einengung des Nierenarterienabgangs aufzufassen ist. Während diese Läsion nur sehr schlecht auf eine Dilatation anspricht, ist die Erfolgsquote bei Hauptstammstenosen, die ganz proximal beginnen, gut. Eine angiographische Unterscheidung dieser beiden Stenosearten ist jedoch oft nicht möglich. Die Kombination von starker Atembeweglichkeit der Nierenarterien mit pathologischen Scherkräften und Turbulenzen im Blutstrom ostial und postostial wird als Mediator der arteriosklerotischen Nierenarterienstenose mitverantwortlich gemacht und ebenfalls als Faktor für die relativ hohe Rate an Rezidivstenosen nach Dilatation betrachtet.

Ein bislang noch wenig untersuchtes Problem ist die Progression arteriosklerotischer Läsionen, wobei auch hier wieder die Paarigkeit der Gefäße die Problematik vertieft. Tritt bei bekannter Nierenarterienstenose eine Verschlechterung der Kontrollierbarkeit der Hypertonie auf, so ist ohne erneute Angiographie nicht zu klären, ob eine morphologische Veränderung der bisher betroffenen Nierenarterie, eine De-novo-Läsion der kontralateralen Arterie oder ein Stadienübergang in Phase III verantwortlich ist. Von Dean wurde hierzu eine Arbeit vorgelegt, die in einem Vergleich zwischen rein medikamentöser und chirurgischer Therapie eine signifikante Verschlechterung der Nierenfunktion in der medikamentösen Therapiegruppe in einem Zeitraum von 1–9 Jahren beschreibt (Dean 1981). In einer anderen retrospektiven Studie wurde die Progressionsrate von Nierenarterienstenosen mit 44% angegeben und die Häufigkeit eines kompletten Verschlusses auf dem Boden einer bestehenden Stenose mit 39%, wenn deren Grad mindestens 75% betrug (Schreiber 1984).

1.2.4.3 Indikation

Die arterielle Verschlußkrankheit der Nierenarterien gehört mittlerweile zu den Standardindikationen für die PTA. Über die Differentialindikation zwischen konservativem Vorgehen, interventionellem Eingriff und gefäßchirurgischer Rekonstruktion entscheiden allgemeine und spezielle Faktoren. Die 3 Behandlungsverfahren sollten nach adäquater Feinabstimmung zwischen allen 3 Disziplinen komplementär indiziert werden, so daß für jeden Patienten individuell ein optimales Behandlungskonzept entwickelt werden kann (s. a. S. 1, 2).

Folgende allgemeine Faktoren disponieren *für* eine Revaskularisation:

- Medikamentöse Unbeherrschbarkeit einer schweren Hypertonie,
- fehlende Patientencompliance zur Dauermedikation bei schwerer Hypertonie,
- progressive Verschlechterung,
- Niereninsuffizienz,
- Beginn einer schweren Hypertonie vor dem 30. Lebensjahr,
- Verlust eines zuvor guten Ansprechens auf antihypertensive Medikation,
- Verschlechterung der Nierenfunktion durch medikamentöse Drucksenkung,
- kardiorespiratorische Insuffizienz durch Hypertonie und/oder Minderfunktion (maligne Hypertonie).

Folgende allgemeine Faktoren disponieren *gegen* eine Revaskularisation:

- Leichte Kontrollierbarkeit des Hochdrucks,
- Hohes OP-Risiko, v. a. bei generalisierter Atherosklerose.

Die Beseitigung einer Nierenarterienstenose führt allerdings nicht immer zur Heilung oder Besserung der renalen Hypertonie. Mißerfolge hängen ab vom Anteil arteriosklerotisch bedingter Stenosen im Krankengut, von der individuellen Dauer der Hypertonie mit sekundären Gefäßschäden und vom Parenchymverlust der betroffenen Niere.

Hohes Alter erhöht die operative Morbidität und Mortalität nur dann signifikant, wenn zusätzlich andere Risikofaktoren wie Niereninsuffizienz oder eine koronare bzw. zerebrale Gefäßerkrankung vorliegen (Kaufman 1979, Novick 1984), die sich auch auf die Morbidität und Mortalität nach einer Dilatation auswirken. Die Mehrzahl der Todesfälle nach chirurgischer Revaskularisation wird durch Koronar- und Zerebralinfarkte verursacht. Eine geeignete Patientenselektion senkt deshalb die Mortalität von perkutaner und chirurgischer Revaskularisation entscheidend. Dies macht eine präoperative Abklärung und ggf. eine zusätzliche Korrektur vorbestehender koronarer und zerebraler Gefäßerkrankungen erforderlich (Kaufman 1979).

Folgende spezielle Faktoren disponieren *für* eine Dilatation:
- Fibromuskuläre Dysplasie,
- singuläre, unilaterale Hauptstammstenose,
- bilaterale Hauptstammstenose,
- Stenosen von Transplantatarterien,
- unilaterale Ostiumstenose bei Kontraindikation gegen gefäßchirurgischen Eingriff,
- Segmentarterienstenosen im Hilusbereich,
- Gabelstenosen im Hilusbereich,
- Rezidivstenosen, abhängig von der klinischen und morphologischen Konstellation.

Folgende spezielle Faktoren disponieren *gegen* eine Dilatation:
- Chronische oder spontane Dissektion der Nierenarterie,
- uni- oder bilaterale Stenose bei operationswürdigem Aortenaneurysma,
- reine Ostiumstenose,
- frisches thrombotisches Material in der Nierenarterie,
- minimale Restfunktion und Miniaturniere (szintigraphisch <10% der alterskorrigierten Norm, sonographisch Schrumpfung auf <1/3),
- klassisches Nierenarterienaneurysma,
- fehlendes Einverständnis zur operativen Revision nach evtl. mißlungener Dilatation,
- manifeste Kontraindikation für Antikoagulation.

Problemfälle für die Indikationsstellung

Trotz dieser Indikations- und Kontraindikationsliste gelingt eine eindeutige Zuordnung der Patienten zur geeigneten Therapieform nicht immer. Dazu gehört ganz besonders die Behandlung einer Ostiumstenose, die sich im Gefolge einer Aortenwandsklerose mit sekundärer Einengung des Nierenarterienabgangs entwickelt hat. Eine senkrecht zu diesem Plaqueverlauf gerichtete Dilatation des Hauptstammbereichs am Ostium kann kaum eine morphologische Besserung erreichen. Allerdings kann in Fällen mit maligner Hypertonie und entsprechender klinischer Kontraindikation ein Dilatationsversuch dann doch gerechtfertigt erscheinen.

Das nächste Problem sind Läsionen, die am Ostium beginnen und auf den Hauptstamm längerstreckig übergreifen. Hier kann fast nie eine auf morphologischer Interpretation beruhende Einschätzung des möglichen Therapieerfolgs durch Dilatation abgegeben werden.

Oft bestehen gleichzeitig Läsionen der A. renalis und der A. carotis interna. Nach langen Jahren der Diskussion hat sich jetzt die Empfehlung herauskristallisiert, zuerst die renale Läsion zu behandeln.

Eine ähnlich intensive Diskussion wurde über die Vorgehensweise bei bilateralen Läsionen geführt. Die Entscheidung kann hier nur ganz individuell auf den einzelnen Patienten bezogen erfolgen. Zunächst muß die Szintigraphie die Relevanz der jeweiligen Läsionen ggf. zusammen mit einer sonographischen Größenbestimmung dokumentieren. Simultaneingriffe sind dann sinnvoll, wenn keine eindeutige Seitendominanz vorliegt. Bei Seitendominanz und Niereninsuffizienz sollte primär die schlechtere Seite zuerst behandelt und dann abgewartet werden. Ein Simultaneingriff ist nur dann erforderlich, wenn kein befriedigendes Ergebnis erzielt werden konnte.

Ein kritischer Faktor ist der Wissens- und technische Kenntnisstand der jeweils zusammenarbeitenden Partner. Um zu einer optimierten Behandlungsstrategie zu kommen, müssen Operateur und interventioneller Radiologe sowohl mit den Techniken des anderen als auch mit dem Maximalstand der eigenen Technik vertraut sein. Nur dann können schwierige und komplexe Läsionen wie periphere Gabelstenosen oder bilaterale Stenosen bei Bauchaortenaneurysma von der primär bestgeeigneten Disziplin erfolgversprechend behandelt werden. Dazu gehört dann auch die interdisziplinäre Zusammenarbeit mit Nephrologie und Intensivmedizin (s. a. S. 1, 2).

1.2.4.4 Medikamentöse Zusatztherapie

Die Ballondilatation von Nierenarterienstenosen erfordert vor, während und nach der Intervention ein relativ strenges Management der antihypertensiven Medikation, Thrombozytenaggregationshemmung, Antikoagulation, Spasmusprophylaxe und Flüssigkeitsbilanzierung, ggf. in Kombination mit diuretischen Maßnahmen. Im einzelnen kann folgendes empfohlen werden:

Antihypertensive Medikation
Außer bei maligner Hypertonie sollten antihypertensive Medikamente am Vorabend abgesetzt werden; bei Bedarf werden nur noch Kalziumantagonisten, ggf. auch als Dauerperfusion i.v. gegeben. Bei maligner Hypertonie ist die Dauermedikation von α-Rezeptorantagonisten (z. B. Urapidil oder Clonidin) i.v. erforderlich. Nach der Intervention sollte einschleichend mit Kalziumantagonisten begonnen werden, am besten nach Erstellen eines Hochdruckprofils über 24 h.

Thrombozytenaggregationshemmung
Ähnlich den in den vorherigen Abschnitten geschilderten Interventionen wird, beginnend am Vortag der Intervention, über 6 Monate Aspirin p.o. gegeben (Mindestdosis 100 mg/Tag). Eine längere Anwendung ist möglich, klinisch aber nicht zwingend erforderlich und von der Compliance des Patienten abhängig.

Antikoagulation
Nach gelungender Sondierung der Stenose werden 5000–7500 IE Heparin in die Nierenarterie injiziert. Bei global oder lokal schlecht perfundierten Nierenarterien sollte die Heparinisierung über 48 h fortgesetzt und bei besonders kritischen Fällen ggf. durch eine Markumarisierung abgelöst werden. Diese sollte dann auf etwa 3 Monate begrenzt sein.

Spasmusprophylaxe
- Etwa 30 min vor der Intervention sublingual 20 mg Nifedipin,
- mehrere Einzelportionen von 100 µg Nitroglyzerin in 3–5 ml physiologischer Kochsalzlösung nach Bedarf unter der Intervention.

Als Teil der Spasmusprophylaxe gilt auch die Auswahl und Positionierung des Drahtmaterials sowie der Katheter- und Ballonstärken.

Flüssigkeitsbilanzierung
Revaskularisationen an den Nierenarterien sollen grundsätzlich am ausreichend hydrierten Patienten erfolgen. Zur Wahrung des Nüchternheitsgebots muß die Flüssigkeit durch Infusion zugeführt werden, wobei Menge und Art der zugeführten Flüssigkeit zunächst von der Nierenfunktion abhängen. Bei grenzwertiger Funktion wird vor und während der Intervention die Zufuhr von osmotisch wirksamen Infusionen i.v. erforderlich (z. B. Osmofundin), postinterventionell unter leichter Stimulation der Diurese. Bei niereninsuffizienten Patienten muß immer eine Dialyse durchgeführt werden.

1.2.4.5 Erforderliche Materialien und Beschreibung der Funktionsprinzipien

Punktionsbesteck und Schleusensystem
Sie entsprechen den auf S. 5, 6 genannten.

Selektivkatheter
Die Sondierung und Rekanalisation von Nierenarterienstenosen erfolgt mittels Selektivkatheter, dessen Typ und Form für jeden Patienten individuell von der Anatomie seiner Nierenarterie und der Art und Lage der Läsion abhängt. Für steil abgehende Nierenarterien und exzentrische Läsionen der kranialen Arterienwand nahe des Ostiums empfiehlt sich ein kurzschenkliger Sidewinder-Typ. Für weniger steil abgehende Arterien und konzentrische Stenosen ist eine Kobrakonfiguration gut geeignet, wobei die Weite der Aorta über den Halsradius an der Spitze entscheidet. Für eher rechtwinklig abgehende Arterien und exzentrische Plaques in der kaudalen Arterienwand kann eine Häkchenform erforderlich werden. Bei der Katheterauswahl ist ferner auf eine größtmögliche Stauchungs- und Drehstabilität des Schafts zu achten. Die Katheterspitze muß dennoch weich und so sanft wie möglich abgerundet sein. Besonders bei Sidewinder-Formen, die ins Ostium hineingezogen werden, steigt sonst die Gefahr einer „Atherektomie“ an der Läsion.

Drahtmaterial
Die Sondierung einer Nierenarterienstenose erfolgt mit steuerbaren Führungsdrähten mit flexibler Spitze, deren Länge zunächst vom zur Sondierung verwandten Selektivkatheter abhängt. Für Sidewinder-Katheter muß die flexible Drahtspitze mindestens 10 cm lang sein, bei Häkchen- und Kobraformen genügen 3–4 cm. Die flexible Spitze muß gut röntgendicht, leicht individuell formbar und äußerst weich sein. Deshalb sind mit Gold oder Platin überzogende Drahtspitzen vorzuziehen. Wir verwenden Drähte, die so dünn (0,020–0,025″) und

gleichzeitig so steif wie möglich sind und deren Schaft aus solidem Metall besteht (Nitinol oder Edelstahl), um eine Drehstabilität von 1:1 zu garantieren. Diese Drähte erlauben ein relativ tiefes Vorschieben bis in die Peripherie ohne die bei Verwendung von Drähten mit einem Durchmesser von 0,035" bekannte Spasmusgefahr. Für die Dilatation muß der steife Drahtabschnitt jenseits der Stenose zu liegen kommen. Deshalb kann, abhängig vom verwendeten Selektivkatheter, ggf. nochmals ein Drahttausch notwendig werden. Der zur Dilatation zu verwendende Draht hat am besten eine flexible Spitze von etwa 3 cm.

Für die Sondierung von Stenosen der Segmentarterien ist das für die Koronarintervention entwickelte Drahtmaterial am besten geeignet (0,014"), wobei die Spitzenlänge so kurz wie möglich sein soll und die Schaftlänge vom verwendeten Dilatationskatheter abhängt, d.h. etwa 150 cm bei Verwendung von Monorail-Systemen und über 200 cm bei anderen Kathetertypen.

Ballonkatheter
Das Anforderungsprofil an einen Ballonkatheter zur Nierenarteriendilatation ist für Hauptstammläsionen weitgehend identisch mit dem der femoropoplitealen Intervention. Der Bereich erforderlicher Ballondurchmesser liegt dabei bei 4–8 mm und folgende Bedingungen sollten erfüllt werden:

- 5-F-Schaft mit Gleitbeschichtung und 0,035" Innenlumen,
- Druckbelastbarkeit bis 10 at,
- Ballondurchmesser bis mindestens 8 mm, plazierbar durch 6-F-Schleuse,
- faltenfreie Rückfaltung des Ballons unter Evakuierung,
- keine Überdehnbarkeit unter Maximaldruck („non-compliant").

In den Nierenarterien ist, mehr als bei allen anderen Läsionen, die Kombination aus Hochdruckstabilität und Formstabilität, von fundamentaler Bedeutung. Oft sind hohe Drücke innerhalb harter Stenosen erforderlich. Wenn Ballonabschnitte, die in einem gesunden Gefäßabschnitt zu liegen kommen, unter hohem Druck überdehnt werden können, steigt die Ruptur- oder Spasmusgefahr enorm an. Aus diesem Grund muß auch der kürzestmögliche Ballon gewählt werden.

Das Anforderungsprofil zur Dilatation von Aststenosen ist gegenüber Hauptstammläsionen deutlich verschieden und im Prinzip identisch mit dem der Koronardilatation. Wir verwenden deshalb meistens sog. Monorail-Systeme mit Ballondurchmessern von 1,5–3 cm. Im Prinzip kann auch das für die Unterschenkelarteriendilatation neu entwickelte Kathetermaterial angewandt werden.

Führungskatheter
Führungskatheter können aus 3 Gründen notwendig werden:

1. Bei extremem Becken-„kinking", das eine Sondierung der Nierenarterien erschwert; dabei genügen dann gerade Katheter mit einer Länge von etwa 50 cm.
2. Bei schwerer aortaler Plaquebildung bzw. bei Bauchaortenaneurysmen zur Vermeidung einer Cholesterinembolie; dabei genügen ebenfalls gerade Katheter mit einer Länge von 50 cm.
3. Bei komplexen Interventionen, wo entweder Aststenosen oder Gabelstenosen behandelt werden; hierfür sollte dann ein Führungskatheter mit Selektivform, z. B. Nierenkurve oder Häkchenform, bis in den Nierenarterienhauptstamm eingelegt werden.

Sonstige Materialien
Die dünnen Selektivdrähte machen die Verwendung eines Y-Konnektors erforderlich, über den dann unter der Sondierung und während der Intervention Kontrastmittel und Spasmolytika gegeben werden können. Bei Verwendung eines Führungskatheters ist ein zusätzlicher Y-Konnektor zwischen Innen- und Außenkatheter erforderlich.

Die für die Patientenüberwachung erforderlichen Materialien sind bereits ausführlich in den vorherigen Kapiteln beschrieben.

1.2.4.6 Methodik

Vorbereitung
Vor jeder Nierenarteriendilatation muß der aktuelle Status der Gefäßerkrankung so umfassend wie möglich geklärt sein; das schließt eine Nierenperfusions- und funktionsszintigraphie (z. B. MAG 3) ein, die die Bestimmung der Anflutungszeit, der

Gesamtfiltration und der seitengetrennten Funktion beinhaltet. Ferner muß eine umfassende Laboruntersuchung nach nephrologischen Gesichtspunkten vorliegen.

Die Intervention sollte nach Absprache mit einem gefäßchirurgischen Team erfolgen. Nach heutigen Grundsätzen ist ein permanentes Offenhalten eines Operationssaales nicht mehr erforderlich (Stand by) solange eine operative Eingriffmöglichkeit innerhalb von etwa 2 h gegeben ist. Dies gilt allerdings nicht für Stenosen von Transplantatarterien; hier soll die Intervention im echten Stand by erfolgen. Während des Eingriffs wird der Blutdruck permanent blutig über die arterielle Schleuse registriert und alle 5 min protokolliert.

Wahl des Zugangs

Primär wird ein transfemoraler Zugang gewählt, wobei Krümmungsrichtungen in Aorta und Beckenarterien zu berücksichtigen sind. Häufig ist es günstiger, die rechte Nierenarterie von der linken Femoralarterie zu sondieren und umgekehrt. Transaxilläre oder transbrachiale Zugänge müssen bei sehr steilen Nierenarterienabgängen und, relativ häufig, bei langstreckigen fibromuskulären Dysplasien gewählt werden, um die Sondierung und die sichere Verankerung des Führungsdrahts durchführen zu können.

Für die Nierenarterienintervention haben sich lange Schleusen bewährt, da damit die Reibungswiderstände für Selektiv- und Ballonkatheter reduziert werden (z.B. F 6, 25 cm lang). Wenn unmittelbar postostiale Stenosen behandelt werden sollen, hat sich die Etablierung eines zusätzlichen kontralateralen Zugangs bewährt, über den ein Übersichtskatheter zur angiographischen Abschlußkontrolle eingewechselt werden kann.

Rekanalisationstechnik (Abb. 1.10)

Die Rekanalisationstechnik beginnt bei der korrekten Auswahl des Selektivkatheters und Führungsdrahts zur Sondierung (s. oben). Dann ist grundsätzlich zu beachten, daß der Selektivkatheter niemals ohne Schienung oder Führung durch den Selektivdraht gegen oder in die Läsion „gerammt" werden darf. Das Prinzip des sich steuernd „Durchtastens" mit dem Draht, gefolgt vom Katheter, muß immer beachtet werden. Dieser Vorgang kann bei kooperativen Patienten gut durch Roadmapping-Techniken unterstützt werden. Nach Überwinden der Läsion wird der Führungsdraht vorsichtig so weit in die Peripherie gesteuert, daß der harte Drahtteil mindestens das Ostium, besser noch die Läsion selbst schient. Wurde ein Sidewinder-Katheter zur Rekanalisation verwendet, muß die Spitze vorsichtig bis jenseits der Läsion vorgeschoben werden, um ein Auswechseln des Drahts gegen einen mit kurzer flexibler Spitze zu ermöglichen. Der Drahtwechsel kann jedoch erst erfolgen, wenn der Katheter – noch über dem zur Sondierung verwendeten Draht – so flach gezogen wurde, daß eine Art Häkchenform resultiert. Nur dann gelingt das Vorschieben des Drahts mit kurzer Spitze ohne die Gefahr des „Herausstemmens" des Sidewinder-Katheters in dem Moment, in dem der harte Drahtteil das Nierenostium passiert.

Zur Dilatation von Gabelstenosen und Segmentarterienstenosen wird ein 8-F-Führungskatheter bis in den Hauptstamm plaziert. Bei Gabelstenosen müssen die beiden beteiligten Äste parallel geschient werden, um eine simultane oder eine sukzessive Dilatation zu ermöglichen. Liegt ein Führungskatheter, ist ein schnelles Umwechseln des Ballonkatheters möglich, und das Zwischenergebnis kann sofort dokumentiert werden.

Dilatation (Abb. 1.10d und Abb. 1.11)

Die Festlegung der Ballongröße ist unverändert ein kontrovers diskutierter Punkt in der Nierenarteriendilatation. Es gibt Vorschläge, primär den größtmöglichen Ballondurchmesser von etwa 8 mm für männliche, etwa 7 mm für weibliche Patienten im Hauptstammbereich einzusetzen anstatt aufwendig die Lumenweiten mit Hilfe von Kalibrierdrähten zu messen.

In unserer Technik entscheidet über die Ballongröße die vom Patienten unter der Dilatation angegebene Reizung bzw. Schmerzintensität. Wir beginnen bei männlichen Patienten meist mit einem 6-mm-Ballon, bei weiblichen Patienten mit einem 5-mm-Ballon bei einer Länge von 1,5 oder 2 cm. Hat der Patient unter maximaler Ballonentfaltung deutliche bis starke Schmerzen, wird dies als korrekter Ballondurchmesser betrachtet. Werden leichte Schmerzen angegeben, wird ohne Zwischenkontrolle ein um 1 mm größerer Ballon eingewechselt, und zeigt der Patient überhaupt keine Schmerzreaktion, wird ein um 2 mm größerer Ballon einge-

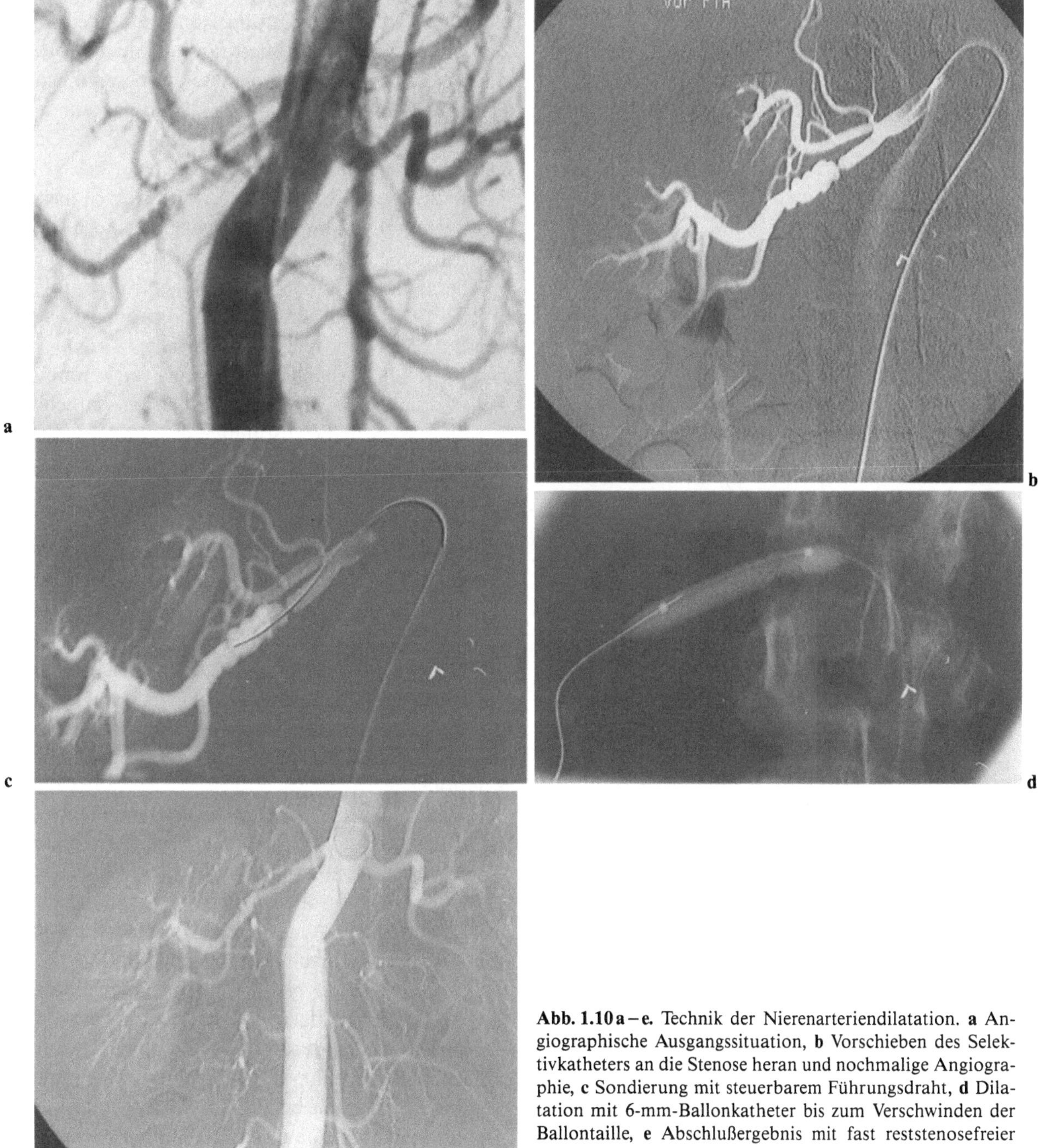

Abb. 1.10 a–e. Technik der Nierenarteriendilatation. **a** Angiographische Ausgangssituation, **b** Vorschieben des Selektivkatheters an die Stenose heran und nochmalige Angiographie, **c** Sondierung mit steuerbarem Führungsdraht, **d** Dilatation mit 6-mm-Ballonkatheter bis zum Verschwinden der Ballontaille, **e** Abschlußergebnis mit fast reststenosefreier Perfusion

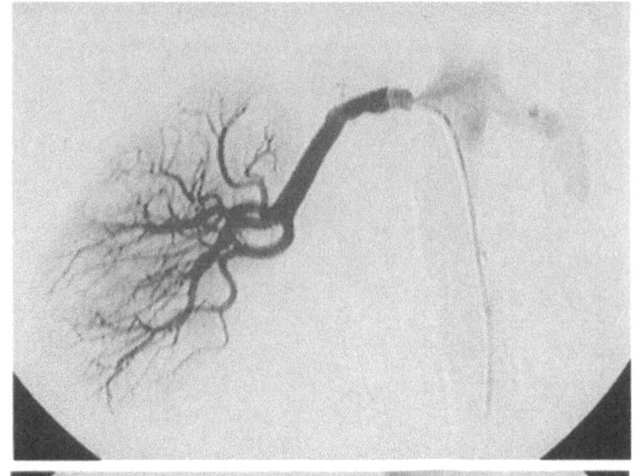
a

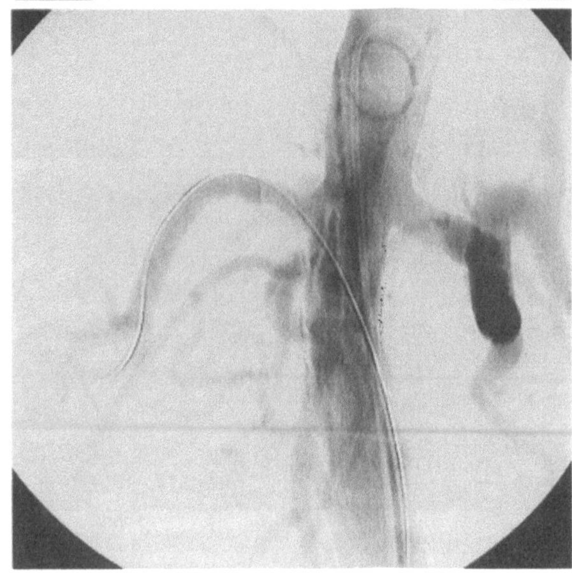
b

Abb. 1.11 a, b. Erfolgreiche Dilatation einer unmittelbar postostialen Stenose der rechten Nierenarterie. **a** Angiographische Dokumentation nach erfolgreicher Sondierung mit Selektivkatheter (Kobratyp) einer ca. 90%igen Stenose der rechten Nierenarterie. **b** Angiographische Abschlußkontrolle über einen kontrolateral zusätzlich eingewechselten Übersichtskatheter bei noch liegendem Führungsdraht (0,020", 4 cm lange flexible Goldspitze). Ca. 10% Reststenose mit diskretem Intimasegel ohne lumenverlegende Wirkung

wechselt und jeweils langsam bis zur Maximalentfaltung aufgeblasen. Hierfür soll ein Manometer eingesetzt werden. Insgesamt entspricht diese Vorgehensweise auch der Dilatation von Beckenarterien (s. 1.2.1). Hat der Patient bei dieser Technik deutliche Schmerzen und ist das morphologische Ergebnis nicht zufriedenstellend, wird zunächst mit demselben Ballon mehrfach und länger nachdilatiert (bis etwa 1 min). Dies führt v.a. bei ostiumnahen harten Hauptstammstenosen oft noch zum Erfolg.

Gabelstenosen werden unter Verwendung eines Führungskatheters und Doppelsondierung der Gabel mittels zweier Führungsdrähte dilatiert, wobei die Dilatation über beide Drähte am besten nacheinander erfolgt. Eine Simultandilatation kann zu einer Überdilatation im Gefäßabschnitt vor der Gabel führen. Die initiale Ballongröße liegt bei etwa 3 mm. Stenosen von Segmentarterien werden meist beginnend mit 2 mm dilatiert, wobei nur noch Ballonkatheter von 1 cm Länge verwendet werden.

Die angiographische Abschlußkontrolle erfolgt entweder über den vor die Stenose zurückgezogenen Ballonkatheter und den Seitarm des Y-Konnektors oder, falls vorhanden, über einen von kontralateral zusätzlich eingelegten Übersichtskatheter. Letzteres ist v.a. bei ostiumnahen Stenosen notwendig.

Nachsorgeuntersuchungen

In den ersten 48 h wird der Blutdruck engmaschig kontrolliert und möglichst ein Blutdruckprofil erstellt. Bei noch längerem stationärem Aufenthalt genügt dann die routinemäßige Registrierung 2- bis 3mal täglich. Wenn möglich, sollten bis zur 1. Nachangiographie tägliche Messungen (am besten in häuslicher Umgebung) erfolgen. Während der weiteren Nachsorgezeit genügen dann wöchentliche Kontrollen.

Die Kontrolle der Retentionswerte und eventueller Proteinurie und Hämaturie erfolgt in den ersten 48 h ebenfalls engmaschig. Bei Normwerten genügt eine Abschlußkontrolle vor der Entlassung, ansonsten 1mal täglich. Wenn bei der Entlassung pathologische Werte fortbestehen, sind Kontrollen in 14tägigem Abstand bis zur 1. Nachangiographie durchzuführen, danach in vierteljährlichem Abstand. Das Entlaßgewicht (nüchtern) wird protokolliert und vierteljährlich kontrolliert. Eine szintigraphische Kontrolle erfolgt 2–4 Wochen nach der Stentimplantation, dann nach 6 und 24 Monaten.

Mittlerweile hat sich die Erkenntnis durchgesetzt, daß durch frühe Nachangiographie, ggf. mit Nachdilatation, langfristig ein deutlich besseres Langzeitergebnis zu erzielen ist (Weibull et al. 1991). In unserer Klinik erfolgt deshalb eine solche Nachangiographie als Katheterangiographie nach etwa 3 Monaten.

1.2.4.7 Ergebnisse

Technischer Erfolg
Faßt man die Ergebnisse von 10 jüngeren Arbeiten zum derzeitigen Stand der PTA von Nierenarterien zusammen, die auf angiographischen Nachkontrollen basieren, so zeigt sich eine Streubreite morphologischer Erfolgsraten von 79–100% bei einem Durchschnitt von 91% (Becker 1989). Bis zu 10% der morphologischen Versager basieren auf akuten Mißerfolgen durch Dissektionen, „recoiling" und Intimaaufrollungen. Bei einer Definition von Patency als >50% des Sollquerschnitts wird eine frühe durchschnittliche Rezidivrate von 31% berichtet; der Streubereich reicht von 18–92%. Das Vorhandensein einer Reststenose unmittelbar nach der Intervention gilt als einer der wichtigsten Faktoren eines Stenoserezidivs: nach Sos beträgt beispielsweise bei einer primären Restenose von 30% die Rezidivrate bis zu 70% (Sos 1989). Auch für die Stentimplantation in Koronararterien sind mittlerweile von Ellis identische Abhängigkeiten der Rezidivrate von der primären Lumenweite beschrieben (Ellis 1990). Im radiologischen Schrifttum existiert bislang nur eine einzige Arbeit, die einen angiographischen Erfolg der PTA von Ostiumstenosen von mehr als 30% berichtet (Weibull 1991). In der Regel wird der technische Erfolg mit 20–30% und der klinische mit 0–40% angegeben (Becker 1989). Aus diesem Grund wird weiterhin die chirurgische Revaskularisation als Standardverfahren betrachtet (Dean 1987), besonders wenn gleichzeitig eine Operationsindikation für ein Bauchaortenaneurysma besteht (Allenberg 1991).

Klinischer Erfolg
Der klinische Erfolg ist stark abhängig von der Patientenselektion und vom behandelten Symptom. Bei jungen Patienten mit fibromuskulärer Dysplasie kann mit einem klinischen Erfolg von über 90% gerechnet werden, definiert als Heilung oder signifikante Besserung der Hypertonie. Bei alten Patienten mit lang andauerndem Verlauf einer Hypertonie kann dagegen die klinische Erfolgsrate der Besserung oder Heilung der Hypertonie auf unter 50% fallen.

Bei Niereninsuffizienz werden nach PTA Ansprechraten bis 61% (Martin 1988) im Vergleich zur chirurgischen Revaskularisation von 78% (O'Mara 1988) für einen Nachsorgezeitraum von mehr als 18 Monaten verzeichnet.

1.2.4.8 Komplikationen

Die Komplikationen nach Nierenarteriendilatation werden wie bei den in den vorherigen Kapiteln beschriebenen eingeteilt in punktionsbedingte, dilatationsbedingte und allgemeine.

Punktionsbedingte Komplikationen
Diese umfassen die üblichen Formen der lokalen Gefäßverletzung wie arteriovenöse Fistel, Aneurysma, schwere Nachblutung. Auf Grund der meist normalen Gefäßverhältnisse und der retrograden Punktion sind sie im Vergleich zur Beckenarterien- oder femoropoplitealen Intervention sehr viel seltener. In unserem eigenen Krankengut liegt die Häufigkeit bei etwa 2%.

Dilatationsbedingte Komplikationen
Sie umfassen Dissektionen, lumenvermindernde Intimasegel, Wandhämatome, schwere Spasmen, akute Verschlüsse, Gefäßzerreißungen oder -perforationen und Embolien. In 5–10% ist mit solchen Komplikationen zu rechnen. Die Häufigkeit hängt von der Art der Läsion ab und steigt bei langstreckig diffus erkrankten und kalzifizierten Läsionen an. Durch die Möglichkeit der Stentapplikation können mittlerweile v.a. Dissektion, Intimasegel und ggf. akute Verschlüsse durch schwere Spasmen akut beherrscht werden (s. Kap. 1.4.3).

Allgemeine Komplikationen
Diese spielen im Vergleich zu den peripheren Gefäßinterventionen eine ungleich größere Rolle, da die Kontrastmittelgabe in diesem Krankengut um ein Vielfaches kritischer ist. Zu der Problematik der Ausscheidungsinsuffizienz kann sich noch die kardiale Belastung durch das Kontrastmittel gesellen. Ein ganz spezifisches Problem der Nierenarteriendilatation sind postinterventionelle Schwankungen des Blutdrucks, wobei sowohl hypertensive Krisen als auch Blutdruckabfall auftreten können. Ohne die Möglichkeit einer intensivmedizinischen Überwachung sollte eine Nierenarteriendilatation bei Hochrisikopatienten nicht durchgeführt werden. Das Risiko solcher allgemeinen Komplikatio-

nen schwankt je nach Krankengut etwa zwischen 5 und 20%.

1.2.5 Andere Gefäßgebiete

In den letzten Jahren wurden Gefäßrekanalisationen und Dilatationen an zahlreichen weiteren Gefäßgebieten als den in den Kapiteln 1.2.1 – 1.2.4 dargestellten Becken-, Bein- und Nierenarterien durchgeführt. Rein zahlenmäßig bleiben sie jedoch mit einem Anteil von maximal 5% weit im Hintergrund (Becker 1989). Zu diesen Gefäßregionen gehören die Aorta, die proximalen supraaortalen Arterienstämme, die A. mesenterica superior, die A. iliaca interna, die A. basilaris. Seit kurzem wird sogar von verschiedenen Autoren die Dilatation von Stenosen der A. carotis interna propagiert.

Allen diesen Läsionen ist jedoch gemeinsam, daß eine definierte und akzeptierte Indikationsliste fehlt, teilweise wird sogar von anderen Disziplinen heftigster Widerspruch geäußert. Am deutlichsten wird dies in der Ablehnung der Dilatation der A. carotis interna seitens der Gefäßchirurgie. Weiterhin existiert für die genannten Läsionen keine sicher standardisierte Technologie und Methodik. Viele dieser Interventionen sind anekdotisch aufzufassen. Von den letzten 1000 Gefäßinterventionen in unserer Abteilung entfielen beispielsweise 7 auf die Dilatation einer Stenose der A. subclavia, 4 in den Bereich der Aorta und je 2 auf Viszeralarterien und die A. axillaris.

Es wird zunächst weiteren Studien vorbehalten sein, aufzuzeigen, ob unter der Verwendung des modernen Katheter- und Drahtmaterials v. a. im supraaortischen Bereich ähnlich hohe Erfolgsraten wie nach gefäßchirurgischer Korrektur bei entsprechend niedriger Morbidität und Mortalität erzielt werden können. Diese Beweisführung steht noch aus.

Literatur

Allenberg JR, Hupp Th (1991) Die simultane Rekonstruktion des infrarenalen Bauchaortenaneurysma und der Nierenarterienstenose. Angio Archiv 20:207 – 211

Becker GJ, Katzen BT, Dake MD (1989) Noncoronary angioplasty. Radiology 170:921 – 940

Dean RH, Kieffer RW, Smith BM et al (1981) Renovascular hypertension: anatomic and renal function changes during drug therapy. Arch Surg 116:1408 – 1415

Dean RH, Callis JT, Smith BM, Meacham PW (1987) Failed percutaneous transluminal renal angioplasty: experience with lesions requiring operative intervention. J Vasc Surg 6:301 – 307

DeBakey ME, Lawrie GM, Glaeser DH (1985) Patterns of atherosclerosis and their surgical significance. Ann Surg 210:115 – 131

De Laurentis DA, Friedmann P, Wolferth CC, Wilson A, Naide D (1978) Atherosclerosis and the hypoplastic aortoiliac system. Surgery 83:27 – 37

Ellis S, Fishman D, Hirshfeld J et al (1990) Mechanism of stent benefit to limit restenosis following coronary angioplasty: regrowth versus larger initial lumen. Presented at the 63rd Scientific Session of the American Heart Association 1990. Circulation 82 (Suppl) Abstract 2143

Gosling RG, Newman DL, Bowden NLR, Twinn KW (1971) The area ratio of normal aortic junctions. Br J Radiol 44:850 – 853

Haimovici H, Steinmann C (1969) Aortoiliac angiographic patterns associated with femoropopliteal occlusive disease: significance in reconstructive arterial surgery. Surgery 65:232 – 240

Johnston KW, Rae M, Hogg-Johnston SA et al (1987) 5-Year results of a prospective study of percutaneous transluminal angioplasty. Ann Surg 206:403 – 413

Kaufman JJ (1979) Renal vascular hypertension: the UCLA experience. J Urol 121:139 – 144

Martin LG, Casarella WJ, Gaylord GM (1988) Azotemia caused by renal artery stenosis: treatment by percutaneous angioplasty. AJR 150:839 – 844

Martinez-Maldonado M (1991) Pathophysiology of renovascular hypertension. Hypertension 17:707 – 719

Novick AC (1984) Urol Clin N Amer 11:435 – 449

O'Mara CS, Maplex MD, Kilgore TL jr, McMullan MH, Tyler HB, Mundiger GH jr, Kennedy RE (1988) Simultaneous aortic reconstruction and bilateral renal revascularization. J Vasc Surg 8:357 – 366

Schreiber MJ, Pohl MA, Novick AC (1984) The natural history of atherosclerotic and fibrous renal artery disease. Urol Clin North Am 11:383 – 392

Sos TA (1988) Renal angioplasty: technique and results. Programm of the 13th Annual Meeting of the Society of Cardiovascular and Interventional Radiology, Orlando. Society of Cardiovascular and Interventional Radiology 1988:69 – 81

Van Dongen RJAM (1989) Chronische arterielle Venschlußkrankheit im Aorta-Iliaca-Bereich. Chirurg 60:313 – 321

Watt JK (1966) Pattern of aorto-iliac occlusion. Br Med J 2:979 – 981

Weibull H, Bergqvist D, Jonsson K, Hulthen L, Mannhem P, Bergentz SE (1991) Long-term results after percutaneous transluminal angioplasty of atherosclerotic renal artery stenosis – the importance of intensive follow-up. Eur J Vasc Surg 4:291 – 301

1.3 Perkutane Atherektomie

TH. ROEREN und M. DÜX

Die perkutane Atherektomie basiert im Gegensatz zur Ballonangioplastie nicht auf dem Prinzip der Verdrängung und Verlagerung von atheromatösem Material, sondern entfernt Material aus dem Gefäßlumen, um so einen genügenden Gefäßquerschnitt zur adäquaten Perfusion abhängiger Gefäßregionen wiederherzustellen. Die Methode ist durch diesen Ansatz sicher therapeutisch „ursächlicher" als die Ballonangioplastie, jedoch technisch weitaus aufwendiger. Die vom theoretischen Ansatz erhoffte Reduktion der Restenoserate hat sich bis heute nicht sichern lassen.

1.3.1 Pathophysiologische Grundlagen

Ursache arterieller Stenosen ist die intramurale Akkumulation atheromatösen Materials, das je nach Alter, Organisations- und Degenerationsgrad aus einem oder meist mehreren der folgenden Komponenten besteht: organisierter Thrombus, extrazelluläres Material, v.a. Kollagen, Lipide und Kalk, und zelluläres Material, v.a. eingewanderte Zellverbände aus der Tunica media. Bei der perkutanen Atherektomie wird im Idealfall diese hyperplastische Intima bis zur Lamina elastica interna abgetragen und aus dem Gefäß entfernt.

Histologisch untersuchte perkutan gewonnene Atherektomiepräparate bestanden aus arteriosklerotisch veränderter Intima und thrombotischem Material und enthielten in 21% der Fälle auch Anteile der Media. Gewebe aus der Adventitia wurde nur in Einzelfällen gefunden. Insofern ist das Prinzip der Methode mit der chirurgischen Endatherektomie vergleichbar.

1.3.2 Indikation

Abgesehen vom Einsatz in Koronararterien beschränken sich die perkutanen Atherektomieverfahren im großen und ganzen auf die Becken- und Beingefäße. Ihre Indikationen sind schwer von denen der Ballonangioplastie abzugrenzen, da immer noch keine Ergebnisse vergleichender Studien vorliegen. Bisherige Studien und auch unsere Gruppe indizieren die Atherektomie mit dem Simpson-Katheter (s. unten) als primäre Therapieform bei exzentrischen, kurzstreckigen Stenosen, bei denen nach Ballonangioplastie gehäuft periphere Embolisationen, Dissektionen oder akute Thrombosen zu erwarten sind. Darüber hinaus werden gute Ergebnisse bei ulzerierten Gefäßläsionen berichtet, die Ursache rezidivierender peripherer Embolien sind (sog. „blue toe syndrome"). Als sekundäre Therapie hat sich die Atherektomie bei nicht erfolgreich ballondilatierten Stenosen (s. Abb. 1.13 u. 1.14), insbesondere in Dialyseshunts und bei Gefäßwanddissektionen nach Angioplastie, die zu einer hämodynamisch wirksamen Verlegung des Lumens führen, bewährt. Eine seltenere Indikation ist die Behandlung der Restenose nach Implantation selbstexpandierbarer Stents.

Der Kensey- und TEC-Katheter werden zur Rekanalisation von Verschlüssen der Becken- und Beinarterien eingesetzt. Der Einsatz dieser Kathetersysteme bei Stenosen ist umstritten.

1.3.3 Kontraindikation

Für die perkutane Atherektomie gelten die gleichen Kontraindikationen wie bei der Ballonangioplastie (s. Kap. 1.2.1.3).

1.3.4 Medikamentöse Zusatztherapie

Vorbereitung und adjuvante Pharmakotherapie entsprechen der bei der Ballonangioplastie (s. Kap. 1.2.1.4).

1.3.5 Funktionsprinzip und Handhabung

Von der Funktion her lassen sich z.Z. 2 Prinzipien unterscheiden, die durch 3 klinisch bereits eingesetzte Atherektomiekatheter repräsentiert werden. Eine gezielte (oder „direktionale") Atherektomie kann mit dem Simpson-Atherektomiekatheter durchgeführt werden (s. Abb. 1.13 u. 1.14). Kensey- und TEC-Katheter erlauben eine Rekanalisation in Richtung der Katheterachse. Bei Therapie mit den beiden letztgenannten Systemen muß häufig eine Ballondilatation angeschlossen werden, da die erreichbaren Maximallumina vom Außendurchmesser der Katheterschäfte (Kensey 2,7 mm, TEC 3,0 mm) abhängig sind. Alle Atherektomiekatheter werden über extrakorporale, ankoppelbare Motoren angetrieben.

Nach Heparinisierung des Patienten (5000 IE i.a.) müssen alle Kathetertypen über Gefäßschleusen geeigneter Größe (Simpson 7–11 F, Kensey 5 und 8 F, TEC 7 und 9 F) eingeführt werden.

Simpson-Atherektomiekatheter

In seiner neuesten Modifikation läßt sich dieser Katheter (Abb. 1.12a) über einen Führungsdraht einführen und besitzt an seinem distalen Ende eine zylindrische, rigide Kammer. Diese enthält ein Rundmesser, das über eine im Katheterschaft laufende Welle (1800 UPM) angetrieben wird und das vom proximalen bis zum distalen Ende des Fensters und zurück bewegt werden kann. Der distale Anteil der Kammer dient zum Auffangen des atherektomierten Materials. Am extrakorporalen Ende des Katheters finden sich 2 Lumina mit Luer-Lock und eine Kopplungsstelle für den externen, batteriegespei-

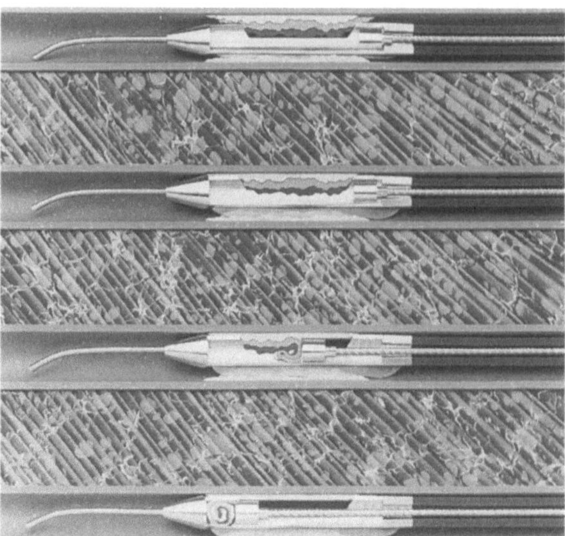
a

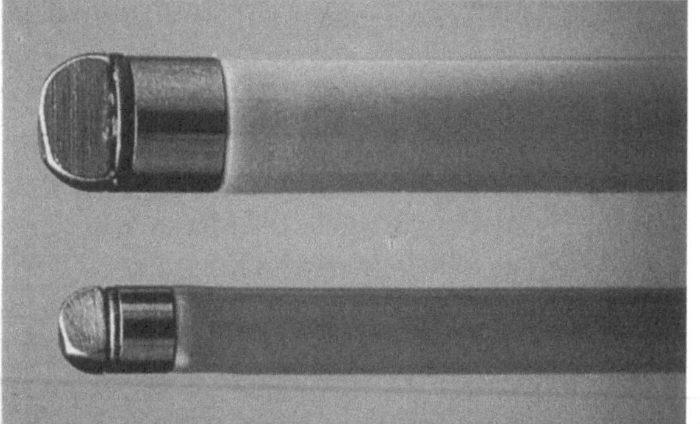
b

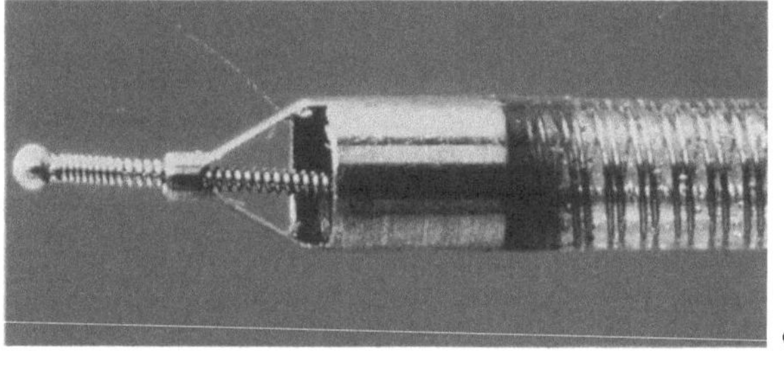
c

Abb. 1.12a–c. Detailaufnahmen der Spitzen der 3 gebräuchlichen Atherektomiekatheter. **a** Simpson-Atherektomiekatheter mit Führungsdraht, rotierendem Schneidmesser und Auffangkammer. **b** Kensey-Katheter in 2 verschiedenen Schaftstärken (unten 5 F, oben 8 F). Bei Einsatz des Katheters im Gefäß rotiert die Spitze mit hoher Umdrehungsgeschwindigkeit. **c** TEC-Katheter mit 0,014"-Führungsdraht und abgerundeter Spitze. Die beiden dreieckförmig angeordneten Schneidmesser sind deutlich zu erkennen

sten Antrieb. Ein Lumen dient der Balloninflation, das zweite der Spülung des Katheterschafts.

Der Simpson-Katheter wird über seinen Führungsdraht an die zu therapierende Stelle vorgeführt. Hierbei ist darauf zu achten, daß das Fenster durch das vorgeschobene Rundmesser geschlossen ist und bleibt, damit nicht unwillkürlich Gewebe abgeschert und nach distal embolisiert wird. Um die Gefäßwand vor unbeabsichtigter Verletzung durch die starre Kammer zu schützen, muß die Spitze des Führungsdrahts die Katheterspitze immer um mindestens einige Zentimeter überragen.

Nach Plazierung der Kammer in die gewünschte Position wird der Katheter so rotiert, daß das Fenster dem Atherom gegenüber zu liegen kommt. Der Katheter ist so torsionsstabil, daß das Fenster jeweils exakt an der stenosierenden Läsion plaziert werden kann. Jetzt erst wird das Rundmesser an das proximale Ende der Kammer zurückgezogen; anschließend wird der Ballon aufgeblasen (maximal 25 ψ). Auf diese Weise wird das Atherom vom Fenster der Kammer umschlossen und der Katheter so in seiner Position fixiert. Nach Einschalten des Motors wird das Rundmesser gleichmäßig mit dem am proximalen Katheterende angebrachten Hebel vorgeschoben. Der abgeschnittene Teil des Atheroms wird mit der Klinge in den distalen Kammerabschnitt vorgeschoben und dort deponiert. Dieser Vorgang kann unter Durchleuchtung kontrolliert werden. Atherektomien müssen mehrfach durchgeführt werden, und der Katheter sollte nach jedem Gang um 90° rotiert werden, damit sukzessiv die gesamte Zirkumferenz des Gefäßes therapiert wird. Die Auffangkammer ist voll und muß geleert werden, wenn ein Vorschieben der Klinge nicht mehr vollständig möglich ist. Hier ist unbedingt darauf zu achten, daß das Fenster beim Entfernen des Katheters geschlossen bleibt (Rundmesser bis zum Anschlag nach distal schieben!), damit nicht Material aus der Kammer fällt und embolisiert. Der beschriebene Vorgang kann mehrfach wiederholt werden, bis ein morphologisch und hämodynamisch zufriedenstellendes Ergebnis erreicht wird. Das endgültige, mögliche Lumen ist abhängig von der verwendeten Kathetergröße (7 – 11 F) und beträgt 5,3 – 9,7 mm.

Ist die Indikation zur primären Atherektomie gestellt, sollte die vorherige Dilatation mit einem Ballonkatheter unterbleiben; in die Wand gepreßtes atheromatöses Material kann sonst weniger leicht und vollständig in die Kammer eingebracht und atherektomiert werden.

Kensey-Katheter

Im flexiblen Schaft dieses Katheters (Abb. 1.12b) läuft eine Antriebswelle, die die metallene Katheterspitze mit 5000 – 100000 UPM (empfohlene Geschwindigkeit ca. 80000 UPM) rotieren läßt. Ein Injektionssystem (Flußrate 20 ml/min), das eine Kochsalz-Kontrastmittel-Mischung, evtl. mit dem Zusatz von Urokinase injiziert, dient der Darstellung des rekanalisierten Lumens, der sofortigen Verteilung der durch die Rotation der Metallspitze entstandenen Partikel und gleichzeitig der Kühlung der Antriebswelle. Vom Hersteller wird der Durchmesser der so erzeugten Fragmente mit 5 – 10 µm angegeben. In-vitro-Studien an arteriosklerotischen Gefäßen haben jedoch Durchmesser von bis zu 2 mm ergeben. Der Katheter besitzt kein Innenlumen für einen Führungsdraht.

Der nicht über einen Draht gesteuerte Kensey-Katheter muß unter Durchleuchtung vorsichtig vorgeführt werden, um Dissektionen und Plaqueabhebung zu vermeiden. Besser ist hier noch die Verwendung einer langen Schleuse, die den Katheter bis an den Verschluß heranführt.

Bei Erreichen des Verschlusses wird der Motor eingeschaltet und der Katheter gleichmäßig und vorsichtig bis zum Verschlußende vorgeführt. Bei Kontrastmittelaustritt und/oder Abweichung aus der Gefäßachse muß der Motor sofort abgestellt und der Katheter eine kurze Strecke zurückgezogen werden. Erst wenn eine Perforation ausgeschlossen bzw. eine intraluminale Position angiographisch sicher nachgewiesen ist, kann der Eingriff fortgesetzt werden. Das maximal erzielbare Lumen wird bestimmt durch den Außendurchmesser des Katheters (5 oder 8 F). Durch mechanische bzw. auch pharmakologische Thrombolyse, wenn der Spülflüssigkeit Urokinase beigegeben ist, kann das erzielte Lumen gelegentlich auch größer sein. In vielen Fällen wird eine zusätzliche Ballonangioplastie zur Herstellung eines genügenden Lumens notwendig sein.

Vor Beendigung des Eingriffs sollte der periphere Abstrom angiographisch dokumentiert werden, um Embolien auszuschließen.

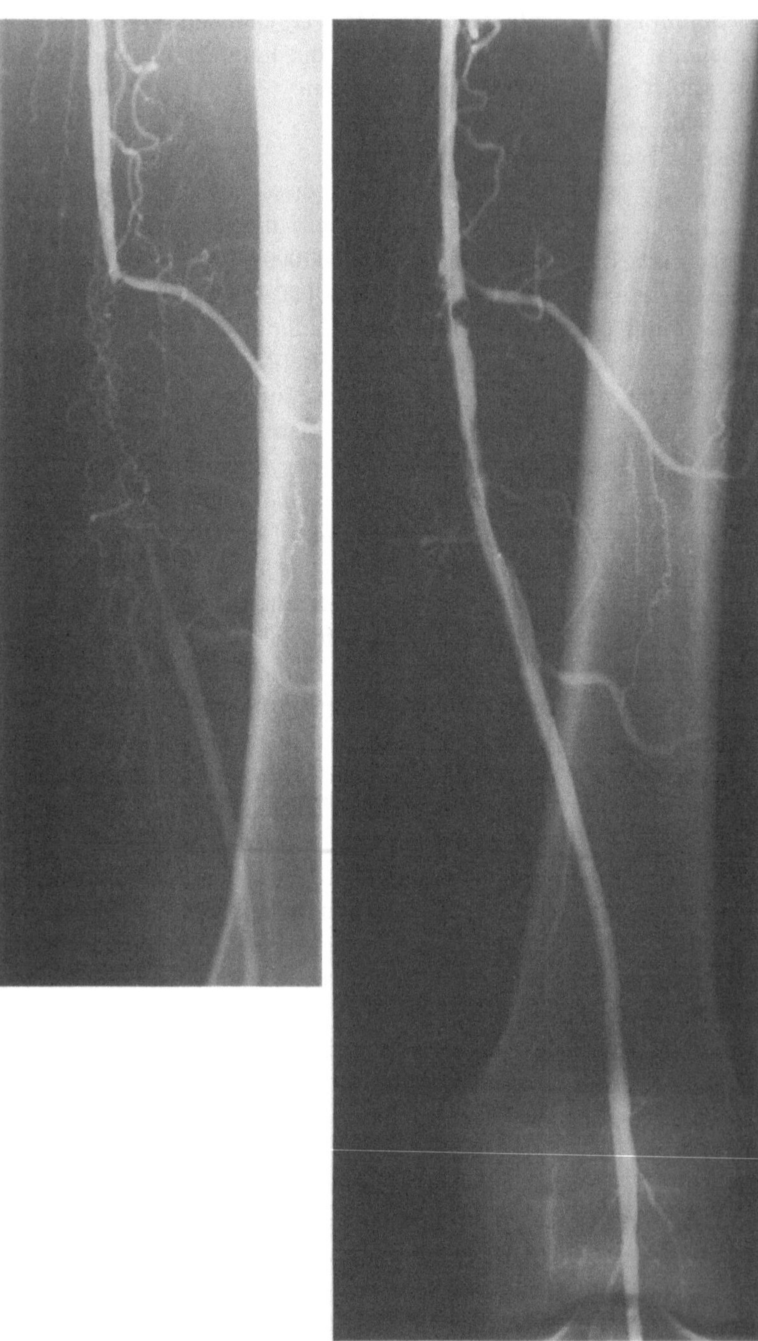

Abb. 1.13 a – d. Atherektomie einer fokalen, exzentrischen Reststenose der A. femoralis superficialis nach Ballonangioplastie. 53jähriger Patient im Stadium IIb einer arteriellen Verschlußkrankheit des linken Beins. Die Symptomatik besteht seit ca. 3 Monaten. Arteriographisch Nachweis eines 4 cm langen Verschlusses der A. femoralis superficialis links (**a**); nach Rekanalisation und Dilatation mit einem 6-mm-Ballonkatheter antegrader Fluß mit residualer, exzentrischer proximaler Stenose (**b**).

Transluminaler Extraktionskatheter (TEC)
Dieses Kathetersystem (Abb. 1.12c) besteht aus einem torsionsstabilen Katheter (7 oder 9 F), an dessen Spitze 2 kleine, gegenüberliegende Klingen rotieren. Sie werden über eine Welle im Katheterschaft mit ca. 700 UPM angetrieben; das System kann über einen 0,014"-Draht eingeführt werden. Das abgetrennte Gewebe wird über das Katheterlumen durch Unterdruck abgesaugt. Das erzielbare Lumen wird bestimmt durch den Außendurchmesser des Katheters.

Für dieses Kathetersystem wird die vorherige Rekanalisation mit dem Führungsdraht empfohlen, um Dissektionen zu vermeiden. Da ein 0,014"-Draht verwendet werden muß, ist die Verschlußrekanalisation oft nicht einfach. Ist der Verschluß mit

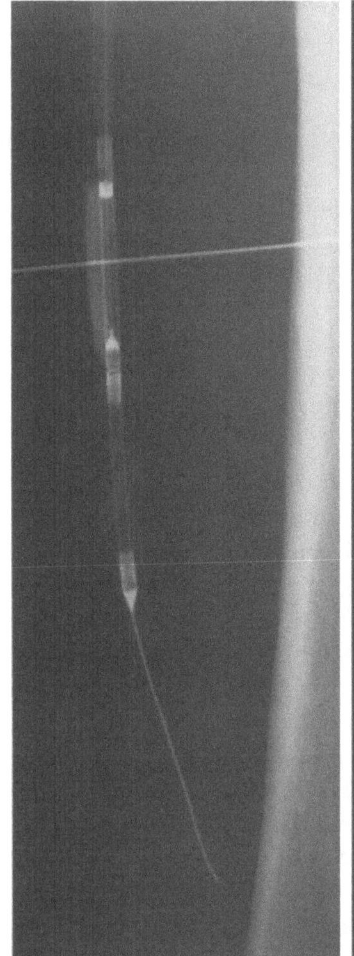

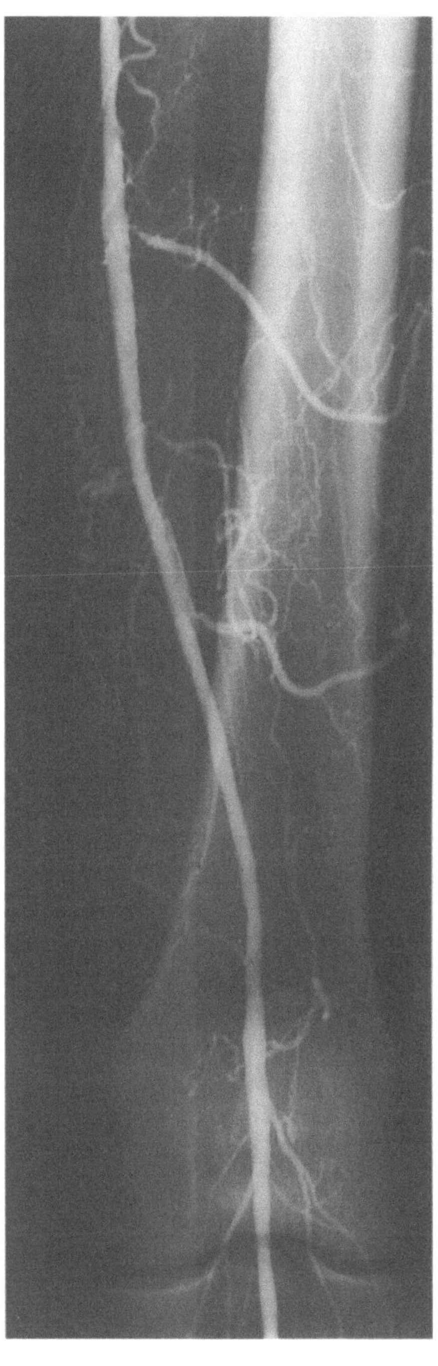

Abb. 1.13. Einführung des Simpson-Atherektomiekatheters (**c**) und mehrfache direktionale Atherektomie. Die Abschlußarteriographie (**d**) zeigt ein komplett wiedereröffnetes Gefäß ohne wesentliche Reststenose. Als Residuum der Ballonangioplastie findet sich lediglich noch eine kleine Intimaläsion über 1,5 cm im distalen Abschnitt des ehemaligen Verschlusses. Der Patient ist nach Angioplastie vollkommen beschwerdefrei

dem Draht passiert, wird der Katheter an den Verschlußanfang vorgeführt. Der Motor wird eingeschaltet, und nach Ansetzen der Vakuumflasche wird das Kathetersystem langsam und gleichmäßig vorgeführt. Bei Abweichung aus der Gefäßachse oder bei Auftreten nicht überwindbarer Hindernisse muß über die Schleuse die Katheterposition angiographisch verifiziert werden. Nur bei sicher intraluminaler Lage darf der Eingriff fortgesetzt werden. Verschlüsse können mehrfach passiert werden, um so viel Material wie möglich zu entfernen.

Speziell beim TEC ist auf den Blutverlust zu achten, der durch die Unterdruckaspiration des atherektomierten Materials nicht verhindert werden und bis zu mehreren hundert Milliliter betragen kann. Auch bei diesem Verfahren muß in den meisten Fällen eine Ballonangioplastie angeschlossen werden, um ein genügendes Lumen zu erreichen.

1.3.6 Ergebnisse und Komplikationen

Simpson-Atherektomiekatheter. Die technische Erfolgsrate liegt zwischen 90 und 99%, die korrespondierende klinische Erfolgsrate um 84%. Die Offenheitsraten liegen im 1. Jahr bei 68–72%, nach 2 Jahren bei 42%. Während die Restenoserate nach 6 Monaten für behandelte Stenosen bei 25% liegt, treten Restenosen bzw. Wiederverschlüsse bei 42% der behandelten Okklusionen auf.

Die Komplikationsraten bewegen sich trotz des überdurchschnittlich großen Kalibers des Katheters im Bereich der in der Ballonangioplastie angegebenen Werte: Leistenhämatome 1–1,5%, Dissektionen bis 1,5%, periphere Embolien bis 1,5%, akute Thrombosen bis 0,7%.

Kensey-Katheter. Die Erfahrungen mit diesem System basieren auf kleinen Patientengruppen, deren Selektionskriterien uneinheitlich sind. Die Rekanalisation war in 68–87% der Fälle technisch erfolgreich; die Offenheitsraten nach 6 bzw. 12 Monaten betrugen 72 und 70%. Die klinische Erfolgsrate über 2 Monate wird mit 52% angegeben. Komplikationen sind häufiger als nach Ballonangioplastie: Gefäßperforationen 9%, klinisch bedeutsame Embolien 6,5%, Frühthrombosen 11%. Für Dissektionen und Leistenhämatome liegen keine konkreten Zahlen vor; sie werden jedoch als häufiger im Vergleich zur Ballonangioplastie angegeben.

TEC-Katheter. Hier werden technische Erfolgsraten von 92% angegeben, allerdings war in 40% der Fälle eine zusätzliche Ballonangioplastie notwendig. Die Restenoserate nach 3 Monaten beträgt 25%, wobei die Anzahl der nachuntersuchten Patienten zu klein ist, um definitive Aussagen zur Prognose dieser Therapieform machen zu können. Bis auf eine akute Thromboserate von 1,6% in einer Studie gibt es keine Angaben zur Häufigkeit von Komplikationen.

1.3.7 Wertung der einzelnen Atherektomieverfahren

Da die Indikationen zum Einsatz der beschriebenen Atherektomiesysteme noch unscharf gezeichnet sind, sei zum Abschluß dieses Kapitels eine wertende Stellungnahme erlaubt.

Ein großes Manko aller Atherektomiesysteme ist die Tatsache, daß Vergleichsstudien zur Ballonangioplastie fehlen. Klinische Daten einer größeren Patientenklientel liegen bisher nur für den Simpson-Katheter vor. Die kurz- und mittelfristigen Ergebnisse sind denen der Ballonangioplastie vergleichbar. Man muß jedoch berücksichtigen, daß das Krankengut selektiert ist (Abb. 1.13 u. 1.14).

Die klinische Wertigkeit von Kensey- und TEC-Katheter ist umstritten, so daß diese beiden Systeme noch keine weite Verbreitung gefunden haben. Nachteile des Kensey-Katheters sind der fehlende Führungsdraht, das meist nicht ausreichende endgültige Lumen und die Gefahr der peripheren Embolisation. Im eigentlichen Sinne ist dies auch kein Atherektomiekatheter, da das atheromatöse Material im Gefäß lediglich zerkleinert und weggespült wird.

Das TEC-System verlangt die primäre Rekanalisation mit einem koronaren, sehr empfindlichen Führungsdraht. Dieser Schritt kann sehr zeitaufwendig und, falls dabei mehrere Drähte verwendet werden müssen, kostspielig sein. Wenn schon eine Drahtrekanalisation nötig und möglich ist, erhebt sich natürlich die Frage, ob dies nicht mit geeigneterem Material (steuerbare, interventionelle Drähte und Katheter) durchgeführt werden sollte. Da außerdem nach Einsatz des TEC in vielen Fällen doch eine Ballonangioplastie angeschlossen werden muß, könnte diese auch direkt nach der Drahtrekanalisation erfolgen. Solange eine Verbesserung der etablierten angioplastischen Therapie durch die genannten Kathetersysteme nicht nachgewiesen ist, bleiben sie eine kostspielige Alternative zur Ballonangioplastie, die speziellen Indikationen vorbehalten bleiben muß. Die eingangs genannten Indikationen sind empirisch und noch nicht wissenschaftlich belegt; sie zeigen jedoch, daß für die Atherektomieverfahren Bedarf besteht, der in Zukunft durch vergleichende Studien objektiviert werden sollte.

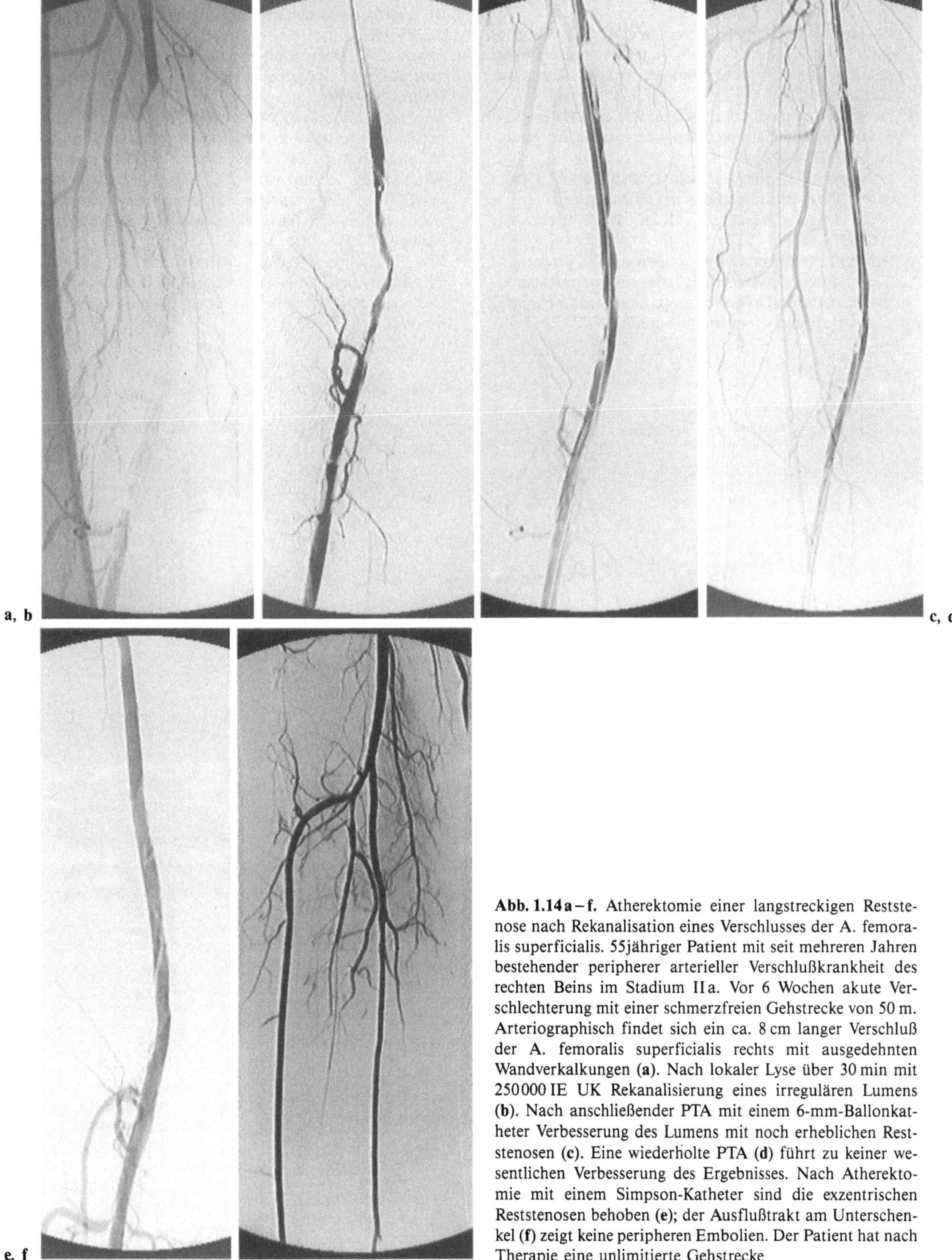

Abb. 1.14a–f. Atherektomie einer langstreckigen Reststenose nach Rekanalisation eines Verschlusses der A. femoralis superficialis. 55jähriger Patient mit seit mehreren Jahren bestehender peripherer arterieller Verschlußkrankheit des rechten Beins im Stadium IIa. Vor 6 Wochen akute Verschlechterung mit einer schmerzfreien Gehstrecke von 50 m. Arteriographisch findet sich ein ca. 8 cm langer Verschluß der A. femoralis superficialis rechts mit ausgedehnten Wandverkalkungen (**a**). Nach lokaler Lyse über 30 min mit 250000 IE UK Rekanalisierung eines irregulären Lumens (**b**). Nach anschließender PTA mit einem 6-mm-Ballonkatheter Verbesserung des Lumens mit noch erheblichen Reststenosen (**c**). Eine wiederholte PTA (**d**) führt zu keiner wesentlichen Verbesserung des Ergebnisses. Nach Atherektomie mit einem Simpson-Katheter sind die exzentrischen Reststenosen behoben (**e**); der Ausflußtrakt am Unterschenkel (**f**) zeigt keine peripheren Embolien. Der Patient hat nach Therapie eine unlimitierte Gehstrecke

Literatur

1. Coleman C, Posalaky IP, Robinson JD, Payne WD, Vlodaver ZA, Amplatz K (1989) Atheroablation with the Kensey catheter: a pathologic study. Radiology 170:391–394
2. Ducksoo K, Gianturco LE, Porter DH et al (1992) Peripheral directional atherectomy: 4-year experience. Radiology 183:773–778
3. Gonschior P, Höfling B, Backa D, Bauriedel G, Pölnitz A von (1991) Perkutane periphere Atherektomie bei arterieller Verschlußkrankheit. Dtsch Med Wochenschr 116:1657–1663
4. Hinohara T, Selmon MR, Robertson GC, Braden L, Simpson JS (1990) Directional atherectomy: new approaches for treatment of obstructive coronary and peripheral vascular disease. Circulation 81 (Suppl IV):IV-79–IV-91
5. Johnson DE, Braden L, Simpson JB (1990) Mechanism of directed transluminal atherectomy. Am J Cardiol 65:389–391
6. Lugmayr H, Deutsch M, Pachinger O (1991) Simpson-atherektomie – Langzeitergebnisse und Indikationen. VASA 33:44–46
7. Vorwerk D, Günther RW (1990) Removal of intimal hyperplasia in vascular endoprostheses by atherectomy and balloon dilatation. Am J Roentgenol 154:617–619
8. Wholey MH, Jarmolowski CR (1989) New reperfusion devices: The Kensey catheter, the atherolytic reperfusion wire device, and the transluminal extraction catheter. Radiology 172:947–952
9. Zemel G, Katzen BT, Dake MD, Benenati JF, Lempert TE, Moskowitz L (1990) Directional atherectomy in the treatment of stenotic dialysis access fistulas. J Vasc Interv Radiol 1:35–38

1.4 Arterielle Gefäßstents

G.M. RICHTER

Die Implantation von Metallgitterendoprothesen in menschliche Blutgefäße hat sich im Lauf der letzten 5 Jahre rasch ausgebreitet. Die Diskussion über Indikationsspektrum, Zusatzmedikation, Aspekte der Methodologie und nicht zuletzt über ökonomische Faktoren ist jedoch einem erheblichen Wandel unterworfen. Auf dem Boden eines potentiell riesigen Marktsegments der interventionellen Radiologie, Kardiologie und Urologie machen sich starke Einflüsse seitens der Stenthersteller bemerkbar. Jede Entscheidungsfindung zur klinischen Stentanwendung muß jedoch folgende Fakten berücksichtigen: Metall ist äußerst thrombogen und einem sich potentiell negativ auswirkenden Prozeß der metallischen Korrosion im Blutstrom unterworfen; harte Kriterien einer „absoluten" Stentindikation sind praktisch noch nicht definiert, mit Ausnahme lumenverschließender Dissektionen nach Angioplastie; gesicherte Daten zur Prophylaxe von Spätthrombosen und Intimahyperplasie nach Stentimplantation fehlen; die Anzahl und Laufzeit von klinischen Vergleichsstudien in allen untersuchten Gefäßprovenienzen reicht derzeit nicht für eine Bewertung des Langzeiterfolgs der Stentimplantation aus.

Die in diesem Kapitel dargelegte Stentauswahl, Implantationstechnik, Zusatzmedikation und Indikationsliste ist demnach als vollständig subjektiv auf der Basis der momentan verfügbaren Daten und Einschätzungen aufzufassen.

Der Pionier der Angioplastie Charles Dotter hatte bereits in den 70er Jahren erstmals die Idee, Früh- oder Langzeitmißerfolge der perkutanen Gefäßdilatationsbehandlung mit Hilfe von expandierbaren und perkutan zu plazierenden metallischen Gefäßendoprothesen zu behandeln (Dotter 1969). Erst 1983 griff dann Cragg diese Idee wieder auf und berichtete über den experimentellen Einsatz von semielastischen Metallspiralen aus einer Speziallegierung (Nitinol) mit thermischem Erinnerungsvermögen (Cragg 1983). Seither sind weitere Stenttypen mit z.T. sehr unterschiedlichen Materialien und Wirkungsprinzipien vorgestellt und mittlerweile auch in größerem Umfang beim Menschen implantiert worden. Im wesentlichen können alle bisher klinisch eingesetzten und perkutan implantierbaren Gefäßprothesen nach 4 Funktionsprinzipien differenziert werden:

1. vollelastische Selbstexpansion mit permanent auf die Gefäßwand einwirkender Expansionskraft, erstmals beschrieben von Dotter (1969);
2. thermisches Erinnerungsvermögen, wirksam durch temperaturabhängige Veränderung der Konfiguration, erstmals beschrieben von Cragg (1983);
3. plastisch starre Verformung, erzielt durch simultane Ballonexpansion mit beliebig wählbarer Wandspannung und Lumenweite, erstmals beschrieben von Palmaz (1985) (Abb. 1.15 u. 1.16);
4. halbelastische Flexibilität, erzielt durch röhrenförmig gestrickte Konstruktion, kombiniert mit ballonexpandierter Implantation, erstmals beschrieben von Strecker (1988).

In Europa werden derzeit 4 verschiedene Stentdesigns klinisch eingesetzt: der Z- oder Gianturco-Stent und der Wallstent, die beide als selbstexpandierende Stents zum 1. Typ gehören; weiterhin der Palmaz-Stent in verschiedenen Durchmessern und Längen, der zum 3. Typ gehört, und schließlich der Strecker-Stent, der zum 4. Typ gehört. Andere Stentdesigns sind zwar in der Erprobung, haben jedoch noch keinen nennenswerten klinischen Ein-

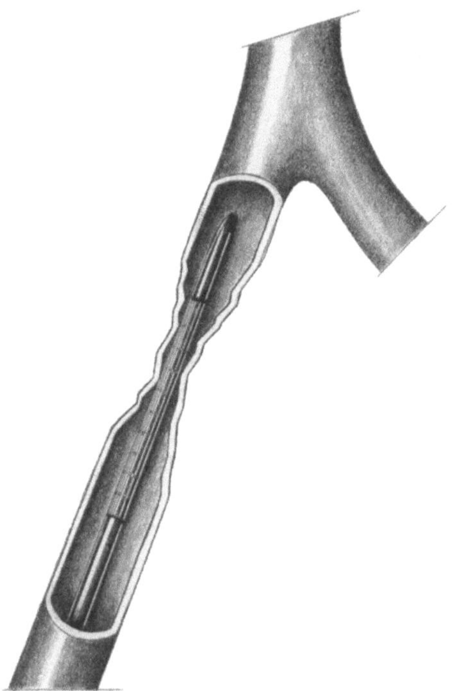

Abb. 1.15. Zeichnerische Darstellung des Konzepts der Beckenstenosenbehandlung mit dem ballonexpandierbaren Gefäßstent. Im Schema der halbgeöffneten Arterie erkennt man den noch unexpandierten Stent aufgezogen auf den Ballonkatheter mit seinen parallel um den Stent herum und gleichmäßig entlang des Stents angelegten Schlitzen

Abb. 1.16. Schematische Darstellung der Implantationstechnik des Palmaz-Stents am Beispiel der Beckenarterien. Ggf. Vordilatation (nur nach Rekanalisation von Verschlüssen), Einbringen einer Gefäßschleuse bis proximal der zu behandelnden Läsion, dann Vorschieben des auf einen Hochdruckballonkatheter aufmontierten Stents innerhalb der Schleuse bis zur geplanten Implantationsstelle, dann Zurückziehen der Schleuse bis unterhalb des Ballonteils und nach korrekter Lagedokumentation Aufblasen des Ballons bis zur vollständigen Stententfaltung, nach Entblocken des Ballons vorsichtiges Zurückziehen des Katheters

satz gefunden. Die 4 genannten Stentarten weisen z.T. erheblich differierende Konstruktions- und metallurgische Merkmale auf, die in ihrer Bedeutung auch heute noch nicht vollständig geklärt sind. Weiterhin existieren für keinen Anwendungsbereich valide Vergleichsstudien, so daß die Auswahl des Stents im Prinzip auf subjektiven Entscheidungskriterien seitens des Anwenders bzw. auch auf der Geschicklichkeit des Marketings der Stentanbieterfirmen beruht. Eines der größten Probleme für die klinische Stentanwendung ist die für manche Stents fehlende ausreichende experimentelle Grundlagenforschung. Manche Stents hatten bereits vor Verfügbarkeit experimenteller Daten breiten klinischen Einsatz gefunden. Selbst für einige der heute auf dem Markt erhältlichen Stentarten fehlen entscheidende Herstellerangaben oder experimentelle Langzeitergebnisse, die dem Anwender als Entscheidungsgrundlage für die Stentauswahl dienen könnten. Für den Wallstent wird beispielsweise die Materialbeschaffenheit geheimgehalten, so daß eine unabhängige Einschätzung von Korrosionsbeständigkeit und Biokompatibilität unmöglich ist. Streßtests oder veröffentlichte Untersuchungen zur biologischen Interaktion des Stentmaterials im Blutstrom existieren nur für den Palmaz-Stent. Solche Untersuchungen sind unserer Auffassung nach jedoch Grundvoraussetzung für eine ethisch vertretbare Stentanwendung im Blutgefäß. Dies wird dadurch unterstrichen, daß beispielsweise bei einer experimentellen Erprobung eines der obengenannten Stents bis zu 20% Stentbrüche berichtet wurden (Barth 1990). Die genannten Faktoren und insbesondere die breite experimentelle Absicherung des klinischen Einsatzes bilden den Hin-

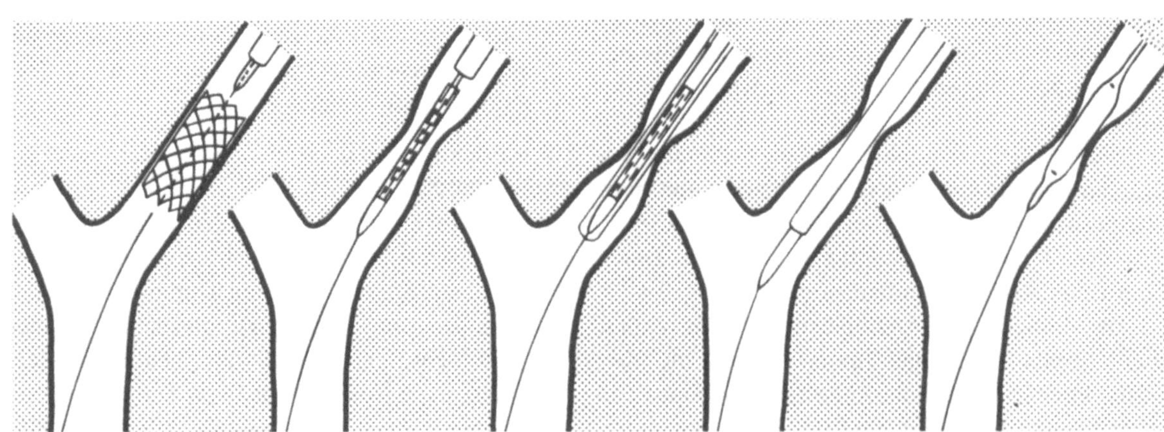

tergrund unserer Entscheidung, für einen Großteil der vaskulären Stentimplantation den Palmaz-Stent anzuwenden.

1.4.1 Beckenarterien

1.4.1.1 Anatomie

Bei den anatomischen Grundlagen für die Stentimplantation in Beckenarterien gilt zunächst das im Kap. 1.2.1.1 Gesagte. Die Charakterisierung anatomischer Besonderheiten im Hinblick auf eine Stentimplantation wird aus der Tatsache heraus erforderlich, daß derzeit eine unstrittige Akzeptanz der Stentimplantation hauptsächlich für Behandlungen von Komplikationen und Mißerfolgen der regulären Ballonangioplastie besteht. Solche Komplikationen und Mißerfolge haben im Beckenarterienbereich einige anatomische und pathophysiologische Gesetzmäßigkeiten, die im folgenden aufgezeigt werden sollen. Eine primäre Stentimplantation ist in letzter Zeit zunehmend für solche Läsionen empfohlen worden, bei denen die Ballonangioplastie eine niedrige primäre Erfolgsrate aufweist.

Die aortoiliakale Erkrankungsform hat hinsichtlich der Stentimplantation eine herausragende Bedeutung, da diese zu ungünstigen Ergebnissen nach Ballonangioplastie prädisponiert (s. unten). Treten Gefäßstenosen vergesellschaftet mit schwerer Elongation oder mit Aneurysmen der Beckenarterien auf, ergeben sich Besonderheiten für die Implantationstechnik und evtl. für die Auswahl des Stentmaterials. Weitere, für die Stentimplantation bedeutsame, anatomische Faktoren sind zum einen arteriosklerotischer Befall im Bereich des Abgangs der A. iliaca interna mit der Möglichkeit eines unbeabsichtigten Verschlusses und zum anderen Stenosen im distalen Abschnitt der A. iliaca externa, die einer mechanischen Stentalteration durch externe Kompression potentiell unterworfen sein können.

Eine fundamentale Bedeutung für die Stentimplantation im Beckenbereich hat die relativ große Varianz der potentiell möglichen Gefäßdurchmesser. Der Durchmesser der A. iliaca communis liegt üblicherweise zwischen 8 und 10 mm, kann jedoch auch 6 oder 12 mm betragen. Der Durchmesser der A. iliaca externa beträgt üblicherweise 1–2 mm weniger bei gleicher Schwankungsbreite. Verschiedene Stentarten sind nur bis zu einem Durchmesser von 10 mm verfügbar. Während manche 6 oder 7 mm weite Stents bereits mit 6-F-Einführbestecken plazierbar sind, erfordern 12 mm weite Stents u. U. 12-F-Einführbestecke. Aus hämodynamischer Sicht sollte zwar der größtmögliche Stent, jedoch zur Vermeidung von lokalen Komplikationen mittels möglichst kleiner Einführungsbestecke plaziert werden. Vor allem bei einem großen Gefäßdurchmesser hat dann das ballonexpandierbare Stentkonzept Vorteile. Wird beispielsweise der Palmaz-Stent primär über einen 9-F-Zugang mit einem 9-mm-Ballonkatheter implantiert, und scheint eine weitere Aufdehnung erforderlich, kann diese mittels größerlumiger, jedoch dünner („low profile") Ballonkatheter ohne eine Vergrößerung des Einführungsbestecks weiter bis zum gewünschten Durchmesser erfolgen.

1.4.1.2 Pathophysiologische Grundlagen

Wie bereits dargelegt, haben für die Stentimplantation alle die pathophysiologischen Faktoren der Arteriosklerose der Beckenarterien Bedeutung, die zu einem ungünstigen Ergebnis nach Ballondilatation bzw. zu einer Komplikation führen können. Folgende Faktoren und Stenosecharakteristika sind hierbei zu erwähnen:

1. Abgangsstenosen der Beckenarterien bei aortoiliakalem Befall,
2. hochgradig exzentrische Plaquebildung,
3. langstreckig diffuse Erkrankungsformen mit schwerer Wandkalzifikation,
4. chronische Verschlüsse,
5. bestrahlungsbedingte Gefäßstenosen.

Zu 1: Abgangsstenosen der Beckenarterien weisen 3 verschiedene Faktoren auf, die zu einem ungünstigen Ergebnis nach Dilatation führen können: der gelegentlich rein ostiale Läsionscharakter prädisponiert zu einem elastischen Zurückfallen („recoiling"); bei unilateraler Dilatation kann Plaquematerial so abgehoben oder gelöst werden, daß dieses das Lumen des kontralateralen Gefäßes verlegen oder über dieses embolisieren kann; bei ausgedehnter aortoiliakaler Atherosklerose treten vermehrt schwere Dissektionen auf. Diese ungünstigen Faktoren werden durch eine primäre oder sekundäre (mit Ausnahme einer kontralateralen iatrogenen Embolisation) Stentimplantation im wesentlichen beherrscht bzw. können nicht in Erscheinung treten. Dazu ist allerdings eine simultane, bilaterale Stentimplantation erforderlich (sog. „kissing stent technique").

Zu 2: Hochgradig exzentrische Plaquebildung im Verlauf der Beckenarterien wurde von manchen Autoren als ungeeignet für Ballonangioplastie angesehen wegen oft fehlender Dilatierbarkeit mit schlechtem morphologischem Ergebnis bei gleichzeitig hohem Risiko einer schweren Dissektion oder sogar einer Gefäßruptur. Gefäßstents können hier, sowohl primär angewandt als auch nach gescheiterter Angioplastie, theoretisch eine deutliche Verbesserung erbringen, vorausgesetzt, das Stentdesign erlaubt die Beherrschung der potentiell hohen radiären Wandspannung.

Zu 3: Die Indikationsstellung zur Angioplastie bei langstreckiger diffuser Erkrankung der Beckenarterien bei eventuellem Vorliegen schwerer Wandkalzifikation ist zwischen Gefäßchirurgie und interventioneller Radiologie nicht eindeutig definiert. Das Dissektionsrisiko bei Angioplastie in einer solchen Situation ist relativ hoch einzuschätzen, so daß chirurgische Alternativen, wie unilateraler oder Cross-over-Bypass oder auch eine Thrombendatherektomie der Beckenachse, eine hohe Bedeutung haben. Bei einer Stentimplantation sind zwar keine Dissektionen zu erwarten, ggf. muß aber der gesamte Beckenarterienabschnitt mit Stents versorgt werden.

Zu 4: Die Ergebnisse der Rekanalisation chronischer Verschlüsse und anschließender Angioplastie sind so schlecht, daß bislang meist nur eine chirurgische Rekonstruktion erfolgversprechend durchgeführt wurde. Hier haben Gefäßstents eine eindeutige Verbesserung erbracht. Durch die Stentschienung kann sowohl dem elastischen Zusammenfallen nach Dilatation als auch den praktisch immer vorhandenen Dissektionen entgegengewirkt werden. Vor einer Stentimplantation ist jedoch unter allen Umständen sicherzustellen, daß die Rekanalisation des verschlossenen Segments bis ins freie Lumen der Aorta hinein erfolgt ist.

Zu 5: Bestrahlungsbedingte Gefäßstenosen sind durch harte fibröse Wandveränderungen gekennzeichnet, was im Prinzip eine Nichtdilatierbarkeit verursacht. Hier sind durch Stentimplantationen ebenfalls entscheidende Vorteile zu erzielen unter der Voraussetzung, daß das Stentdesign wiederum den hohen elastischen Rückstellkräften ausreichend Widerstand bieten kann.

Vaskuläre Stents sind im Blutstrom auf Grund ihres metallischen Charakters thrombogen. Diese Thrombogenität hängt im wesentlichen mit folgenden Faktoren zusammen: Je schlechter das Verhältnis aus metallisch überdeckter zu freier Gefäßfläche („aspect ratio") ist, je schlechter der Fluß, je turbulenter der Fluß, je geringer pulsatil der Fluß und je höher die individuelle Koagulationsbereitschaft eines behandelten Patienten ist, desto größer ist die Stentthrombogenität. Im Beckenarterienbereich spielen, im Gegensatz zum femoropoplitealen Stromgebiet (s. unten), diese Faktoren bei der Stentimplantation eine relativ untergeordnete Rolle.

1.4.1.3 Indikation (Abb. 1.17–1.21)

Auch heute, nach 6jähriger klinischer Erfahrung mit der Stentimplantation, ist die Indikationsstellung zur Beckenstentimplantation nicht vollständig definiert.

Bei der *primären Stentimplantation* sind die hämodynamischen und morphologischen Sofortergebnisse im Vergleich zur Ballondilatation ebenso deutlich besser wie die 3- oder 4-Jahres-Ergebnisse (s. Kap. 1.2.1.7); jedoch sind beim derzeitigen Erfahrungsstand mit der Stentimplantation Spätkomplikationen nicht mit letzter Sicherheit auszuschließen. Hinzu kommt, wie bereits dargestellt, daß mit Ausnahme des Palmaz-Stents keine Streß- oder Korrosionstests für die verschiedenen auf dem Markt befindlichen Stents vorliegen. Aus chirurgischer Sicht tritt als Indikation zur Primärimplantation mehr und mehr die *adjuvante* Beckenstentimplantation in den Vordergrund. Hier soll bei kombinierter Becken- und Femoralarterien-AVK durch Stentimplantation ein maximaler Einstrom für einen zu plazierenden femoropoplitealen Bypass erreicht werden, der durch Stentimplantation besser gewährleistet sein kann als durch alleinige Dilatation. Eine zweite, vergleichbare Indikation ergibt

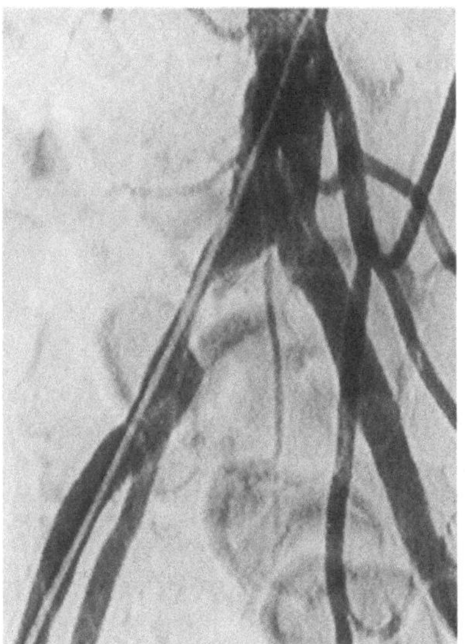

a

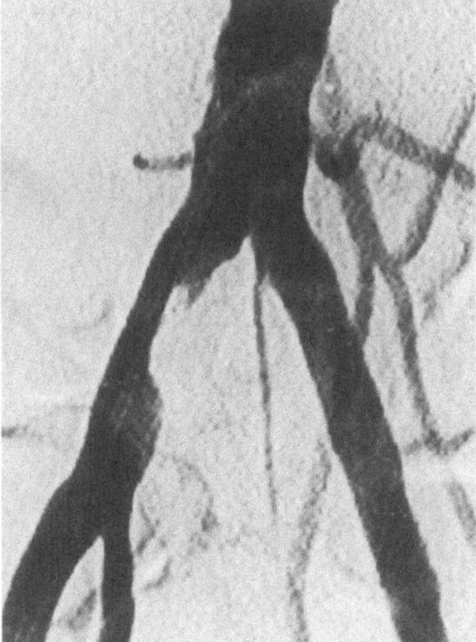

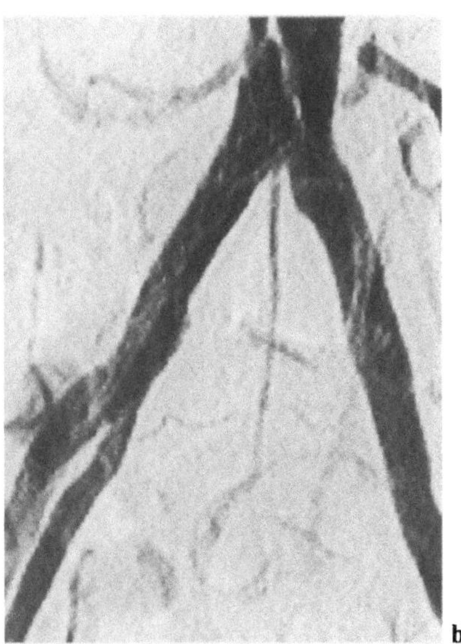

b, c

Abb. 1.17 a – c. Beckenstentimplantation bei nahezu undilatierbarer Stenose der rechten A. iliaca communis bei einem 59jährigen Patienten mit AVK IIb (rechts symptomlimitierte Gehstrecke 140 m auf dem Laufband). **a** Angiographie nach Rekanalisation noch vor Dilatation: ca. 2 cm lange, exzentrische Stenose der rechten A. iliaca communis mit etwa 80 – 90% Stenosegrad. Transstenotischer Mitteldruckgradient unter Vasodilatanziengabe 29 mmHg. **b** Angiographie nach Dilatation mit 9- und 10-mm-Ballonkatheter (Typ „Blue Max"). Fast vollständiges Zurückfallen der Stenose auf die Ausgangssituation („recoiling"), transstenotischer Mitteldruckgradient 19 mmHg. **c** Kontrolle nach Implantation eines Palmaz-Stents mit einer Weite von 10 mm: gute Perfusion, kein Mitteldruckgradient

sich, wenn ein kontralateraler, femorofemoraler (Cross-over-)Bypass durchgeführt werden soll, gleichzeitig jedoch das iliakale Ausgangssegment durch eine höher liegende Stenose beeinträchtigt ist. Auch hier dient die Stentimplantation der maximalen Einstromverbesserung.

Die *sekundäre Stentimplantation* ist mittlerweile dann akzeptiert, wenn sie nach gescheiterter primärer Dilatation oder zur Behandlung einer Komplikation der Dilatation durchgeführt wird. Hier sind insbesondere die im vorigen Abschnitt geschilderten pathophysiologischen Grundlagen von Bedeutung. Die korrekte Definition von Mißerfolg nach Angioplastie stellt damit die Grundlage zur Entscheidung für und wider eine Stentimplantation dar. Diese Definition ist nicht unproblematisch und wird an Hand verschiedener Faktoren getroffen, die teilweise stark von der subjektiven Einschätzung des interventionellen Radiologen abhängen. Die Beurteilung eines Intimaeinrisses, einer Dissektion, eines elastischen Zurückfallens im dilatierten Segment allein aus dem Angiogramm wird nicht nur von der Erfahrung, sondern auch von der Pro-Stent- oder Kontra-Stent-Position des Radiologen beeinflußt. Mittels intraarterieller Druckmessungen kann zumindest die hämodynamische Situation im behandelten Gefäßsegment objektiv erfaßt werden, wenn diese unter Belastung mit Vasodilatanzien und mit Bestimmung des Mitteldruckgradienten entlang der Stenose erfolgen. Unklar ist jedoch auch hier, wie hoch der Druckverlust sein darf, um als relevant bzw. als signifikant für eine Stentimplantation zu gelten. Empfehlungen reichen hier von „liberalen" 5 mmHg bis zu „Zurückhaltenden" 10 mmHg. Wir favorisieren 10 mmHg als Schwellenwert für eine Entscheidung pro Stentimplantation. Manche interventionelle Radiologen empfehlen, sofern verfügbar, den intravasalen Ultraschall als Entscheidungshilfe, da damit auch kleinere Dissekatmembranen dargestellt werden können, die möglicherweise im Angiogramm unsichtbar bleiben. Es ist nicht von der Hand zu weisen, daß dies vermehrt zur Stentimplantation führt.

Möglicherweise können in ein oder zwei Jahren die immer größeren Erfahrungen die Indikation zur sekundären Stentimplantation klarer definieren helfen und auch die Frage klären, wann eine primäre Stentimplantation bei den oben geschilderten pathologisch-anatomischen Besonderheiten der ar-

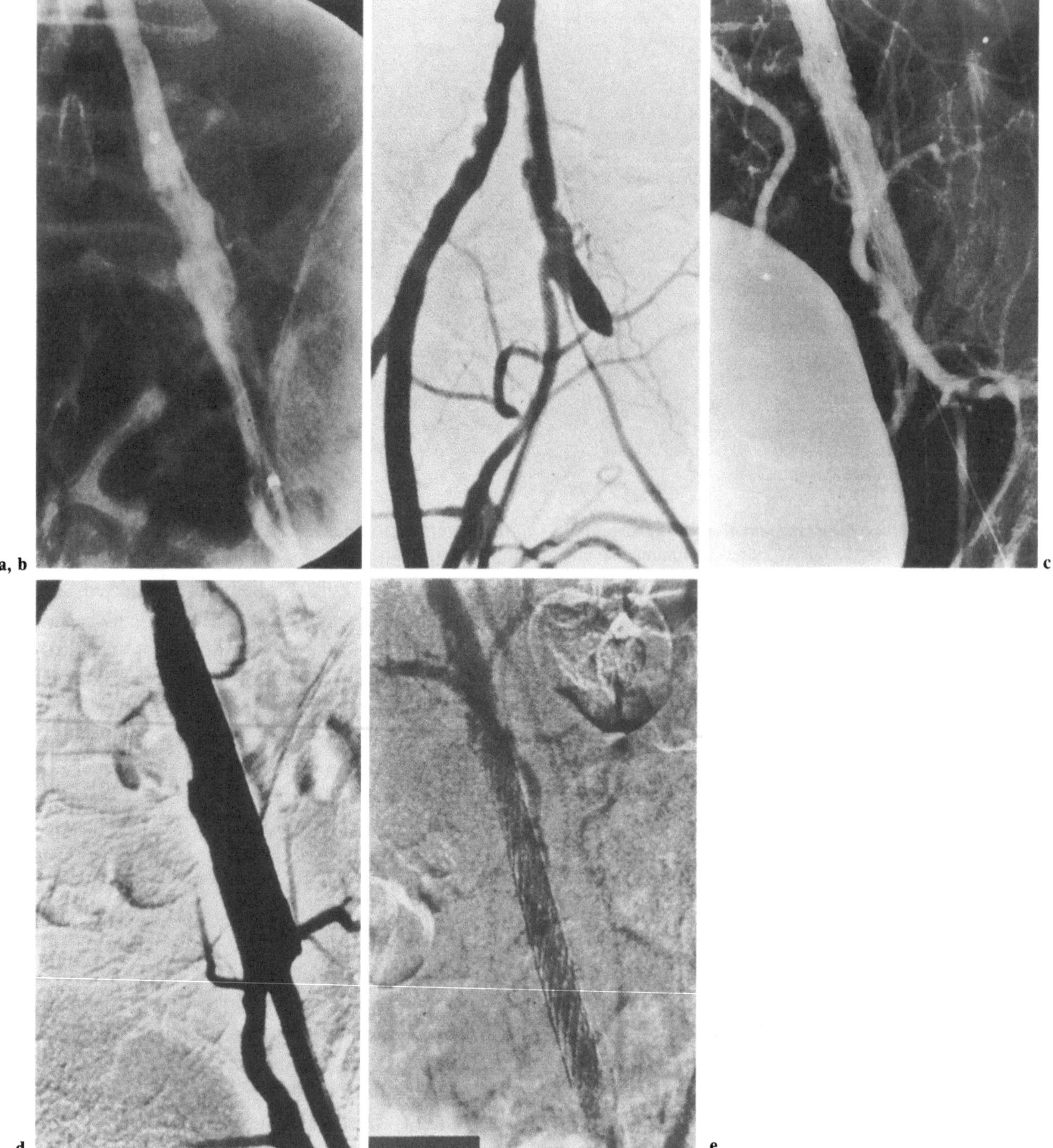

Abb. 1.18a–e. Beckenstentimplantation bei Komplikation nach PTA mit langstreckiger Dissektion der linken Beckenachse bei einem 47jährigen Patienten mit AVK IIb (kein Laufbandtest, subjektiv ca. 100 m maximale Gehstrecke). **a** Kontrolle unmittelbar nach PTA über den liegenden Dilatationskatheter. Dissektion beginnend im Übergang A. iliaca communis zu externa links. Nach Beendigung des Dilatationsversuchs drastische Verschlechterung der Gehstrecke. **b** Beckenübersichtsangiographie von rechts in RAO 30°: fadenförmige Lumeneinengung der gesamten linken A. iliaca externa. **c** Kontrolle nach Implantation von 2 Palmaz-Stents: noch keine Perfusion nach distal. **d** Kontrolle nach Implantation von 4 Palmaz-Stents bis etwa 4 cm proximal des Leistenbandes: am unteren Stentende zwar deutliche Stufenbildung, aber wieder Perfusion erkennbar. **e** Intravenöse DSA 6 Monate nach Stentimplantation. Trotz der relativ schlechten Bildqualität gute Perfusion der gesamten Beckenachse ohne nennenswerte Intimahyperplasie

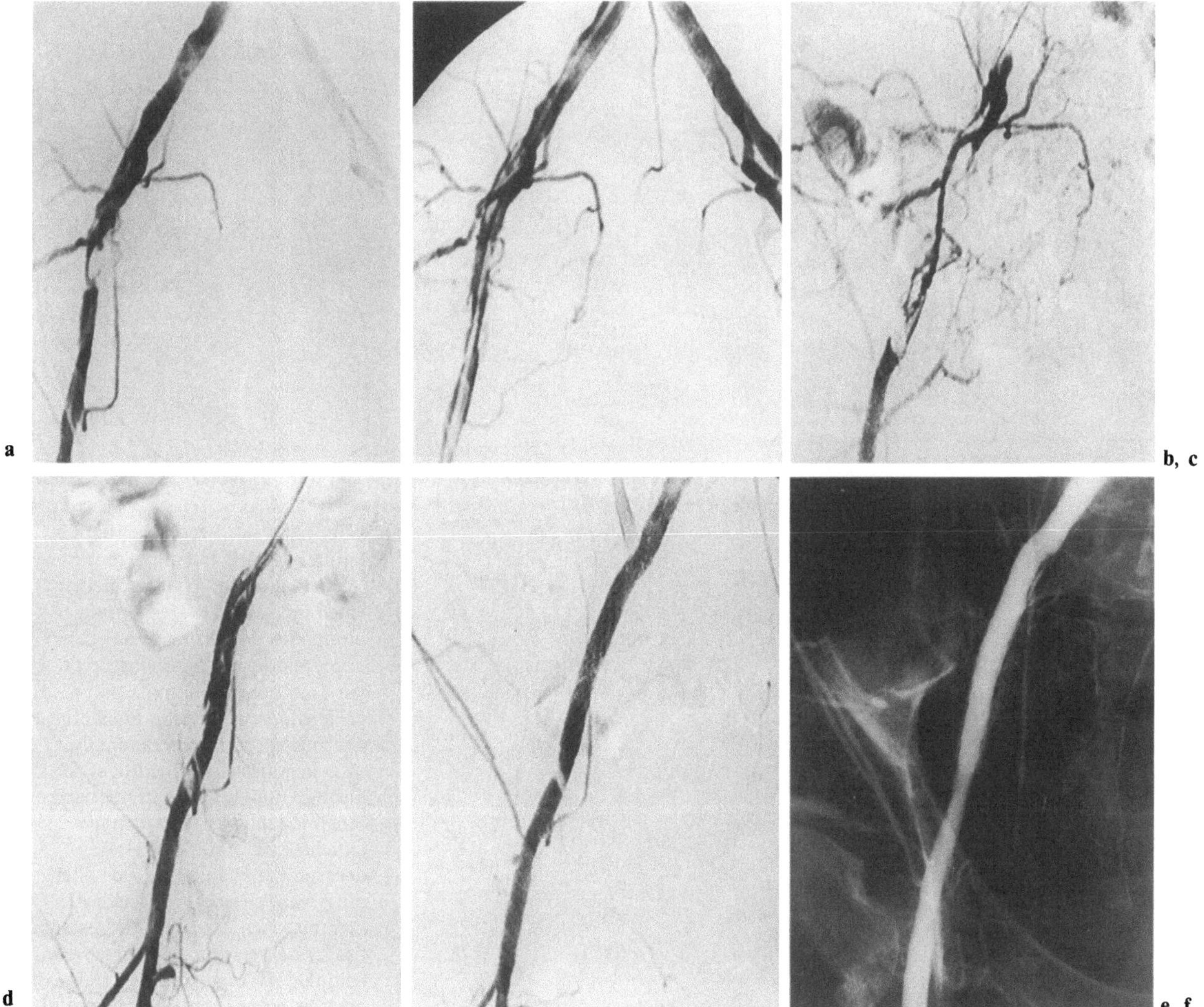

Abb. 1.19a–f. Beckenstentimplantation bei Komplikation nach PTA mit Dissektion und akuter Thrombose der rechten Beckenachse bei 53jährigem Patienten mit AVK IIb (rechts symptomlimitiert bei Laufbandtest 67 m). **a** Angiographie vor PTA: ca. 3 cm höchstgradige Stenose der rechten A. iliaca externa. Transstenotischer Mitteldruckgradient 37 mmHg. **b** Kontrolle nach PTA mit 8-mm-Ballonkatheter: deutliche Dissekatbildung, transstenotischer Gradient 9 mmHg, morphologisch keine eindeutige Lumenverlegung. **c** Akuter Verschluß 24 h nach PTA. **d** Situation während Lyse von links. Zu diesem Zeitpunkt mit ca. 500000 IE Urokinase lysiert, noch Restthromben. **e** Kontrolle nach Implantation von 2 Palmaz-Stents mit 8 mm Lumen von rechts: gute Perfusion, Gradient O mmHg. **f** Angiographie 2 Jahre nach Stentimplantation mit sehr gutem Einheilen der Stents und minimaler Intimahyperplasie, Gradient 0 mmHg

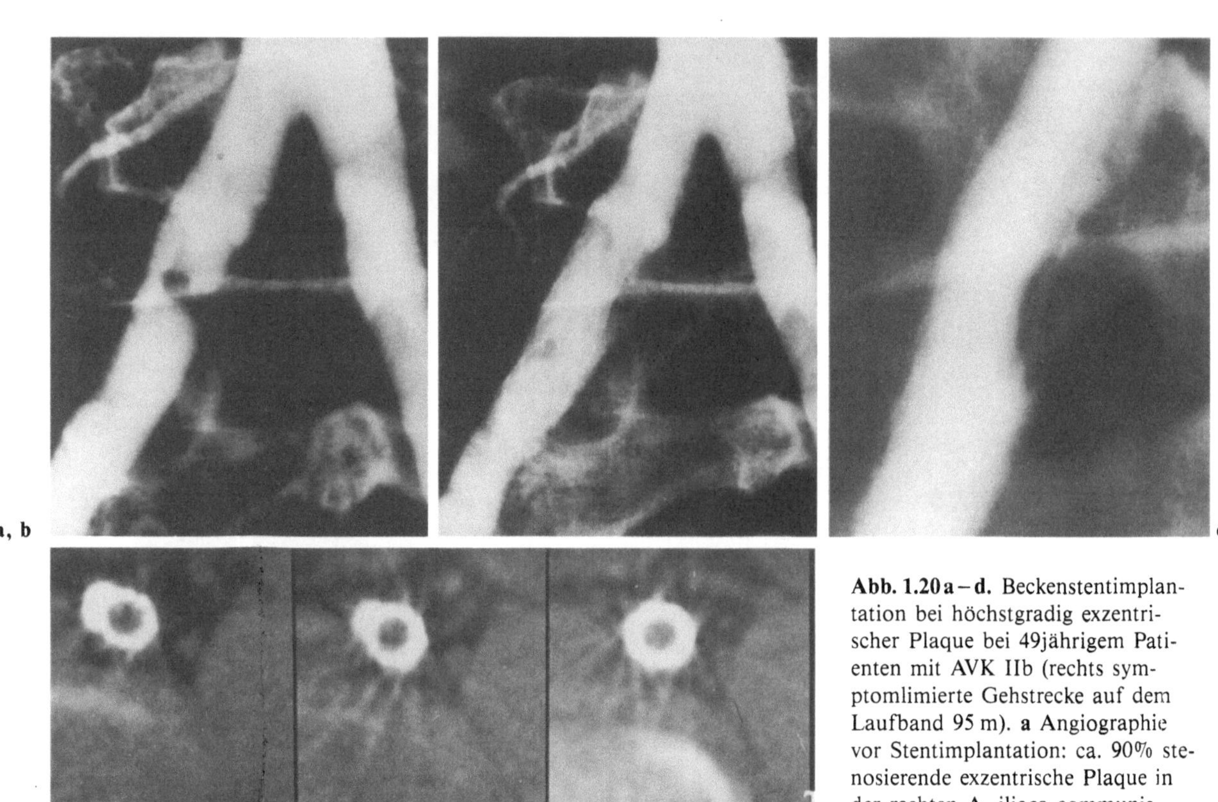

d

Abb. 1.20a–d. Beckenstentimplantation bei höchstgradig exzentrischer Plaque bei 49jährigem Patienten mit AVK IIb (rechts symptomlimierte Gehstrecke auf dem Laufband 95 m). **a** Angiographie vor Stentimplantation: ca. 90% stenosierende exzentrische Plaque in der rechten A. iliaca communis, transstenotischer Mitteldruckgradient 23 mmHg. **b** Kontrolle nach Stentimplantation mit 10 mm Durchmesser: fast völliges Wegdrücken der Plaque, die sich allerdings ganz geringfügig durch die Stentmaschen „zwängt“. Transstenotischer Mitteldruckgradient ≈ 0 mmHg. **c** Angiographie 3 Jahre nach Stentimplantation: minimale Intimahyperplasie etwas akzentuiert über der ehemaligen Plaque, weiterhin kein Gradient meßbar, Patient symptomfrei. **d** Computertomographie des Beckens zur selben Zeit in 5-mm-Schritten: vollständige, konzentrische Stententfaltung mit vollständigem Wegdrücken des kalzifizierten Plaquematerials

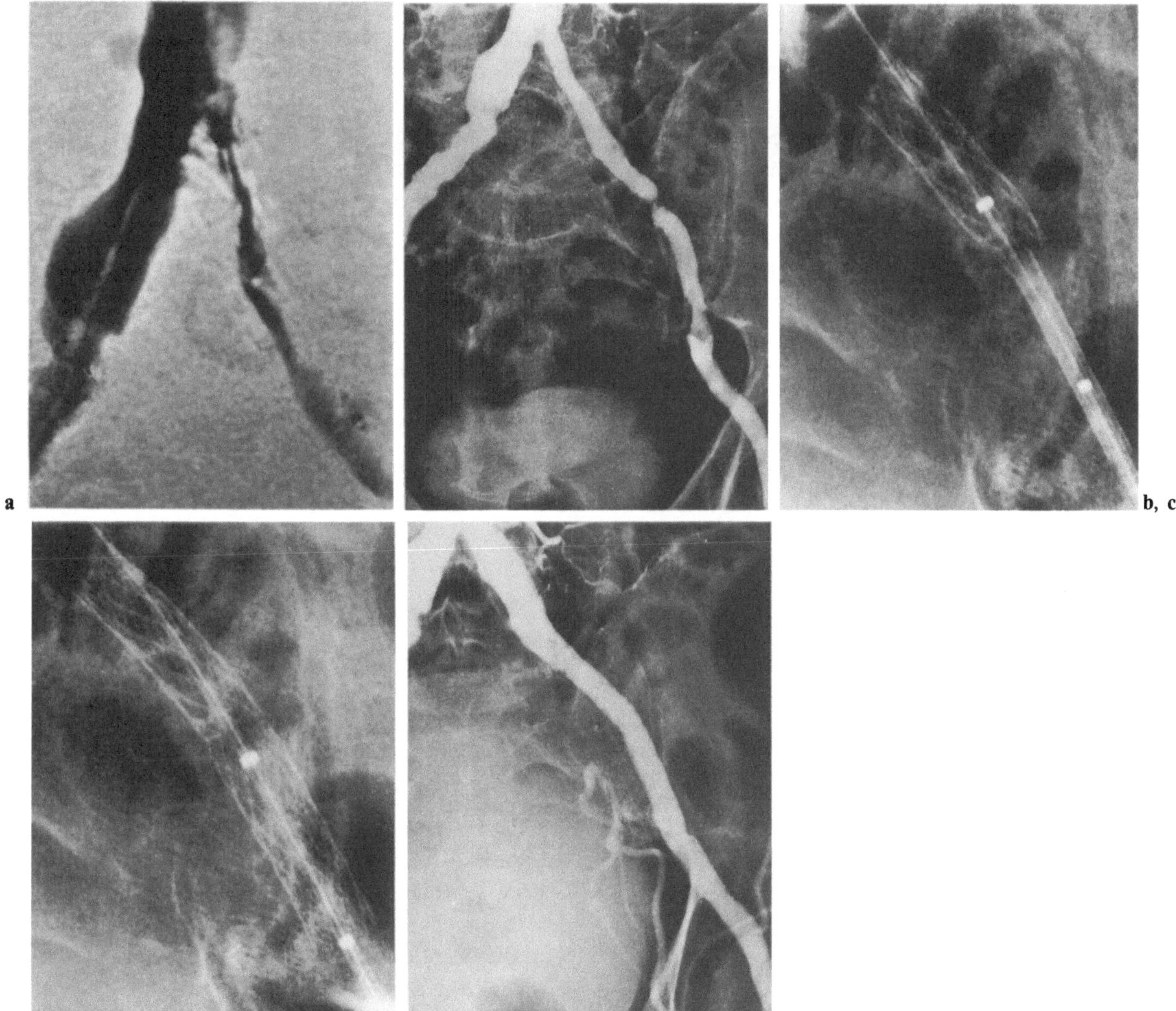

Abb. 1.21 a–e. Lyse und Stentimplantation bei akutem Beckenarterienverschluß bei 75jährigem Patienten mit akutem Stadium III links (plötzlicher Ruheschmerz über Nacht). **a** Kontrolle zu Beginn der Lyse von kontralateral, Kobrakatheter eingelegt in die proximale Verschlußstrecke in der A. iliaca communis links. Zu diesem Zeitpunkt ca. 125 000 IE Urokinase instilliert. **b** Kontrolle nach 1,75 Mio. IE Urokinase: freie Perfusion der Beckenstrombahn links mit Demaskierung einer filiformen Stenose der A. iliaca externa proximal, eines Verschlusses der A. iliaca interna und einer tubulären Stenose der A. iliaca externa distal. **c** Proximal 1. Stent implantiert auf 10 mm Lumenweite, distaler Stent noch komprimiert auf dem Ballonkatheter, Ankopplung um etwa 2 mm überlappend. **d** Entfaltung des 2. Stents auf 10 mm. **e** Angiographische Abschlußkontrolle: freie Perfusion, gute Stententfaltung ohne Reststenose, kein Restgradient

teriellen Verschlußkrankheit der Beckenarterien ethisch problemlos empfohlen werden kann.

Derzeit ebenfalls noch ungeklärt ist, ob einer der auf dem Markt angebotenen Stents eindeutig besser als die anderen ist, ob für jeden Stent Spezialindikationen bestehen oder ob für manche Stents spezielle Ausschlußkriterien gelten. Mit den vorgegebenen Einschlußkriterien in der von uns durchgeführten randomisierten Studie – primäre Implantation von Palmaz-Stents vs. Angioplastie der Beckenarterien – waren beispielsweise alle iliakalen Läsionen mittels Palmaz-Stent therapierbar. Unsere Entscheidung, hauptsächlich den Palmaz-Stent klinisch anzuwenden, ist v.a. aus der subjektiven Wertschätzung der außerordentlich breiten experimentellen Absicherung dieses Stenttyps und seines sehr großen Bereichs an möglichen Gefäßdurchmessern motiviert. Der Einsatz des Wallstents ist nach unserer Auffassung dann zu favorisieren, wenn besonders lange Gefäßsegmente versorgt werden müssen, da dabei mit dem Wallstent eine eindeutige Zeitersparnis unter der Voraussetzung korrekter Längenwahl resultieren kann.

1.4.1.4 Medikamentöse Zusatztherapie

Die Stentimplantation erfordert eine sorgfältige Beachtung der primär vorhandenen Thrombosierungspotenz des metallischen Implantats.

Für die iliakale Anwendung des Palmaz-Stents sind auf Grund unserer Erfahrungen erforderlich:

- Aspirin oral (100 mg/Tag Mindestdosis), beginnend am Vortag der Stentimplantation und beibehalten über mindestens 6 Monate. Eine Verlängerung ist durchaus möglich, in der klinischen Notwendigkeit jedoch schwierig beweisbar und damit letztlich von der Compliance des Patienten abhängig.
- Heparin, 5000 IE i.a. unmittelbar vor der Stentimplantation.

Für die iliakale Anwendung des Wallstents kann die Dosierung und Dauer der Antikoagulation nicht so eindeutig festgelegt werden, da verschiedene Anwender verschiedene Empfehlungen angeben: diese reichen von einem im Vergleich zum Palmaz-Stent identischen Schema bis hin zur zweitägigen Vollantikoagulation. Aus unserer Sicht wird folgende Vorgehensweise vorgeschlagen: bei kurzstreckiger Stentimplantation (< 5 cm) und offener A. femoralis superficialis und A. profunda femoris gleiches Schema wie oben; bei Stentimplantation nach Rekanalisation von Verschlüssen und langstreckiger Stentimplantation (> 5 cm) zusätzlich Vollantikoagulation über 2 Tage mit einer Heparindosis, die mindestens zur Verdoppelung der PTT führt.

Eine weitere Medikation bezüglich der Stentimplantation ist ansonsten nicht erforderlich. Selten vorkommende Spasmen an der Punktionsstelle mit nachfolgend erhöhtem Thromboserisiko sind mit Spasmolytika (Nifedipin, z.B. 3mal 20 mg oral oder ggf. über Perfusor) und dann Vollantikoagulation (Heparindosis entsprechend einer therapeutischen Verlängerung der PTT auf 50–60 s) für 1 oder 2 Tage zu behandeln.

1.4.1.5 Erforderliche Materialien und Beschreibung der Funktionsprinzipien

Palmaz-Iliac-Stent

Der als ballonexpandierbar definierte Palmaz-Stent besteht aus einer Metallröhre aus Edelstahl „surgical grade 316“, die in einem elektromechanischen Spezialverfahren gleich lange Schlitze sowohl längs der Röhre als auch zirkulär erhalten hat. Damit wird der Stent durch einen beliebigen Ballonkatheter in einem Bereich von 7–16 mm Durchmesser entfaltbar, indem der sich unter Aufblasen expandierende Ballon diese Schlitze zu Rauten öffnet (Abb. 1). Es entsteht dabei eine Verkürzung der Stentlänge um 10–20%. Die zentripetale Komponente der Wandspannung wird nun vollständig entlang der gesamten Zirkumferenz abgeleitet und damit quer zu den entstandenen Rauten (s. Abb. 1.15). Die plastische Gegenkraft, mit der der Stent den Rekonfigurationskräften der Gefäßwand widersteht, ergibt sich sowohl aus der Stärke und Breite des jeweils an der Rautenbegrenzung beteiligten Stentfilaments als auch aus der Brückenbreite zwischen den Rauten. Beim sog. Iliac-Stent ist z.B. eine Kraft von 1 at erforderlich, um eine Einzelraute nach vollständiger Ballonexpansion wieder zum Ausgangsschlitz zusammenzudrücken.

Das Stentdesign vermeidet jegliche Überkreuzungspunkte. Deren Fehlen ist hinsichtlich einer potentiellen Materialermüdung (Palmaz 1988; Ritchie 1986) von fundamentaler Bedeutung. Immer dann, wenn Metall auf Metall zu liegen kommt, könnten in pulsierenden Gefäßen selbst minimale, jedoch ständig wiederkehrende Bewegungen im µm-Bereich zu Korrosion führen (Ritchie 1986). Der Edelstahl „surgical grade 316“ ist gleichzeitig fest genug, um die oben beschriebenen Kräfte im Gefäß entfalten zu können. In Laborversuchen, die Palmaz zusammen mit dem Hersteller des Stents durchführte, wurde modellhaft eine chronische Materialbelastung durch Pulsation nachgeahmt (Ritchie 1986). Es konnte dabei eine Dauerbelastbarkeit für mehr als 20 Implantationsjahre (Palmaz 1988) ermittelt werden (>20 Mio. Pulsationen).

Der sog. Iliac-Stent weist bei einer Länge von 30 mm einen unexpandierten Durchmesser von 3,1 mm und eine Schichtstärke von 0,14 mm auf. Im Rahmen der Endfertigung wird der Stent in einem Spezialverfahren elektropoliert, um die Kantenübergänge so sanft wie möglich zu gestalten. Zur Implantation wird der Stent in der Regel auf einen 7-F-Ballondilatationskatheter mit einem Ballondurchmesser von 8 mm genau auf den Ballonteil zentriert und manuell im Durchmesser verkleinert, indem die vorgegebenen Schlitze vorsichtig zusammengedrückt werden (diese Montage ist auch mit Hilfe einer Spezialzange möglich). Von diesem Stenttyp existieren jedoch auch bereits auf einen 7-F-Katheter vormontierte Versionen. Der Iliac-Stent benötigt ein 9-F-Einführungsbesteck, das mindestens so lang sein muß, wie die potentielle Entfernung des Stents von der Punktionsstelle beträgt.

Für die Stentimplantation in die Beckenarterien kann weiterhin der sog. Mid-size-Stent verwendet werden, der eine Wandstärke von 0,12 mm aufweist und in einer Länge von 10, 15, 30 und 40 mm lieferbar ist. Der unexpandierte Durchmesser beträgt 2,1 mm, der nach Expansion erzielbare Durchmesser 4–9 mm. Damit wird der Stent mit einem 5-F-Kathetersystem durch ein 7-F-Einführungsbesteck implantierbar. Im Prinzip kann für die Implantation jeder beliebige Low-profile-Dilatationskatheter verwendet werden; es existieren jedoch auch bereits vormontierte Stent-Katheter-Versionen in verschiedenen Ballondurchmessern.

Schleusenmaterial für Palmaz-Stents. Zur Implantation des Iliac-Stents wird eine 9-F-Schleuse, mindestens 25 cm lang, benötigt, zur Implantation des Mid-size-Stents eine 7-F-Schleuse, mindestens 25 cm lang (Materialwahl beliebig).

Ballonkatheter für Palmaz-Stents. Sowohl Iliac- als auch Mid-size-Stents sind fertig auf Ballonkatheter vormoniert oder auch einzeln erhältlich. Einzelne Stents können vom Anwender selbst auf beliebige Ballonkatheter montiert werden. Die für den Iliac-Stent geeigneten Katheter sind alle 7-F-Hochdruckballonkatheter. Für die Implantation des Mid-size-Typs können die gängigen 5-F-low-profile-Katheter verwendet werden.

Drahtmaterial zur Implantation von Palmaz-Stents. Palmaz-Stents lassen sich im Beckenarterienbereich am besten unter Verwendung von steifen Führungsdrähten implantieren. Dabei werden die Beckenarterien begradigt, was das Vorschieben der langen Gefäßschleuse sehr einfach macht und ein millimetergenaues Plazieren der Stents begünstigt.

Wallstent

Der Wallstent besteht aus einem Maschendrahtgitter, das spiralig aus mehreren Fäden mit einer Dicke von 0,1–0,2 mm aus einer bislang geheimgehaltenen Legierung gewoben ist. Die Legierung ist weniger röntgendicht als der Edelstahl des Palmaz-Stents. Der Wallstent ist fertig auf einen Spezialkatheter montiert. Eine über Katheter und Stent bis zur Katheterspitze gezogene Hüllmembran streckt, sichert und spannt den Stent vor. Er wird für 3 verschiedene Endlängen und mit Enddurchmessern von 6, 8, 10 oder 12 mm für die arterielle Anwendung angeboten. Innerhalb einer definierten Ausdehnungsstrecke ist die erzielbare Wandspannung des Stents und damit die auf die Gefäßwand wirkende Expansionskraft umgekehrt proportional zu seinem Elastizitätsmodul. Demnach wird er proportional zu seinem (relativ geringen) Elastizitätsmodul die Gefäßengen voll aufdehnen, die auf dem elastischen Zurückfallen der Gefäßwände beruhen. Bei sehr unelastischen Stenosen mit hohem Elastizitätsmodul kann dagegen eine Taille im Stent resultieren. Die hohe Stentelastizität führt gleichzeitig zu einer hohen Flexibilität mit der Möglichkeit der Anwendung auch in sehr kurvenreichen Gefäßabschnitten. Bei seiner Selbstexpansion, die durch Zurückziehen der Hüllmembran bewirkt wird, verkürzt sich der Stent proportional zu seiner Ausdehnung. Die Stelle der stärksten Verkürzung ist dabei nie ganz genau vorhersehbar, da dies von den lokalen Widerständen der Gefäßwand abhängt. Zur besseren Abschätzung der Verkürzung sind verschiedene Platinmarkierungen am Katheter angebracht, die sowohl das proximale und distale Ende als auch den Punkt der maximalen Verkürzung markieren. Das Zurückziehen der Hüllmembran wird dadurch ermöglicht, daß der feine Zwischenraum zwischen Membran und Katheterschaft mittels Kochsalz oder Kontrastmittel über einen speziellen Seitenarm aufgefüllt und unter kalibrierten Druck (ca. 4 at) gebracht wird. Dazu weist die Membran distal an der Katheterspitze ein feines Loch auf. Vom Hersteller wird empfohlen, nach dieser Vorfüllung evtl. noch vorhandene Luftblasen innerhalb der Hüllmembran zu entfernen, indem der Katheter zwischen 2 Fingerkuppen von proximal nach distal „ausmassiert" wird.

Nach Abwurf des Stents stehen an den Stentenden die über Kreuz geflochtenen Metallfäden frei ab.

Schleusenmaterial für Wallstents. Durch die Hüllmembran liegt der Stent gestreckt und geschützt dem 7-F-Spezialkatheter an, daher genügt eine kurze 8-F-Schleuse zur Implantation (alle gängigen Modelle möglich).

Drahtmaterial für Wallstents. Besonderes Drahtmaterial zur Implantation ist nicht erforderlich. Die Verwendung von ultrasteifen Führungsdrähten (s. oben) führt allerdings über die Streckung der Beckenarterien zu einer deutlich verbesserten Implantationsgenauigkeit.

1.4.1.6 Methodik der Beckenstentimplantation (Abb. 1.16)

Palmaz-Stent

Das Vorgehen ist abhängig von der Indikation. Bei *elektivem Eingriff* wird zunächst eine übliche Rekanalisationstechnik wie bei der Dilatation von Beckenarterien angewandt: vorsichtige Stenosepassage meist mit Spezialführungsdrähten und ggf. mittels Selektivkatheter (s. auch Kap. 1.2.1.6), dann nochmalige angiographische Dokumentation über einen eingewechselten Übersichtskatheter (Konfiguration: Pigtail) zur Festlegung der Stentgröße und -länge. Über den Katheter erfolgt auch die Bestimmung des transstenotischen Mitteldruckgradienten in Ruhe und unter Priscolbelastung (ipsilaterale Injektion von 2 mg i.a.). Anschließend wird eine mindestens 25 cm lange Gefäßschleuse über einen ultrasteifen Führungsdraht eingewechselt. Bei Verwendung des Iliac-Stents muß die Schleuse eine Größe von 9 F und bei Verwendung des Mid-size-Stents von 7 F aufweisen. Die Schleuse wird zunächst vorgeschoben bis in die Bauchaorta. *Bei Notfallindikationen* (s. Kap. 1.4.1.3) erfolgt unmittelbar die Plazierung der langen Gefäßschleuse über den noch liegenden Führungsdraht der Vorintervention. Dann wird entweder ein vormontierter Stent eingebracht oder eine Ballonkatheter-Stent-Kombination manuell vorbereitet.

Die Festlegung der Ballongröße erfolgt äquivalent dem Gefäßdurchmesser gesunder, benachbarter Gefäßabschnitte. Der Enddurchmesser des Stents wird etwa 10–20% größer als der gemessene gesunde Gefäßdurchmesser wegen der projektionsbedingten Vergrößerungseffekte der Angiographie (abhängig vom Sagittaldurchmesser des Patienten) gewählt. Die manuelle Befestigung des Stents auf dem Ballonkatheter wird folgendermaßen durchgeführt. Der Stent wird vorsichtig über dem Ballonteil des Katheters (nach dessen sorgfältiger Evakuierung) zentriert, wobei die Ballonlänge etwas länger als der Stent sein muß. Durch Zusammendrücken aller Stentschlitze entsteht eine Verkleinerung des Durchmessers, wobei der Mid-size-Stent gut auf einem 5-F- und der Iliac-Stent gut auf einem 6-F- oder 7-F-Katheterschaft befestigt werden kann. Zur Passage durch die harte Membran des hämostatischen Gefäßschleusenventils wird der Stent mittels einer kurzen, darüber geschobenen Metallhülse (im Set enthalten) passager überdeckt.

Nach Erreichen des Zielgebiets – die Orientierung erfolgt an knöchernen Strukturen und/oder mit Hilfe des Roadmapping-Verfahrens (Softwarefunktion der Angiographieanlage) – wird die Gefäßschleuse bis in Höhe der Stentmitte zurückgezogen. Nach angiographischer Dokumentation erfolgt ggf. noch eine Lagekorrektur, die nur dann vollständig sicher durchführbar ist, solange zumindest Teile des Stents noch durch die Schleuse überdeckt sind. Bei eindeutig korrekter Position wird die Schleuse bis deutlich unterhalb des Stents zurückgezogen, ohne allerdings die Stentposition dabei noch zu verändern. Zur Stententfaltung wird der Ballon mit physiologischer Kochsalzlösung (kein Kontrastmittel!) bis zu einem Druck von 6–8 at gefüllt bzw. bis eine vollständige Stententfaltung erkennbar wird (Abb. 1.16). Bei sehr harten Stenosen ist evtl. auch eine Erhöhung des Ballondrucks auf über 10 at erforderlich. In keinem Fall aber darf bei deutlicher Schmerzangabe des Patienten der Ballondruck noch weiter gesteigert werden. Vor allem bei hochgradig exzentrischen Plaques ist die Berücksichtigung der Schmerzangaben des Patienten von fundamentaler Bedeutung, da hier besonders leicht Arterieneinrisse auftreten können.

Bei langstreckigen Läsionen, z. B. langen Dissektionen (s. Abb. 1.18 u. 1.19), ist eine vollständige Überbrückung mit mehreren Stents anzustreben, wobei diese sich beliebig tief, jedoch mit mindestens 2 mm, überlappen können. Bei aortennahen bzw. im Bifurkationsbereich gelegenen Läsionen erfolgt die Plazierung des Stents unter vollständiger Erfassung des Ostium der A. iliaca communis. Liegt eine singuläre Läsion vor, ist die kontralaterale Einführung eines gleichgroßen Ballonkatheters und die simultane Entfaltung beider Kathetersysteme zur Vermeidung einer kontralateralen Ostiumkompression (sog. Kissing-ballon-Technik) empfehlenswert. Besteht eine biiliakale Läsion, muß die Stentimplantation bilateral simultan (Kissing-stent-Technik) durchgeführt werden (Abb. 1.22).

Das Ergebnis wird angiographisch mittels vorsichtig eingewechselten Übersichtskatheters (Konfiguration: gerade) und hämodynamisch durch Bestimmung der intravasalen Drücke oberhalb und unterhalb der oder des Stents in Ruhe und unter Priscolbelastung (2 mg) dokumentiert. Erscheint der primär erzielte Stentdurchmesser dabei zu gering (Reststenose $\geq 10\%$), kann der Stent bzw. können die Stents problemlos mit einem größeren Ballonkatheter in ihrem Durchmesser erweitert werden. Bei dem Iliac-Stent ist eine Aufdehnung ohne weiteres auf 16 mm und beim Mid-size-Stent auf 9 mm möglich. Dieser Bereich kann ggf. noch weiter ausgedehnt werden, die Verkürzung beträgt dann jedoch mehr als die vom Hersteller angegebenen 20%.

Nach Entfernen von Katheter und Schleuse erfolgt mindestens 30 min lang eine übliche Kompression der arteriellen Punktionsstelle. Die Zeit der Bettruhe nach dem Eingriff sollte mindestens 24 h betragen.

Wallstents

Die Implantationstechnik des Wallstents hat zwar Gemeinsamkeiten mit der des Palmaz-Stents, durch die Unterschiede im Design und durch das spezielle Implantationssystem ergeben sich jedoch auch gewisse Abweichungen. Der selbstexpandierende Stent hat einen fest vorgegebenen (6, 8, 10, 12 mm) und damit keinen frei wählbaren Enddurchmesser. Die an Hand des Angiogramms vorgenommene Größenbestimmung ist endgültig. Der spezielle Abwurfmodus durch Zurückziehen der zuvor den Stent streckenden und schützenden Hüllmembran macht keine lange Schleuse erforderlich, der Stent kann unmittelbar zur vorbestimmten Position gebracht und dann direkt abgeworfen werden. Üblicherweise wird als arterieller Zugang eine kurze 8 F- oder 9 F-Schleuse verwendet. Während des Zurückziehens der Membran von distal nach proximal dehnt sich auch der Stent von distal nach proximal durch seine vorgegebene Eigenspannung selbst aus und stützt sich dabei in der Gefäßwand ab. Zum Zurückziehen der Hüllmembran sind folgende Schritte erforderlich:

- Auffüllung des dünnen Hohlraums zwischen Katheterschaft und Hüllmembran über einen eigenen Seitarm mittels Kontrastmittel mit einem genau definierten Druck von 4 at,
- die Füllung ist ausreichend, wenn Kontrastmittel in Form eines feinen Tropfens aus einem dünnen Loch der Hüllmembran an der Katheterspitze austritt,
- zur besseren Füllung und homogenen Druckentfaltung wird die Hüllmembran zusammen mit dem Katheter in Richtung Katheterspitze manuell „ausmassiert".

Da sich der Stent von distal nach proximal vom Katheter abfaltet, findet auch distal zunächst die Verkürzung statt, die insgesamt bis zu 50% der gestreckten Gesamtlänge betragen kann. Eine Lagekorrektur während der Entfaltung kann daher nur in Richtung weg von der Katheterspitze erfolgen, da sich die proximalen Stentabschnitte noch unter

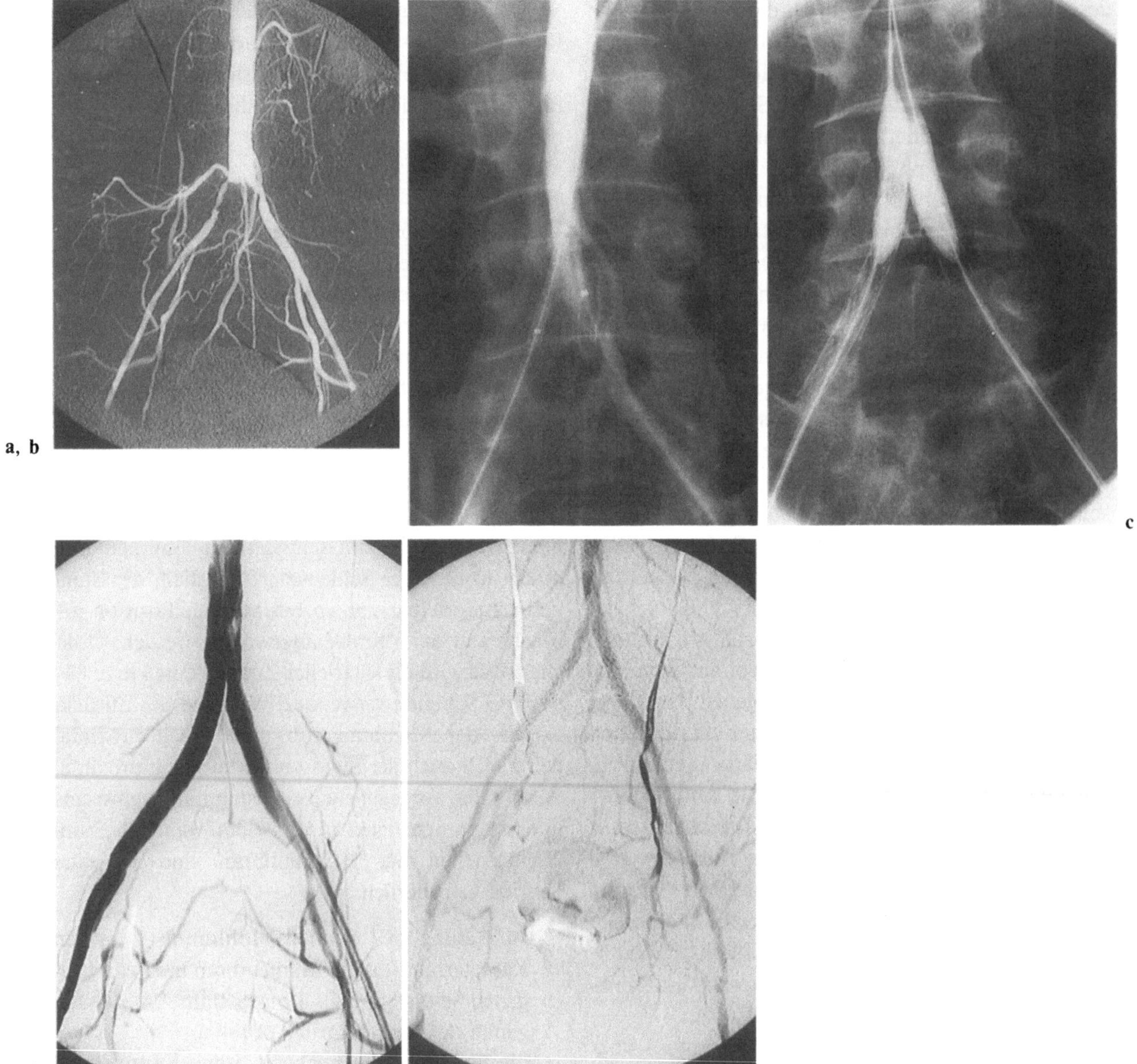

Abb. 1.22 a–e. Kissing-stent-Technik zur Stentimplantation bei bilateraler Stenose am aortoiliakalen Übergang bei 59jährigem Patienten mit AVK IIb (bds. symptomlimitiert bei Gehstrecke auf dem Laufband von ca. 100 m). **a** Angiographie vor Intervention: höchstgradige biiliakale Stenose am aortoiliakalen Übergang. Transstenotischer Gradient rechts 34 mmHg, links 24 mmHg. **b** Lagekontrolle zur Darstellung der bilateral eingebrachten und bis zur Aortenbifurkation vorgeschobenen Dilatationskatheter vor der Stententfaltung. **c** Darstellung unter voller bilateral simultaner Ballonentfaltung. **d** Angiographische Abschlußkontrolle: freie Perfusion beidseits ohne Reststenose und ohne Restgradient. Rechts 2, links 1 Stent implantiert und auf 10 mm gedehnt. **e** Intravenöse DSA 2 Jahre nach Stentimplantation: weiterhin freie Perfusion, keine wesentliche Intimahyperplasie erkennbar. Klinisch symptomfreier Patient

der Hüllmembran befinden, während sich die distalen mit ihren freien Fadenenden in der Gefäßwand abstützen. Ein Vorschieben ist nicht mehr möglich, da sich diese Fadenenden dann in der Gefäßwand verhaken würden. Selbst wenn mehr als die Hälfte des Stents freigesetzt ist, kann durch Zurückziehen des Systems noch eine Lagekorrektur erfolgen. Die Beachtung dieser Fakten ist essentiell für eine korrekte Stentplazierung. Es ist empfehlenswert, die Stentplazierung so vorzunehmen, daß das Abwerfen des Stents relativ weit proximal begonnen wird und kurz vor dem kompletten Zurückziehen der Hüllmembran mittels angiographischer Dokumentation eine Positionskontrolle erfolgt. Sollte der Stent dann zu weit proximal liegen, kann er immer noch in die Läsion hineingezogen werden. Zur sicheren Überdeckung der Läsion ist weiterhin während des Zurückziehens der Hüllmembran der Katheter selbst in einer gegenläufigen Bewegung permanent unter Gegendruck zu halten. Außerdem sollte bei kritischer Läsionslänge im Zweifelsfall immer der längere Stent verwendet werden.

1.4.1.7 Ergebnisse

Frühergebnisse. Eigene wie auch umfangreiche von anderen Autoren veröffentlichte Ergebnisse belegen, daß der Primärerfolg nach Beckenstentimplantation unabhängig von der Indikation außerordentlich hoch ist. In unserer randomisierten Studie – Implantation von Palmaz-Stent vs. Angioplastie der Beckenarterien – lag der morphologische Primärerfolg nach Stentimplantation (primäre Stentimplantation) bei 99% gegenüber 89% nach Dilatation. Wenn Stentimplantationen zur Beherrschung von Dissektionen nach Angioplastie eingesetzt werden, liegt die Erfolgsrate ebenfalls sehr hoch und bei bis zu 100% weitgehend unabhängig vom verwendeten Stenttyp. Während die alleinige Angioplastie nach Rekanalisation von chronischen Verschlüssen eine Erfolgsrate von unter 50% aufweist, kann diese durch Stentimplantation auf bis zu 90% gesteigert werden (Vorwerk 1992). Hier ist der morphologische und klinische Erfolg praktisch allein vom Erfolg der vorher zu bewältigenden Rekanalisation abhängig. Die Erfolgsrate der Stentimplantation bei hochgradig exzentrischen Plaques ist ebenfalls außerordentlich hoch und liegt in unserer randomisierten Studie beispielsweise deutlich über der der Angioplastie. Die aortobiliakale „Rekonstruktion“ durch Stentimplantation erbringt ebenfalls außerordentlich günstige Sofortergebnisse, wie eigene Ergebnisse und auch die anderer Autoren neuerdings belegen.

Spätergebnisse. In der Angabe und Bewertung der Spätergebnisse nach Stentimplantation gilt in erster Linie das eingangs und in Kap. 1.4.1.3 Gesagte hinsichtlich der Verfügbarkeit von echten Langzeitergebnissen. In unserer randomisierten Studie liegt die Laufzeit jetzt zwar bei über 6 Jahren (Beginn Juli 1987), die Zahl der Patienten mit einer Nachbeobachtungszeit von mehr als 4 Jahren ist allerdings immer noch relativ gering. Bei diesen 4-Jahres-Ergebnissen schneidet die Stentimplantation gegenüber der Angioplastie allerdings deutlich besser ab: Die morphologische Erfolgsrate (Ausschluß einer Rezidivstenose ≥50% des primären Enddurchmessers) nach Stentimplantation liegt bei über 90% und die der Angioplastie bei 61%; die klinische 4-Jahres-Erfolgsrate (Verbesserung um mindestens ein klinisches Stadium der peripheren arteriellen Verschlußkrankheit nach Fontaine) beträgt nach Stentimplantation 87% und nach Angioplastie 59%. Die Langzeitergebnisse der von Palmaz durchgeführten Pilotstudie zur Stentimplantation nach erfolgloser Angioplastie sind unter Berücksichtigung der zwangsläufig negativen Selektionskriterien der Studie sehr günstig: 4-Jahres-Offenheitsrate von 78% (Palmaz 1992). Ähnliche Ergebnisse werden auch von Günther und Vorwerk nach Wallstentimplantation in Beckenarterien berichtet (Vorwerk 1992).

Derzeit ist noch nicht zu erkennen, welchen Einfluß die Stentauswahl auf die Ergebnisse hat, da randomisierte Vergleichsstudien hierzu fehlen. Es werden zwar nach Wallstentimplantation etwas höhere Frühverschlüsse als nach Implantation von Palmaz-Stents berichtet. Diese sind jedoch allein schon aus unterschiedlichen Selektionskriterien oder durch verschieden definierte Indikationsspektren (von den jeweiligen Autoren) erklärbar.

1.4.1.8 Komplikationen

Durch das unterschiedliche Design und die sehr verschiedenartige Implantationstechnik weisen Palmaz-Stents und Wallstents ein zumindest teilweise divergentes Komplikationsmuster auf.

Palmaz-Stents. Spezifische Komplikationen sind *Fehlplazierungen*, die aus Mangel an Vertrautheit mit der Implantationstechnik beruhen. Dazu zählen das Abschieben des Stents vom Ballonkatheter durch die Gefäßschleuse, wenn versucht wird, diese über den Stent zu schieben, nachdem sie vorher schon zurückgezogen war. Ein Abstreifen kann auch auftreten, wenn der Stent innerhalb eines stark gewundenen oder stark kalzifizierten Segmentes mit viel Reibung am Stent an eine falsche Stelle geschoben und die Schleuse zu früh komplett unter den Stent gezogen wurde. Bei dem Versuch, den Stent durch Zurückziehen des Katheters in die richtige Position zu bringen, ist ein Abstreifen vom Ballonkatheter ebenfalls möglich. Nach unserer eigenen Erfahrung tritt dieses allein durch Unachtsamkeit verursachte Problem zu etwa 1% auf. Als Vorsichtsmaßnahme gilt hierbei die sorgfältige Prüfung des festen Sitzes des Stents auf dem Ballonkatheter vor der Implantation neben der sorgfältigen Beachtung korrekter Schleusenpositionen.

Fehlplazierungen könnten gelegentlich dadurch resultieren, daß der Stent während des Aufblasens des Ballons aus einer sehr fokal betonten Läsion herausgedrückt wird. Dies ist mit Festhalten des Katheters unter der Ballonexpansion gut zu beherrschen. Sollte trotz aller Vorsichtsmaßnahmen eine Fehlplazierung vorgekommen sein, ist die Intervention mit einer Plazierung eines 2. Stents im Zielgebiet fortzuführen.

Die *Ruptur des Ballonkatheters* tritt bei etwa 5% der Stentimplantationen auf. In der Regel ist das kein Problem, da die auftretenden Löcher im Ballon meist so klein sind, daß durch forcierte manuelle Injektion von Kochsalz in den rupturierten Ballon eine gute Expansion und Verankerung des Stents im Gefäß zu erzielen ist. Sollte diese bei einem großen Ballonriß nicht ausreichen, kann die Expansion dann noch durch maschinelle Injektion von physiologischer Kochsalzlösung in den Ballon mittels Druckspritze (z.B. 20 ml bei 10 ml/s) erzwungen werden. Mit einem solchen Problem ist aber in weit unter 1% zu rechnen. Mit etwa 5% etwas häufiger tritt dagegen, v.a. nach solchen Ballonrupturen, eine *mangelhafte Zurückfaltung des Ballons* auf, was sowohl das Ablösen vom Stent als auch das Hineinziehen in die Schleuse erschweren kann. Praktisch immer ist dies mit folgender Technik zu bewältigen: unter maximaler Evakuierung des Ballons Rotation des Katheters gegen den Uhrzeigersinn und gleichzeitiges Zurückziehen des Katheters in die Schleuse und Vorschieben der Schleuse gegen den Ballonkatheter. Gelegentlich läßt sich der Ballonkatheter besser nach proximal hin lösen, dann kann das Überstülpen der Schleuse auch ohne weiteres in der Aorta erfolgen. Eine schwerwiegende Beschädigung des Stents oder artifizielle Lageveränderung bei einem solchen Manöver ist in unserem Krankengut nicht aufgetreten; in etwa 1% aller Stentimplantationen mußte die Schleuse zusammen mit dem solchermaßen „geborgenen" Katheter ausgewechselt werden.

Wallstents. Spezifische Komplikationen des Wallstents entstehen meist ebenfalls aus Mangel an Vertrautheit mit dem Material. Die millimetergenaue Stentplazierung, eine der herausragenden Eigenschaften des Palmaz-Stents, ist jedoch bei diesem Stenttyp deutlich schwieriger.

Fehlplazierungen resultieren daher meist aus der Kombination von schlechter Röntgendichte mit geringer Steuerungsmöglichkeit der obligaten Stentverkürzung. Dieses Problem ist besonders eklatant am aortoiliakalen Übergang. Bei zu weit in die Aorta hineingeschobenen Stents wurde gelegentlich über eine erhöhte Inzidenz von Stentverschlüssen berichtet. Vorsichtsmaßnahmen beinhalten hier die Verwendung des im Zweifelsfall längeren Stentmodells und angiographische Zwischenkontrollen während des Abwurfvorgangs mittels DSA und ggf. bewußter Maskenverschiebung.

Mangelhafter Stentabwurf ist im Gefäßsystem zwar deutlich seltener als im Gallengang, kann aber bei stark gewundenen Gefäßen und besonders bei Cross-over-Implantation gelegentlich auftreten. Die Ursache hierfür liegt in einer übergroßen Reibung zwischen Trägerkatheter mit Stent und der zurückzuziehenden Hüllmembran. Dabei wird die Hüllmembran längs überdehnt, ohne den Stent ganz freizugeben. Dann bleibt nur die Entfernung des partiell entfalteten Stents über die Schleuse, was sich meist jedoch problemlos durchführen läßt. Als Vorsichtsmaßnahme gilt das bereits erwähnte „Ausmassieren" der Hüllmembran vor Implantation und die korrekte Beachtung des Füllungsdrucks von 4 at.

Mangelhafte Entfaltung ist im Prinzip zwar keine Komplikation, sondern Ausdruck der geringen Expansionskraft des Stents bei harten Gefäßläsionen. Dies kann aber zu einem Frühverschluß prädisponieren. Besteht nach vollständiger Stentimplantation noch eine Taille oder eine langstreckige Engstellung im Stent, ist unbedingt eine Nachdilatation auf den gewünschten Gefäßdurchmesser anzuschließen.

1.4.2 Femoropopliteales Gefäßsegment

1.4.2.1 Anatomie

Bei den anatomischen Grundlagen der femoropoplitealen Stentimplantation gelten ebenfalls die Ausführungen des Kap. 1.2.2 zur femoropoplitealen Angioplastie. In den letzten 3 Jahren hat sich in zahlreichen Studien über die Verwendung von Strecker- und Wallstents zur femoropoplitealen Intervention gezeigt, daß eine Implantation nur zur Behandlung bzw. direkten Vermeidung eines akuten Gefäßverschlusses angezeigt ist. Im Hinblick auf eine Stentimplantation sind deshalb Besonderheiten des femoropoplitealen Gefäßsegments zu beachten, die einerseits besonders zu Komplikationen und Mißerfolgen nach Ballonangioplastie prädisponieren oder andererseits Kontraindikationen für eine Stentimplantation bedingen können.

Eine anatomisch ungünstige Region für Stentimplantation ist prinzipiell der Femoralisgabelbereich. Zum einen ist diese Region besonders gut einer gefäßchirurgischen Revaskularisation zugänglich, zum anderen verläuft dieser Gefäßabschnitt so oberflächlich, daß mechanische Alterationen des Stents selbst unter normaler täglicher Belastung denkbar sind. Ähnliche Bedenken gelten auch für eine Stentanwendung im Adduktorenkanal, wo externe, komprimierende Einflüsse leicht vorkommen können.

Zu den pathologisch-anatomischen Faktoren, die besonders zu Mißerfolgen nach Ballonangioplastie prädisponieren, gehören hochgradig exzentrische Plaques, diffuse Erkrankungsformen, stark kalzifizierte Wandabschnitte v. a. bei Diabetikern oder ein Nebeneinander von Stenosen und umschriebenen aneurysmatischen Veränderungen. Allerdings konnte bisher bei keinem dieser Erkrankungsmuster ein Vorteil durch primäre Stentimplantation gezeigt werden.

1.4.2.2 Pathophysiologische Grundlagen

Im Gegensatz zu den Beckenarterien ist das femoropopliteale Stromgebiet als relativ niedrig perfundiert anzusehen. Es können erhebliche Schwankungen der Durchblutung, abgesehen vom muskulären Aktivitätsniveau, sowohl im zirkadianen Rhythmus (stark herabgesetzter Blutfluß im Schlaf) als auch abhängig von der Umgebungstemperatur auftreten. Weiterhin beeinflußt der periphere Gefäßwiderstand das Scherkraftverhalten und die Pulswellenkurve des strömenden Blutes. Bei hohem Widerstand ist besonders an den Prädilektionsstellen beschleunigter femoropoplitealer Arteriosklerose (s. auch Kap. 1.2.2) mit ungünstigen Pulsreflektionswellen zu rechnen. Aus der Sicht der Theorie der Stentimplantation muß deshalb global und auch fokal bei femoropoplitealer Stentimplantation in deutlich höherem Maß mit Frühthrombosen und auch mit raschem Einsetzen einer Intimahyperplasie gerechnet werden. Dies konnte bislang in allen Veröffentlichungen zur femoropoplitealen Stentimplantation bestätigt werden.

Im Zusammenhang mit der Stentimplantation wurde postuliert, daß in femoropoplitealen Segmenten, die starker Beugung und Streckung ausgesetzt sind, also im artikulären Bereich, häufiger Früh- und Spätverschlüsse erwartet werden müssen. Dies ist jedoch bisher nie eindeutig dokumentiert worden. Weiterhin konnte Barth[1] in einer Vergleichsstudie zwischen dem plastisch rigiden Palmaz-Stent und dem flexiblen Strecker-Stent nachweisen, daß sowohl in Gefäßsegmenten, die gerade verlaufen, als auch in solchen, die einer starken Flexionsbelastung ausgesetzt sind, der Palmaz-Stent als nicht flexibler Stenttyp signifikant niedrigere

[1] Persönliche Mitteilung 1991

Intimahyperproliferate erzielt. Die Stentthrombogenität, die durch den metallischen Charakter definiert wird, hat eine fundamentale Bedeutung für die femoropopliteale Stentimplantation. Palmaz hat in Grundlagenarbeiten den initialen Ablauf der Inkorporation von metallischen Gefäßstents intensiv dokumentiert (Palmaz 1985, 1986, 1990). Danach tritt unmittelbar nach Einbringen eines Stents ins Blutgefäß eine „Passivierung" der Metalloberfläche auf, die durch einen sich ausbildenden Fibrinfilm und eine Thrombozytenaggregation eingeleitet wird (Palmaz 1985, 1986). Zum Teil auch aus eigenen Studien ist bekannt, daß dabei verminderter Blutfluß akut zu einem deutlich höheren Thromboserisiko führt (Nöldge 1991). Antikoagulation kann dieses nicht vollständig unterdrücken. Im Langzeitverlauf führt geringer Blutfluß zu einer drastischen Steigerung der neointimalen Proliferation mit der Folge einer Restenose oder eines Reverschlusses (Richter 1992). Weiterhin gilt, daß bei Zunahme des Anteils an Metall pro insgesamt überdeckter Gefäßfläche (kleine Stentdurchmesser), bei Verstärkung von turbulentem Fluß (Designprobleme) und zunehmender Stentlänge (erhöhte Metallmasse) die Rate an Frühthrombosen und Intimahyperplasien ebenfalls steigt.

1.4.2.3 Indikation

Im Gegensatz zu den Beckenarterien können derzeit keine eindeutig gesicherten Indikationen für die Stentimplantation im femoropoplitealen Bereich angegeben werden. Die Einschätzung, wann eine Stentimplantation hier angezeigt ist, kann demnach nur als subjektiv aufgefaßt werden und wird im Einzelfall von vielen verschiedenen Faktoren abhängen. Unserer Auffassung nach ist eine femoropopliteale Stentimplantation dann zu empfehlen, wenn:

1. eine zuvor durchgeführte Gefäßintervention einen unmittelbar bevorstehenden Gefäßverschluß nach sich zieht, am eindeutigsten beispielsweise bei obturierenden Dissekaten, die sich durch den Stent wieder „versiegeln" lassen können;
2. mehrfach gescheiterte Gefäßinterventionen vorausgegangen sind und außer einer Stentimplantation nur noch ein gefäßchirurgischer Eingriff entweder verbunden mit hohem Aufwand oder nicht eindeutiger Prognose in Frage kommt;
3. bei einer unmittelbar amputationsbedrohten Extremität eine vorausgehende Gefäßintervention fehlschlägt und keine eindeutige chirurgische Alternative bzw. nur eine mit hohem Aufwand besteht.

1.4.2.4 Medikamentöse Zusatztherapie

Antikoagulation. Die medikamentöse Zusatztherapie bei femoropoplitealer Stentimplantation konzentriert sich im wesentlichen auf die Beherrschung der Stentthrombogenität. Meistens gehen der Stentimplantation andere Gefäßinterventionen, wie Ballonangioplastie, Lyse oder verschiedene arterielle Rekanalisationsverfahren voraus, so daß bereits eine intraarterielle Heparingabe zur Antikoagulation durchgeführt wurde. Falls nicht oder falls die Heparingabe bereits länger zurückliegt (>60 min), sind nochmals 5000 IE unmittelbar vor Einbringen des Stents ins Gefäß zu injizieren. Nach erfolgter Stentimplantation muß für 2 Tage eine *systemische Antikoagulation* mittels intravenöser Heparingabe mit einer Dosis von 20000–30000 IE durchgeführt werden, wobei die PTT zwischen 50 und 60 s betragen soll. Unmittelbar nach Stentimplantation muß weiterhin mit *Markumarisierung* begonnen werden, deren therapeutische Wirksamkeit eingesetzt haben soll, wenn die systemische Heparinantikoagulation beendet wird. Die Markumarisierung, unter Beachtung der Kontraindikationen, ist dann für mindestens 3 Monate fortzuführen.

Unter der Prämisse, daß bereits eine *Thrombozytenaggregationshemmung* am Vortag der Intervention eingeleitet wurde (mindestens 100 mg Aspririn/Tag), ist diese dann ebenfalls für 3 Monate fortzuführen.

Eine andere bzw. stentspezifische medikamentöse Zusatztherapie ist im Prinzip nicht erforderlich. In Betracht können lediglich lokale arterielle Spasmolytika kommen bei relativ peripherer und/oder zeitaufwendiger Intervention.

1.4.2.5 Erforderliche Materialien und Beschreibung der Funktionsprinzipien

Über das bereits am Anfang dieses Kapitels für die Beckenarterienstents Gesagte hinaus sind hier lediglich die demgegenüber für den femoropoplitealen Bereich vorhandenen Unterschiede im Stentdesign und in der Implantationstechnik zu beachten.

Palmaz-Stent

Für den femoralen Einsatz kommt hauptsächlich der sog. Mid-size-Stent zur Anwendung, dessen Metallstärke 120 µm beträgt. Er ist verfügbar in insgesamt 5 verschiedenen Längen (10, 15, 20, 30 und 40 mm) bei einem Durchmesser von 2,1 mm und einem Expansionsbereich von 4–9 mm. Daraus ist ersichtlich, daß bei einer Aufdehnung des Stents auf lediglich 4 mm Lumenweite die „aspect ratio" mit etwa 2 : 1 relativ schlecht ist und erst bei einem Durchmesser von mindestens 6 mm über 3 : 1 liegt. Je geringer diese „aspect ratio" ist, desto schlechter ist das Verhältnis von freier zu metallisch überdeckter Gefäßfläche, was, wie mehrfach erwähnt, einer der Hauptparameter von Stentthrombogenität ist. Bei poplitealer Stentimplantation bzw. bei Durchmessern unter 5 mm sollte deshalb u. U. der koronare Palmaz-Stent verwendet werden, dessen Wandstärke nur 75 µm beträgt bei einer maximalen Weite von 6 mm. Wie der Iliac-Stent ist auch der Mid-size-Stent vollkommen frei von metallischen Überkreuzungspunkten. Zur Implantation wird entweder ein fertiges Set (in allen Längen und Durchmessern verfügbar) verwendet oder der Stent auf einen 5-F-low-profile-Ballonkatheter aufmontiert und manuell durch Zusammendrücken der Stentschlitze befestigt. Es können auch andere Katheter verwendet werden, in jedem Fall soll der Ballon jedoch hochdruckstabil und das Ballonmaterial reißfest sein. Im Gegensatz zur iliakalen Anwendung wird der Palmaz-Stent nicht über eine Schleuse, sondern über einen Führungskatheter implantiert, dessen Länge so gewählt wird, daß er die zu behandelnde Läsion sicher überdeckt. Gut geeignet ist ein gerader, 60 oder 80 cm langer 8-F-Führungskatheter, der durch eine beliebige 8-F-Gefäßschleuse einzuführen ist. Zur angiographischen Dokumentationsmöglichkeit wird auf den Ballonkatheter noch vor der Stentbefestigung entweder ein Y-Adapter (alle gängigen Modelle) oder ein sog. Toughy-Borst-Adapter aufgebracht, der nach erfolgter Stentmontage mit dem Führungskatheter verbunden wird.

Wallstent

Auch hier gilt, daß zugleich der kürzeste und größtmögliche Stenttyp, also meist der 6-mm-Stent, einzusetzen ist. Wie alle anderen Wallstenttypen und -größen ist der 6 mm weite Stent aus Metallfäden einer bislang nicht veröffentlichten Zusammensetzung überkreuzend gewoben und auf dem speziellen Implantationskatheter mittels einer Hüllmembran befestigt, die zur Freisetzung unter Druck gesetzt wird und dann nach der bereits beschriebenen Technik zurückzurollen ist. Im Gegensatz zum Palmaz-Stent weist damit der expandierte Stent zahllose Überkreuzungspunkte auf, wobei die Metallfäden im µm-Bereich frei übereinander gleiten können.

Zur Implantation ist kein Führungskatheter, sondern meist nur eine kurze 8-F-Gefäßschleuse erforderlich. Bei Gefäßdurchmessern unter 5 mm sollten Wallstents eher nicht eingesetzt werden, da entsprechend dünnkalibrige Stents derzeit nicht angeboten werden und bei Verwendung der größeren meist keine vollständige Selbstentfaltung und damit dann eine schlechte „aspect ratio" resultiert. Bei Durchmessern über 6 mm ist der 8-mm-Stent einzusetzen.

Strecker-Stent

Das sehr röntgendichte Tantal ist das Basismaterial des ballonexpandierbaren Strecker-Stents. Dessen Design baut sich auf einem gestrickten Geflecht eines bis 200 µm dicken Tantalfadens auf. Für jede Größe zwischen 4 und 11 mm und die Länge von entweder 4 oder 8 cm wird der Stent jeweils speziell gewoben. Alle Stentvariationen sind zur Implantation auf einem 5-F-Ballonkatheter befestigt und mittels feiner Silikonmembranen fixiert, die sich bei der Ballonentfaltung zur Stentfreigabe zurückrollen. Für die 4- und 5-mm-Stents ist eine 7-F-Schleuse, für die 6- und 7-mm-Stents eine 8-F-Schleuse und für die größeren dann eine 9-F-Schleuse zur Implantation erforderlich. Aus diesen Zahlenangaben wird deutlich, daß die „aspect ratio" bei den kleinen Stenttypen sehr schlecht ist. Sie beträgt beim 4-mm-Typ 1,7. Beim 11-mm-Typ ist sie dagegen wiederum relativ hoch mit 4,0. Auf Grund seines gestrickten Designs ist der Stent jeweils für die angegebene Größe optimiert und kann weder weiter aufgedehnt noch als evtl. zu groß gewählter Stent im Gefäß unterexpandiert werden.

Weder im allgemeinen für die femoropopliteale Stentimplantation noch im besonderen für einen der genannten Stenttypen ist zur Implantation die Verwendung eines speziellen *Drahtmaterials* erforderlich, vorausgesetzt, die Überbrückung der zu behandelnden Läsion ist korrekt erfolgt.

1.4.2.6 Methodik

Allgemein gilt für alle verwendeten Stenttypen, daß immer der kürzestmögliche Stent einzusetzen ist, wobei aber eine vollständige Überdeckung der Läsion ohne Reststenose gewährleistet sein muß. Deshalb ist zur Optimierung des Ergebnisses gelegentlich eine Überlappung erforderlich, die etwa 2–3 mm betragen sollte, wobei der proximale Stent den distalen Stent überlappen soll. Im Gegensatz zum Strecker- oder zum Palmaz-Stent muß allerdings beim Wallstent noch mit einer späteren Verkürzung durch zunehmende Ausdehnung gerechnet werden. Dies muß entweder bei der Überlappung berücksichtigt oder durch eine Nachdilatation auf den gewünschten Durchmesser primär beachtet werden. Die zentripetale Widerstandskraft des Wallstents und des Strecker-Stents ist um ein vielfaches geringer als die des Palmaz-Stents (Lammer 1991). Beim Wallstent muß deshalb äußerst sorgfältig auf vollständige Entfaltung geachtet und ggf. durch eine Nachdilatation korrigiert werden. Beim Strecker-Stent ist eine Nachdilatation auf eine Weite größer als die primär vorgesehene nicht möglich. Sie ist nur dann durchzuführen, wenn Abschnitte des Stents an harten Plaques nicht vollständig entfaltet sind.

Bei langstreckigen Dissektionen muß nicht unbedingt die gesamte Dissektionslänge überbrückt werden, oft genügt ein proximales und distales „Versiegeln" der Membran.

Ansonsten bestehen bei der femoropoplitealen Stentimplantation aus methodologischer Sicht wenig Unterschied gegenüber der Anwendung im Beckenbereich mit der einzigen Ausnahme, daß beim Palmaz-Stent zur Implantation keine Gefäßschleuse, sondern ein Führungskatheter verwendet wird (s. oben). Die weiterführende Beschreibung der Methodik ist demnach dem Kap. 1.4.1.6 zu entnehmen.

1.4.2.7 Ergebnisse

1992 sind zahlreiche Arbeiten zu allen genannten Stenttypen erschienen. Bemerkenswert ist dabei eine Vergleichsstudie von Do zur Ballonangioplastie und Wallstentimplantation im femoropoplitealen Bereich (Do 1992). Er kommt zu dem Schluß, daß die primäre Stentimplantation im besten Fall gleiche Langzeitergebnisse wie die Ballonangioplastie erbringt, dabei die Sekundärinterventionsrate jedoch ungleich höher ist. Strecker bzw. Liermann (1992) geben einerseits zum Strecker-Stent und Henry (1992) andererseits zum Palmaz-Stent zwar etwas bessere Langzeitergebnisse an als Mahler mit Offenheitsraten nach einem Jahr von etwa 60%; ein großes Problem in der Bewertung dieser Studien ist jedoch die Verschiedenheit der Einschlußkriterien, die kaum in Kongruenz zu den jeweils anderen Studien zu bringen sind, und weiterhin ein weit differierender Anteil an primären gegenüber sekundären Stentimplantationen. Derzeit sind weder echte, randomisierte Vergleichsstudien noch einheitliche Langzeitstudien mit konstanten Studienbedingungen hinsichtlich Einschlußkriterien, Methoden der Thromboprophylaxe und Konstanz des Stentdesigns vorhanden. Als Quintessenz dessen gilt unserer Auffassung nach das mehrfach erwähnte Begrenzen einer femoropoplitealen Stentimplantation auf Zwangsituationen (sog. Bail-out-Situationen), ähnlich der koronaren Stentapplikation, wo ein Einsatz nur bei Okklusionsgefahr im zuvor durch andere Methoden der Gefäßintervention behandelten Gefäßabschnitt indiziert wird. Bislang sind sämtliche von uns im femoropoplitealen Bereich durchgeführten Stentimplantationen – mit Palmaz-Stents – nach dieser Prämisse erfolgt. Die technische Erfolgsrate beträgt derzeit 100%, die klinische Früherfolgsrate (<30 Tage) 95%, die Offenheitsrate nach 6 Monaten 74% und die Komplikationsrate 5%.

1.4.2.8 Komplikationen

Bei der Palmaz-Stentimplantation traten in unserem eigenen Anwendungsbereich lediglich Leistenhämatome (5%) z. T. mit vorübergehender Aneurysmenbildung auf, die sich jedoch alle konservativ bzw. mit dopplerunterstützer Kompression beherrschen ließen. Im Prinzip können jedoch alle anderen bereits im vorherigen Kapitel ausführlich geschilderten Komplikationen auftreten.

1.4.3 Nierenarterien

1.4.3.1 Anatomie

Für die zur Stentimplantation bedeutsamen anatomischen Faktoren ergeben sich über das im Kapitel 1.2 Dargestellte hinaus folgende Besonderheiten:

Die *Ostiumstenose* steht bei anatomischen Besonderheiten hinsichtlich einer Stentimplantation in Nierenarterien zunächst ganz im Vordergrund. Die echte Ostiumstenose ist keine Nierenarterienstenose. Statt dessen führt eine Plaque der Aortenwand im Abgangsbereich der Nierenarterien zu einer Stenosierung. Die Gefäßenge entsteht damit durch eine im rechten Winkel zur Gefäßachse verlaufende Läsion. Eine solche Stenose ist praktisch nicht dilatierbar. Die Plaque der Aortenwand wird permanent wieder über den Nierenarterienabgang vorfallen. Solche Situationen sind aus pathologisch-anatomischer Sicht nur mit einer Stentimplantation (bzw. gefäßchirurgisch) behandelbar (s. Abb. 1.24).

Die Abgangsstenose (s. auch Kap. 1.2) ist demgegenüber durch parallel zur Gefäßachse verlaufende Plaques verursacht, die aber bereits in der Aortenwand ihren Ursprung haben. Theoretisch ist hier die Chance einer erfolgreichen Behandlung durch Ballondilatation besser, dennoch kann aus pathologisch-anatomischer Sicht im Prinzip eine Stentimplantation dieses Problem eindeutig besser lösen.

Die *Winkelverhältnisse* an den Nierenarterienabgängen zeigen eine erhebliche anatomische Variationsbreite hinsichtlich kraniokaudaler und dorsoventraler Abgangsrichtungen. Diese können von entscheidender Bedeutung für den erforderlichen Zugang – transfemoral vs. transbrachial oder transaxillär – bei der Stentimplantation sein (vgl. auch Kap. 1.2).

1.4.3.2 Pathophysiologische Grundlagen

Hinsichtlich einer Stentimplantation spielen aus pathophysiologischer Sicht Abgangsverhältnisse, die Weite und mögliche Zahl der Nierenarterien, die Stammlänge bis zur Aufzweigung, die Einbeziehung der Segmentarterien an der Aufzweigung und schließlich die überaus starke atemabhängige Auf- und-ab-Bewegung der Nierenarterien die wichtigste Rolle.

Die Abgangsverhältnisse entscheiden über den Zugangsweg zur Stentimplantation. Stark spitzwinklige Abgänge sind nur äußerst schwer und manchmal auch gar nicht mit einem 8 F-Führungskatheter sondierbar. In diesen Fällen muß auf einen transaxillären Zugangsweg zurückgegriffen werden, was die lokale Komplikationsquote theoretisch deutlich erhöht. Ähnliches gilt auch, wenn der ostiale Abschnitt stark verkalkt und stenotisch ist. Hier ist dann eine äußerst sorgfältige Vordilatation erforderlich. Dies gilt ebenfalls, wenn ein starkes Zurückschnellen beobachtet wird, da zumindest die Rauhigkeit und damit der Schiebewiderstand für Führungskatheter und Ballonkatheter deutlich reduziert wird. Weiterhin ist eine korrekte und diffizile Führungsdrahttechnik in solchen Fällên entscheidend. Ggf. sind harte Drähte kombiniert mit sorgfältiger Spasmusprophylaxe anzuwenden.

Insbesondere bei Vorliegen von Stenosen in Mehrfachversorgungen der Nieren spielt deren Lumenweite eine fundamentale Rolle hinsichtlich einer möglichen Stentimplantation. Eine renale Stentimplantation sollte nur ab einer Lumenweite von 4 mm durchgeführt werden. Derzeit ist nur ein Stenttyp mit einer minimalen Lumenweite von unter 4 mm in seiner klinischen Anwendung gesichert, und zwar der koronare Palmaz-Stent, dessen Thromboserisiko unter einer Weite von 3 mm jedoch stark ansteigt. Ungünstige Aspect-ratio-Verhältnisse mit der Folge eines hohen Anteils an metallischer Substanz pro freier Gefäßfläche spielen hier sicher die entscheidende Rolle. Deshalb haben wir bisher Nierenarteriendurchmesser von unter 4 mm als Kontraindikation für eine Stentimplantation betrachtet, was v. a. bei Mehrfachversorgungen relativ häufig auftreten kann. Unter keinen Umständen kann eine Überdilatation einer kleinkalibrigen Nierenarterie zur Verbesserung der Lumenweite im Stent akzeptiert werden, da damit das Rupturrisiko unzulässig ansteigt.

Die Länge des Nierenarterienhauptstamms bis zur Aufzweigung variiert sehr stark, von wenigen Millimetern bis mehreren Zentimetern. Der kürzeste derzeit verfügbare Stent ist undilatiert 10 mm und dann im maximal dilatierten Zustand etwa 7,5 mm lang. Läsionen in Hauptstämmen, die kürzer als 5 mm sind, können demnach nicht mehr durch Stentimplantation behandelt werden. 2,5 mm ist das Maximum, mit dem ein Stent noch in die Aorta ragen sollte.

Läsionen, die die Aufzweigung einbeziehen, sind für eine Stentimplantation ebenfalls problematisch. Ein Stent, der von der Hauptarterie in eine Segmentarterie hineinragt, kann die anderen Segmentarterien verschließen. Deshalb haben wir eine solche Situation bisher als Kontraindikation für eine Stentimplantation betrachtet.

Die starke Atembeweglichkeit der Nierenarterien erfordert eine gute intimale Verankerung des Stents in der Nierenarterie. Unterdilatationen sind deshalb sorgfältig zu vermeiden. Bei stark konischem Verlauf der Nierenarterien muß ggf. der Stent zunächst entsprechend dem engeren Abschnitt der Nierenarterie implantiert werden. Im weiteren Abschnitt der Nierenarterie muß der Stent dann mit größeren Ballons zu einer Art Trompetenform erweitert werden. Sinngemäß das Gleiche gilt für Stentimplantationen am Ostium, bei denen sowohl auf sorgfältige Überlappung des Stents mit dem Ostium (s. Kap. 1.4.3.6) als auch auf eine trompetenförmige Erweiterung geachtet werden muß. Dies ist zugleich eine weitere Maßnahme, um ungünstige Scherkräfte und Turbulenzen im Nierenarterienabgang zu vermindern.

1.4.3.3 Indikation

Zahlenmäßig spielt die Nierenstentimplantation eine relativ untergeordnete Rolle. Dies ergibt sich in unserem eigenen Erfahrungsbereich wie auch in anderen Zentren mit langjähriger Erfahrung in der vaskulären Stentanwendung. Es gilt nach wie vor, daß absolute Indikationen derzeit nicht eindeutig anzugeben sind. Bisher führten wir 21 renale Stentimplantationen durch: 14 erfolgten elektiv und 7 direkt nach einer gescheiterten Ballonangioplastie. Bei den 14 elektiven Eingriffen bestand bei 5 Patienten eine höchstgradige Ostiumstenose und Inoperabilität aus klinischen – meist kardiologischen – Gründen, bei den anderen 9 Patienten eine Rezidivstenose; zugleich waren relative Kontraindikationen gegen einen operativen Eingriff gegeben. Bei den 7 Notfalleingriffen (oder auch Bail-out-Situationen) lag bei 3 Patienten eine schwere Dissektion der Nierenarterie mit obstruktiver Wirkung und bei den anderen 4 Patienten eine Nichtdilatierbarkeit der Stenose mit zugleich dringlicher klinischer Indikation vor. Daraus ist abzuleiten, daß Nierenstentimplantationen nur im Rahmen einer äußerst engen interdisziplinären Kooperation mit Gefäßchirurgie und Nephrologie bzw. anderer behandelnder klinisch-internistischer Disziplinen erfolgen sollen und können. Dann können folgende, einigermaßen klar zu definierende *relative Indikationen* definiert werden:

- die Nierenarteriendissektion nach Angioplastie und drohendem Organverlust;
- die undilatierbare bzw. zurückschnellende Stenose bei schwerer Hypertonie und/oder Niereninsuffizienz (Abb. 1.23);
- die Ostiumstenose, wenn eine dringliche klinische Indikation, jedoch zugleich Kontraindikationen gegen eine operative Revision gegeben sind (Abb. 1.24).

1.4.3.4 Medikamentöse Zusatztherapie

Ähnlich wie bei der femoropoplitealen Stentimplantation hängt das Management der medikamentösen Zusatztherapie davon ab, ob die Stentimplantation elektiv oder zur Behandlung einer Komplikation nach Ballonangioplastie der Nierenarterien erfolgt.

Folgendes ist demnach als Voraussetzung aufzufassen:

- Kenntnis des Eingriffs durch ein gefäßchirurgisches Team;
- 24 h vor dem Eingriff etablierte Thrombozytenaggregationshemmung ($\geq$ 100 mg Azetylsalyzylsäure/Tag), fortgeführt über mindestens 6 Monate;

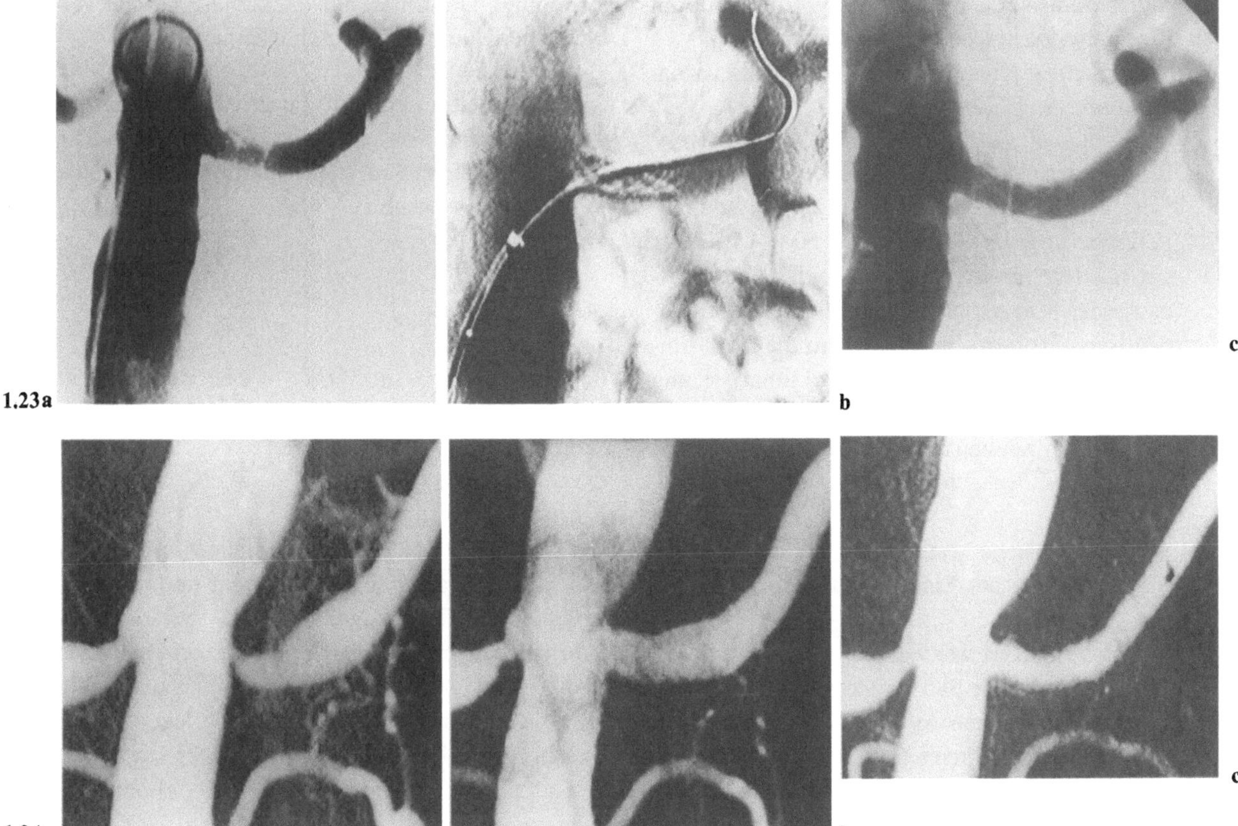

Abb. 1.23a–c. Nierenstentimplantation nach Komplikation einer vorherigen PTA (Dissektion mit peripherer Embolie). **a** Angiographie vor Stentimplantation 8 h nach PTA und akutem Flankenschmerz und hypertoner Krise: umschriebene, lumeneinengende Dissektion des Hauptstamms der linken Nierenarterie. **b** Kontrolle während der Stentimplantation (15 mm langer Palmaz-mid-size-Stent, 6 mm Lumenweite) zeigt exakte Positionierung im proximalen Hauptstamm. **c** Abschlußangiographie nach Stentimplantation zeigt vollständige Entfaltung, gute Perfusion und vollständige Versiegelung der Dissekatmembran

Abb. 1.24. Primäre Nierenstentimplantation bei echter Ostiumstenose bei 40jähriger Patientin mit schlecht beherrschbarer Hypertonie und noch normaler Nierenfunktion. Wegen fehlender Risikofaktoren für Gefäßerkrankung Verdacht auf entzündliche Gefäßerkrankung (z.B. M. Takayashu). **a** Angiographische Ausgangssituation: bilaterale Ostiumstenose mit Stufenbildung in der Aortenwand. Der transstenotische Mitteldruckgradient links beträgt 29 mmHg, rechts 9 mmHg. **b** Kontrolle nach Implantation eines 15 mm langen und 6 mm weiten Palmaz-mid-size-Stents in die linke Nierenarterie, etwa 3 mm in die Aorta hineinragend, mit Wiederherstellung normaler Perfusionsverhältnisse. Nach Stentimplantation kein Gradient mehr meßbar. **c** Katheterangiographie 6 Monate nach Stentimplantation: relativ geringe Intimahyperplasie im Sinne eines Lumenverlusts von etwa 10–15%. Zum Zeitpunkt der Untersuchung beschwerdefreie Patientin ohne antihypertensive Medikation

- bestehender venöser Zugang und ausreichende Hydratation mit adäquaten Infusionsschemata (bei Diabetikern ggf. Glukose!);
- bereits erfolgte Gabe von Kalziumantagonisten vor dem Eingriff (20 mg Nifedipin sublingual); liegt diese länger als 2 h zurück, ist sie zu wiederholen;
- bereits therapeutische Dosis von Heparin i.a. (mindestens 5000 IE Heparin, nicht länger als 60 min zurückliegend), bei längeren Eingriffen ggf. Wiederholung.

Für die Stentimplantation selbst ist dann keine weitere spezifische Medikation erforderlich. Bei drohenden Arterienspasmen (weit periphere Drahtlage, distale Läsionen) kann außer der Gabe von Kalziumantagonisten noch die direkte Injektion von Nitropräparaten erforderlich werden. Diese erfolgt direkt in die Nierenarterie mit einem maximalen Einzelbolus von 200 µg Nitroglyzerin (verdünnt in 10 ml physiologischer Kochsalzlösung).

Nach Stentimplantation wird eine Vollantikoagulation wie folgt durchgeführt:

- für mindestens 48 h systemische Heparinisierung (ca. 20000–30000 IE/Tag) bis zu einer Verlängerung der PTT auf 50–60 s;
- am Tag der Stentimplantation beginnender Aufbau einer Markumarisierung, die bereits therapeutisch wirksam sein muß, wenn die Heparinisierung beendet wird. Die Markumarisierung wird, unter Beachtung von Kontraindikationen, dann für mindestens 3 Monate beibehalten.

1.4.3.5 Erforderliche Materialien und Beschreibung der Funktionsprinzipien

Der Palmaz-Stent ist weltweit der mit Abstand am häufigsten eingesetzte Stenttyp zur Nierenarterienintervention. Beachtenswert sind allerdings auch Mitteilungen von Joffre et al. (1992) mit der renalen Implantation von Wallstents in der Größenordnung von etwas mehr als 20 Patienten ebenso wie die von Kuhn (1992) in ähnlicher Größenordnung mit dem Strecker-Stent. Die folgende Darstellung beschränkt sich allerdings auf die Anwendung des Palmaz-Stents.

Zur renalen Implantation wird der gleiche Stenttyp wie für den femoropoplitealen Bereich eingesetzt, d.h. also der sog. Mid-size-Stent. Da grundsätzlich immer der kürzestmögliche verwendet werden soll, kommen praktisch nur die Längen 10 , 15 und 20 mm in Betracht. Wie bereits dargestellt, ist der Mid-size-Stent im Bereich von 4–9 mm entfaltbar und sowohl als Einzelstent als auch bereits fertig montiert auf Low-profile-Katheter verfügbar. Ähnlich der femoropoplitealen Stentimplantation erfolgt die Nierenstentimplantation mit Hilfe eines 8-F-Führungskatheters, und zwar mit einer Hockey-stick-Konfiguration.

Wenn die Stentimplantation elektiv durchgeführt wird (s. Kap. 1.5.3.3), sind für die Sondierung von Nierenarterien geeignete Selektivkatheter erforderlich, deren Konfiguration sich nach den Abgangsverhältnissen zu richten hat (vgl. Kap. 1.2.4.5). Gleiches gilt für das zur Sondierung und Überwindung des stenosierten Gefäßabschnitts notwendige Drahtmaterial (steuerbare Drähte verschiedener Stärke und Beschaffenheit).

Erforderlich zur renalen Stentimplantation sind weiterhin Geräte zur intraarteriellen Druckregistrierung sowie Vorkehrungen zur Pulsoxymetrie (EKG, periphere Sauerstoffspannung, konstante Blutdruckregistrierung).

1.4.3.6 Methodik

Aus der Ausgangssituation – elektiver Eingriff oder nach Komplikation – ergeben sich folgende methodische Schritte:

Elektiver Eingriff
Primär wird die Nierenstentimplantation über einen transfemoralen Zugang versucht und dazu ein permanenter Gefäßzugang mittels 9-F-Schleuse (Fabrikat beliebig) geschaffen. Bei zu erwartenden schwierigen Gefäßverhältnissen kann fakultativ ein zweiter Gefäßzugang kontralateral gelegt werden, zunächst mit einem 4-F-Pigtailkatheter und einer 5-F-Gefäßschleuse. Dann erfolgt nochmals eine aktuelle angiographische Dokumentation der Gefäßsituation über einen Pigtailkatheter, der mit den Seitlöchern exakt in Nierenarterienhöhe plaziert wird. Nach Entfernen des Pigtailkatheter werden 5000 IE Heparin injiziert.

Die Sondierung der stenosierten Nierenarterie wird dann in üblicher Technik mit geeigneten Selektivkathetern durchgeführt und bei korrekter Lage mit steuerbaren Führungsdrähten die Stenose überwunden (vgl. Kap. 1.2.4.6). Dann wird der Selektivkatheter vorsichtig bis jenseits der Stenose vorgeführt und der transstenotische Druckabfall (mittlerer Druck) bestimmt. Anschließend wird ein Spezialführungsdraht, ein 0,020"-Schneider-Draht mit 4 cm langer Gold-/Wolframspitze so weit in die Nierenarterie vorgeschoben, daß der harte Drahtteil sicher den stenosierten Gefäßabschnitt überbrückt. Ist die Sondierung allerdings mit einem Selektivkatheter in Sidewinder-Konfiguration erfolgt, muß ggf. zunächst ein Draht mit 25 cm langer Gold-/Wolframspitze in die Nierenarterie eingelegt werden, um den Katheter sicher flachziehen zu können. Sobald dieser so weit flachgezogen ist, daß annähernd eine Multipurpose-Form entsteht, wird der Draht gegen einen mit einer 4 cm langen Spitze ausgetauscht. Nach korrekter Lage dieses Drahtes wird die Läsion vordilatiert mit mindestens 5 mm Ballondurchmesser (beliebiges Katheterfabrikat).

Sobald der Ballonkatheter – bei unveränderter Drahtposition – wieder entfernt ist, wird der Stent wie folgt vorbereitet:

- zunächst Montage eines Toughy-Borst-Adapters auf den 8-F-Führungskatheter (Hockey-stick-Konfiguration);
- bei Verwendung eines bereits vormontierten 5-F-Kathetersets wird dieses (in einer der Gefäßläsion adäquaten Größe – bis zu 10% größerer Stentdurchmesser als Gefäßdurchmesser) dann durch den Adapter und Katheter hindurchgeschoben;
- alternativ Verwendung eines selbstmontierten Ballonkatheter-Stent-Sets, z. B. mittels eines Ultrathin-II-Ballonkatheters ebenfalls in adäquater Größe; die Stentmontage geschieht in identischer Technik wie bei der iliakalen Stentimplantation beschrieben;
- der Ballonkatheter wird im Führungskatheter so weit vorgeschoben, daß die Ballonkatheterspitze noch 6–10 mm herausragt. Damit soll ein sanfter Übergang der konischen Katheterspitze auf den großkalibrigen Führungskatheter gewährleistet sein;
- dann Einwechseln des 8-F-Führungskatheters zusammen mit dem unverändert innen liegenden Stentballonkatheter; über den Seitenarm des Adapters Injektion von nochmals 2500 IE Heparin;
- vorsichtiges Passieren der Läsion mit dem gesamten System und langsames Zurückziehen des Führungskatheters bis proximal der Stenose.
  Cave: Der Führungskatheter darf zu diesem Zeitpunkt keinesfalls bis proximal des Stents zurückgezogen werden!
- Lagekontrollen werden entweder durch Kontrastmittelinjektion über den Seitarm des Adapters oder bei zusätzlich kontralateralem Zugang über den entsprechend plazierten Übersichtskatheter durchgeführt;
- bei ostialen Läsionen *muß* der Stent 2 mm aus dem Ostium in die Aorta ragen;
- bei korrekter Position endgültiges Zurückziehen des Führungskatheters ohne Lageveränderung des Stents und dann kurze, aber vollständige Entfaltung des Ballons.
  Cave: Eine Überdehnung des Ballonteils außerhalb des Stents, meist distal des Stents, ist unbedingt zu vermeiden!
- Ggf. muß bei inhomogener Entfaltung des Stents der Ballon entblockt und neu positioniert werden (z. B. mit der distalen Schulter dem distalen Stentende anliegend), um proximal oder im härteren Teil des stenosierten Gefäßsegments volle Lumenweite erreichen zu können. Eine solche Vorsichtsmaßnahme kann erst entfallen, wenn nicht mehr überdehnbare Ballonkatheter verfügbar sind;
- zur Entfernung des Katheters wird dieser nach vollständigem Entblocken des Ballons mehrmals gedreht und dann vorsichtig in den Führungskatheter zurückgezogen; der Führungsdraht bleibt zunächst unverändert liegen;
- zur angiographischen Dokumentation kann entweder wieder über den Seitarm des Adapters am Führungskatheter oder über den kontralateralen Zugang Kontrastmittel injiziert werden;
- bei guten Ergebnis wird der Eingriff beendet;
- bei Reststenose wird über den noch liegenden Führungsdraht ein größerer Ballonkatheter eingewechselt (sachtes Vorschieben über den Stent) und nachdilatiert;
- bei ostialen Läsionen erfolgt das Einwechseln eines 5-F Ballonkatheters mit 7 oder 8 mm Ballondurchmesser und dann eine maximale, trompetenförmige Aufweitung des Stentabschnitts direkt (aber nur dort!) im Ostium („flaring"). Sollte eine dringend erforderliche Einlage eines größeren Ballonkatheters auch bei noch korrekter Führungsdrahtlage schwierig sein (Hängenbleiben am Stent), muß evtl. in einer 2. Sitzung bzw. durch zusätzliche Punktion von transaxillär ein besserer Sondierwinkel angestrebt werden;
- nach Abschlußdokumentation erfolgt nochmals eine Druckbestimmung entlang des Stents (mittlerer arterieller Druck) über einen zuvor eingewechselten Selektivkatheter (am ehesten Kobrakonfiguration).

Notfalleingriff

Hier ist davon auszugehen, daß bereits ein Draht in der Nierenarterie korrekt liegt. Dann ist über diesen eine 8-F-Schleuse zu legen und entsprechend der oben dargestellten Vorgehensweise ab Montage des Stents auf dem Ballonkatheter fortzufahren.

Begleitmaßnahmen: Während des Eingriffs wird der Blutdruck permanent blutig registriert und alle 5 min protokolliert.

Im unmittelbaren Anschluß sollten die Patienten für 12–24 h unter intensiver Überwachung bleiben, mit permanenter Blutdruck- und Ausscheidungskontrolle (Hyperhydratation!). Bei niereninsuffizienten Patienten sollte die Ausscheidung mäßig stimuliert werden.

1.4.3.7 Ergebnisse

Der technische Erfolg der renalen Stentimplantation ist bei Verwendung des Palmaz-Stents sehr hoch und schwankt je nach Anwender zwischen 90 und 100% (95% im eigenen Krankengut). Hierfür ist v.a. die gute Abstimmung des Führungskatheters auf die zur Implantation geeigneten Ballonkatheter verantwortlich.

Bei den Angaben zum klinischen Früherfolg ergibt sich eine deutlich höhere Schwankungsbreite. Hier spielt weniger die Stenttechnologie oder die Methodologie die Hauptrolle, sondern die Patientenselektion. Die Anwendung der renalen Stentimplantation zur Behandlung von Mißerfolgen nach Ballonangioplastie trägt zu einer extrem negativen Patientenselektion bei, was sowohl die Morphologie der Läsionen als auch das klinische Umfeld der Patienten betrifft. Deshalb kann eine Bewertung des klinischen Erfolgs der Stentimplantation nur unter Berücksichtigung der Ausgangssituation erfolgen. Übereinstimmend mit anderen Anwendern sehen wir hierbei einen hohen Behandlungserfolg der schweren Dissektion, die ohne Stent sonst zum Organverlust führt. Bei Nierenfunktionsminderung als Ausgangssituation vor Intervention an der Nierenarterie ist der klinische Früherfolg nach Stentimplantation ebenfalls sehr hoch und beträgt in unserem eigenen Krankengut 100%. Völlig anders ist dagegen die Situation, wenn eine schwere Hypertonie ohne Funktionsminderung als Ausgangslage für die Nierenarterienintervention bestand. Hier liegt der klinische Früherfolg etwa bei 50–75% nach Nierenstentimplantation.

Im Langzeitverlauf spielen Rezidivstenosen durch Intimahyperplasie eine große Rolle. Im eigenen Krankengut ergab sich eine 1-Jahres-Rezidivstenoserate von etwa 30%. Rees (1992), der die Ergebnisse der amerikanischen Multicenterstudie zur renalen Stentimplantation zusammenfaßte, berichtet über eine Rezidivstenoserate von 40% nach 6 Monaten. Vielleicht sind diese Unterschiede darin begründet, daß wir in der Nachsorge konsequent eine Markumarisierung durchführten.

1.4.3.8 Komplikationen

Wie bei allen Stentimplantationen können Fehlplazierungen, Gefäßrupturen, akute Thrombosen und lokale Komplikationen auf Grund großkalibriger Einführungsbestecke auftreten. Spezifisch relevant für die Nierenstentimplantation ist das Risiko eines akuten Nierenversagens – bedingt durch relativ hohe Kontrastmittelmengen – v.a. bei Patienten mit Funktionsminderung.

Im eigenen Krankengut sahen wir einmal eine zu distale Plazierung, zweimal ein konservativ zu beherrschendes Leistenhämatom und fast bei allen Patienten mit Funktionsminderung eine leichte passagere Funktionsverschlechterung. Bei allen Patienten besserte sich diese jedoch rasch im Sinne eines klinischen Erfolgs. In einem Fall wurde einmal eine Dialyse erforderlich.

1.4.4 Aorta, supraaortische Äste und infrapopliteal

In diesen Gefäßabschnitten wurden Stentimplantationen in äußerst geringem Umfang durchgeführt, so daß aus diesen Einzelfällen derzeit noch keine gesicherten Ergebnisse abgeleitet werden können.

Literatur

Barth KH, Virmani R, Strecker EP et al (1990) Flexible Tantalum stents implanted in aortas and iliac arteries: Effects in normal canines. Radiology 175:91–96

Cragg A, Lund G, Rysavy J, Castaneda F, Castaneda-Zuniga W, Amplatz K (1983) Nonsurgical placement of arterial endoprostheses: a new technique using nitinol wire. Radiology 147:261–263

Do DD, Triller J, Walpoth BH, Stirnemann P, Mahler F (1992) A comparison study of selfexpandable stents vs balloon angioplasty alone in femoropopliteal artery occlusions. Cardiovasc Intervent Radiol 15:306–312

Dotter CJ (1969) Transluminally placed coilspring endarterial tube grafts. Longterm patency in canine popliteal artery. Invest Radiol 4:327–332

Dotter CJ, Judkins MP (1964) Transluminal treatment of arteriosclerotic obstruction. Circulation 30:654–670

Henry MC, Amor M, Ethevenot G, Henry I, Allaoui M, Beron R (1992) Palmaz Schatz Stent in the treatment of peripheral vascular diseases: 2-year follow-up. A single center experience (Annual meeting of the RSNA, Chicago 1992). Radiology 185:259

Joffre F, Rousseau H, Bernadet P et al (1992) Midterm results of renal artery stenting. Cardiovasc Intervent Radiol 15:313–318

Kuhn FP, Malms J, Kutkuhn B, Torsello G, Mödder U (1992) Three-year experience with renal artery stents (Annual meeting of the RSNA, Chicago 1992). Radiology 185:209

Lammer J, Flückiger F, Hausegger KA, Klein GA, Aschauer M (1991) Biliary expandable metal stents. Sem Intervent Radiol 8

Liermann D, Strecker EP, Peters J (1992) The Strecker Stent: Indications and results in iliac and femoropopliteal arteries. Cardiovasc Intervent Radiol 15:298–305

Palmaz JC (1988) Progress in radiology: Balloon-expandable intravascular stent. Am J Roentgenol 150:1263–1269

Palmaz JC, Sibbit RR, Reuter SR, Tio FO, Rice WJ (1985) Expandable intraluminal graft: A preliminary study. Radiology 156:73–77

Palmaz JC, Sibbit RR, Tio FO, Reuter SR, Peters JE, Garcia F (1986) Expandable intraluminal vascular graft: A feasibility study. Surgery 99:199–205

Palmaz JC, Garcia OJ, Schatz RA et al (1990) Placement of balloon-expandable intraluminal stents in iliac arteries: first 171 procedures. Radiology 174:969–975

Palmaz JC, Laborde JC, Rivera FJ, Encarnacion CE, Lutz JD, Moss JG (1992) Stenting of the iliac arteries with the Palmaz stent: Experience from a multicenter trial. Cardiovasc Intervent Radiol 15:291–297

Rees C (1992) Course No. 603, presented at the annual meeting of the RSNA, Chicago 1992. Radiology 185:75

Richter GM (1992) State of the Art Lecture: Vascular Stenting. Annual Meeting of the American Heart Association 1992, New Orleans, USA

Ritchie RO, Lubock P (1986) Fatigue life procedures for the endurance of a cardiac valve prosthesis: stress/life and damage tolerant analysis. J Biochem Eng 108:153–160

Strecker EP, Romaniuk P, Schneider B et al (1988) Perkutan implantierbare, durch Ballon aufdehnbare Gefäßprothese: erste klinische Ergebnisse. Dtsch Med Wochenschr 113:538–542

Strecker EP (1992) (Annual meeting of the RSNA, Chicago 1992). Radiology 185:162

Vorwerk D, Günther RW (1992) Stent placement in iliac arterial lesions: Three years of clinical experience with the Wallstent. Cardiovasc Intervent Radiol 15:285–290

1.5 Lokale Fibrinolyse

TH. ROEREN und M. DÜX

Die lokale Fibrinolyse basiert auf dem Prinzip, nach Okklusion eines Gefäßes gezielt und dosiert die körpereigene Fibrinolyse zu aktivieren und das Gefäß zu rekanalisieren, ohne hierdurch die plasmatische Gerinnung wesentlich zu beeinflussen. Die Plazierung eines Katheters in den Embolus oder Thrombus erlaubt eine lokale und gezielte Applikation des Fibrinolytikums, die kontinuierliche Beobachtung des Patienten und dessen Gerinnungsparameter eine adäquate Dosierung unter Vermeidung systemischer Nebenwirkungen. Die Langzeiterfolge der lokalen Fibrinolyse liegen insgesamt nur geringfügig hinter vergleichbaren chirurgischen Ergebnissen zurück, haben aber signifikant niedrigere Morbiditäts- und Mortalitätsraten; die Patienten sind durchschnittlich deutlich kürzer hospitalisiert, und bei erfolgloser Therapie bleibt grundsätzlich die Option eines gefäßchirurgischen Eingriffs unberührt.

1.5.1 Pathophysiologische Grundlagen

Aufgabe der plasmatischen Fibrinolyse ist in erster Linie die Auflösung intravasaler Fibrinomoleküle. Dieser Prozeß läuft parallel zu hämostaseologischen Reaktionen und steht unter physiologischen Bedingungen mit ihnen im Gleichgewicht. Plasmin, das aktive körpereigene Fibrinolytikum, wird durch enzymatische Spaltung aus zirkulierendem Plasminogen gebildet. Aus einer Vielzahl im Plasma physiologisch vorkommender und bisher bekannter Aktivatoren sind Urokinase (UK) und der aus Endothelzellen stammende Gewebsplasminoaktivator (t-PA) die quantitativ bedeutsamsten. Während der Ausbildung eines intravasalen Thrombus werden Komponenten des fibrinolytischen Systems in den Fibrinpfropf inkorporiert. Der Wirkungsmechanismus der lokalen Fibrinolyse beruht auf der Aktivierung des „intrathrombotischen" Plasminogens. Die unvermeidbare gleichzeitige Aktivierung von zirkulierendem Plasminogen bestimmt die möglichen Nebenwirkungen und systemischen Komplikationen der lokalen Fibrinolyse. Allen klinisch eingesetzten Substanzen ist die Umwandlung von Plasminogen in das fibrinolytisch aktive Plasmin gemeinsam; sie unterscheiden sich lediglich in ihrer Potenz und ihrem Wirkungsmechanismus.

Streptokinase (SK)
SK ist ein aus Streptokokken isoliertes enzymatisches Peptid. Es bindet Plasminogen im Verhältnis 1 : 1. Dieser SK-Plasminogen-Komplex wandelt freies Plasminogen in Plasmin um. Aus Herkunft und Wirkungsmechanismus ergeben sich die Limitierungen dieser Substanz: SK kann zur Allergisierung und damit zur Ausbildung einer individuellen Resistenz gegen SK führen; Patienten mit vorangegangenen Streptokokkeninfektionen können ebenfalls resistent sein und auf die Fibrinolyse nicht reagieren. Der Plasminogenverbrauch der SK ist hoch, da zur Aktivierung eines Moleküls ein zweites von vornherein durch Komplexbildung blockiert ist. Überdosierung der SK führt somit zu einer Verringerung des frei verfügbaren Plasminogen im Thrombus und im Extremfall zum völligen Therapieversagen. Die Halbwertzeit beträgt 30 min. SK ist das preiswerteste der verfügbaren Fibrinolytika.

Urokinase (UK)
UK ist eine aus menschlichen Gewebekulturen gewonnene Protease, die ohne Kofaktor Plasminogen in Plasmin umwandelt. Das Enzym wird in der Le-

ber abgebaut, seine biologische Halbwertzeit nach Bolusinjektion beträgt 14±6 min. Da UK physiologischerweise intravasal vorhanden ist, werden allergische Reaktionen nur äußerst selten beobachtet. Die Kosten der UK im Vergleich zu therapeutisch gleich wirksamen Dosen von SK sind etwa 6mal so hoch.

Gewebsplasminogenaktivator (rt-PA)
Diese Substanz wird im menschlichen Körper vor allem von Endothel- und Gefäßwandzellen produziert und besitzt eine im Vergleich zur UK vielfach höhere Affinität zu Fibrin. Die beiden handelsüblichen Präparationen werden von Kolibakterien durch rekombinante DNA (daher rt-PA) oder Zellkulturen gewonnen. Die Wirkungsweise von rt-PA in vivo ist noch nicht vollständig erforscht; In-vitro-Versuche zeigen eine Komplexbildung mit Plasminogen, das hierdurch zu Plasmin aktiviert wird. Diese Bindung des Plasmin an den rt-PA-Fibrin-Komplex führt zum einen zur direkten Spaltung des Fibrin und schützt zum anderen das Plasmin von Inhibitoren. Der schnelle fibrinolytische Effekt von rt-PA beruht u. a. auf diesem Wirkungsprinzip. Die biologische Halbwertzeit ist abhängig von der Herkunft der Substanz; sie beträgt 3 min für das einkettige und 5,7/80 min (bimodale Verteilung) für das zweikettige Molekül. Sehr hohe Dosen von rt-PA induzieren in vitro parallel zur Fibrinolyse eine vermehrte Thrombozytenaggregation und antagonisieren so den therapeutischen Effekt. Die Kosten einer rt-PA-Therapie liegen zwischen denen einer SK- und UK-Therapie.

Fibrinolytika in der Forschung
Eine Anzahl neuer und überwiegend aus herkömmlichen Fibrinolytika weiterentwickelter Substanzen (Pro-UK, APSAC, Fab-UK u. a.) befindet sich z. Z. im präklinischen Versuch oder in ersten klinischen Erprobungsstadien. Allen gemeinsam ist eine vielfach höhere fibrinolytische Potenz verglichen mit den etablierten Substanzen. Allgemein verwertbare Ergebnisse liegen bisher jedoch noch nicht vor.

1.5.2 Indikation

Prinzipiell ist jeder Gefäßverschluß einer lokalen Fibrinolyse zugänglich. Die Indikation wird durch die entsprechende klinische Symptomatik (Stadium nach Fontaine IIb – IV, drohener Organverlust) gestellt. Je frischer der Thrombus, desto schneller und effektiver wird die Fibrinolyse durchführbar sein. Wird ein Thrombus bereits organisiert, sinkt natürlich sein Fibringehalt, und Fibroblasten sprossen ein. In gleichem Maße nimmt der Plasminogengehalt des Thrombus ab und mindert die Chancen eines Therapieerfolgs. Klinische Erfahrungen haben gezeigt, daß zwar mit dem Alter eines Gefäßverschlusses die Anzahl der Therapieversager zunimmt, andererseits aber auch mehrere Monate, in Einzelfällen bis mehrere Jahre alte Thromben langfristig erfolgreich lysiert werden können.

Es existieren verschiedene Theorien zu den prognostischen Faktoren von lysierbaren Gefäßverschlüssen, die auf Erfahrungswerten basieren. So stellt man sich vor, daß die Geschwindigkeit der Thrombusorganisation abhängig vom Gefäßkaliber ist: In kleinen Gefäßen ist dieser Prozeß wegen des geringen Durchmessers schneller abgeschlossen. Man kann davon ausgehen, daß Verschlüsse der Digitalarterien für einige Tage, der Unterarm- und Unterschenkelarterien für wenige Wochen, der Aa. femoralis, poplitea und brachialis für 2 – 4 Monate und Aorten-/Beckenverschlüsse für 6 Monate und länger erfolgreich lysierbar sind. Des weiteren wird diskutiert, welchen Einfluß das Ausmaß der Arteriosklerose im verschlossenen Gefäß auf die Organisation des Thrombus und damit die Lysierbarkeit des Verschlusses hat: Die Arteriosklerose könnte die Einsprossung von Fibroblasten verlangsamen, so daß ein Thrombus langsamer inkorporiert wird als in einem Gefäß mit gesunder Gefäßwand und damit auch für ein längeres Zeitintervall lysierbar bleibt.

1.5.3 Kontraindikation

Da Fibrinolytika nicht zwischen „nützlichen" und „schädlichen" Thromben unterscheiden können, sollte eine lokale Fibrinolyse nicht in den ersten

10–14 Tagen nach chirurgischen Eingriffen oder Traumata der zu lysierenden Region durchgeführt werden. Schwere lokale Blutungen, insbesondere aus Gefäßnähten, sind sonst unweigerlich die Folge. Auch sollte wegen der Möglichkeit systemischer Effekte eine lokale Fibrinolyse in den ersten Wochen nach intraokulären, kardio- und neurochirurgischen Eingriffen sowie mindestens 6 Wochen (einige Autoren empfehlen bis zu 6 Monaten) nach TIA oder Apoplex nicht indiziert werden. Durch Aneurysmata bedingte Verschlüsse sollen wegen der hohen Embolierate nicht lysiert, sondern primär chirurgisch therapiert werden. In unserem Krankengut haben wir bei Aneurysmen der A. poplitea die Erfahrung gemacht, daß unter Fibrinolyse auftretende Embolien immer passager waren und die erfolgreiche Lyse die Länge des anschließend erforderlichen Bypass reduzieren kann. Da eine lokale Fibrinolyse bis zu 24, gelegentlich bis zu 48 h dauern kann, muß die Ischämie der Extremität kompensiert sein. Bereits aufgetretene Nekrosen oder ein neurologisches Defizit zeigen irreversible Schäden an, die eine Kontraindikation darstellen. Die maligne Hypertonie ist wegen der erhöhten Gefahr einer intrakraniellen Blutung eine relative Kontraindikation. Absolute Kontraindikationen sind: Koagulopathien, blutende gastrointestinale Ulcera, intrakranielle Tumoren und Prozesse mit hohem Blutungsrisiko. Nachgewiesene intrakardiale Thromben sind keine absolute Kontraindikation. Jedoch sollte vor Beginn einer Fibrinolyse eine Arrhythmie therapiert werden und ein Absinken des Fibrinogenspiegels um mehr als 50 mg% (systemische Wirkung des Fibrinolytikums!) zur Unterbrechung oder Beendigung der Lyse führen.

1.5.4 Medikamentöse Zusatztherapie

Grundsätzlich ist während der lokalen Fibrinolyse eine hochdosierte Heparinisierung angeraten. Diese sollte individuell auf eine partielle Thromboplastinzeit (PTT) von 60–80 s eingestellt werden. Die Heparinisierung kann mit einem Bolus von 5000 IE bei Beginn der Fibrinolyse eingeleitet und primär mit 1000 IE/h fortgeführt werden. Die Heparinisierung kann über die Gefäßschleuse erfolgen; hierdurch wird auch Appositionsthromben an Katheter und Schleuse vorgebeugt. Durch regelmäßige Gerinnungskontrollen (s. unten) muß die Dosierung jeweils angepaßt werden.

Schmerzen, insbesondere bei Ischämie einer Extremität, müssen auf jeden Fall adäquat mit Analgetika behandelt werden; eine Sedierung ist nur in Ausnahmefällen notwendig. Die Auswahl der Analgetika und Sedativa liegt in der Verantwortung des interventionellen Radiologen, der auch über Nebenwirkungen und Komplikationen durch seine Pharmaka informiert sein muß. Falls eine orale Schmerzmedikation nicht ausreicht, führen wir eine Analgosedation mit Dormicum und Dolantin bzw. Temgesic unter anfänglicher pulsoxymetrischer Kontrolle durch; das Dosierungsschema findet sich im Kap. 5.1.3.

Patienten mit bekanntem Ulkusleiden sollten durch H_2-Blocker (2mal 400 mg Tagament oral/Tag) abgedeckt werden.

Mit Beginn der Therapie und anschließend für mindestens 6 Monate erhalten die Patienten 100 mg Acetylsalizylsäure/Tag.

1.5.5 Technik der Fibrinolyse

Abhängig von der Punktionsstelle und der zu lysierenden Gefäßregion sollten verschiedene Selektivkatheter und Drähte zur Verfügung stehen. Bei antegrader Femoralispunktion genügen üblicherweise ein gerader 4-F- oder 5-F-Katheter und ein steuerbarer Draht.

Es hat sich – auch in Anbetracht möglicher Katheterwechsel und Erweiterungen des Eingriffs – als sinnvoll erwiesen, grundsätzlich eine arterielle Schleuse einzulegen, die durch eine Hautnaht fixiert werden muß. Abgesehen von Spezialkathetern zur sog. Pulse-spray-Technik (s. unten) oder bei Verwendung von Kathetern mit mehreren Lumina, sollten nur Endlochkatheter eingesetzt werden, um ein ungewolltes Ablaufen des Fibrinolytikums über proximale Seitlöcher in Kollateralgefäße zu vermeiden.

Der Katheter wird vorsichtig bis kurz vor den Verschluß vorgeführt, und durch Kontrastmittelinjektion werden die Länge des Verschlusses und – soweit möglich – die distalen Gefäße dargestellt. Mit dem Führungsdraht wird vorsichtig der Gefäßverschluß sondiert.

Widerstände im Gefäß sollten durch Rotation und vorsichtiges Zurück- und Vorführen des Drahts und Katheters überwunden werden, um Dissektionen der Gefäßwand zu vermeiden. Bei frischen thrombotischen Verschlüssen wird lediglich die Katheterspitze in den Verschlußanfang eingeführt und das Fibrinolytikum ohne weitere Manipulationen injiziert, um ein Lösen des nicht wandadhärenten Materials zu vermeiden. Verschlüsse, die älter als 2 Wochen sind, können über die gesamte Länge vorsichtig mit Draht und Katheter passiert werden. Dann kann im Rückzug die gesamte Verschlußlänge mit Fibrinolytikum infiltriert werden und die Lyse mit Lage der Katheterspitze im Verschlußanfang fortgesetzt werden.

1.5.6 Dosierungen

Die applizierte Gesamtdosis und Dosis/h ist abhängig vom verwendeten Fibrinolytikum. Zur Zeit wird überwiegend UK bei allen angegebenen Indikationen eingesetzt; SK wird wegen der Gefahr der Allergisierung und therapeutischen Resistenz, rt-PA wegen bisher noch nicht erarbeiteter optimaler Dosierungsschemata und der anfangs berichteten erhöhten Inzidenz von Blutungskomplikationen weniger verwendet. Aus bereits genannten Erwägungen setzen wir die SK nicht mehr ein und verwenden meist UK, gelegentlich rt-PA. Bei einer Vielzahl publizierter Dosierungsvorschläge haben sich heute 2 prinzipielle Therapievarianten der lokalen Fibrinolyse etabliert:

1. die hochdosierte, meist kurzzeitige Lyse und
2. die mittel- oder niedrigdosierte Lyse.

Methode 1 wird vorwiegend bei frischen und kurzstreckigen, Methode 2 vorwiegend bei älteren und langstreckigen Verschlüssen eingesetzt, d.h. dann, wenn man eine über dem zeitlichen Durchschnitt liegende Therapiedauer erwartet. Abhängig von der aktuellen Befundänderung unter Lysetherapie kann auch von einer Therapieform auf die andere gewechselt werden. Wir beginnen meist mit hochdosierter Fibrinolytikagabe. Ist nach 4 h keine vollständige Fibrinolyse erreicht, wird nach Methode 2 weiter therapiert. Folgende Dosierungen werden empfohlen:

- SK: 10000–20000 IE zur Infiltration des Thrombus, weiter mit 10000 IE/h (Goldhaber 1990) oder 5000 IE/h (Hess et al. 1987).
- UK: 125000–250000 IE zur Infiltration des Thrombus, weiter mit 125000 IE/h (Goldhaber 1990) oder 60000 IE/h (Hess et al. 1987).
- rt-PA: 2,5 mg zur Infiltration des Thrombus, weiter mit 2,5 mg/h oder 3,5 mg/h (Hess et al. 1987). Eine kumulative Maximaldosis von 20 mg sollte nicht überschritten werden. Zusätzlich werden in neuesten Publikationen sog. Niedrigdosierungen von 0,5 mg/h empfohlen. Die Erfolgsrate ist der Standarddosierung vergleichbar, die Therapiezeit jedoch länger.

Alle Fibrinolytika sollten so verdünnt werden, daß eine Infusionsmenge von 10–25 ml/h resultiert, die über Perfusor appliziert wird. Nach unserer Erfahrung hat es sich bewährt, die Heparinisierung parallel über die arterielle Schleuse durchzuführen, um gleichzeitig eine Thrombose und – bei antegrader Punktion – eine Thrombenapposition entlang des Katheters zu verhindern.

Endpunkt der lokalen Fibrinolyse sind für uns folgende Kriterien:

- erfolgreiche Eröffnung des Gefäßes,
- kein technischer oder klinischer Fortschritt nach 4 h hochdosierter oder 12 h niedrigdosierter Lyse,
- Auftreten systemischer Nebenwirkungen.

1.5.7 Pulse-spray-Technik

Diese von Bookstein et al. inaugurierte und in den letzten Jahren auch verfeinerte Technik weicht im Ansatz und in der Durchführung etwas von den vorher beschriebenen Methoden ab. Sie kombiniert mechanische Thrombusfragmentation mit der Applikation von UK und wird daher auch als „pharmakomechanische Thrombolyse" bezeichnet. Statt eines Endlochkatheters wird ein Katheter mit multiplen, spiralig angeordneten Seitlöchern in den Thrombus eingelegt. Das Endloch wird dann mit einem 0,032″-Draht verschlossen und 2 bis 4mal/min ein kleines Quantum (Dosis s. unten) forciert injiziert. Zwischen den einzelnen Injektionen soll der Katheter jeweils um 90° rotiert und/oder nach proximal bzw. distal neu positioniert werden. Die forcierten Injektionen führen zu einer besseren Infiltration des Thrombus und bewirken gleichzeitig durch den hohen Injektionsdruck eine Fragmentierung und Vergrößerung der Thrombusoberfläche. Die große Anzahl der Seitlöcher soll zu einer besseren Verteilung des Fibrinolytikums im Thrombus führen. Die Therapiezeiten scheinen nach ersten klinischen Ergebnissen kürzer zu sein als mit herkömmlichen Infusionsmethoden.

Statt des von Bookstein angegebenen Katheters kann auch ein von Mewissen entwickelter Katheter, der ebenfalls an den distalen 5 bzw. 10 cm des Katheters multiple Seitlöcher besitzt, jedoch ein Innenlumen von 0,035 oder 0,038″ aufweist, verwendet werden. Er kann daher mit einem Katzen-Infusionskatheter (0,038″ Außendurchmesser) kombiniert werden, der ähnlich wie der Katheter an seinem distalen Ende wahlweise zwischen 6–24 spiralig angeordnete Seitlöcher über 3–12 cm aufweist. Auf diese Weise kann eine längere Thrombusstrecke gleichzeitig therapiert werden. Die Dosis/min kann dann zwischen Draht und Katheter geteilt werden. Wird mit einer Injektionspumpe gearbeitet, so müssen die Druckgrenzen des Mewissen- (1050 ψ) und des Katzen-Katheters (350 ψ) beachtet werden.

Nach unserer Erfahrung lassen sich lange Verschlüsse mit der Pulse-spray-Technik sehr schnell wiedereröffnen, da die Angriffsfläche für das Fibrinolytikum erheblich vergrößert wird. Die Injektionslösung hat eine Konzentration von 25000 IE UK/ml, d.h. 250000 IE UK werden in einer 10-ml-Spritze vorbereitet. 1mal/min wird 1 ml dieser Lösung mittels einer Injektionspumpe injiziert, so daß die erste Phase der Lyse 10–20 min dauert. Falls zu diesem Zeitpunkt noch kein Fluß im Gefäß nachweisbar ist, wird die gepulste Injektion mit einer verringerten Dosis von 5000 IE/ml in gleicher Technik fortgesetzt. Ist Fluß vorhanden, kann auch eine Infusion mit 2000 IE/min angeschlossen werden.

1.5.8 Angiographische Kontrollen/Monitoring

Zur Vermeidung von überlangen Lysezeiten und Komplikationen durch systemische Nebenwirkungen muß der Patient unter lokaler Fibrinolyse engmaschig kontrolliert und ständig überwacht werden. Abhängig von örtlichen Gegebenheiten können die Patienten auf Stationen mit speziell erfahrenem Personal (z.B. gefäßchirurgische Abteilungen) verlegt werden. Ist dies nicht möglich und stehen keine abteilungseigenen Betten mit geschultem Personal zur Überwachung zur Verfügung, so sind diese Patienten wachstationspflichtig. Vor Beginn der Lyse und in Abständen von 2 h (Methode 1) bzw. 4 h (Methode 2) sollten alle relevanten Gerinnungsparameter (PTT, Quick, Fibrinogen, Thrombinzeit) bestimmt werden. Hierbei ist zu beachten, daß unter rt-PA-Therapie häufig keine Veränderung dieser Parameter beobachtet wird und somit systemische Wirkungen und drohende Komplikationen prospektiv nicht immer erkannt werden können.

Zur laborchemischen Kontrolle der Effizienz der Fibrinolyse eignet sich am besten die Bestimmung der Fibrinspaltprodukte (FSP), die in vielen Kliniken jedoch noch nicht als Routine angeboten wird. Hier kann auch die Reptilasezeit bestimmt werden, die unabhängig von der Heparinisierung eine Aussage über die Effizienz der Fibrinolyse erlaubt. Unter adäquater Lysetherapie und adjuvanter Heparinisierung sollte die PTT bei 60–80 s liegen, der Quick unverändert bleiben und die Thrombinzeit (SK) um nicht mehr als 50% verlängert werden. Ein Abfall des Fibrinogens um mehr als 50 mg% zeigt eine beginnende systemische Wirkung der Fibrinolyse an; bei einem Abfall des Fibrinogens unter 100 mg% sollte die Fibrinolyse beendet werden. In Einzelfällen kann physiologische Kochsalzlösung über den Lysekatheter infundiert werden, bis das Plasmafibrinogen wieder auf Werte über 200 mg% angestiegen ist, und dann die Lyse niedrig dosiert fortgesetzt werden. Erfahrungsgemäß ist bei diesen Patienten jedoch ein erneuter schneller Abfall des Fibrinogens zu erwarten.

Bei manifester systemischer Wirkung (Blutung) kann auch Fibrinogen substituiert und/oder die Heparinwirkung durch Protamin antagonisiert werden.

Blutdruck und Puls müssen halbstündlich kontrolliert und die Punktionsstelle hinsichtlich einer Blutung oder Entwicklung eines Hämatoms inspiziert und palpiert werden (keine großen Verbände!).

Angiographische Kontrollen sind abhängig vom Fortschritt der Fibrinolyse. Bei schneller Wiedereröffnung des Gefäßes sollte in Abständen von 1–2 h kontrolliert werden, um die Katheterspitze immer wieder optimal in den Thrombus zu plazieren und einen Abfluß des Fibrinolytikums über wiedereröffnete Kollateralen zu verhindern. Die von manchen Autoren angegebene Praxis, den Patienten während der gesamten Fibrinolyse auf dem Angiographietisch zu lassen und häufiger zu kontrollieren und die Katheterlage zu korrigieren, ist sicher wünschenswert, aber aus Kapazitätsgründen nicht in allen Abteilungen realisierbar.

Bei protrahiertem Lyseerfolg genügen Kontrollen in längeren Abständen (z. B. alle 4 h). Es ist geschickt, die Laborkontrollen so abzustimmen, daß jeweils zur angiographischen Kontrolle die aktuellen Werte vorliegen und so eine adäquate Entscheidung zum weiteren Prozedere getroffen werden kann.

1.5.9 Komplikationen

Hier ist zu unterscheiden zwischen Komplikationen an der Punktionsstelle, lokalen Nebenwirkungen der Fibrinolyse/Kathetermanipulation und systemischen Nebenwirkungen. Blutungskomplikationen treten unter SK häufiger als unter UK auf. Untersuchungsserien mit rt-PA weisen z. T. deutlich höhere, z. T. deutlich niedrigere Blutungsraten auf.

Punktionsstelle. Bei durchschnittlich 4–25% (Mittel: 5–8%) der Patienten werden unter oder nach Fibrinolyse Hämatome beobachtet, die nur in Einzelfällen transfusions- oder operationspflichtig sind. Pseudoaneurysmata und arteriovenöse Fisteln treten in 0,2–1,4% auf.

Lokale Nebenwirkungen. In bis zu 15% der Fälle beobachtet man periphere Embolien; hier muß man allerdings unterscheiden zwischen den häufigen, klinisch stummen, lediglich angiographisch nachweisbaren Embolien und der Embolie, die zu dem akuten klinischen Bild der ischämischen Extremität führt (5%). Ursache ist entweder eine Fragmentierung des Thrombus mit Okklusion aller peripheren Stammarterien oder die Verlegung von Kollateralgefäßen. In der Mehrzahl dieser Fälle führt die weitere Fibrinolyse, u. U. mit Lagekorrektur der Katheterspitze, zu schneller Besserung. Bei einer ischämischen Extremität ist jedoch eine rasche Rekanalisierung unabdingbar, um ein Kompartmentsyndrom (2–6%) oder eine Amputation (0,2–8,5%) zu vermeiden. Ist eine zeitgerechte Lyse nicht zu erreichen, muß chirurgisch thrombektomiert werden.

Gefäßspasmen werden bei 0,2–3% der Patienten, insbesondere bei lokaler Fibrinolyse der oberen Extremität, beobachtet und können mit lokal oder systemisch applizierten Spasmolytika behandelt werden (150 µg Nitroglyzerin langsam i.a., 10–20 mg Nifedipin sublingual). Dissektionen werden in 7% der Fälle, Appositionsthromben am Katheter in 3–11% gefunden.

Systemische Nebenwirkungen. Intrazerebrale und gastrointestinale Blutungen sind bei richtiger Indikationsstellung eine Rarität. Retroperitoneale Blutungen, spontan oder von der Leistenpunktion ausgehend, können gelegentlich auch noch einige Tage nach Beendigung der Fibrinolyse beobachtet werden und haben in Einzelfällen zu letaler Hämorrhagie geführt. Nierenversagen wird bei bis zu 5% der Patienten beobachtet und ist in 70% der Fälle reversibel. Neben dem kontrastmittelinduzierten Nierenversagen muß hier auch an die Myoglobinurie bei Revaskularisation einer ischämischen Extremität gedacht werden (Crush-Niere). Übelkeit und Erbrechen werden in 6–14%, v. a. unter SK (Allergie!) beobachtet, Myokardinfarkte bei 1,3% der Patienten. Sepsisähnliche Krankheitsbilder treten bei 1,8% der Patienten auf. Die Mortalität der lokalen Fibrinolyse liegt zwischen 0,5 und 1,4%.

1.5.10 Spezielles zu einzelnen Gefäßregionen und Ergebnisse

1.5.10.1 Becken und untere Extremität

Grundsätzlich ist der „kürzeste Weg“ zum Verschluß zu wählen. Tritt ein akuter Verschluß während einer perkutanen Angioplastie auf, sollte über den schon vorhandenen arteriellen Zugang die Fibrinolyse erfolgen. Verschlüsse in der Peripherie werden am besten durch antegrade Femoralispunktion erreicht (Abb. 1.25 und 1.26). Proximale Femoralis-superficialis-Verschlüsse ohne stummelähnliches Restlumen sind leichter und komplikationsärmer von der kontralateralen Leiste aus zu sondieren. Bei lokaler Fibrinolyse der Beckenarterien

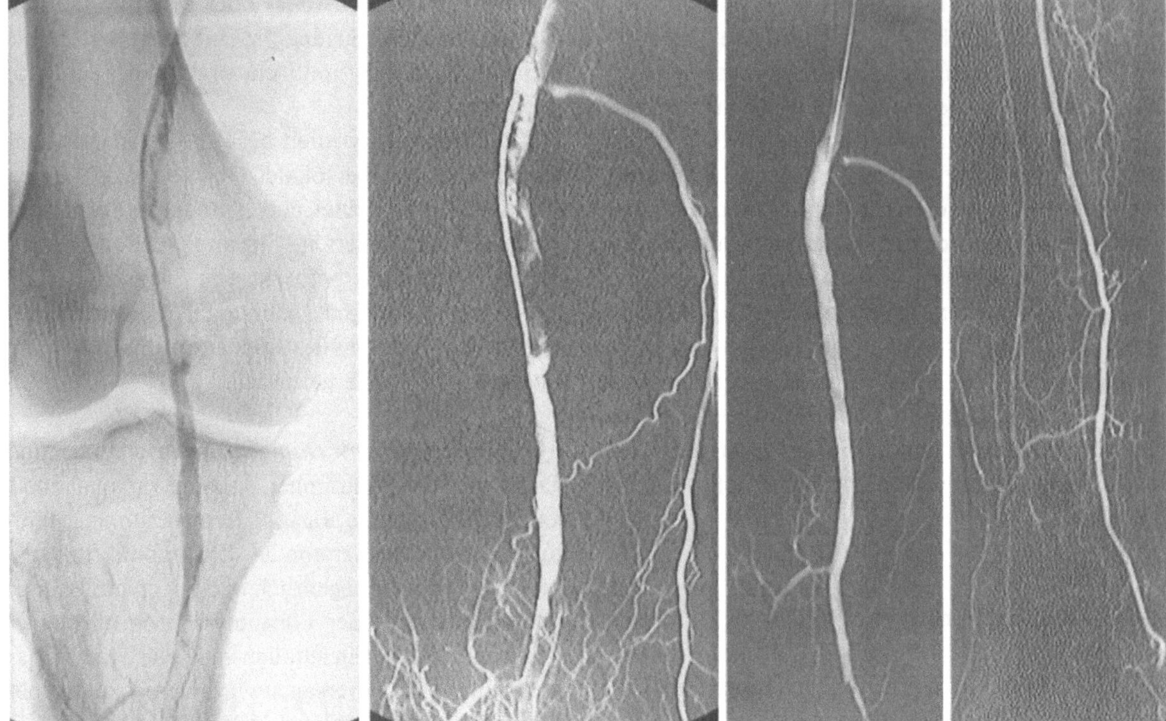

Abb. 1.25 a – d. Lokale Fibrinolyse eines 2-Etagen-Verschlusses der Unterschenkelarterien. 67jähriger Patient mit akuten Ruheschmerzen im rechten Unterschenkel. Anamnestisch keine periphere arterielle Verschlußkrankheit bekannt. Die antegrade Arteriographie der Kniegelenkregion rechts (**a, b**) zeigt einen 2-Etagen-Verschluß der A. poplitea und des Tractus tibiofibularis mit frischem thrombotischen, z. T. noch kontrastmittelumflossenen Material. Die fehlende Kollateralisation spricht bereits für eine akute Thrombose bzw. Embolie des Gefäßes. Nach hochdosierter Lyse (1 Mio. IE Urokinase über insgesamt 3 h) ist die A. poplitea komplett wiedereröffnet (**c**); am Unterschenkel stellt sich als einzig komplett durchgängiges Gefäß die A. tibialis posterior bis zum oberen Sprunggelenk dar (**d**). Periphere Embolien sind nicht nachzuweisen. Der Patient ist mit Abschluß der Fibrinolyse beschwerdefrei

Abb. 1.26 a – e. Lokale Fibrinolyse nach akutem Verschluß eines distalen femoropoplitealen Bypasses. 73jähriger Patient mit 2 Wochen zuvor aufgetretenen Ruheschmerzen in der linken Wade und Minderung der vorher unlimitierten Gehstrecke auf 20 m. Bei gutem Leistenpuls sind keine peripheren Pulse palpabel. Anamnestisch distaler femoropoplitealer Bypass wegen Popliteaaneurysmas vor 9 Monaten. Die Arteriographie des linken Beins (**a, b**) zeigt einen kompletten Verschluß des Benenbypasses mit spärlicher Kollateralisierung; alle 3 Unterschenkelarterien füllen sich über Kollateralen, zeigen jedoch auch partielle thrombotische Verschlüsse. Nach 2 1/2 h hochdosierter lokaler Fibrinolyse (750000 IE Urokinase) ist der Bypass wieder eröffnet (**c**). Als Ursache demarkiert sich eine Stenose der distalen Anastomose. Die Patch-Plastik der distalen Anastomose ist aneurysmatisch erweitert und enthält noch Restthromben. Nach PTA der distalen Anastomose mit einem 5-mm-Ballonkatheter ist das Lumen regelrecht wiederhergestellt und der Bypass komplett offen (**d, e**); die proximalen Unterschenkelarterien sind ebenfalls frei durchgängig ohne Restthromben. Der Patient ist nach Abschluß der lokalen Fibrinolyse und PTA beschwerdefrei. Die aneurysmatisch erweiterte Penchplastik wurde zweizeitig revidiert, um eine Wiederverschluß des Bypasses zu vermeiden ▶

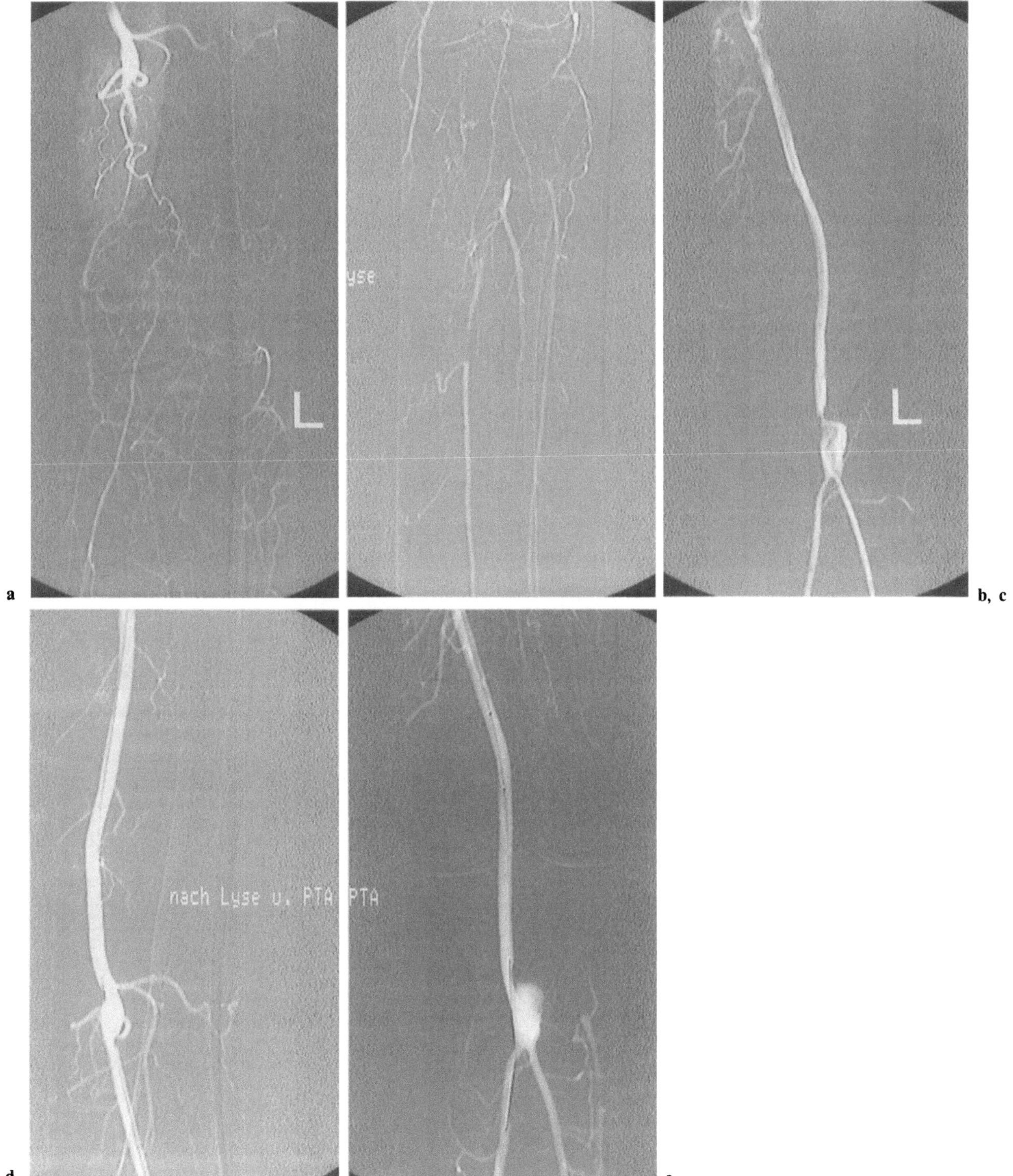
L
yse
L
nach Lyse u. PTA
PTA
a
b, c
d
e

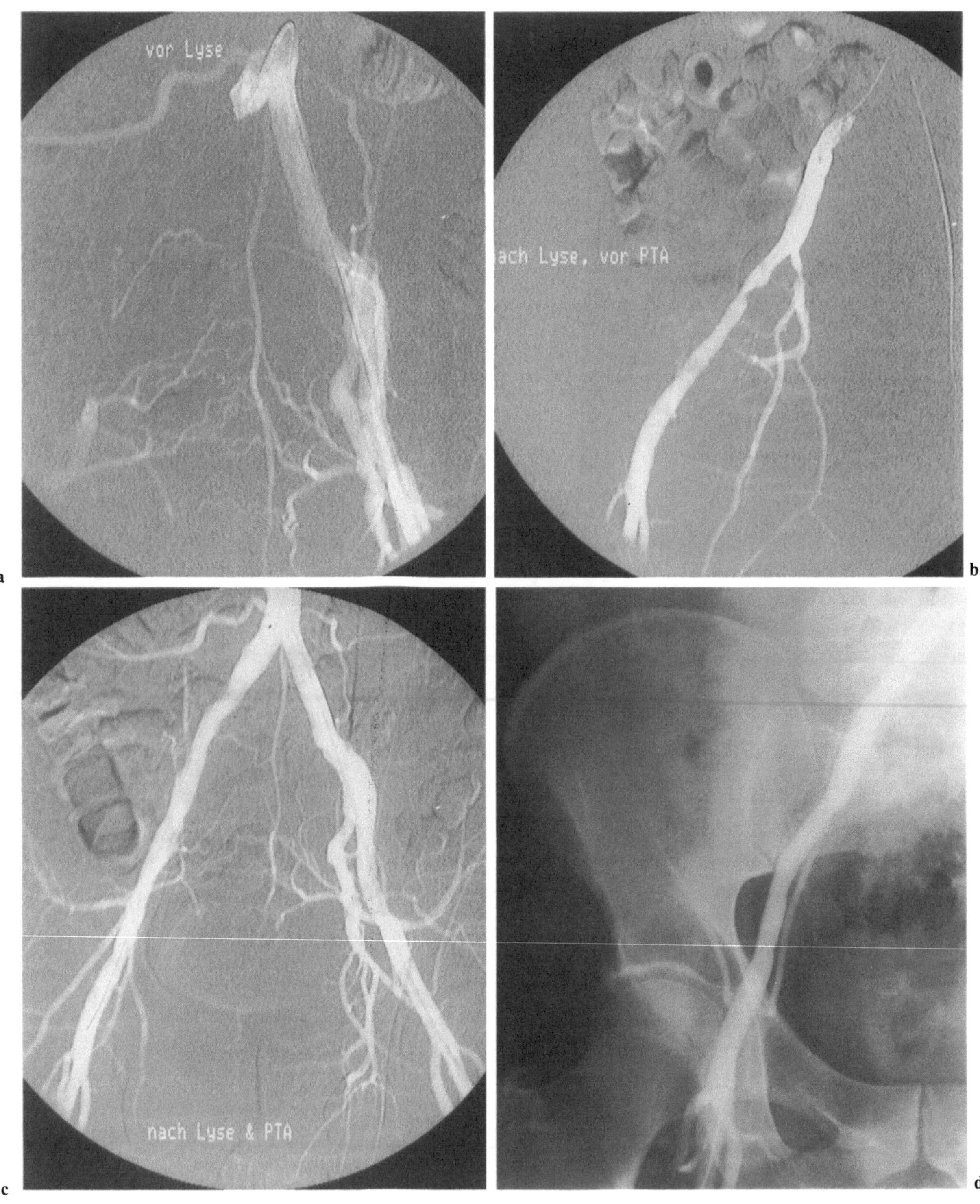
vor Lyse
ach Lyse, vor PTA
nach Lyse & PTA
a
b
c
d

wählen wir ebenfalls den Zugang von der kontralateralen Leiste, um eine lokale Lyse der Punktionsstelle zu vermeiden (Abb. 1.27). In Fällen bilateraler Beckenarterienverschlüsse kann auch ein transbrachialer oder transaxillärer Zugangsweg gewählt werden. Hier ist allerdings das erhöhte Komplikationsrisiko durch Blutungen aus der Punktionsstelle zu berücksichtigen.

Ergebnisse. Der technische Erfolg liegt zwischen 56 und 80%, wobei eine Verschlußdauer über 40 Tage offenbar ein negativer Prognosefaktor ist. Klinische Besserung wird in bis zu 92% berichtet, Symptomfreiheit in 56–66%. Bisherige Untersuchungen zur Pulse-spray-Technik geben technische Erfolge bis 100% an.

Reokklusionen (bis 30 Tage) treten bei einem Viertel der Patienten auf. Die sekundäre Offenheitsrate liegt nach einem Jahr bei 73%, nach 5 Jahren bei 63%.

1.5.10.2 Obere Extremität

Arterielle Verschlüsse der oberen Extremität haben – im Gegensatz zu denen der Becken- und Beinarterien – meist eine embolische Ursache. Auch wenn über Alter und Herkunft des Embolus (z. B. kardialer Thrombus, Atherom der A. subclavia) meist nur spekuliert werden kann, ist immer dann die lokale Lyse indiziert, wenn keine bedrohliche akute Ischämie besteht, die einige sofortige chirurgische Intervention erfordert, und keine multiplen peripheren Embolien vorliegen, die durch eine lokale Lyse nicht erfolgreich behandelt werden können. Nicht lysierbare Anteile eines Verschlusses können so demaskiert und in einem meist lokalen gefäßchirurgischen Eingriff entfernt werden. Bei distalen Verschlüssen sollten zur Vermeidung von katheterinduzierten Spasmen und Verschlüssen Koaxialsysteme (z. B. Tracker 18) eingesetzt werden.

Ergebnisse. In dieser Gefäßregion ist im Vergleich zu anderen Regionen der technische Erfolg noch mehr abhängig vom Alter des Verschlusses und wird mit 50–83% angegeben. Ein klinischer Erfolg ist bei fast allen Patienten zu beobachten. Über Amputationen nach Fibrinolyse wurde bisher nicht berichtet. In einer Studie waren 80% der Patienten 19 Monate nach lokaler Fibrinolyse noch beschwerdefrei.

◀ **Abb. 1.27 a–d.** Lokale Fibrinolyse eines Beckenarterienverschlusses. 43jähriger Patient mit mehrjähriger Anamnese, einer peripheren arteriellen Verschlußkrankheit Stadium II a. Vor 3 Monaten rasche Progredienz (kein Akutereignis!) in Stadium IIb mit einer Gehstrecke von 30 m rechts. In der Becken-Bein-Arteriographie Nachweis eines kompletten Beckenarterienverschlusses rechts ohne weitere Stenosen oder Verschlüsse in der rechten Extremität. Die Sondierung der rechten A. iliaca communis vor Beginn der lokalen Fibrinolyse (**a**) zeigt einen kompletten Verschluß aller Beckengefäße der rechten Seite und eine schwache Wiederauffüllung der A. femoralis communis rechts. Mit Lage der Katheterspitze im proximalen Thrombus Lyse über insgesamt 18 h mit einer Gesamtdosis von 3 Mio. IE UK; der angiographische Befund nach lokaler Fibrinolyse (**b**) zeigt antegraden Fluß in den rechten Beckenarterien mit einer residualen Stenose der A. iliaca externa von ca. 80%. Nach Cross-over-PTA mit einem 8-mm-Ballonkatheter gute Perfusion ohne Reststenose (**c**). Eine retrograde Nadelarteriographie 6 Monate nach dem interventionellen Eingriff (**d**) zeigt ein unverändert regelrechtes Ereignis ohne Restenosierung. Der Patient ist weiterhin beschwerdefrei mit unlimitierter Gehstrecke

1.5.10.3 Viszeralarterien

Hier existieren bisher nur Berichte über einzelne Fälle bei akutem Verschluß der A. mesenterica superior und insbesondere der Nierenarterien. Hier ist sicher dann die lokale Lyse indiziert, wenn nach perkutaner Angioplastie ein akuter Gefäßverschluß auftritt. Prinzipiell limitierend sind die kurzen Ischämiezeiten für Niere und Darm bei Körpertemperatur. Die chirurgische Embolektomie ist zur Erhaltung des Organs vorzuziehen. Lediglich beim inoperablen oder Hochrisikopatienten wäre die Fibrinolyse zum Organerhalt als Notfalltherapie indiziert. Hier sind jedoch strikte zeitliche Begrenzungen der Lysetherapie zu beachten, um eine schwere Blutung in ein inzwischen infarziertes Organ zu vermeiden (z. B. keine Lyse über 6 h bei komplettem Nierenarterienverschluß).

1.5.10.4 Pulmonalarterien

Die Indikation zur lokalen Lyse bei pulmonalen Embolien ist fraglich, da bereits eine systemische Fibrinolyse mit rt-PA ein durchschnittliches Intervall bis zur Rekanalisation von 2–6 h gezeigt hat.

Insofern ist der Nutzen einer lokalen Therapie umstritten, da der Patient, der nicht chirurgisch embolektomiert werden muß, genügend Zeit für die weniger invasive systemische Lyse hat. Es gibt auch die alternative Meinung, daß bei allen Patienten mit nachgewiesener Lungenembolie primär eine lokal hochdosierte Lyse durchzuführen ist. Hier werden Dosierungen von 50–90 mg rt-PA oder 3 Mio. IE UK über 2 h angegeben; die Erfolgsrate liegt bei 90%.

Erfahrungen mit einer gleichzeitigen Fragmentierung des Thrombus über einen selektiven Pulmonaliskatheter sind bisher zu lückenhaft, um eine allgemeingültige Empfehlung aussprechen zu können. Der Ansatz, durch mechanische Zerkleinerung des Thrombus gleichzeitig den pulmonal-arteriellen Druck zu senken und die Oberfläche des Thrombus zu vergrößern, erscheint jedoch vielversprechend.

1.5.10.5 Dialyseshunts

In fast allen Fällen handelt es sich um PTFE-Shunts. Nur in wenigen Fällen ist eine Sondierung der arteriellen Anastomose über einen typischen (z.B. transfemoralen) Zugang möglich. Üblicherweise erfolgt die Diagnose und Therapie durch direkte Punktion des Shunts. Insofern ist häufig die „gekreuzte Kathetermethode" notwendig, d.h. durch direkte Punktion des Shunts wird je ein kurzer Katheter in Richtung venöse und arterielle Anastomose vorgeführt und das Fibrinolytikum parallel infundiert. Bei Shuntthrombosen liegt in 86% ein mechanisches Problem (in zwei Drittel der Fälle eine venöse Anastomosenstenose) vor, das nach erfolgreicher Lyse angiographisch nachgewiesen werden muß und ggf. in der gleichen Sitzung perkutan therapiert werden sollte. Eine spezielle Kontraindikation ist lediglich der infizierte Shunt.

Ergebnisse. Die technische Erfolgsrate liegt bei nahezu 100%, Rethrombosen innerhalb 24 h werden bei 7% der Patienten berichtet. Primäre und sekundäre Offenheitsraten liegen bei 26 bzw. 51%.

1.5.10.6 Arterielle Bypasse

Da akute Bypassverschlüsse häufig zu einer akuten klinischen Symptomatik führen, werden sie schnell erkannt, und die Erfolgsaussichten für eine lokale Fibrinolyse sind hoch. In Vergleichsserien hat die lokale Lyse eine höhere Erfolgsrate als die chirurgische Therapie. Auch wenn die gesamte Thrombusmasse groß ist, kann in der Mehrzahl der Fälle innerhalb kurzer Zeit, oft bereits nach 15–30 min, ein antegrader Fluß im Bypass wiederhergestellt werden, da das thrombotische Material relativ frisch ist und keine Kollateralen den Abfluß des Fibrinolytikums ermöglichen (s. Abb. 1.26). Verzögerte Eröffnung des Bypasses oder Therapieversagen beruht meist auf schlechtem peripherem Abstrom oder gleichzeitiger Thrombose der distal des Bypasses gelegenen Gefäße. Meist sind mechanische Probleme, insbesondere Anastomosenstenosen, die Verschlußursache und sollten, wenn möglich interventionell-radiologisch behoben werden (s. Abb. 1.26).

Bei femoropoplitealen Bypasses ist – ähnlich den proximalen A.-femoralis-superficialis-Verschlüssen – der Zugang von der kontralateralen Leiste zu wählen. Bei üblicher Operationstechnik muß der Bypass am ventralen Aspekt der A. femoralis communts gesucht werden (Bildverstärker zur Gegenseite 30–45° angulieren). Hier sollten Selektivkatheter mit einer Mindestlänge von 100 cm (z.B. Vertebraliskatheter) eingesetzt werden. Muß eine Ballonangioplastie angeschlossen werden, ist auf genügend lange Ballonkatheter und Wechseldrähte zu achten.

Bypassverschlüsse während des ersten postoperativen Monats sollten nicht lysiert werden, da hier ein hohes Risiko der Blutung aus den Anastomosen (Kompartmentsyndrom!) und der Bypassleckage bei Kunststoffbypassen besteht; des weiteren ist bei Verschlüssen zu diesem Zeitpunkt fast immer ein operationstechnisches Problem die Ursache, so daß die chirurgische Revision die Therapie der Wahl ist.

Ergebnisse. Technische Erfolge werden für 75–88%, klinische Erfolge für 66–85% der behandelten Patienten berichtet. Venenbypasses zeigen deutlich bessere Ergebnisse als Kunststoffprothesen. Da mechanische Probleme meist ursächlich sind, liegt die primäre Offenheitsrate ohne zusätzliche Korrektur einer Stenose bei 23% und 10% nach 1 bzw. 2 Jahren. Wird die ursächliche Läsion interventionell oder gefäßchirurgisch angegangen, liegen die entsprechenden Offenheitsraten bei 89 bzw. 79%.

1.5.11 Kombination mit anderen Therapieverfahren

Zur Reduktion der Therapiedauer (und damit auch der Komplikationen) sind adjuvante Verfahren vorgeschlagen worden, die entweder eine Fragmentation des Thrombus zur Vergrößerung der Oberfläche oder eine Aspiration mit Verringerung der Thrombusmasse zum Ziel haben. Die Pulse-spray-Thrombolyse wurde bereits genannt; andere Fragmentationsverfahren haben das klinisch-experimentelle Stadium noch nicht verlassen. Dagegen wird die Aspirationsembolektomie bei langen und vorwiegend frischen Verschlüssen klinisch bereits erfolgreich angewandt. Die technische Erfolgsrate liegt bei 88%. Voraussetzung ist die Einlage einer großen Schleuse (meist 9 F), um den weitlumigen Aspirationskatheter mehrfach einführen zu können. Gefahren sind die Dissektion des Gefäßes (2,9%) und das erhöhte lokale Blutungsrisiko von insgesamt 9% (2% der Patienten müssen operativ versorgt werden).

In 2. Drittel der Fälle demaskiert sich nach erfolgreicher Fibrinolyse eine Gefäßläsion (Stenose, kurzer älterer Verschluß), die nicht durch das Verfahren therapiert wurde. Hier sollte das notwendige perkutane Verfahren zur Behandlung der oft ursächlichen Läsion eingesetzt werden (Ballonangioplastie, Atherektomie, Stent) oder eine chirurgische Revision im Anschluß erfolgen. Einige Autoren empfehlen ein 2- bis 3tägiges Intervall unter Heparinisierung, bevor die Angioplastie in einem zweiten Eingriff durchgeführt wird. Bei gutem peripherem Abstrom schließen wir weiterführende angioplastische Verfahren direkt an die Fibrinolyse an (s. Abb. 1.26 und 1.27).

Literatur

Goldhaber SZ (1990) Thrombolysis in venous thromboembolism. An international perspective. Chest 97/4 [Suppl I]:176S–181S

Hess H, Mietaschk A, Brückl R (1987) Peripheral arterial occlusions: A 6-year experience with local low-dose thrombolytic therapy. Radiology 163:753–758

Loscalzo J (1990) An overview of thrombolytic agents. Chest 97/4 [Suppl]: 117S–123S

McNamara T (1988) Technique and results of "higher-dose" infusion. Cardiovasc Intervent Radiol 11:548–557

Pfyffer M, Schneider E, Jäger K, Küpferle L, Bollinger A (1989) Lokale Thrombolyse von akuten und subakuten Unterarm-, Hand- und Fingerarterienverschlüssen. Früh- und Spätergebnisse. VASA 18:128–135

Schneider E (1989) Die perkutane transluminale Angioplastie, lokale Thrombolyse und perkutane Thrombenextraktion in der Behandlung von Extremitätenarterienverschlüssen. Internist 30:440–445

Sullivan K, Gardiner GA Jr, Kandarpa K et al (1991) Efficacy of thrombolysis in infrainguinal bypass grafts. Circulation 83 [Suppl I]:99–105

Traughber PD, Cook PS, Micklos TJ, Miller FJ (1987) Intraarterial fibrinolytic therapy for popliteal and tibial artery obstruction: Comparison of streptokinase and urokinase. Am J Roentgenol 149:453–456

Valji K, Bookstein JJ, Roberts AC, Davis GB (1991) Pharmacomechanical thrombolysis and angioplasty in the management of colloted hemodialysis grafts: Early and late clinical results. Radiology 178:243–247

Valji K, Roberts AC, Davis GB, Bookstein JJ (1991) Pulsed-spray thrombolysis of arterial and bypass graft occlusions. Am J Roentgenol 156:617–621

1.6 Angioskopie

J. LAMMER und F. WINKELBAUER

Zwei Entwicklungen machten die Herstellung flexibler Angioskopen möglich: Der Fortschritt auf dem Gebiet der Glasfasertechnologie und die Miniaturisierung hochauflösender Videokameras. So stehen heute Angioskope zur Verfügung, die, ähnlich wie ein Führungsdraht, einen Außendurchmesser von 0,5 mm haben und deren Flexibilität der eines Standardführungsdrahts gleicht. Damit war eine wesentliche Voraussetzung für die klinische Anwendbarkeit der Angioskopie gegeben. Da sie jedoch noch in den Kinderschuhen steckt, sind auch in Zukunft rasche Verbesserungen des Qualitätsstandards zu erwarten.

1.6.1 Anatomie und Pathophysiologie

Theoretisch ist die Angioskopie in jedem Gefäß, ob venös oder arteriell, möglich. Praktisch sind ihr allerdings durch den Gefäßdurchmesser Grenzen gesetzt. Je nach Angioskopie liegt die untere Limitierung bei einem Gefäßmindestdurchmesser von 1 mm. Nachoben limitieren Lichtstärke und Ausleuchtbarkeit die Einsatzmöglichkeit. Als ideal sind Gefäße mit einem Innendurchmesser von 2–8 mm zu bezeichnen. Weiter wird die Angioskopie durch eine starke Schlängelung des Gefäßes behindert und schwierig, wenn nicht unmöglich.

1.6.2 Indikation

Die Angioskopie ist ein junges Diagnoseverfahren und hat daher noch keine gesicherten Indikationen. Folgende Gefäßregionen eignen sich für die Angioskopie:

- Koronararterien,
- Becken-Bein-Arterien,
- Becken-Bein-Venen,
- Dialyseshunts.

Diagnostik vor Intervention:
- exzentrische Stenose/konzentrische Stenose,
- thrombotischer/arteriosklerotischer Verschluß.

Diagnostik während Intervention:
- Sondierung einer Knopflochstenose

Diagnostik nach Intervention:
- Reststenose oder unregelmäßiges Gefäßlumen (Intimasegel, Dissektion, Appositionsthrombus),
- Embolie (Thrombus oder Plaque),
- Intimahyperplasie bei Gefäßstent.

1.6.3 Medikamentöse Zusatztherapie

Während der Angioskopie empfiehlt sich eine systemische Gerinnungshemmung mit 5000 IE Heparin i.v. oder i.a. Die Antikoagulation soll Appositionsthromben am Ballonokklusionskatheter oder am Angioskop verhindern.

1.6.4 Beschreibung und Funktionsprinzip

1.6.4.1 Angioskop

Die beiden wichtigsten Bestandteile eines Angioskops sind ein Glasfaserbündel für die Ausleuchtung des Gefäßes und ein zweites Faserbündel für die Sicht. Die Anordnung dieser beiden Faserbündel ist verantwortlich für eine homogene Ausleuchtung des Zielgebiets sowie für ein uneingeschränktes Sichtfeld ohne blinden Fleck. Linsensysteme sind verantwortlich für die Tiefenschärfe und Fokussierung des Angioskops.

Weitere Funktionen erfüllt ein Arbeitskanal, der der Spülung des Gefäßsystems und auch für Instrumente (Führungsdraht, Katheter, Lasersonde) dient (Abb. 1.28). Ist die Spitze des Angioskops deflektierbar, so sind Seilzüge in das Instrument eingebaut.

1.6.4.2 Lichtquelle

Für eine homogene Ausleuchtung des Gefäßes sind extreme Lichtstärken notwendig, die es durch die Glasfasern zu leiten gilt. Bei der Einkoppelung in das Faserbündel muß verhindert werden, daß es zu einer extremen Hitzeentwicklung kommt. Es werden derzeit Xenondampf(Kaltlicht)-Lampen (300 W) verwendet. Eine ungenügende Ausleuchtung führt zu deutlicher Beeinträchtigung der Bildqualität (z. B. Farbe, Tiefenschärfe, Auflösung).

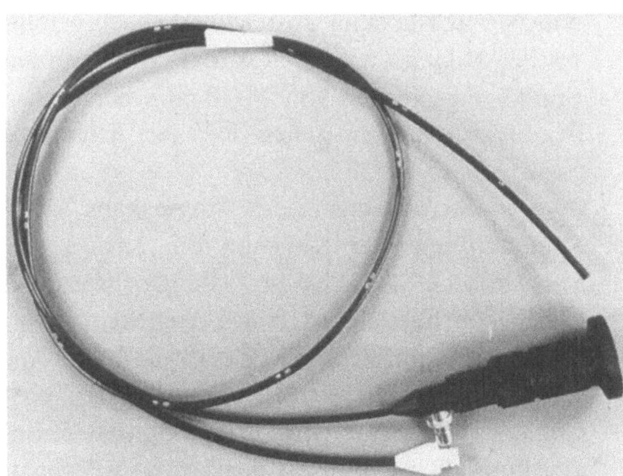

Abb. 1.28. 2-mm-Angioskop mit Spül- und Arbeitskanal

1.6.4.3 Videokamera

Eine Angioskopie ohne Videodokumentation ist nicht zielführend, da zum einen dynamische Vorgänge wie flottierende Thromben oder Plaques dokumentiert werden sollen, zum anderen die blutfreien Bildszenen kurz sind. Infolge einer Videodokumentation kann eine Szene wiederholt betrachtet werden, so daß sich mehrmalige Injektionen mit NaCl-Lösung erübrigen. Videokameras sollen einerseits möglichst klein und leicht sein, andererseits über ein hohes Auflösungsvermögen, eine gute Lichtempfindlichkeit und eine hohe Farbtreue verfügen.

Des weiteren ist zu wünschen, daß das ursprüngliche Bild mit einem Durchmesser von ca. 0,2 mm ohne wesentlichen Qualitätsverlust auf ca. 10 cm Durchmesser auf dem Farbmonitor vergrößert wird. Die oben beschriebenen technischen Probleme weisen auf die hohen Anforderungen hin, die eine Angioskopie-Videokamera zu erfüllen hat.

Um Licht- und Qualitätsverluste zu vermeiden, ist es vorteilhaft, Angioskope zu verwenden, die auf ein Okular mit Adapter für die Videokamera verzichten und einen direkten Glasfaseranschluß des Angioskops an die Kamera besitzen und die Lichtquelle über eine Rückkopplungsschaltung direkt von der Kamera geregelt wird.

1.6.4.4 Videorekorder

Neben den üblichen Funktionen und Qualitätskriterien ist auf eine qualitativ hochwertige Standbildfunktion besonders zu achten. Charakteristische Standbilder können bei guter Qualität über Digitizer, Videoprinter oder Diakamera dokumentiert werden.

1.6.4.5 Infusionspumpe

Für eine klare Diagnose ist das Gefäß im Untersuchungsbereich blutfrei zu spülen. Da der Bluteinstrom auch retrograd über Kollateralen erfolgen kann, muß die Injektion der Spüllösung sowohl die Flußrate von durchschnittlich 5–15 ml/s als auch den systolischen Blutdruck überschreiten.

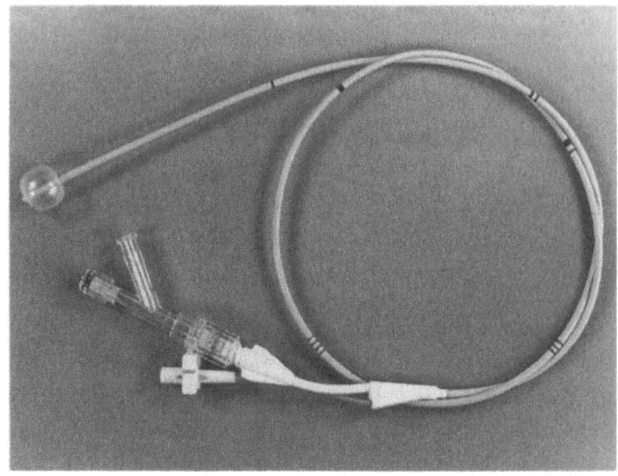

Abb. 1.29. Latexballon-Okklusionskatheter für Angioskope

Die besten Ergebnisse werden unter Verwendung einer volumen- und druckgesteuerten Injektionspumpe (Rollerpumpe) erzielt. Dadurch wird bei gleichzeitiger Verbesserung der Bildqualität und Verlängerung der Szenendauer der Gesamtverbrauch an Spülflüssigkeit vermindert.

1.6.4.6 Ballonokklusionskatheter

Zur Reduktion des antegraden Blutstroms ist eine Ballonokklusion proximal der Angioskopspitze sinnvoll. Als Okklusionskatheter eignen sich sowohl ein Latex-Okklusionskatheter (Abb. 1.29) als auch der Dilatationsballonkatheter, der für die therapeutische PTA vorgesehen ist. Der Nachteil von Ballonokklusionskathetern ist, daß sie durch ihren Eigendurchmesser meist dazu führen, daß größere Einführungsschleusen als üblich verwendet werden müssen. Aus diesem Grund wird von manchen Anwendern ein dünnwandiger Führungs- und Spülkatheter ohne Ballon bevorzugt.

1.6.4.7 Führungs- bzw. Spülkatheter

Diese Katheter erfüllen 2 Funktionen:

- direktes Heranführen der Angioskope an die zu untersuchende Läsion ohne Gefäßwandverletzung oder irrtümliche Sondierung von Kollateralen,
- direktes Heranbringen des maximalen Spülflusses an die Angioskopoptik und dadurch optimale Sichtverhältnisse.

1.6.5 Methodik

Die Angioskopie erfolgt üblicherweise perkutantransfemoral nach Punktion der Arterie in Seldinger-Technik und Einlegen einer Katheterschleuse.

1.6.5.1 Angioskopie der femoropoplitealen Arterien

- Anschluß des Angioskops, Weißabgleich, Scharfeinstellung, Test des Video-Aufnahmesystems (Patientennamen).
- Antegrades Einlegen des Führungskatheters oder Ballonokklusionskatheters über Führungsdraht unter Durchleuchtung bis ca. 5 mm vor die Obstruktion.
- Anbringen einer „hemostatic valve“ am Führungskatheter und Anschluß der Pumpe am Spülkanal der „hemostatic valve“.
- Vorsichtiges Einführen des Angioskops, um einen Knick oder Bruch zu vermeiden.
- Vorschieben des Angioskops bis zur Spitze des Führungskatheters.
- Okklusion durch Aufblasen des Ballons mit $2-3\ cm^3$ CO_2.
- Aktivierung des Videorekorders und der Pumpe. Vor Intervention ist durch den reduzierten Blutfluß im Gefäßsystem eine Spülung mit 5 ml/s NaCl-Lösung ausreichend, nach erfolgreicher Dilatation oder Rekanalisation werden Spüllösungsmengen von 7–10 ml/s benötigt.
- Beginn des diagnostischen Teils der Angioskopie:
  Zügiges Heranbringen des Angioskops unter Roadmapping und Sicht an die Läsion (ca. 5–10 mm/s). Möglichst umfassende Inspektion der Läsion durch Drehen des Angioskops. Ein direkter Kontakt zwischen Gefäßwand und Angioskopspitze soll vermieden werden. Bei problemloser Passage einer Obstruktion weitere Beurteilung auch des distal der Läsion gelegenen Gefäßes.

Die diagnostische Inspektion vor Intervention sollte auf 20 s und einen Verbrauch von 150–200 ml Spüllösung limitiert sein. Nach erfolgreicher Intervention kann die Aufnahmeszene auf ca. 30 s bei gleichzeitigem Verbrauch von etwa 300 ml Spüllösung ausgedehnt werden. Die gesamte Flüssigkeitsbelastung der Patienten sollte nicht mehr als 500 ml betragen.

1.6.5.2 Angioskopie der Beckenarterien

Die retrograde Okklusion, Spülung und Angioskopie ist technisch schwierig durchführbar. Dazu sind hohe Flußraten an Spülflüssigkeit durch einen großlumigen Ballonokklusionskatheter nötig. Daher wird ein kombiniertes Verfahren aus Crossover-Ballonokklusion und retrograder Angioskopie bevorzugt:

- Einführung eines Ballonokklusionskatheters über die kontralaterale Seite und Verschluß der proximalen A. iliaca communis oder externa.
- Retrogrades Einlegen des Angioskops in die A. iliaca externa.
- Okklusion der Beckenetage durch Aufblasen des Ballons mit 2–3 cm^3 CO_2.
- Aktivieren des Videorekorders und der Infusionsdruckspritze. Die Freispülung des Gefäßes erfolgt über den Ballonokklusionskatheter mit NaCl-Lösung (5–7 ml/s).
- Beginn der Angioskopie: Es empfiehlt sich ein zügiger Vorschub mit 10 mm/s. Aufgrund des größeren Gefäßdurchmessers ist für eine ausreichende Ausleuchtung des Gefäßes zu sorgen.

1.6.6 Ergebnisse

Normale Arterienwand: glatt, weiß-orange-gelblich gefärbt.

Arteriosklerotische Plaque: Die Lipidplaque ist erhaben, glatt und hellgelb; die Fibroseplaque ist erhaben, glatt oder von unregelmäßiger Oberfläche, gelb-weiß, kann jedoch infolge appositioneller Thromben oder Einblutungen bräunlich verfärbt erscheinen.

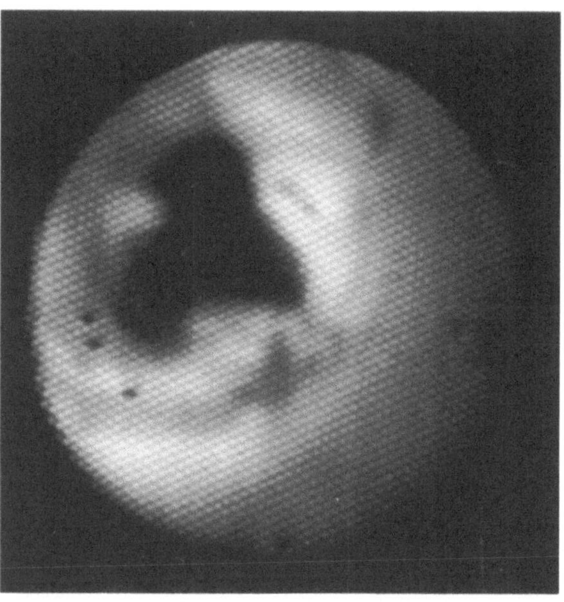

Abb. 1.30. Angioskopisches Bild einer konzentrischen Stenose nach PTA

Thromben: hellrot-schwarzrot.

Rekanalisiertes Gefäßsegment (Abb. 1.30): Nach Angioplastie sind infolge der radialen Kräfte meist deutliche Intimarisse bis ausgeprägte Dissektionen nachweisbar. Kleine Plaquesegmente oder Intimafetzen können sich oft klappenartig vor das Gefäßlumen legen, ohne jedoch den antegraden Blutfluß wesentlich zu behindern. Flottierende Plaque- und Intimaanteile können bei funktionell gutem Ergebnis angioskopisch betrachtet oftmals ein nicht adäquates Therapieergebnis vortäuschen.

Nach Rekanalisation vollständig obstruierter Segmente imponiert die Gefäßwand in diesem Abschnitt naturgemäß besonders unregelmäßig. Nach Laserrekanalisation sind immer oberflächliche Verfärbungen nachzuweisen, die durch thermische Denaturierung und Verkohlung bedingt sind. Nach intraarterieller Fibrinolyse sind immer parietale Restthromben nachweisbar.

1.6.7 Komplikationen

1.6.7.1 Gefäßverletzung

Die Spitze des Angioskops kann zu oberflächlichen Intimaläsionen führen. Schwerwiegend kann es sein, wenn eine dissezierte Plaque durch das Angioskop abgehoben wird, was zu einer vollständigen Gefäßokklusion führen kann. Aus diesem Grund empfiehlt es sich in engen, unregelmäßigen Gefäßsegmenten nach PTA, das Angioskop über einen Führungsdraht zu führen. Ist dies nicht möglich, kann der Führungskatheter über einen Führungsdraht durch das kritische Segment geführt werden. Die Inspektion erfolgt durch Rückzug von Führungskatheter und Angioskop. – In Einzelfällen wurden sogar Dissektionen und Perforationen der Gefäßwand durch das Angioskop berichtet.

1.6.7.2 Thrombose

Bei langdauernder Angioskopie, fehlender Heparinisierung und Obstruktion des Gefäßes kann es zu einem progressiv thrombotischen Verschluß des Gefäßes proximal der Okklusion und Spülung kommen.

1.6.7.3 Überwässerung des Patienten

Die Zufuhr von 500 ml NaCl in einem Zeitraum von ca. 30 min (z. B. 150 ml für diagnostische Angioskopie und 350 ml für Angioskopie nach PTA) wird auch von alten Patienten gut toleriert. Die gleichzeitige Zufuhr von Kontrastmittel beschleunigt zudem die Diurese. Wurde ausnahmsweise eine höhere Flüssigkeitsmenge injiziert, empfiehlt sich die intravenöse Gabe eines Diuretikums (z. B. Lasix).

Literatur

Beck A (1987) Perkutane transluminale Angioskopie. Radiologie 27:131

Diethrich EB, Yoffe B, Kiessling JJ et al (1992) Angioscopy in endovascular surgery: recent technical advances to enhance intervention selection and failure analysis. Angiology 43:1 – 10

Ferris JE, Ledor K, Ben-Avi DD et al (1985) Percutaneous angioscopy. Radiology 157:319 – 322

Guglakis AG, Gaitzsch A (1991) Vascular endoscopy-angioscopy: current indications. A review of the literature. Vasa 20:199 – 206

Miller A, Stonebridge PA, Jepsen SJ et al (1991) Continued experience with intraoperative angioscopy for monitoring bypass grafting. Surgery 109:286 – 293

2 Therapeutischer Gefäßverschluß benigner Erkrankungen

2.1 Klinische Indikation – Allgemeiner Teil

CHR. HERFARTH und G. W. KAUFFMANN

Die Blutung ist die Hauptindikation zu einer regionären Gefäßtherapie. Ulzera, entzündliche Gefäßerkrankungen oder Traumen können als benigne Grunderkrankungen zur Blutung führen. Grundsätzlich werden leichte Blutungen konservativ therapiert. Erst wenn die konservative Behandlung nicht zum Erfolg führt und/oder die Schwere der Blutung durch die hohe Volumensubstitution bzw. nicht mehr kompensationsmögliche Beeinflussung des Kreislaufs zur kritischen klinischen Situation führt, müssen lokale Blutungsstillungsverfahren eingesetzt werden. Hierzu stehen endoskopische Methoden (Verödung, Unterspritzung) oder chirurgische Eingriffe differenziert oder als Tamponade (Sharp u. Locicero 1992) zur Verfügung. Der interventionellen intraarteriellen Katheterbehandlung mit Okklusion kommt unter bestimmten Bedingungen eine besondere Rolle zu.

Die Katheterverschlußbehandlung wird als alternative oder auch additive Methode in das Gesamtbehandlungskonzept von viszeralen Blutungen miteinbezogen. Ausschlaggebend für die Entscheidung zwischen endoskopisch-chirurgischen, chirurgisch-resezierenden und radiologisch-interventionellen Verfahren ist der klinische Zustand des Patienten. Die klinische Situation wird durch die Blutungsintensität und die Kreislaufsituation definiert. Die allgemeinen Risikofaktoren wie Alter und Polymorbidität beeinflussen die Entscheidung. Da gerade bei der Patientengruppe mit erhöhtem Risiko die Belastung durch nichtoperative oder nichtresezierende Maßnahmen wie Endoskopie und interventioneller regionärer Gefäßverschluß deutlich geringer einzuschätzen ist, ist dem nichtoperativen Verfahren der Vorzug zu geben. Entscheidend ist jedoch auch die Sicherheit und Zuverlässigkeit der Methode. Schwierigkeit und Sicherheit der Blutstillung, Rezidivgefahr bzw. Rezidivhäufigkeit müssen mit in das Kalkül einbezogen werden. Es ist außerdem davon auszugehen, daß bei schweren Blutungen in verschiedenen viszeralen Organbereichen die Entscheidung zur Therapiewahl stets gemeinsam durch den Chirurgen bzw. den operativen Spezialisten des entsprechenden Organbereichs und den Radiologen erfolgt. Hierbei ist es unerläßlich mitabzuwägen, ob nicht ein primärer operativer Eingriff zu einem länger anhaltenden sicheren Therapieerfolg führt als das interventionelle oder das endoskopische Verfahren. Darüber hinaus gilt es mit anzurechnen, inwieweit doch notwendige anschließende operative Verfahren durch das konservative Vorgehen beeinflußt oder modifiziert werden müssen. So können z. B. bei interventionellen Verschlüssen von Gefäßendstromgebieten im Intestinaltrakt Darmwandnekrosen auftreten, die die Operationstaktik erheblich verändern bzw. spätere Risiken bedingen.

Bei Blutungen aus den Bronchialarterien als Folge von Spätveränderungen chronischer Entzündungen unterschiedlicher Ätiologie kann die Indikation zum regionären interventionellen Gefäßverschluß gestellt werden. Gerade aber auch hier kommen endoskopische Verfahren ebenso effizient zum Einsatz (Rabkin et al. 1987; Thompson et al. 1992).

Blutungen der Leber sind mit Ausnahme von Tumorhämorrhagien fast ausschließlich traumatisch oder posttraumatisch bedingt; häufig bleibt nur das Packing als palliatives Verfahren (Sharp u. Locicero 1992; Stevens et al. 1992). Sie führen entweder zu einem intraparenchymatösen bzw. subkapsulären Hämatom oder über ein arterioobiliäres Aneurysma zur Hämobilie (Yashida et al. 1987). Gerade die Katheterverschlußbehandlung mit dem heute verfügbaren koaxialen System erlaubt, bei intraparenchymatösen Blutungen der Leber im Organ selbst ohne Zerstörung bzw. Verletzung gesunden Lebergewebes eine Blutstillung durchzuführen (Amroch et al. 1992; Clouse 1989; El u. Laurence 1992). Es ist hier daher diesem Verfahren der Gefäßligatur am Leberhilus mit der konsekutiven Minderdurchblutung auch gesunder Leberparenchymareale bzw. der Gefäßligatur im zentralen Lebergewebe mit entsprechender segmentaler Darstellung der Vorzug zu geben.

Eine Embolisation von Arterien des Pankreas nach Pankreatitis, bei entzündlichen Arosionen von Bauchspeicheldrüsengefäßen, ist selten indiziert (Bresler et al. 1991; Ehrensperger 1992; el-Hamel et al. 1991). Nur die Milzarterienembolisation (Luccas 1991; Morita et al. 1991; Pitkaranta et al. 1991) oder selektive Pankreasgefäßokklusionen bei Auftreten eines Aneurysmas mit Wirsungorhagie sind eine Indikation zur Embolisation.

Blutungen aus Magen und Zwölffingerdarm unter Ausschluß der malignen Erkrankungen sind entweder auf Ulzera, Schleimhautaneurysmen oder Folgen von endoskopischen und chirurgischen Eingriffen zurückzuführen. Die häufigste Ursache für eine Blutung ist nach Abtragen von Polypen, nach einer endoskopischen Papillotomie oder nach resezierenden Verfahren zu suchen. Ein angiographischer Blutungsnachweis kann und sollte mit der Möglichkeit einer direkten Embolisation verknüpft werden. Die Schwere der Blutung, die Blutungsklassifikation mit evtl. Nachweis eines Gefäßstumpfes können zur frühen operativen Intervention zwingen (Schiessel et al. 1990; Troidl et al. 1986). Dem endoskopischen Vorgehen ist als palliative Blutungsstillungsmaßnahme bei aktiven Blutungen oder stattgehabten Blutungen mit Nachweis eines Gefäßstumpfes der Vorzug zu geben. Die Therapierichtlinien zur Behandlung eines blutenden Ulkus des oberen Gastrointestinaltrakts sind hierbei fest definiert (Thompson et al. 1992; Troidl et al. 1986). Nur unter ganz besonderen Risikobedingungen bzw. bei einer erheblich erschwerten technischen Ausgangssituation mit wiederholten Voroperationen kann der interventionelle Gefäßverschluß durchgeführt werden (Grisendi 1991).

Eine Indikation zur Katheterverschlußbehandlung im Stromgebiet von Dick- und Dünndarm ist sehr selten gegeben, da die Gefahr einer Darmwandnekrose im Endstromgebiet mit dann notwendigem operativem Eingriff äußerst groß ist (Encke et al. 1991; Horn et al. 1990; Junginger u. Böttger 1987). Ausnahmen bestehen lediglich bei Patienten mit lebensbedrohlicher Blutung und absoluter Kontraindikation für einen primären sanierenden chirurgischen Eingriff. Die intraarterielle Okklusionstherapie ist dann als palliative Maßnahme im Intervall bis zur Herstellung der Operationsfähigkeit des Patienten anzusehen (Herfarth u. Klar 1986).

Blutungen der Niere erfolgen meist durch falsche Aneurysmen nach früherer Gefäßverletzung. Die punktuelle Ausschaltung des blutenden Gefäßes ist mit Hilfe der Kathetertechnik sehr zuverlässig, eine Beeinträchtigung des umgebenden Parenchyms ist praktisch ausgeschlossen. Die Indikation zum interventionellen Eingriff ist daher klar definiert.

Posttraumatische kreislaufwirksame Blutungen bei Beckenringfrakturen haben eine hohe Letalität. Eine chirurgisch-operative Blutstillung ist nur im Rahmen einer gleichzeitigen Stabilisierung des Beckens unter Opferung größerer Gefäßversorgungsgebiete möglich. Trotzdem ist die Letalität hoch (Trentz et al. 1989). Die intra- und peripelvine Blutung bei Beckenfrakturen ist daher eine klassische Indikation zur interventionellen Verschlußtherapie (Hölting et al. 1988). Der Eingriff kann unverzüglich mit primärer Lokalisation der Blutungsquelle angiographisch bei der klinischen Aufnahme des Patienten durchgeführt werden. Die so häufigen Begleitverletzungen und weitere operative Maßnahmen wie auch die spätere Stabilisierung des Beckens werden dadurch nicht beeinflußt bzw. erst ermöglicht.

2.2 Klinische Indikation – Spezieller Teil

G. W. KAUFFMANN und V. HOFFMANN

2.2.1 Bronchialarterien

Die Behandlung der Bronchialarterienblutung stellt ein Spezialverfahren dar, das von einer zunehmenden Zahl interventionell tätiger Radiologen beherrscht wird. Meist werden die entsprechenden Erfahrungen jedoch am ehesten im Umfeld einer großen thoraxchirurgischen Abteilung bzw. Klinik erworben.

2.2.1.1 Anatomie

Die Bronchialarterien entspringen im Bereich der thorakalen Aorta in Höhe der Trachealbifurkation und sind meist ventral oder ventrolateral nach rechts versetzt zu lokalisieren. Bei älteren Patienten ist damit zu rechnen, daß neben der Ektasie auch eine Rotation der Abgänge, meist nach rechts lateral aus der ventralen Achse heraus, erfolgt ist. In 80% entspringt die rechte Bronchialarterie aus einem Truncus intercostobronchialis, der in einem schrägen Winkel von ca. 130° zur deszendierenden Aorta entspringt. Ansonsten bestehen zahlreiche Variationen der Bronchialarterienabgänge. Typisch sind Kommunikationen zum Rückenmark, Ösophagus, Herzen und zur Trachea (Feigelsohn u. Ravin 1965; Keller et al. 1986).

2.2.1.2 Pathophysiologische Grundlagen

Die Ursachen von Hämoptysem reichen vom Tumor unterschiedlicher Dignität, Bronchiektase, Mukoviszidose, Pneumonie und Embolie bis hin zur hämorrhagischen Diathese. Nicht selten ist eine chronische Entzündung so intensiv, daß es zur Ausbildung eines hypervaskulären Pseudotumors kommt, der von den Bronchialarterien gespeist wird. Die Blutung aus diesem hypervaskulären entzündlichen Tumor stellt die Hauptindikation zur Bronchialarterienembolisation dar. In typischer Weise entstehen im Laufe des Krankheitsprozesses Kommunikationen zwischen bronchialen und pulmonalen Arterien im Sinne arterioarterieller Fisteln, die gelegentlich arteriographisch nachweisbar sind. Für die Lokalisation der Blutungsquelle gilt als Wegweiser neben der Thoraxaufnahme v. a. das Ergebnis der Bronchoskopie. Nur wenn letztere nicht schlüssig ist, muß die Arteriographie aller Bronchialarterien erfolgen. Die Sondierung der zur Entzündung ziehenden Bronchialarterie ist gelegentlich durch ihre krankhafte Erweiterung erleichtert. Die Entscheidung, welcher Ast zu embolisieren ist, erfolgt bei negativer Bronchoskopie auf der Basis folgender Kriterien mit abnehmender Relevanz: Hypervaskularisation, Zunahme des Gefäßquerschnitts, hypervaskulärer Pseudotumor, arterioarterielle Fisteln und Kontrastmittelextravasat.

2.2.1.3 Indikation

Hauptindikation sind entzündliche Lungenerkrankungen mit Spätveränderungen bei chronischer – unspezifischer wie auch spezifischer – Entzündung unterschiedlicher Ätiologie. Es stehen effiziente endoskopische und thoraxchirurgische Behandlungsalternativen zur Verfügung. Deshalb ist

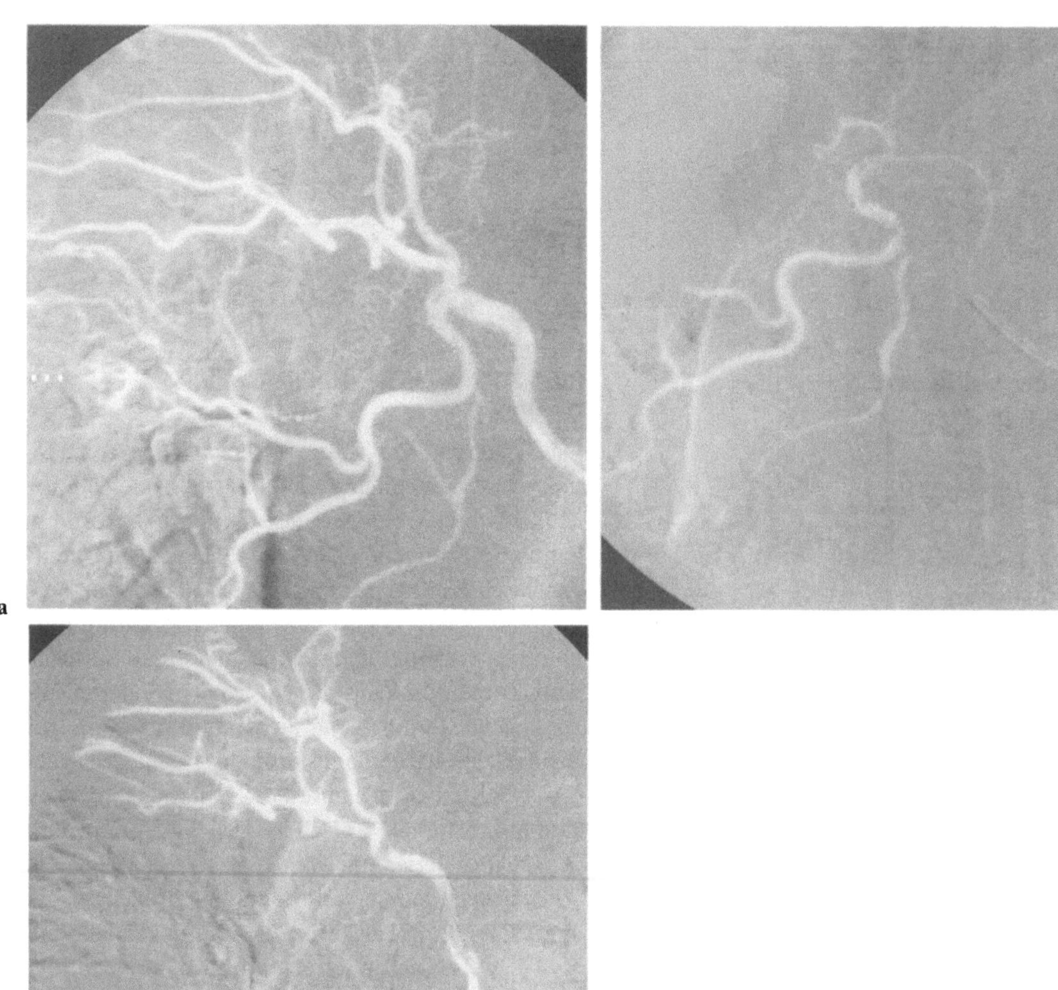

Abb. 2.1a–c. Embolisation der Bronchialarterien. **a** Darstellung eines Truncus intercostobronchialis rechts (Region der Blutung durch *3 Punkte* markiert). **b** Koaxialkatheter ausschließlich in der Bronchialarterie. **c** Status nach Embolisation, die Interkostaläste sind offen, eine retrograde Thrombosierung des Truncus ist nicht zu erwarten

die Indikation zur Bronchialarterienembolisation mit ihrer seltenen, aber typischen Komplikation der vaskulären Querschnittslähmung auf solche Patienten eingeengt, bei denen endoskopische Maßnahmen fehlgeschlagen sind und ein kompetenter Thoraxchirurg den operativen Eingriff ausschließt. Da die angiographische Diagnostik im Sinne des beweisenden Kontrastmittelaustritts in die Bronchien nur bei schwerster Hämoptyse ergiebig ist (über 200–500 ml Blutung pro Tag), wird die Angiographie nur mit dem Ziel der Embolisation durchgeführt (Abb. 2.1).

2.2.1.4 Medikamentöse Zusatztherapie

Meist wird die Arteriographie mit Embolisation in einem blutungsfreien Intervall durchgeführt. Häufig ist es dennoch zweckmäßig, die durch die Hämoptysen psychisch sehr belasteten Patienten mit einem Sedativum zu prämedizieren (z.B. Dormicum, vorsichtige Dosierung – nur in 1 : 10 Verdünnung zu verwenden! Pulsoxymeter vorgeschrieben).

Bei selektiver Positionierung des Katheters wird sofort ein Lokalanästhetikum (z.B. Meaverin 1%ig verdünnt auf 10 ml NaCl) langsam i.a. injiziert. So lassen sich die durch die diagnostische Kontrastmittelinjektion provozierten Hustenanfälle vermeiden und selektive Manipulationen erleichtern.

Es empfiehlt sich, wie bei allen interventionellen Maßnahmen, eine venöse Plastikverweilkanüle zu plazieren und Schmerzmittel bereitzuhalten. Selektive und um so mehr die meisten superselektiven Kathetermanipulationen führen naturgemäß zu Vasospasmen. Sie behindern nicht nur das freie Arbeiten im Gefäßsystem, sondern stellen auch eine erhebliche Gefahr dar, insbesondere was die Dissektion und den iatrogenen Gefäßverschluß betrifft. Die intravenöse Dauermedikation und zweckmäßigerweise die intermittierende intraarterielle Vasodilatanzieninfusion, z. B. mit Nifedipin, Nitroglycerin, sind daher sehr zu empfehlen (Dosierungsschema für die Spasmolyse s. Kap. 1.2.3.4).

2.2.1.5 Erforderliche Materialien und Beschreibung der Funktionsprinzipien

Wie bei den meisten interventionellen Eingriffen am Gefäßsystem werden Schleusen (z. B. 6 F) verwendet. Die Katheter (5 F), meist mit kobra- oder headhunterähnlicher Konfiguration, müssen dem Aortenlumen individuell angepaßt werden, da vor allem ältere Patienten im Bereich der Aorta descendens nicht selten eine gewisse Ektasie aufweisen. Sie müssen rotationsstabil sein, da bei Arteriosklerose die lange Laufstrecke des Katheters nicht selten zum Springen der Spitze führt, so daß die ohnehin mühsame Sondierung zusätzlich erschwert ist.

Sidewinderkatheter sind möglichst zu vermeiden, da sie besonders häufig Dissektionen verursachen. Unter Umständen kann zum Aufsuchen der gefragten Bronchialarterie der Einsatz eines kurzschenkligen Sidewinders akzeptiert werden; für weitere Manipulationen, insbesondere Vorführen von Koaxialkathetersystemen, ist jedoch dann ein Katheterwechsel erforderlich.

Ohne den Einsatz von Schleusen, drehstabilem Kathetermaterial und Koaxialkathetersystemen oder zur Injektion geeigneten offenen Führungsdrähten ist die Embolisation von Bronchialarterien nach dem heutigen technischen Stand nicht akzeptabel!

2.2.1.6 Methodik

Transfemoral wird eine 6-F-Schleuse eingelegt, danach werden die Bronchialarterien mit einem Headhunter- oder Kobrakatheter (notfalls auch Sidewinder, kurzschenklig) in Höhe der unter Durchleuchtung sichtbaren Trachealbifurkation aufgesucht und digitale Subtraktionsarteriographien angefertigt. Nach Identifikation der die Blutung unterhaltenden Arterie (Thoraxaufnahme, bronchoskopischer bzw. angiographischer Befund) erfolgt die intraarterielle Gabe von Lokalanästhetikum und, falls erforderlich, Vasodilatanzien. Bei Verwendung eines Sidewinderkatheters jetzt Katheterwechsel und Einführen eines kobraähnlich konfigurierten Katheters. Nach Stabilisierung der Lage im Ostium erneute Lokalanästhetika- und Vasodilatanzieninfusion, danach Vorführen des Koaxialkathetersystems soweit wie möglich in den Bereich des hypervaskulären Pseudotumors. Alternativ stehen auch Führungsdrähte mit Innenlumen zur Embolisation zur Verfügung (Encarnacion 1990).

Die Embolisation erfolgt in unserer Arbeitsgruppe in der Regel mit Ethibloc, das zweckmäßigerweise als Suspension mit Lipiodol verwendet wird (nähere Angaben und Mischungsverhältnis s. S. 148). Da die Suspension sehr instabil ist, muß sie rasch injiziert und kurz vor Injektion noch kräftig geschüttelt werden. Verwendet werden immer 1 ml fassende Einmalspritzen. Es ist für die fluoroskopische Kontrolle wichtig zu wissen, daß der Koaxialkatheter (Tracker 18) 0,6 ml aufnimmt, so daß nach Injektion des ersten Milliliters in die Arterien effektiv erst 0,4 ml injiziert sind. Diese Menge reicht häufig bereits für einen peripheren Verschluß aus.

Alternativ können auch in peripherer Position eine oder mehrere Spiralen über das Koaxialkathetersystem appliziert werden. Eine zentrale Applikation von Spiralen in der Nähe des Ostiums ist abzulehnen, da sie den immer bestehenden Kollateralkreislauf unzureichend berücksichtigt! Falls eine Durchleuchtungseinheit verwendet wird, die das Ethibloc-Lipiodol-Gemisch nicht zweifelsfrei sichtbar macht, ist ebenfalls eine periphere Embolisation mit Spiralen akzeptabel, da sonst ein Reflux von Ethibloc entlang des Katheters nicht mit ausreichender Sicherheit ausgeschlossen werden kann.

Merke: Für Koaxialsysteme sind 3 Spiralgrößen verfügbar. Man sollte die im Verhältnis zum Durchmesser des zu verschließenden Gefäßes „kleinste" Spirale wählen, die sich nach Entfaltung im Gefäß verkeilt. Die nach Applikation mit dem „Coilpusher" unerwünschte (mangelhafte Thromogenität) Streckung im Gefäß kann durch Druckinjektion (manuell mit 1 ml-Spritze, maschinell: ab 2 ml/sec) vermieden werden.

2.2.1.7 Ergebnisse

Grundsätzlich sind die Ergebnisse der Bronchialarterienembolisation in bezug auf die akute Blutung günstig, in bezug auf den Langzeitverlauf mit Rezidiven belastet. Die Embolisation im Koaxialverfahren läßt, weil das „Wundernetz" von Entzündungsgefäßen direkt und nicht durch Sekundärthrombose verödet wird, bessere Ergebnisse erwarten, wie vorläufige eigene Beobachtungen nahelegen (Tabelle 2.1).

2.2.1.8 Komplikationen

Querschnittslähmung, Aortenruptur, toxisch-ischämische Ulzerationen von Ösophagus, Trachea und Bronchien sind typische Komplikationen (Feigelson u. Ravin 1966). Nach Lamarque (1979) lag das Risiko der Rückenmarkinfarzierung basierend auf knapp 600 Fällen ohne Koaxialkathetertechnik bei 0,7%. Bei koaxialer superselektiver Katheterpositionierung sind diese Komplikationen zwar theoretisch seltener zu erwarten, durch Reflux entlang des Katheters oder Dissektion bzw. retrograde Thrombose der zuführenden Arterie (insbesondere bei schwerer Arteriosklerose und Embolisation auch gesunde Nachbargebiete versorgender Seitenäste) jedoch nicht mit Sicherheit ausgeschlossen, so daß eine entsprechende Patientenaufklärung in jedem Fall erfolgen muß.

Tabelle 2.1. Rezidive nach Blutungsembolisation (Nachembolisation: kein Rezidiv)

Autoren	Hämostase	Rezidiv
Remy et al. (1977)	41/49	6/41
Lamarque u. Sennac (1979)	96/100	10/96
Encarnacion et al. (1990)	8/8	?/
Rabkin et al. (1987)	278/306	39/278
Eigene (HD/FR)	45/46	3/45

2.2.1.9 Vorsichtsmaßnahmen

Alle Manipulationen sind nur von erfahrenen Radiodiagnostikern durchzuführen, die häufig selektive und superselektive Arteriographien durchführen. Für das Manipulieren im Bereich des Aortenbogens sind darüber hinaus besondere Erfahrungen zur Vermeidung von Luft- oder Partikelembolisationen in zerebrale Gefäße erforderlich. Die Verwendung hochauflösender Angiographieanlagen einschließlich Memobildschirmen erleichtert ganz wesentlich die superselektiven Manipulationen an den Bronchialarterien. Eine tiefe Sedierung ist zu vermeiden, da die Patienten drohende nervale Ausfälle nicht rechtzeitig signalisieren können. Intermittierende Injektionen von Lokalanästhetikum kurz vor der Embolisation zeigen frühzeitig Parästhesien der Extremitäten wegen möglicher unerkannter Kollateralen zur A. radicularis magna (A. Adamkiewiecz) auf. Dies darf jedoch nicht zu falscher Sicherheit verleiten, da während der Vasookklusion – durch Reflux oder veränderte rheologische Bedingungen – immer noch die Gefahr der unerwünschten Verschleppung von Embolisat besteht. Die Gefahr der retrograden Thrombosierung der Bronchialarterie bis in die Nähe der Aorta mit der Gefahr der Okklusion der A. radicularis magna läßt sich durch eine relative „Unterembolisation" vermindern: Offengelassene Seitenäste verhindern durch ihre Restperfusion am wirksamsten die retrograde Thrombose.

2.2.2 Viszeralarterien – Leber

Die Leberarterienembolisation stellt wegen des intensiven Kollateralkreislaufs dieses Organs aus Nachbarsegmenten, Pankreasarkaden, Ästen des Magens, aber auch Kollateralen aus Interkostalarterien und der gleichzeitigen Sauerstoffversorgung der Leber durch den Pfortaderkreislauf eine funktionelle und pathophysiologische Besonderheit dar. So ist der zentrale Okklusionstyp dadurch charakterisiert, daß kurzfristig die Sauerstoffversorgung über portale, mittel- und langfristig über segmentale oder extrahepatische arterielle Kollateralen übernommen wird. Dies kann bei der Embolisation von Blutungen den Spielraum erweitern. Hauptindikation der Embolisationsbehandlung an der Leber ist die Blutung, z. B. als Hämobilie auftretend, v. a. nach Trauma (nach Milz und Dünndarmverletzung dritthäufigste Organruptur) und invasiven diagnostischen oder interventionellen Maßnahmen an den Gallengängen (Abb. 2.2).

2.2.2.1 Anatomie

Die 3 Viszeralarterien Truncus coeliacus, A. mesenterica superior und A. mesenterica inferior stellen eine funktionelle Einheit dar. Die zahlreichen Variationen der Ursprünge machen grundsätzlich bei der Arteriographie die zusätzliche Darstellung der jeweils benachbarten Viszeralarterie erforderlich. In 65% versorgt der Truncus coeliacus:

- die A. hepatica,
- die A. lienalis und
- die A. gastrica sinistra.

Die A. hepatica communis wird nach dem Abgang der A. gastroduodenalis A. hepatica propria genannt und teilt sich ihrerseits in die rechte und linke Leberarterie bzw. gelegentlich eine zusätzliche mittlere Leberarterie auf.

Variationen

1. In 23% entspringt ein Ast oder die gesamte A. hepatica sinistra aus der A. gastrica sinistra;
2. in 10% entspringt ein Teil der Versorgung (insbesondere des rechten Leberlappens) aus der A. mesenterica superior;
3. in 2,5% entspringt die gesamte Leberarterienversorgung aus der A. mesenterica superior; und
4. in 0,4% besteht ein Truncus coeliacomesentericus.

Zusätzliche gastrale Äste der A. hepatica sinistra werden in 14% beobachtet. Die A. gastrica dextra entspringt in 40% der A. hepatica propria, in 40% der A. hepatica sinistra, jedoch auch der A. gastroduodenalis und einem der intrahepatischen Äste. Diese und weitere seltenere Ursprungsanomalien

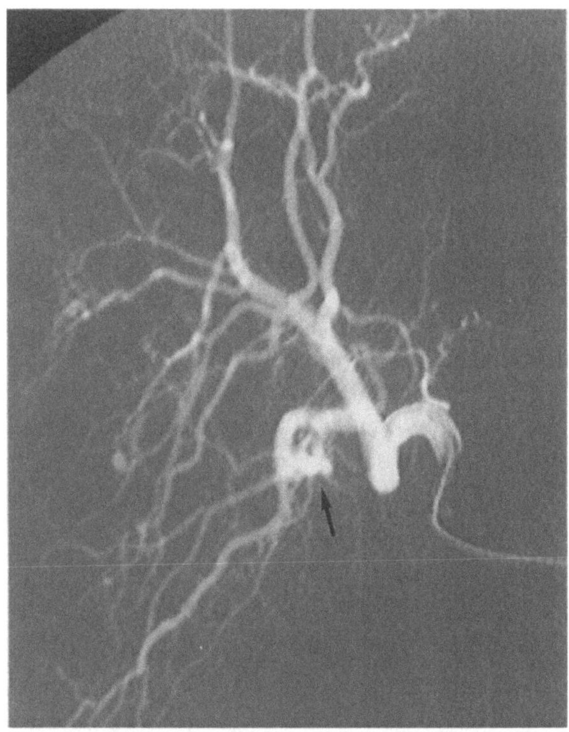
a

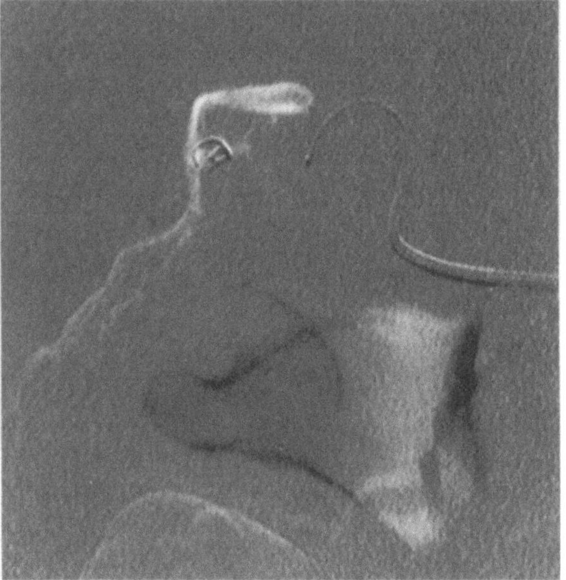
b

Abb. 2.2 a, b. Embolisation der A. hepatica dextra wegen Hämobilie nach Leberblindpunktion bei chronisch aggressiver Hepatitis. **a** Darstellung der A. hepatica dextra mit falschem Aneurysma als Blutungsquelle (*Pfeil*). **b** Plazierung einer GAW-Spirale mit Koaxialkatheter in das Aneurysma. Die Segmentarterie bleibt erhalten

der Leberarterien machen eine exakte Kartographie vor Embolisation notwendig, wobei u. U. die räumliche Zuordnung zum Zielgebiet der Embolisation zusätzlich durch die Angiocomputertomographie gewonnen werden muß.

2.2.2.2 Pathophysiologische Grundlagen

Ein intensiver Kollateralkreislauf zwischen den Lebersegmenten, den ligamentären Leberästen, Kollateralen zu Interkostalarterien und Pankreaskopfarkaden sorgt dafür, daß auch nach zentraler Embolisation die Gefahr der Organnekrose relativ gering ist. Allerdings bedeuten eine Begrenzung des portalvenösen Zuflusses (portale Hypertension oder gar Pfortaderverschluß) und/oder eine mangelhafte Leberzellfunktion (z. B. Erhöhung des Bilirubinspiegels) eine wichtige Einschränkung der Indikation. Je selektiver bzw. superselektiver embolisiert werden kann, desto eher können diese Restriktionen zurückgenommen werden oder entfallen.

2.2.2.3 Indikation

Das falsche Aneurysma der Leberarterien nach Trauma, iatrogen nach Punktion, durch Arteriosklerose, Infektion und selten bei Dysfunktion der Schilddrüse im Rahmen einer Autoimmunerkrankung (Stauffer et al. 1989), führt zur klassischen klinischen Trias der Hämobilie (kolikartige Schmerzen, intestinale Blutung, Verschlußikterus). Diese sollte mit 2 Zielen die diagnostische Angiographie nach sich ziehen:

- Suche nach der Blutungsquelle und
- Darstellung des Pfortaderkreislaufs (s. a. S. 85, 86).

2.2.2.4 Medikamentöse Zusatztherapie

Es empfiehlt sich, wie bei allen interventionellen Maßnahmen, eine venöse Plastikverweilkanüle zu plazieren und Schmerzmittel bereitzuhalten. Selektive und um so mehr die meisten superselektiven Kathetermanipulationen führen naturgemäß zu Vasospasmen. Sie behindern nicht nur das freie Arbeiten im Gefäßsystem, sondern stellen auch eine erhebliche Gefahr dar, insbesondere die Dissektion und den iatrogenen Gefäßverschluß betreffend. Die intravenöse Dauermedikation und zweckmäßigerweise die intermittierende intraarterielle Vasodilatanzieninfusion, z. B. mit Nifedipin, Nitroglycerin, sind daher sehr zu empfehlen (ein Dosierungsschema für die Spasmolyse findet sich im Kap. 1.2.3.4).

2.2.2.5 Erforderliche Materialien und Beschreibung der Funktionsprinzipien

Verwendet werden im Viszeralarterienbereich bei schlanken Patienten meist Sidewinderkatheter; bei adipösen Patienten ist der Winkel der Viszeraläste durch Fett so angehoben, daß auch Kobrakatheter meist ohne weiteres vorlaufen. Zur Embolisation der Blutungsquelle eignen sich am ehesten die GAW-Spiralen, da sie mit ihren verschiedenen Größen individuell dem Durchmesser des zu okkludierenden Aneurysmas angepaßt werden können. Schnell, schonend und zielgerecht lassen sich Spiralen besonders über Koaxialkathetersysteme (Tracker 18) embolisieren. Falls nicht verfügbar, können in der Gefäßperipherie auch flüssige Embolisate, wie Zyanoakrylate oder niedervisköses Ethibloc verwendet werden (s. S. 148). Alternativ stehen hierfür auch Führungsdrähte mit Innenlumen zur Embolisation zur Verfügung (Encarnacion 1990).

Cave: Für Koaxialsystem sind 3 Spiralgrößen verfügbar; man sollte immer die im Verhältnis zum zu verschließenden Gefäß „kleinste“ Spirale verwenden, die voraussichtlich nicht verschleppt wird. „Gestreckte“ Spiralen haben eine stark herabgesetzte Thrombogenität und damit keine Effizienz!

2.2.2.6 Methodik

Nach Darstellung des arteriellen und portalvenösen Kreislaufs wird der Angiographiekatheter der Wahl zunächst in den Truncus coeliacus (portale Phase), anschließend in die A. hepatica propria plaziert. Es empfiehlt sich simultan die Gabe von Vasodilatanzien (z. B. Nifedipin, i.v./i.a.) und/oder Lokalanästhetika (i.a.), um superselektives Arbeiten zu erleichtern. Bei sehr peripherer Lage ist ein Katheterwechsel über einen Führungsdraht kritisch, da dieser – gemeinsam mit dem Katheter – erhebliche Vasospasmen auslösen kann, die weiteres superselektives Arbeiten erschweren oder verhindern können. Aus diesem Grund wird von uns nach Stabilisierung des Selektivkatheters in der Leberarterie auf ein Koaxialkathetersystem übergegangen. Nach Embolisation in typischer Weise – meist durch eine GAW-Spirale – wird die angiographische Lagekontrolle durchgeführt. Bei korrekter Positionierung und „Entfaltung" der Spirale muß die komplette Thrombosierung des Aneurysmas nicht immer abgewartet werden: In Abhängigkeit vom Gerinnungsstatus kann es u. U. 20–40 min dauern, bis die Thrombosierung abgeschlossen ist.

2.2.2.7 Ergebnisse

Eigene Ergebnisse der Katheterverschlußbehandlung an der Leber bei Blutung sind ermutigend: Nach Verschluß der Blutungsquelle trat eine Rekanalisation des Aneurysmas nicht auf. Bei superselektiver Embolisation in der Peripherie sind größere Organausfälle nicht zu erwarten. Anders ist dies bei zentraler Lage der falschen Aneurysmen und Einschränkung der Leberzellfunktion und/oder des portalen Kreislaufs. Hier ist nach Embolisation mit Leberausfallkoma, u. U. mit letalem Ausgang, zu rechnen. Da es sich um eine selten indizierte Maßnahme handelt, sind statistisch verläßliche Angaben über Erfolg und Komplikationsquote auch in Übersichtsarbeiten (Clouse 1989) nicht vorhanden und kaum zu erwarten.

2.2.2.8 Komplikationen

Als Komplikationen sind Fehlplazierungen der Spirale, insbesondere im Bereich des Truncus coeliacus, z. B. in die Milzarterie oder A. gastrica sinistra oder Verschleppung in die Aorta zu nennen. Prinzipiell sollte aus diesem Grund bereits der Führungskatheter sicher in die A. hepatica eingeführt werden. Die Möglichkeiten des Leberausfallkomas sind bei zentraler Lage der Läsion und Vorschädigung der Leber wesentlich erhöht. Grundsätzlich ist jedoch auch eine zentrale Okklusion der Leberarterie bei nur gering oder nicht eingeschränkter Leberzellfunktion und offenem Portalkreislauf tolerabel und voll kompensierbar.

2.2.2.9 Vorsichtsmaßnahmen

Entscheidend ist eine exakte Kartographie vor dem gefäßinterventionellen Eingriff, die die arteriellen Zuflüsse des Truncus und der A. mesenterica superior genauso wie den Zustand des Portalkreislaufs geklärt haben muß. Ansonsten sind die üblichen für Embolisationen gültigen Vorsichtsmaßnahmen zu empfehlen.

2.2.3 Viszeralarterien – Pankreas

In Ausnahmefällen kann im Rahmen einer akuten Pankreatitis ein falsches Aneurysma einer Pankreasarterie entstanden sein, das zur Blutung aus dem Pankreasgang („Wirsungirrhagie") führt bzw. im Umfeld eines operativen Eingriffs u. U. präoperativ okkludiert werden muß.

2.2.3.1 Anatomie

Die arteriellen Zuflüsse für den Pankreaskopf sind die A. mesenterica superior und deren erster Ast sowie Äste aus der A. gastroduodenalis, die zusammen die Pankreaskopfarkaden bilden. Pankreaskorpus und -schwanz werden in erster Linie durch die A. pancreatica dorsalis mit der A. transversa pancreatis versorgt. Die A. pancreatica dorsalis entspringt meist aus der A. lienalis; ihr Ursprung aus der A. hepatica communis oder propria ist jedoch keine Seltenheit. Über die A. transversa pancreatis besteht eine Kommunikation zwischen den Arterien des Pankreaskopfs und -schwanzes. Im Pankreasschwanz bestehen zusätzliche direkte arterielle Zuflüsse aus der A. lienalis und gleichzeitig Kollateralen zur A. colica sinistra bzw. A. colica media.

2.2.3.2 Pathophysiologische Grundlagen

Die Embolisation der Arterien des Pankreas muß dem intensiven Kollateralkreislauf mit multiplen arteriellen Zuflüssen aus verschiedenen Organgebieten Rechnung tragen. Dementsprechend ist bei einer Embolisation von Aneurysmen im Rahmen von Pankreatitiden eine superselektive Sondierung des Aneurysmas selbst oder des Halses des Aneurysmas, evtl. unter Einbeziehung einer oder mehrerer Kollateralzuflüsse, anzustreben (Abb. 2.3).

2.2.3.3 Indikation

Eine Embolisation von Arterien des Pankreas beschränkt sich in der Regel auf das falsche Aneurysma, das nach einer Pankreatitis entstanden ist und klinisch als intestinale Blutung imponiert. Insbesondere bei Patienten mit Einschränkung der Operabilität kann die alleinige oder präoperative Embolisation solcher Aneurysmen indiziert sein (s.a. S. 85).

2.2.3.4 Medikamentöse Zusatztherapie

Es gelten die üblichen Vorschriften der intraarteriellen Vasodilatanzienbehandlung, um die superselektive Katheterisierung zu erleichtern (s. Kap. 1.2.3.4).

2.2.3.5 Erforderliche Materialien und Beschreibung der Funktionsprinzipien

Je nach Art der zu embolisierenden Arterien müssen verschieden konfigurierte Katheter verwendet werden. Meist lassen sich beim adipösen Patienten die Kobrakatheter bis in die A. pancreatica dorsalis oder gastroduodenalis vorführen. Schwieriger ist dies bei schlanken Patienten, bei denen u.U. die Hilfe von Koaxialkathetersystemen über Sidewinderkatheter frühzeitig erforderlich wird. Ein spezielles Kathetersystem kann nicht empfohlen werden, da die Erfordernisse ganz von der individuellen Anatomie und Lage des Aneurysmas abhängen. Das Embolisat der Wahl ist die Spirale, aber auch flüssige Embolisate wie Zyanoakrylate und niedervisköses Ethibloc, können in Frage kommen (s. S. 148).

2.2.3.6 Methodik

Nicht selten werden diese Aneurysmata in der CT entdeckt, ohne daß eine klinische Symptomatik – wie intestinale Blutung – immer wegweisend wäre. Besteht mit dem verantwortlichen Chirurgen ein Konsens über die Notwendigkeit der Embolisation, sollte nach exakter angiographischer Kartographie der Eingriff, wenn möglich zeitlich unabhängig von der diagnostischen Angiographie, geplant werden. Die Auswahl des Katheters richtet sich nach den gefäßanatomischen Besonderheiten, u.U. ist ein Koaxialkathetersystem erforderlich. Das Aneurysma und der Aneurysmahals werden superselektiv aufgesucht und mit einer oder mehreren GAW-Spiralen verschlossen.

Je größer das Aneurysma, desto mehr Spiralen müssen appliziert werden. Hier ist die Gabe von geringen Mengen hochprozentigen Alkohols hilfreich, um die Gefäßwand des Aneurysmas nachhaltig zu schädigen, Thrombosierung zu induzieren und damit die Anzahl der zur Embolisation notwendigen Spiralen zu reduzieren. Allerdings sollten nur wenige Tropfen hochprozentigen Alkohols verwendet und intermittierend Kontrastmittel injiziert werden, da der Alkohol als nicht röntgenschattendichtes Embolisat und äußerst aggressive Substanz schlecht steuerbare, aber umso verheerendere Komplikationen nach sich ziehen kann. Es ist in jedem Fall erforderlich, das Ergebnis der Embolisation arteriographisch zu kontrollieren, insbesondere bei großen Aneurysmata können mehrere Schritte in einer Sitzung erforderlich sein (s. Abb. 2.3).

2.2.3.7 Ergebnisse

Der Erfolg der Embolisation von Arterien im Pankreasbereich ist nicht durch größere Zahlen belegbar, so daß verläßliche Ergebnisse nicht berichtet werden können. Bei superselektiver Embolisation ist zu erwarten, daß mit der Okklusion der Aneurysmas auch die Blutung oder das Blutungsrisiko behoben ist.

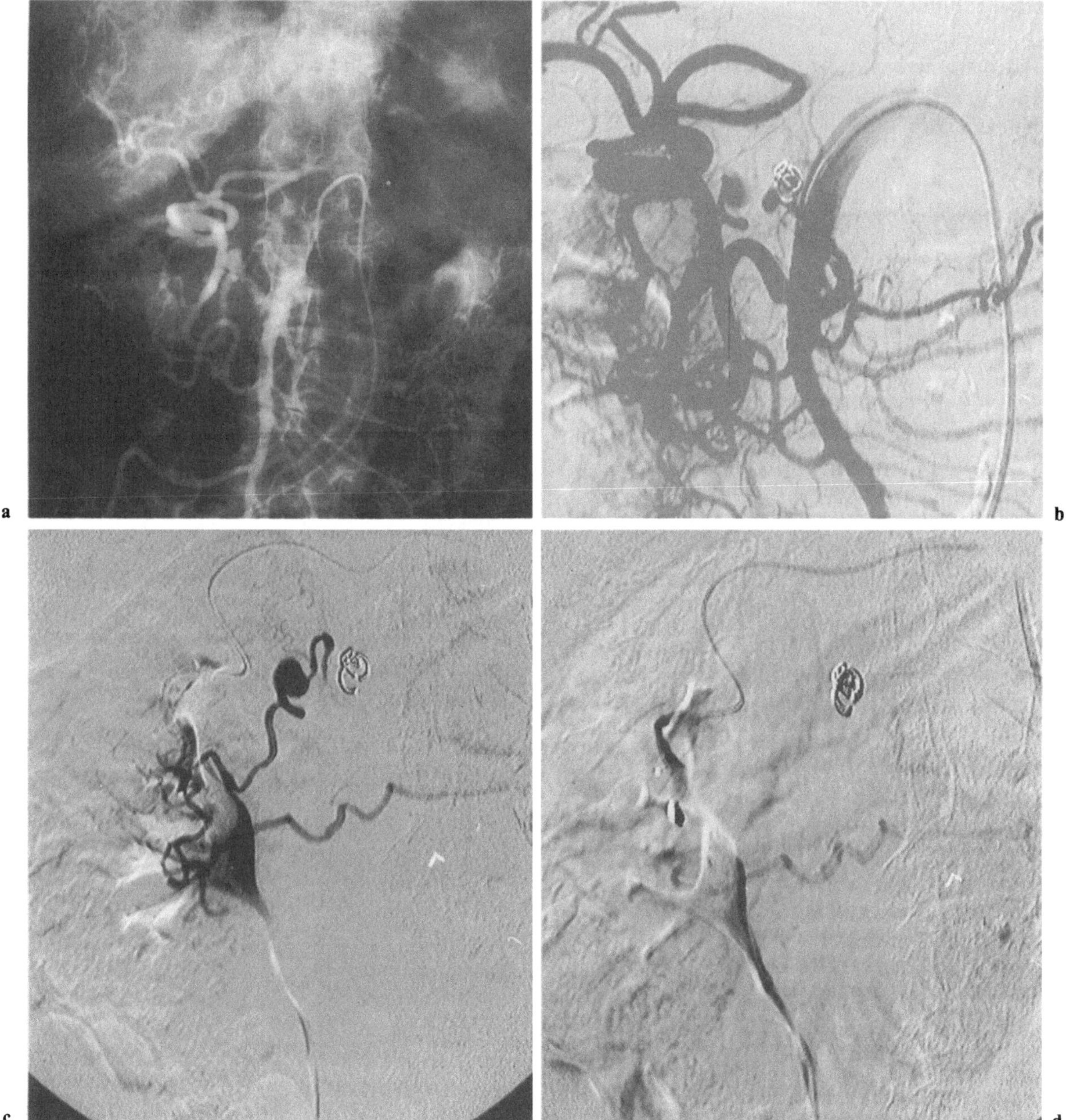

Abb. 2.3 a–d. Embolisation von Pankreaskopfarkaden bei rezidivierender Wirsungirrhagie. **a** Mesenterikographie mit Darstellung eines falschen Aneurysmas versorgt aus der A. pancreaticoduodenalis inferior (erster nach rechts abgehender Ast). **b** Superselektive Embolisation der A. pancreaticoduodenalis inferior mit GAW-Spirale, wobei das Aneurysma aus technischen Gründen nicht erreicht ist. **c** Versuch, das Aneurysma über den Truncus coeliacus (A. pancreaticoduodenalis superior) zu erreichen, wobei sich das Aneurysma von retrograd darstellt. Es gelingt wiederum nicht, das Aneurysma selbst zu erreichen, so daß, im Sinne der regionären Drosselung der Blutzufuhr, dort eine zweite GAW-Spirale plaziert wird. **d** Die Kontrolle zeigt den Verschluß der zum Aneurysma führenden Arterie. Kein Rezidiv der Blutung binnen 14 Monaten. *Anmerkung:* Abb. 2.3 b enthält eine gut sichtbare GAW-Spirale, Abb. 2.3 d eine im DSA-Bild nicht sichtbare Minispirale, die über Koaxialkatheter plaziert wurde

2.2.3.8 Komplikationen

An Komplikationen ist prinzipiell die Fehlplazierung der Spiralen im Viszeralarterienbereich zu nennen.

2.2.4 Viszeralarterien – Milz

Die Milz und die Milzarterie werden nur in wenigen Ausnahmefällen embolisiert, da diese Maßnahme mit schweren Komplikationen behaftet ist.

2.2.4.1 Anatomie

Die Milzarterienzuflüsse entstammen dem Truncus coeliacus mit vorbestehenden Kollateralen aus den anderen Viszeralarterien. Für die Embolisation der Milzarterien mit flüssigen Embolisaten ist wichtig, daß Seitenäste zur Versorgung von Pankreasschwanz und Mesenterium abgehen, die tunlichst zu schonen sind.

2.2.4.2 Pathophysiologische Grundlagen

Die Milzarterie wird – falls Trägerin eines falschen Aneurysmas – zentral (ablösbarer Ballon, Spirale) oder segmental bzw. peripher zur vollständigen oder teilweisen Organausschaltung bei Hypersplenismus embolisiert.

Zentral. Besonders bei falschen Aneurysmata oder arteriovenösen Kurzschlüssen nach Splenektomie ist die Vasookklusion mit der GAW-Spirale möglich. Von der Milzarterienligatur ist bekannt, daß besonders rasch Kollateralen gebildet werden, so daß weniger eine Organgefährdung als mangelnde Effizienz durch Kollateralen im Vordergrund stehen.

Peripher. Hier muß die Hochdruckembolisation mit Ballonkatheter im Milzhilus und großen Mengen Ethibloc angewendet werden. Dabei scheint es zweckmäßig, um das Risiko der Entstehung von Milzabszessen zu vermindern, nur einzelne Milzarterienäste zu embolisieren und somit eine segmentale Infarzierung anzustreben. Genaue statistische Angaben über die Effizienz dieses Vorgehens liegen nicht vor. Eine Gefährdung des Pankreas ist durch die Lage der Spitze des Okklusionskatheters jenseits der Pankreasarterienabgänge auszuschließen.

2.2.4.3 Indikation

Die Milzarterienembolisation ist äußerst selten indiziert. Als Hauptindikation ist das Aneurysma der Milzarterie mit Hämorrhagie zu nennen, klinisch nicht selten im Sinne einer Wirsungirrhagie manifest. Präoperativ kann bei Risikopatienten vor Splenektomie die Ethiblocembolisation angeboten werden. Eine Besserung des Hypersplenismus durch teilweise Spiralembolisation der Milz ist ebenfalls möglich (Abb. 2.4).

2.2.4.4 Medikamentöse Zusatztherapie

Es gelten die üblichen Vorschriften der intraarteriellen Vasodilatanzienbehandlung, um die superselektive Katheterisierung zu erleichtern.

2.2.4.5 Erforderliche Materialien und Beschreibung der Funktionsprinzipien

Die Milzarterie ist meist leichter als die A. hepatica selektiv zu sondieren, wenn auch prinzipiell für die Auswahl der Katheter dieselben Prinzipien, wie allgemein im Viszeralarterienbereich, gelten: Kobrakatheter für eher adipöse, Sidewinderkatheter für extrem schlanke Patienten. Bei Okklusion von Aneurysmen ist die Applikation von GAW-Spiralen in jedem Fall der Embolisation mit flüssigen Embolisaten vorzuziehen (s. S. 148). Falls das Aneuysma nicht direkt durch die Spirale okkludiert werden kann, muß distal und proximal des Aneurysmahalses je eine Spirale oder ein Ballon plaziert werden.

2.2.4.6 Methodik

Nach Diagnosesicherung, z. B. aufgrund eines typischen CT-Befunds, wird die genaue Gefäßzugehörigkeit mit selektiver oder superselektiver Darstellung des Aneurysmas vorgenommen. Ziel ist es da-

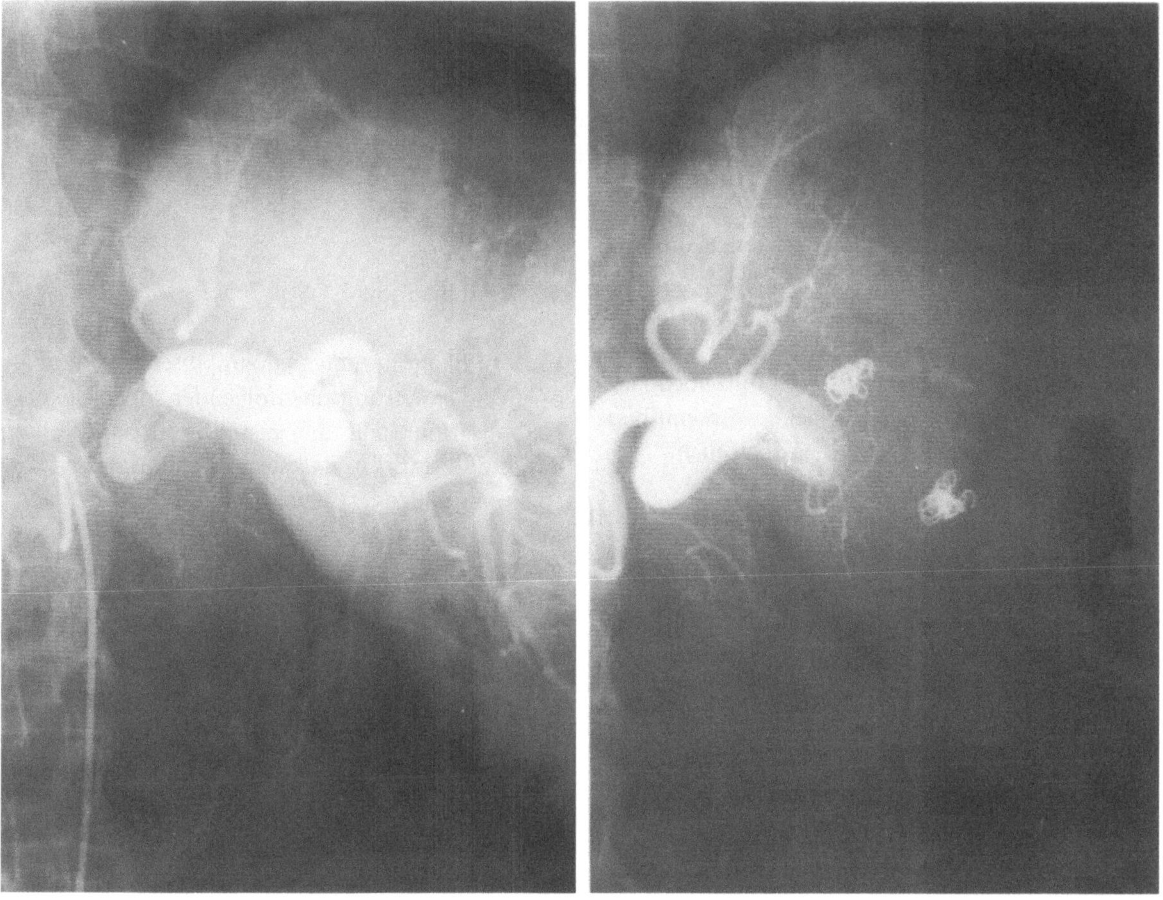

Abb. 2.4a, b. Embolisation von Milzanteilen bei myelodysplastischem Syndrom mit Splenomegalie und Panzytopenie. **a** Splenographie, die die große Milz zeigt, vor Embolisation. **b** Zustand nach Embolisation eines Großteils der Milz mit Spiralen; anschließend vorübergehendes Nierenversagen mit passagerer Dialysebehandlung. Nach wenigen Wochen dramatische Besserung der Panzytopenie, auch 10 Monate später keine Milzruptur oder -abszeß

bei, den Katheter bis zum Hals des Aneurysmas vorzuführen. Bevor koaxiale Katheter eingesetzt werden, empfiehlt es sich, den F-5-Mutterkatheter weit und damit sicher in der A. lienalis zu plazieren. Es ist vorzuziehen, die Spirale oder den Ballon im Aneurysma selbst unter Einbeziehung seines Halses abzusetzen. Kontrollinjektionen müssen die Stase im Aneurysma dokumentieren, bevor der Eingriff beendet werden kann. Hierbei ist zu berücksichtigen, daß der Zustand der körpereigenen Gerinnung, hohe lokale Flußraten und das Verhältnis Gefäßquerschnitt zu Größe des Okklusionsmediums die Thrombosierungsgeschwindigkeit beeinflussen.

2.2.4.7 Ergebnisse

Die Ergebnisse der Milzarterienembolisation sind nicht überschaubar, da diese Art der Intervention nur äußerst sporadisch vorgenommen wird (Günther et al. 1980; Spigos et al. 1981; Yoshioka et al. 1985).

2.2.4.8 Komplikationen

Typische Komplikationen der Milzarterienembolisation sind die Abszeßbildung und die Organruptur mit Blutung. Dies betrifft besonders die periphere Embolisation mit kleinen Partikeln (wie Gelfoam) und Flüssigkeiten (wie Ethibloc). Diese Komplikationen haben deshalb die Milzarterienembolisation de facto aus dem radiologischen Repertoire verbannt.

Da insbesondere im Umfeld von Leukämien immer wieder einzelne Milzinfarkte beschrieben werden, die per se nicht abszedieren oder zur Blutung neigen, liegt es nahe, bei der Milzarterienembolisation mit dem Ziel der Behandlung eines Hypersplenismus lokal umschriebene Milzinfarkte superselektiv mit der GAW-Spirale im Koaxialkathetersystem zu erzeugen. Gesicherte, über Einzelbeobachtungen (s. Abb. 2.4) hinausgehende, Erkenntnisse über dieses Vorgehen bestehen jedoch nicht.

2.2.4.9 Vorsichtsmaßnahmen

Vorsichtsmaßnahmen zur Vermeidung von Milzabszessen sind immer wieder diskutiert worden, insbesondere die Beimischung von Antibiotika zum Embolisat oder die zusätzliche systemische Antibiotikagabe. Zuverlässig lassen sich damit Abszesse nicht verhindern, insbesondere ist die gefürchtete Organruptur durch diese Maßnahme nicht zu vermeiden.

2.2.5 Viszeralarterien – Magen und Duodenum

Die Embolisation im Bereich von Magen und Duodenum spielt durch moderne endoskopische Verfahren eine eher untergeordnete Rolle. Versager der endoskopischen Therapie fallen jedoch unverändert dem interventionellen Radiologen zu.

2.2.5.1 Pathophysiologische Grundlagen

Der intensive Kollateralkreislauf der A. gastrica sinistra und der A. gastroduodenalis ermöglicht einerseits die Embolisation dieser Äste; andererseits kann gerade die Kollateralversorgung über Pankreaskopfarkaden den Erfolg einer Embolisation zunichte machen. Der Einfluß dieser Kollateralen kann nur durch superselektives Arbeiten ausgeschaltet werden. Auch hier hat die Koaxialkathetertechnik Möglichkeiten eröffnet, die bislang dem interventionellen Radiologen versperrt waren. Die regionäre Drosselung der Blutzufuhr als Prinzip der Embolisationsbehandlung wird jetzt in dem Sinne verfeinert, daß die blutende Arterie selbst möglichst nahe an der Blutungsquelle – oder die Blutungsquelle selbst – aufgesucht und okkludiert wird.

2.2.5.2 Indikation

Eine Indikation zum angiographischen Blutungsquellennachweis mit nachfolgender superselektiver Embolisation stellt die gastrointestinale Blutung dar, die so stark ist, daß sie eine endoskopische Inspektion und/oder Therapie erforderlich macht, diese jedoch nicht erfolgreich ist und ein chirurgischer Eingriff im Augenblick nicht in Frage kommt. Die Definition dieser relativen Inoperabilität zusammen mit dem Zustand des Patienten können sich rasch verändern. So sind während des Eingriffs zusätzlich zur intensiven Kreislaufüberwachung, meist durch einen Anästhesisten, auch der ständige Kontakt zum verantwortlichen Chirurgen (besser persönliche Anwesenheit) erforderlich. Ist der interventionelle Eingriff aus technischen Gründen verzögert oder nicht möglich, kann es zu einer zusätzlichen Gefährdung des Patienten kommen, so daß die Indikation zum operativen Eingriff unter neuem Aspekt zwingend werden kann. Der Blutung zugrundeliegen können das Ulkus, der Tumor, das Lymphom sowie die Papillotomie und die Magenresektion (s. a. S. 85, 86).

2.2.5.3 Medikamentöse Zusatztherapie

Eine vorangegangene Vasopressinperfusion i.a. oder i.v. kann Gewebenekrosen nach sich ziehen. Zur Erleichterung der superselektiven Sondierung der Blutung kann die Vasodilatanzienbehandlung hilfreich sein, um Vasosplasmen zu vermeiden. Sie kann jedoch die Blutung verstärken, so daß wir zunächst die Applikation von Lokalanästhetika vorziehen. Die Vasodilatanzienbehandlung (z. B. Nifedipin) wird meist erst zum Einsatz kommen, wenn Führungsdraht und/oder Katheter Spasmen ausgelöst haben (Dosierungsschema für Spasmolyse s. Kap. 1.2.3.4). In der Phase der Vorbereitung auf ein koaxiales Kathetersystem wird ein Vasodilatans i.a. gegeben.

2.2.5.4 Erforderliche Materialien und Beschreibung der Funktionsprinzipien

Es gelten die üblichen Auswahlkriterien für den Angiographiekatheter am Truncus. Kobrakatheter sind jedoch in der A. gastroduodenalis besonders geeignet, so daß bei besonders schlanken Patienten das Einwechseln eines Sidewinder- gegen den Kobrakatheter über einen Bentson-Draht erforderlich ist.

Anders wird die A. gastrica sinistra erreicht: Hier ist meist ein Häkchenkatheter mit leichter gegensinniger Endkrümmung (sog. Nase) erfolgreich. Nach Sondierung des Truncus coeliacus wird dieser Katheter etwas nach kaudal gezogen, so daß die „Nase“ in die senkrecht nach oben entspringende A. gastrica sinistra hochschnellt. In dieser Position lassen sich dann die Koaxialkathetersysteme in der A. gastrica sinistra vorführen und unter Schonung z. B. hepatischer Zuflüsse eine miniaturisierte Spirale oder Gelfoampartikel applizieren (Abb. 2.5).

Ähnliches Vorgehen gilt für das Stromgebiet der A. gastroduodenalis, wobei hier insbesondere die blutende Arterie selbst aufgesucht werden muß. Falls dies nicht möglich ist, kann es zweckmäßig sein, die Läsionen diesseits und jenseits der Zuflußgebiete von A. mesenterica und Truncus coeliacus zu okkludieren (Abb. 2.6 u. 2.7). Hierfür eignen sich die im koaxialen System gängigen Mikrospiralen (s. Kap. 4.3; S. 147).

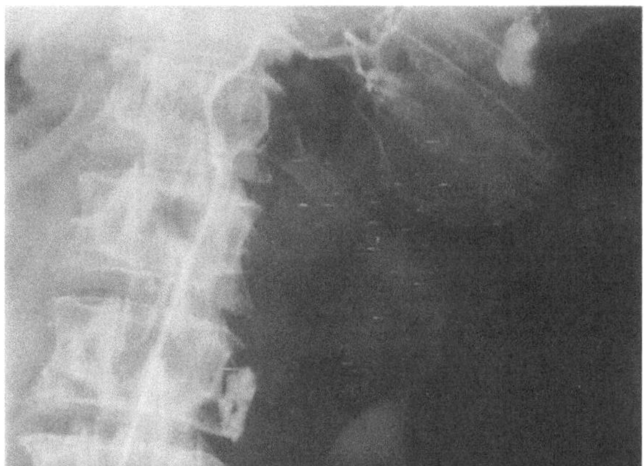
a

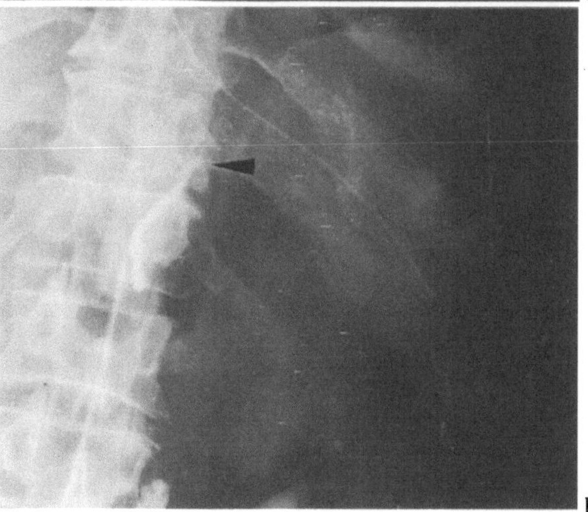
b

Abb. 2.5 a, b. Blutungsembolisation bei endoskopisch nicht stillbarer Magenblutung wegen Lymphomen. **a** Darstellung der A. gastrica sinistra mit Kontrastmittelaustritt im Fundus ventriculi. **b** Status nach Gelfoampartikelembolisation (*Pfeil*). Verschlossene A. gastrica sinistra

2.2.5.5 Ergebnisse

Die Ergebnisse von Embolisationen im Viszeralarterienbereich sind relativ günstig. Die vergangenen Jahre haben gezeigt, daß heute weniger mit Gelfoampartikeln, sondern eher mit permanenten Embolisaten, wie der miniaturisierten Spirale, ein anhaltender Blutungsstillstand erreicht werden kann (Okazaki 1991). Andererseits existieren kaum Mitteilungen – geschweige denn eine prospektive Studie –, die Erfolge und Mißerfolge nüchtern gegenüberstellen: Faktoren wie zeitliche Verzögerung vor Angiographie, zeitraubende, frustrane Sondierungsversuche mit ungeeigneten Kathetern, fehlgeschlagene Katheterverschlußbehandlungen sowie Mängel bei der Kreislaufüberwachung und interdisziplinären Kommunikation stellen wichtige Ursachen für – nicht immer mitgeteilte – therapeutische Fehlschläge dar.

In einer Studie mit 36 Patienten mit oberer gastrointestinalen Blutung wurde die Effizienz verschiedener chirurgischer und konservativer Therapieverfahren mit der Katheterverschlußbehandlung verglichen (Tabelle 2.2). Dabei zeigt es sich, daß der entscheidende Faktor für Hämostase und Überlebensrate der klinische Zustand zum Zeitpunkt der therapeutischen Intervention (limitierend ist ein Multiorganversagen) ist. Dagegen tritt der Therapiemodus in den Hintergrund (Lang et al. 1990).

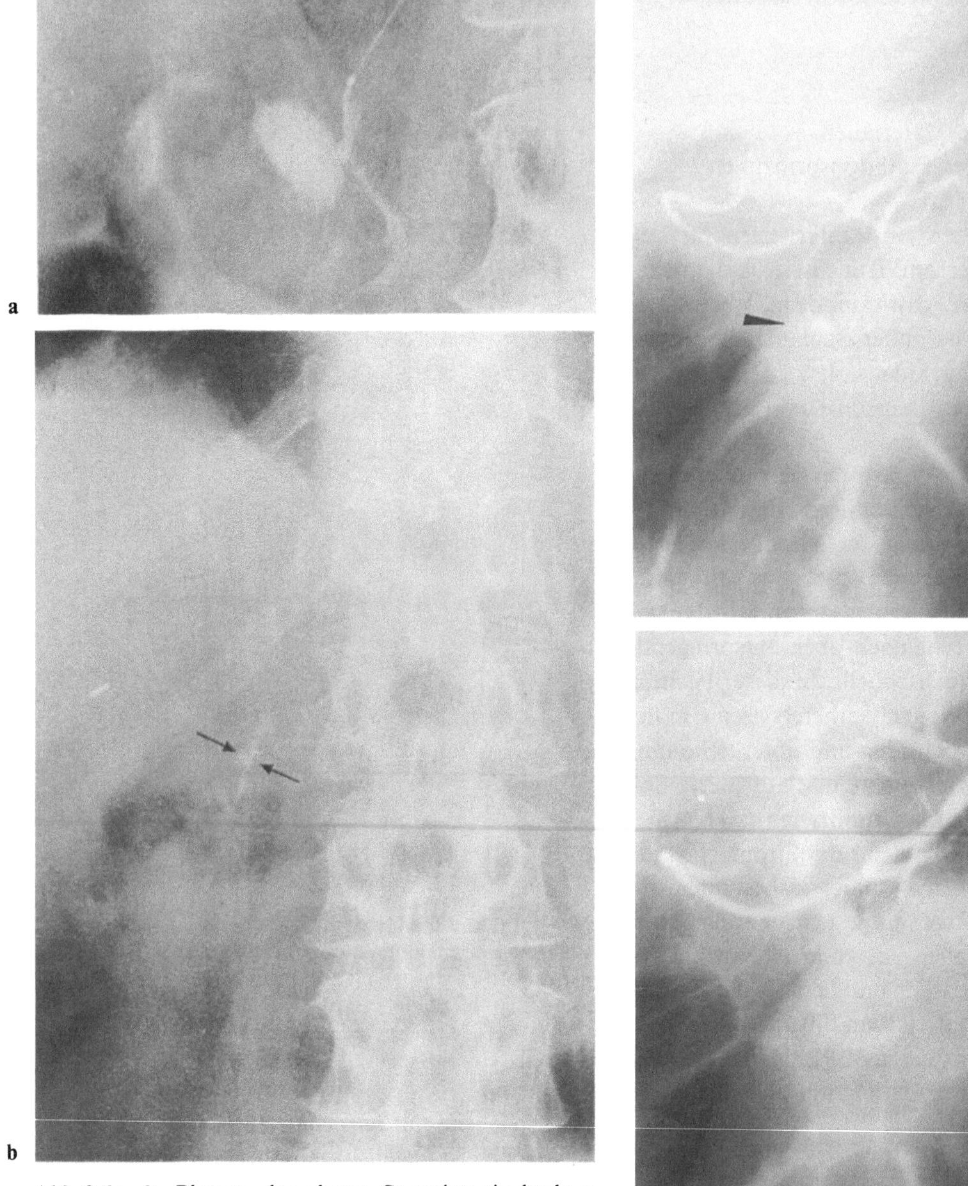

Abb. 2.6 a, b. Blutung des oberen Gastrointestinaltraktes nach Endobrachytherapie eines distalen Choledochuskarzinoms. **a** Darstellung der Ulkusblutung und des Ulkus durch selektive Angiographie der A. gastroduodenalis. **b** Status nach Embolisation (*Pfeile*). Das Embolisat (Fibrinkleber und Ethibloc) ist in „idealer Weise" diesseits und jenseits der Blutungsquelle fixiert; ein Teil zeigt auf den Ulkusgrund

Abb. 2.7 a, b. Status nach Papillotomie wegen Choledocholithiasis und Blutung aus der Papille. **a** Darstellung der A. gastroduodenalis mit punktförmigem Kontrastmittelaustritt aus der A. pancreaticoduodenalis superior (*Pfeil*). **b** Status nach Embolisation mit einzelnen Gelfoampartikeln mit Verschluß der blutenden Arterie

Tabelle 2.2. Effizienz der Embolisationsbehandlung im Vergleich zu chirurgischer Therapie (nach Lang et al. 1990)

	n	Hämostase	Todesfälle	
Diagnostische Angiographie[a]	36			
Embolisation	24	18/24	11	46%
Andere Therapie[b]	12	9/12	5	42%
Embolisation (nach	57	kurz 52/57	0	
E.K. Lang 1992)	57	lang 23/57	0	

[a] Blutungsnachweis.
[b] Operation, Senkstaaken-Sonde, endoskopische Unterspritzung etc.

2.2.5.6 Komplikationen

Komplikationen nach Embolisation im Viszeralarterienbereich sind selten und betreffen v.a. Einschränkungen des Kollateralkreislaufs durch vorangegangene Vasopressinperfusion i.a. und nach operativen Eingriffen mit der Möglichkeit der Organnekrose. Prinzipiell besteht die Gefahr der Fehlplazierung der Embolisate, die auch bei superselektiver Technik nicht gänzlich auszuschließen ist. Die Verwendung von flüssigen Embolisaten wird gelegentlich bei besonders therapieresistenten Blutungen angewendet und birgt ein besonders hohes Risiko der Darmwandnekrose.

2.2.5.7 Vorsichtsmaßnahmen

Wichtig ist die Kartographie von Truncus coeliacus und A. mesenterica superior zur Erfassung der zahlreichen Variationen vor superselektivem Arbeiten. Die lückenlose Kreislaufüberwachung sowie ständige Einbeziehung des Chirurgen müssen garantiert sein.

2.2.6 Viszeralarterien – Dünndarm und Dickdarm

Die Embolisation der A. mesenterica superior und inferior gehört nicht zum therapeutischen Standard und stellt eine Ausnahmeindikation dar. Auch mit der heute möglichen superselektiven Koaxialtechnik wird die Embolisation im genannten Bereich nur auf sehr wenige Patienten beschränkt bleiben.

2.2.6.1 Anatomie

Die A. mesenterica superior entspringt ca. 1 cm distal des Truncus coeliacus, ebenfalls ventral, und verläuft spitzwinklig nach kaudal, wobei sie nach rechts Pankreaskopfarkaden, als zweiten Ast die A. colica media, schließlich ihre diversen Jejunal- und Ilealäste und die A. colica dextra abgibt, um als A. ileocolica auszulaufen. Letztere stellt eine Anastomose über die A. colica dextra zur media her. Sämtliche dieser Arterien sind Endstromgefäße; Kollateralen sind lediglich in der Peripherie zwischen Arterien dritten und vierten Grades zu erwarten.

Die A. mesenterica inferior entspringt deutlich unterhalb der Nierenarterien, ventrolateral nach links versetzt. Sie verläuft ebenfalls relativ spitzwinklig nach kaudal, um nach wenigen Zentimetern nach links die A. colica sinistra als Anastomose zur A. colica media zu entlassen. Nach kaudal in der Verlängerung der Achse des Stammgefäßes verläuft die A. rectalis superior (A. haemorrhoidalis superior) für die Versorgung von Sigma und Rektum. Anastomosen zwischen Rami oesophagei, dem Truncus coeliacus, der A. mesenterica superior und inferior sowie den Aa. iliacae internae machen die viszerale Strombahn zu einer funktionellen Einheit. Ihr Zustand kann Effizienz, Ineffizienz und Komplikationen der Embolisation beeinflussen.

2.2.6.2 Pathophysiologische Grundlagen

Die Vasookklusion im Bereich der A. mesenterica superior ist auch an den Ästen zweiter Ordnung mit schwerwiegenden Organnekrosen vergesellschaftet. Mit zunehmend peripherer Lage wird jedoch das ausfallende Gebiet immer kleiner. Die superselektive Embolisation im Bereich der Äste dritter und vierter Ordnung ist nach Nöldge (1987) als regionäre Drosselung der Blutzufuhr mit deutlich reduzierter Gefahr der Darmnekrose anzusehen. Ähnliches gilt prinzipiell auch für das Stromgebiet der A. mesenterica inferior. Da die Aa. rectales einen funktionalen Kollateralkreislauf mit A.-iliaca-interna-Ästen bilden, ist die regionäre Drosselung der Blutzufuhr in diesem Bereich nicht als Vasookklusion einer Endstrombahn anzusehen.

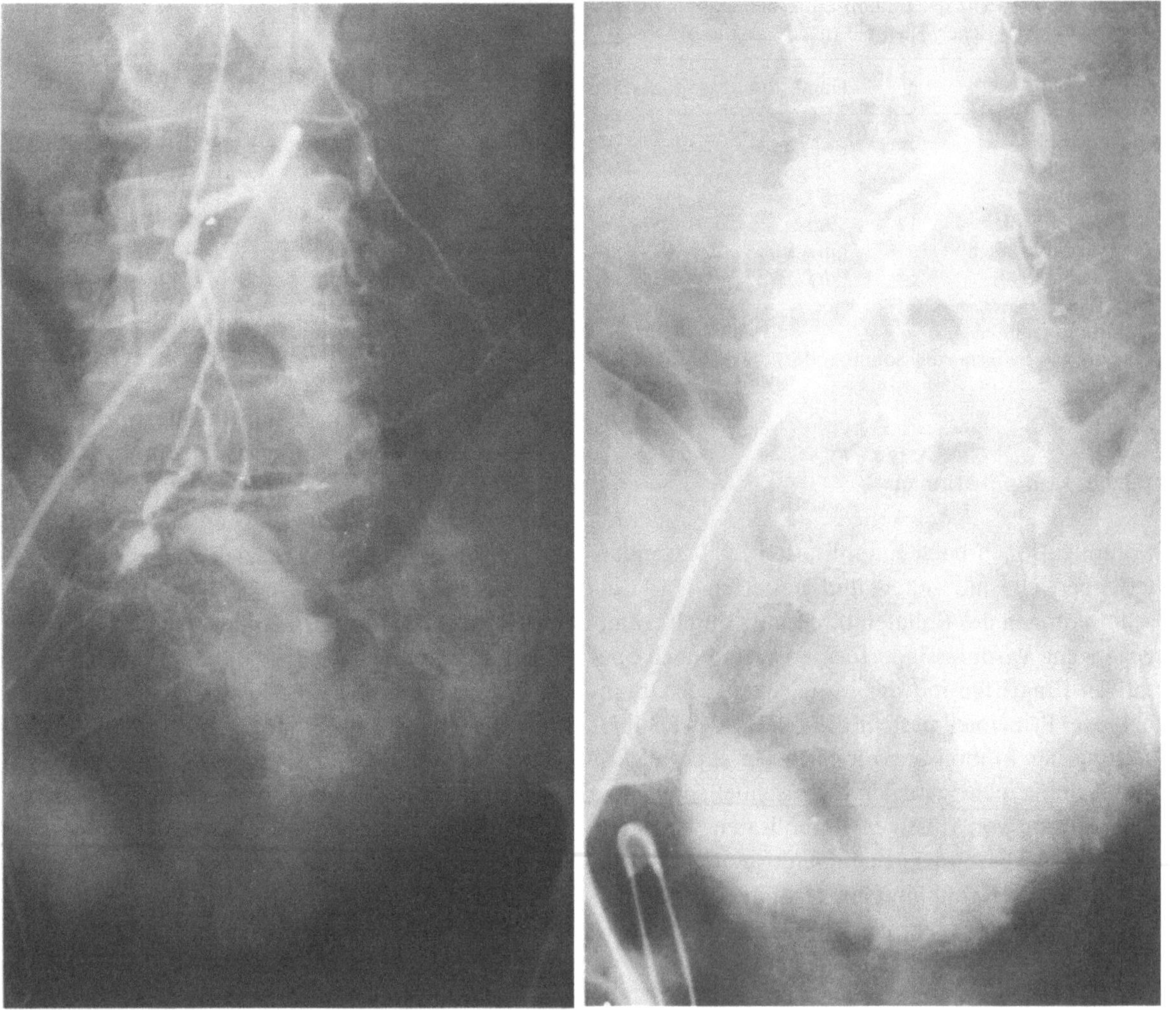

Abb. 2.8a, b. Blutung nach Sigmaresektion. **a** Kontrastmittelaustritt aus der A. mesenterica inferior. **b** Superselektive Gelfoampartikelembolisation mit verschlossener A. rectalis superior. Nebenbefundlich Kontrastmittel im Sigma nach vorangegangener Angiographie. Spätfolge: mäßige ischämische Sigmastenose im Embolisationsbezirk

2.2.6.3 Indikation

Die Indikation zur Katheterverschlußbehandlung ist im mesenterialen Stromgebiet praktisch nie gegeben. So wichtig die Rolle des Radiologen bei der Suche nach der Blutungsquelle gemeinsam mit konventionellen Methoden, wie der Fadenmethode und nuklearmedizinischen Verfahren, bis hin zur regionären i.a. Blauinfusion zur Lokalisation der Blutungsquelle bei der Laparotomie ist, so niedrig ist der Stellenwert der Embolisation anzusetzen: Die Gefahren der Organnekrose sind prinzipiell bei der A. mesenterica superior am größten und durch die fatale Dünndarmperforation gekennzeichnet. Aus diesem Grund wird die Indikation auf diejenigen Patienten beschränkt sein müssen, die eine absolute Kontraindikation für den sanierenden chirurgischen Eingriff aufweisen und lebensbedrohlich bluten. Ähnliches gilt für die A. colica sinistra; die genannten Einschränkungen gelten nicht in dieser strengen Form für die A. rectalis superior (Abb. 2.8) (s. a. S. 85).

2.2.6.4 Medikamentöse Zusatztherapie

Bei der superselektiven Sondierung mittels Koaxialkathetersystemen ist häufig eine intraarterielle Lokalanästhetika- und/oder Vasodilatanzienbehandlung erforderlich, um Vasospasmen zu verhindern, die Sondierung zu erleichtern und evtl. die Blutung zu provozieren (Dosierungsschema für Spasmolyse s. Kap. 1.2.3.4). Die i.a. Urokinaseinfusion zur Provokation einer schwer aufspürbaren Blutung ist in Einzelfällen mit Erfolg eingesetzt worden.

2.2.6.5 Erforderliche Materialien und Beschreibung der Funktionsprinzipien

Es werden die üblichen Angiographiekatheter für die oberen Viszeralarterien verwendet, wobei die Wahl zwischen Sidewinder- und Kobrakatheter durch die Fülle des Patienten und damit den Abgangswinkel der Viszeralarterienäste bestimmt wird. Die A. mesenterica inferior wird eher mit einem engen Häkchen (mit Radius um 1 cm) sondiert, hier sind Sidewinder-, Häkchen- (mit großem Radius) sowie Kobrakatheter nicht besonders sinnvoll. Das Koaxialkathetersystem empfiehlt sich primär zu verwenden, genauso wie die Applikation der Mikrospiralen, die dieses Koaxialkathetersystem passieren.

2.2.6.6 Methodik

Je nach Lage der Blutungsquelle ist der Katheter in seiner Konfiguration so zu wählen, daß möglichst kein Katheterwechsel erforderlich wird, um Vasospasmen durch den Draht zu vermeiden. Dementsprechend wird für die ersten Äste ein kurz-, für weiter peripher gelegene Äste eher ein langschenkliger Sidewinderkatheter eingesetzt, um von dort aus Koaxialkathetersysteme weiter in die Peripherie vorzuführen. Nach superselektiver Sondierung mit dem Koaxialkathetersystem eines Astes 3., besser 4. Ordnung ist genau eine Mikrospirale dicht vor dem Ort der Blutung abzusetzen. Eine zweite Spirale erhöht bereits das Risiko der Ischämie. Eine Kontrollangiographie über den Koaxialkatheter oder den Mutterkatheter schließt die Embolisation ab.

2.2.6.7 Ergebnisse

Da sich Publikationen (Bookstein et al. 1974; Katzen et al. 1976; Okazaki et al. 1991; Rahn et al. 1982; Reuter et al. 1975) und eigene Erfahrungen auf Einzelbehandlungen dieser speziellen Region beschränken, liegen umfassende Ergebnisse nicht vor. Punktförmige Läsionen bei Entzündungen, nach Bestrahlung oder bei einzelnen Hämangiomen sind einer Vasookklusionsbehandlung eher zugänglich. Großflächige Läsionen z. B. im Rahmen von arteriovenösen Malformationen sind für die Katheterverschlußbehandlung ausgesprochen problematisch.

2.2.6.8 Komplikationen

Hauptkomplikation ist die Darmgangrän. Ein zuverlässiger Beleg dafür, daß sich ermutigende tierexperimentelle Erkenntnisse nach Darmarterienembolisation (Nöldge 1983) auf den klinischen Gebrauch übertragen lassen, steht bislang aus, wenn auch Einzelbeobachtungen (s. Abb. 2.8) für eine begrenzte Übertragbarkeit sprechen.

2.2.6.9 Vorsichtsmaßnahmen

Sollte die Embolisation bei der mesenterialen Blutung tatsächlich indiziert sein, ist unbedingt der Verschluß direkt am Ort der Blutung zu erzeugen. Eine „saubere" Okklusion mit einer Miniversion der GAW-Spirale ist in jedem Fall der Gelfoamembolisation vorzuziehen. Die Verwendung von Gelfoampartikeln im Bereich der A. mesenterica superior ist gefährlich, da benachbarte Äste durch Aufbrechen der Partikel okkludiert werden können. Eine Embolisation mit flüssigen Embolisaten ist aus ähnlichen Gründen zu vermeiden. Die Kontrolle des Embolisationsergebnisses stützt sich neben der klinischen Beobachtung in erster Linie auf den Laktatspiegel, der bei einer Erhöhung auf die beginnende Darmgangrän hinweist und damit kurzfristig die Perforation, langfristig die Striktur des betroffenen Darmsegments ankündigen kann.

2.2.7 Nierenarterien

Benigne Veränderungen an der Niere, wie falsche Aneurysmata nach operativen Eingriffen, sind durch die dünnen 5-F-Katheter und die vergleichsweise einfachen anatomischen Verhältnisse relativ leicht angehbar. Hinzu kommen die Möglichkeiten der modernen Koaxialkathetertechniken, die kaum etwas an Selektivität zu wünschen übrig lassen.

2.2.7.1 Anatomie

Zur exakten Erfassung der anatomischen Versorgung der Nierenarterien wird die Übersichtsarteriographie und selektive Darstellung herangezogen, so daß akzessorische Äste sicher mit erfaßt sind. Bei traumatisch entstandenen Aneurysmata ist ein Zufluß aus mehreren Lobarästen im Gegensatz zur Angiodysplasie die Ausnahme.

2.2.7.2 Pathophysiologische Grundlagen

Hier besteht im Vergleich zu anderen Organgebieten bei der Embolisation von Aneurysmata, Blutungen und arteriovenösen Malformationen kein prinzipieller Unterschied. Als Endstrombahn ist allerdings nach Katheterverschlußbehandlung an der Niere mit dem Ausfall des nachgeschalteten Parenchyms zu rechnen. Der Goldblattmechanismus wird durch inkomplette Vasookklusion z.B. einer Interlobararterie ausgelöst (Raßweiler et al. 1985).

2.2.7.3 Indikation

Als Hauptindikation ist die Gefäßverletzung mit Ausbildung des typischen falschen Aneurysmas, retroperitonealer Blutung und/oder Hämaturie zu nennen (Abb. 2.9). Falsche Aneurysmata nach Nierenbiopsie thrombosieren in aller Regel (ca. 70%) spontan und sind primär keine Indikation zur Embolisationsbehandlung.

Ferner kommt die Organausschaltung im Rahmen einer Kloake bei inoperablen Tumoren und Nephrostomie der Gegenseite sowie u.U. die Organausschaltung bei renaler Hypertonie in Frage.

Bei der Trockenlegung von Aneurysmata im Rahmen von renalen Blutungen wird in der Regel mit dem zuweisenden Urologen ein rascher Konsens herbeigeführt. Die Organausschaltung bei Hypertonie und fehlender Nierenfunktion kann erst ernsthaft diskutiert werden, wenn operative und interventionelle Alternativen (Lyse, Katheterdilatation) ausgeschlossen sind. Hier sind im Rahmen der Vor- und Nachbehandlung (Epiduralkatheter, temperatursenkende Maßnahmen, Ileus) eine Reihe von Präventivmaßnahmen abzusprechen, da wegen des präexistenten Kollateralkreislaufs die eingreifende kapilläre Embolisation vorzuziehen ist.

2.2.7.4 Medikamentöse Zusatztherapie

Bei superselektivem Arbeiten ist eine adjuvante intraarterielle Vasodilatanziengabe hilfreich (Dosierungsschema, Spasmolyse s. Kap. 1.2.3.4). Bei kapillärer Embolisation sind Präventivmaßnahmen zur Schmerztherapie (s. Kap. 4.2.4.4) einzuleiten.

2.2.7.5 Erforderliche Materialien und Beschreibung der Funktionsprinzipien

Als Embolisate werden ablösbare Ballons (Klamut et al. 1985), Zyanoakrylate (Kadir et al. 1983), von uns vorwiegend Spiralen und Ethibloc verwendet (s. auch Kap. 4.3). Für die Embolisation von falschen Aneurysmata empfiehlt sich die Verwendung von 5-F-Kathetern mit entsprechenden Spiralen, kleinere Aneurysmata lassen sich auch mit Koaxialkathetersystemen und Spiralen sondieren und embolisieren. Bei der Organausschaltung im Sinne einer Defunktionalisierung wird, um eine Restfunktion zu vermeiden, eine kapilläre Embolisation angestrebt (Raßweiler et al. 1986). Ausnahmsweise kann bei schwerkranken Patienten, die sich den notwendigen schmerzpräventiven Maßnahmen widersetzen (Epiduralkatheter) eine zentrale Okklusion mit großer GAW-Spirale vorgenommen werden. Hier muß jedoch mit einer Restfunktion und einem leichten Harnträufeln trotz Vasookklusion gerechnet werden.

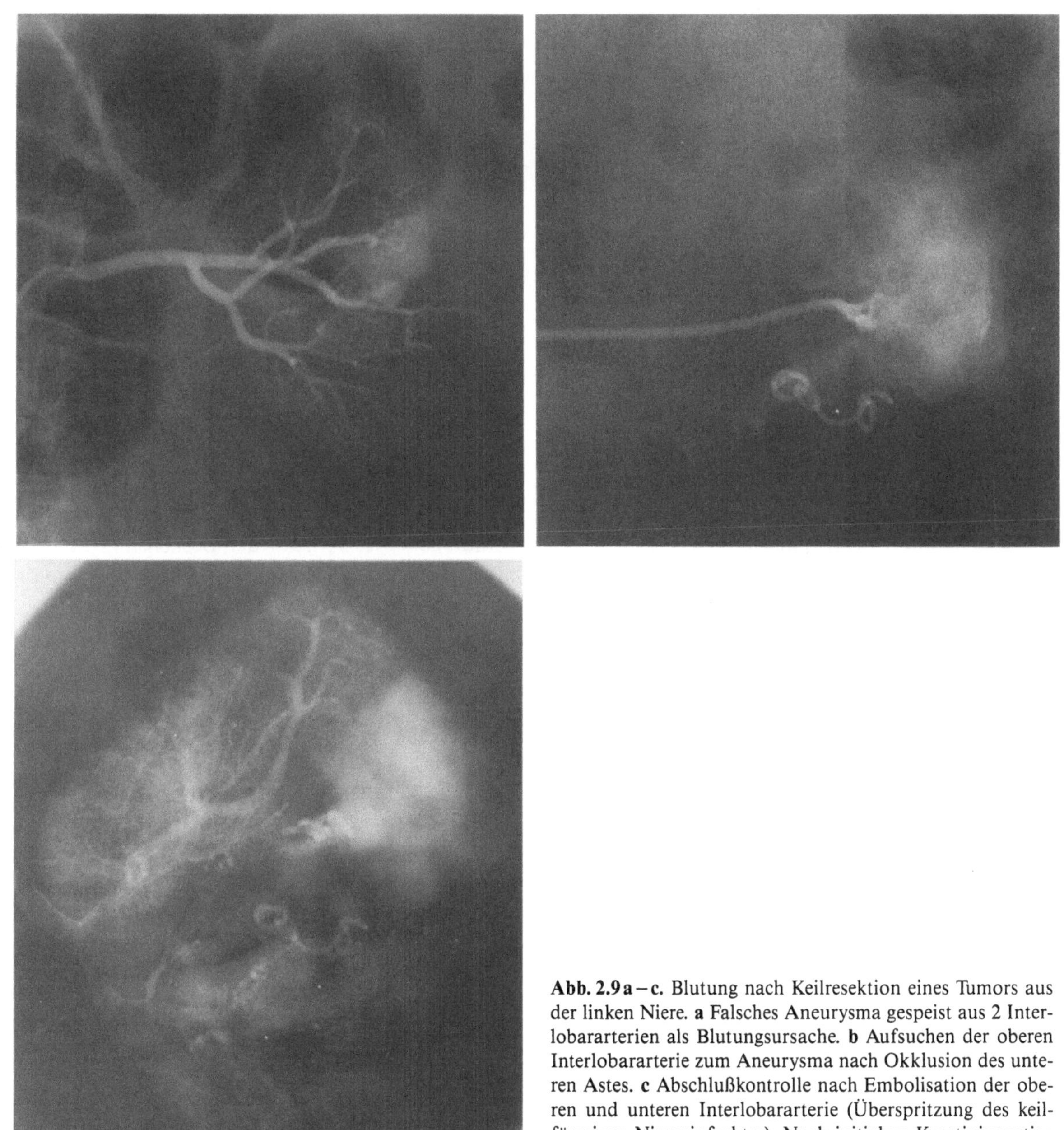

Abb. 2.9 a – c. Blutung nach Keilresektion eines Tumors aus der linken Niere. **a** Falsches Aneurysma gespeist aus 2 Interlobararterien als Blutungsursache. **b** Aufsuchen der oberen Interlobararterie zum Aneurysma nach Okklusion des unteren Astes. **c** Abschlußkontrolle nach Embolisation der oberen und unteren Interlobararterie (Überspritzung des keilförmigen Niereninfarktes). Nach initialem Kreatininanstieg binnen 10 Tagen Normalisierung der Retentionswerte bei grenzwertigem Ausgangsbefund

2.2.7.6 Methodik

Bei der Spiralembolisation von einfachen Aneurysmata wird der Katheter möglichst in den Aneurysmahals vorgeführt. Falls mehrere Zuflüsse bestehen, muß angestrebt werden, das Aneurysma selbst aufzusuchen. Unter Umständen kann bei Aneurysmata mit großlumigen a.v.-Shunts eine Flußverzögerung durch eine oder mehrere Injektionen von jeweils 0,5 ml hochprozentigem Alkohol wünschenswert sein. Bei der organausschaltenden Embolisationsbehandlung (Kloake, Hypertonie) ist die Implantation eines Ballonkatheters (7-F-Embolisations- oder 5-F-Dilatationskatheter) notwendig. Unter dem Schutz dieses Ballonkatheters wird z. B. hochprozentiger Alkohol in geringer Menge injiziert (Thelen; persönliche Mitteilung). Wir selbst ziehen Ethibloc vor, da bei Stase durch den Ballon eine venöse Verschleppung vermieden wird.

2.2.7.7 Ergebnisse

Bei der Blutungsembolisation im Rahmen von traumatischen Gefäßverletzungen darf in der Regel (94% (Klamut et al. 1985)), bei den Folgen einer Nierenbiopsie in etwa 90% (Mathias et al. 1988), von einer erfolgreichen Behandlung der Blutung ausgegangen werden. Unter Umständen ist jedoch eine Nachembolisation durchzuführen. Bei 42 Patienten war die initiale Embolisation in 87,5% erfolgreich; bei 4 der 5 verbliebenen Patienten mit Nachblutung war erst die erneute Katheterverschlußbehandlung von dauerhaftem Erfolg (Corr u. Hacking 1991). Organausschaltende Embolisationen sind nur bei korrekter Embolisation in der Gefäßperipherie, also im Kapillarbett, erfolgreich.

2.2.7.8 Komplikationen

Komplikationen der Nierenarterienembolisation im superselektiven Bereich sind am ehesten durch unkontrollierte Injektion von Flüssigkeiten oder Gelfoampartikeln zu erwarten. Der inkomplette Verschluß von Interlobararterien erzeugt die renale Hypertonie (Raßweiler et al. 1985). Fehlplazierungen, insbesondere der Spirale, werden immer wieder beschrieben und können zur unerwünschten Embolisierung dieser Partikel, z.B. in Beinarterien, führen.

2.2.7.9 Vorsichtsmaßnahmen

Bei der Embolisation mit der Spirale ist darauf zu achten, daß die Spirale erst dann plaziert wird, wenn der Katheter in korrekter Position ist. Ein Zurückziehen des Katheters darf erst erfolgen, wenn die Spirale fest sitzt, d.h. unter anderem, wenn auch die Fäden der Spirale vom Katheter getrennt sind. Flüssige Embolisate, die über Koaxialsysteme appliziert werden, dürfen nur vorsichtig verwendet werden, da ein Reflux entlang des Katheters, insbesondere bei Stase durch Vasospasmen, sehr leicht möglich ist. Erforderlich sind ein ausreichender Röntgenkontrast und eine hervorragende Durchleuchtung, um den Reflux von Embolisat sofort zu erkennen. Bei der organausschaltenden Embolisation ist in jedem Fall die Sicherung der Organarterie durch einen Ballonkatheter anzustreben. Eine organausschaltende Embolisation ohne Ballonkatheter mit Hilfe von flüssigen Substanzen lehnen wir ab.

2.2.8 Beckenarterien

Die Behandlung benigner Veränderungen im Beckenbereich steht ganz im Zeichen der traumatischen Läsionen nach Beckenringfrakturen. Sie gehört zur Basis des Repertoires des interventionellen Radiologen. Bei 7–11% der Beckenringfrakturen kann die Katheterverschlußbehandlung notwendig werden (Abb. 2.10).

2.2.8.1 Anatomie

Als Erfolgsarterien einer Katheterverschlußbehandlung kommen

1. die Äste der A. iliaca interna und
2. die A. epigastrica inferior und die A. circumflexa ilium profunda in Frage.

Äste der A. iliaca interna. Die A. iliaca interna entspringt der A. iliaca communis nach dorso-medial in Höhe der Ileosakralfuge und verläuft vor dem Os sacrum. Es bestehen zahlreiche Variationen, meist lassen sich eine vordere und eine hintere Gruppe unterscheiden, wobei aus der anterioren Gruppe die Aa. vesicae superiores et inferiores, die A. rectalis media und die A. obturatoria, die A. pudenda interna, die A. glutea inferior und prostatische bzw. uterine Arterien entspringen. Zur posterioren Gruppe gehören die A. ileolumbalis, die Aa. sacrales laterales und die A. glutea superior.

A. epigastrica inferior und die A. circumflexa ilium profunda. Die A. epigastrica inferior entspringt aus der distalen A. iliaca externa knapp oberhalb des Leistenbandes und verläuft nach medial und ventral, die A. circumflexa ilium profunda entspringt

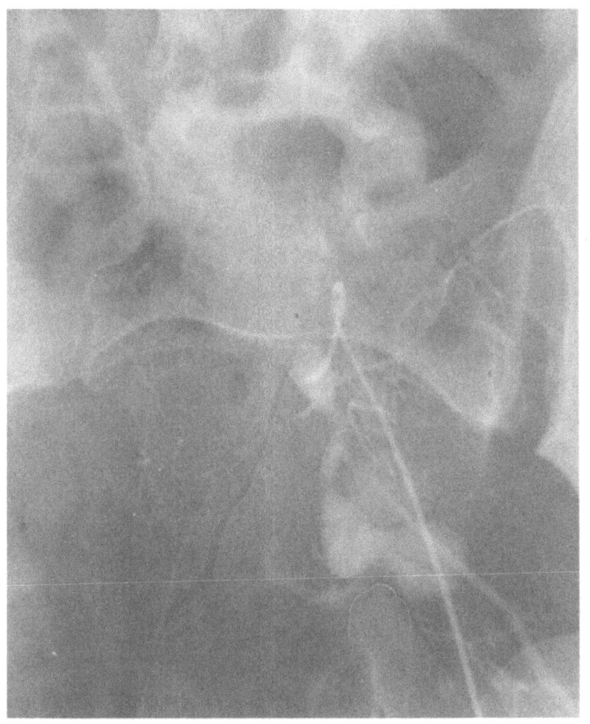

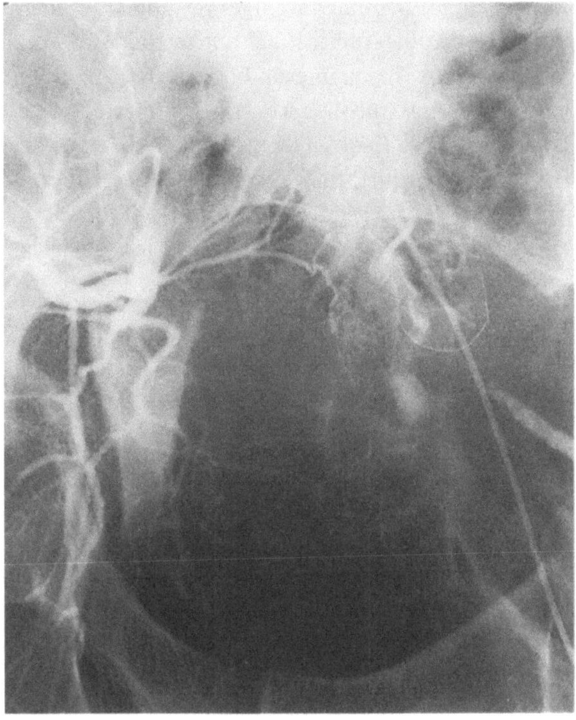

a b

Abb. 2.10 a, b. Massive Blutung mit linksseitiger Ileosakralfugensprengung bei Beckenringfraktur. **a** Massiver Kontrastmittelaustritt aus der A. iliaca interna. **b** Zustand nach erfolgreicher Okklusion mit Gelfoam und Ethibloc, anhaltender Blutungsstillstand, Blase durch Hämatom nach rechts verdrängt

etwa in gleicher Höhe lateral gegenüber der A. epigastrica inferior und verläuft nach lateral bzw. laterodorsal.

2.2.8.2 Pathophysiologische Grundlagen

Im Rahmen von Beckenringfrakturen sind falsche Aneurysmata und Gefäßabrisse zu erwarten. Beckenringfrakturen durch laterale Kompressionstraumata und die isolierte Beckenschaufelfraktur werden im Durchschnitt nur in 1,7% zur Embolisationsbehandlung gelangen. Dagegen ist bei anteroposteriorer Kompression, Einwirken vertikaler Scherkräfte und mechanischen Kombinationsverletzungen in bis zu 20% mit einer „embolisationsbedürftigen" Massenblutung zu rechnen (Ben Menachem et al. 1991). Im Hinblick auf die Schocksymptomatik ist der Zeitfaktor von entscheidender Bedeutung. Unter Umständen ist einer raschen semiselektiven Vasookklusion mit Gelfoam oder Spirale vor „eleganten", jedoch zeitaufwendigen Verfahren (koaxial, superselektiv) der Vorzug zu geben.

Grundlegendes Prinzip bei der traumabedingten Massenblutung ist die regionäre Drosselung der Blutzufuhr, ohne das Risiko ausgedehnter Ischämien einzugehen. Dort, wo letztere unvermeidbar sind, muß superselektiv ein kleinstmögliches Areal embolisiert werden. Falls multiple arterielle Lazerationen vorliegen, die unter der Behandlung zu bluten beginnen, muß jedoch mit ausreichender Gründlichkeit jeder Ast okkludiert werden – immer unter der Voraussetzung der oben ausgeführten zeitlichen Beschränkungen (Ben Menachem et al. 1991).

Iatrogene Veränderungen nach gynäkologischen Eingriffen sind seltenere Ursachen für Beckenarterienblutungen, erzeugen ebenfalls Aneurysmata und den Kontrastmittelaustritt. Die Beckenarterien stehen in einem Verbund über intensive Kollateralen mit epigastrischen und lumbalen Ästen, so daß die Ligatur oder die zentrale Okklusion der A. iliaca interna meist nicht den gewünschten Erfolg zeigen wird. In mehreren eigenen Beobachtungen ist es nach Ligatur binnen weniger Stunden zu einem intensiven Kollateralkreislauf mit retrograder Auffüllung der A. iliaca interna beiderseits bis zur Ligaturstelle einschließlich Kontrastmittelextravat gekommen. Diese Beobachtungen haben auch zu der Erkenntnis geführt, daß nur die selektive Embolisation der Blutungsquelle einerseits schonend ist, andererseits eine sichere rezidivfreie Hämostase garantiert.

2.2.8.3 Indikation

In der Reihenfolge der abnehmenden Häufigkeit sind es in erster Linie Beckenringfrakturen, danach iatrogene Veränderungen nach Operationen am Urogenitaltrakt, Sectio caesarea und gelegentlich Heparininjektionen im Bereich epigastrischer Arterien.

2.2.8.4 Medikamentöse Zusatztherapie

Eine medikamentöse Zusatztherapie ist in der Regel nicht erforderlich; der Patient im Blutungsschock muß allerdings unter adäquater Kreislaufüberwachung untersucht werden.

2.2.8.5 Erforderliche Materialien und Beschreibung der Funktionsprinzipien

Eingesetzt werden Kobra- und Sidewinderkatheter, wobei für die spitzwinklige Aortenbifurkation eher die langschenkligen Sidewinder zu empfehlen sind; flache Bifurkationen lassen sich eher mit Kobrakathetern überwinden. Ein koaxiales Vorgehen ist nicht immer erforderlich, kann die Prozedur jedoch wesentlich erleichtern und abkürzen. Die Wahl der notwendigen Kathetermaterialien muß daher individuell angepaßt, der Größe der lazerierten Arterie entsprechend, erfolgen. Hier ist die selektive Darstellung der erkrankten Seite wegweisend. An Embolisationsmaterialien werden die verschiedenen Versionen der Metallspiralen appliziert, u. U. ist es jedoch einfacher, über Koaxialkathetersysteme niedervisköses Ethibloc in geringer Menge zu applizieren. Auch Zyanoakrylate lassen sich in gleicher Weise verwenden und garantieren einen vom Gerinnungssystem völlig unabhängigen, raschen Verschluß.

2.2.8.6 Methodik

Nach Übersichtsaortographie und selektiver Darstellung der erkrankten Seite wird die Hauptblutungsquelle festgelegt. Die Sondierung der ipsi- oder kontralateralen A. iliaca interna ist mit 5-F-Kathetern und entsprechenden Drahtmaterialien (Bentson-Drähte) technisch nicht sehr aufwendig, kann jedoch beim schwer arteriosklerotischen Patienten zu einem Problem werden. Vor dem zu frühen Einsatz von Koaxialkathetern insbesondere durch den Unerfahrenen muß gewarnt werden, da erst nach einer stabilen Positionierung des Mutterkatheters eine exakte und jederzeit reproduzierbare Steuerung des Tochterkatheters möglich ist und ansonsten wertvolle Zeit verlorengehen kann.

Nach superselektivem Aufsuchen der blutenden Arterie möglichst nahe an der Blutungsquelle wird diese mit wenigen Millilitern (meist 0,5 – 1,5 ml) niederviskösen Ethiblocs (0,6 ml faßt der Tracker 18!) oder einer GAW-Spirale okkludiert. Die abschließende Kontrolle (meist in DSA-Technik) ist zwingend erforderlich, da nicht selten multiple arterielle Lazerationen vorliegen, die naturgemäß erst in einer gewissen Reihenfolge zu bluten beginnen.

2.2.8.7 Ergebnisse

Ergebnisse der Blutungsembolisationen bei Frakturen des Beckenrings sind seit einiger Zeit bekannt (Ring et al. 1973). Die Ergebnisse nach Blutungsembolisation haben sich in den letzten Jahren mit dünner werdenden Führungskathetern und dem Einsatz von Koaxialkathetersystemen nur unwesentlich verbessert.

Der Blutungsstillstand bedeutet jedoch nicht immer die Rettung des Patienten. Bei ausgedehnten Zerreißungen der Arterien und gleichzeitigem Vorliegen einer Verbrauchskoagulopathie, insbesondere wenn der Schockzustand länger bestand, sind meist die Voraussetzungen für die Entwicklung einer Schocklunge gegeben. Die Ergebnisse in bezug auf das Überleben der Patienten sind deshalb dort als am günstigsten zu erwarten, wo frühzeitig die

Möglichkeit einer Beckenarterienlazeration erwogen und die richtige Konsequenz gezogen wird.

Über die Effizienz bei der Blutungsembolisation nach gynäkologischen Eingriffen wegen nichttumoröser Prozesse liegen keine größeren, statistisch brauchbaren Zahlen vor, da selten die entsprechende Indikation gestellt wird (Wilms et al. 1990).

2.2.8.8 Komplikationen

Hier sind es prinzipiell die gleichen Komplikationen wie bei anderen Organembolisationen. Besonders unerwünscht ist ein Reflux in benachbarte gesunde Gefäßpartien, insbesondere in die A. iliaca externa. Die viel diskutierte Impotenz als Folge der Vasookklusion muß bei den Möglichkeiten der superselektiven Darstellung und Embolisation nicht mehr zwingend in Kauf genommen werden, wobei im Einzelfall die Schwere der lebensbedrohlichen Blutung gegen mögliche funktionelle Störungen abgewogen werden muß.

2.2.8.9 Vorsichtsmaßnahmen

Besondere Vorsichtsmaßnahmen, die über die üblichen die Routineanwendung von niederviskösem Ethibloc und der GAW-Spiralen hinausgehen, können nicht genannt werden.

2.2.9 Sonstige Arterien (Extremitäten, Hals, Nase)

Embolisationen im Bereich der A. carotis externa, des Rückenmarks und des Zerebrums werden vorwiegend von Neuroradiologen durchgeführt. Gelegentlich kann, z. B. im Rahmen einer Epistaxis, solch eine Embolisation für jeden Radiologen zur zwingenden Notwendigkeit werden. Der Nachweis der Blutungsquelle erfolgt klinisch und endoskopisch und nicht radiologisch. Die Taktik der Embolisation folgt den mehrfach beschriebenen Prinzipien der superselektiven Sondierung durch Koaxialkathetersystem und Embolisation mit GAW-Spiralen in peripherer Position. Eine zentrale Okklusion der A. maxillaris kommt aufgrund des intensiven Kollateralkreislaufs und der möglichen Gefahr des Refluxes mit Verschleppung in das Interna-Stromgebiet nicht in Frage.

Die Embolisation von Läsionen im Bereich der Extremitäten folgt im Grunde denselben Prinzipien wie die Embolisation anderer Regionen, entscheidend ist die superselektive Plazierung des Embolisationsmaterials, sofern die Okklusion des Endstrombereichs überhaupt hingenommen werden kann.

Literatur

Amroch D, Schiavon G, Carmignola G, Zoppellaro F, Marzaro M, Berton F, Perrino G (1992) Isolated blunt liver trauma: is nonoperative treatment justified? J Pediatr Surg 27:466–468

Becker HD, Starlinger M, Teichmann R, Grund K-E, Mellert J (1990) Therapie des blutenden Ulcus duodeni and ventriculi. Chirurg 61:222–227

Ben-Menachem Y, Coldwell DM, Young JW, Burge AR (1991) Hemorrhage associated with pelvic-fractures: causes, diagnosis, and emergent management. AJR 157:1005–1014

Bookstein JJ, Chlosta EN, Foley D, Walter JF (1974) Transcatheter hemostasis of gastrointestinal bleeding using modified autologous clot. Radiology 113:277–285

Bresler L, Boissel P, Grosdidier J (1991) Major hemorrhage from pseudocysts and pseudoaneurysms caused by chronic pancreatitis: surgical therapy. World J Surg 15: 649–652; discussion 652–653

Clouse M (1989) Hepatic artery embolisation for bleeding and tumors. Surg Clin North Am 69:419–432

Corr P, Hacking G (1991) Embolization in traumatic intrarenal vascular injuries. Clin Radiol 43:262–264

Ee H, Laurence BH (1992) Haemorrhage due to erosion of a metal biliary stent through the duodenal wall. Endoscoy 24:431–432

Ehrensperger J (1992) Massive bleeding into the upper gastro-intestinal tract in hereditary chronic calcifying pancreatitis in the child. Eur J Pediatr Surg 2:141–143

Encarnacion CE, Kadir S, Malone RB Jr (1990) Subselective embolization with gelatin sponge through an open-ended guide wire. Radiology 174:265–267

Encke A, Hanisch E, Largiadèr F, Rothmund M, Kußmann J, Schumpelick V, Winkeltau G (1991) Die okkulte Blutung aus Dünn- und Dickdarm (Diskussionsforum). Langenbecks Arch Chir 376:308–312

Feigelson HH, Ravin HA (1965) Transverse myelitis following selective bronchial arteriography. Radiology 85:663

Freeny PC, Bush WH Jr, Kidd R (1979) Transcatheter occlusive therapy of genitourinary abnormalities using iso-butyl-2-cyanoacrylat (bucrylate). AJR 133:647–656

Grisendi A, Lonardo A, Deela-Casa G et al (1991) Hemoductal pancreatitis secondary to gastroduodenal artery-ruptured pseudoaneurysm: a rare cause of hematemesis. Am J Gastroenterol 86:1654–1657

Günther R, Bohl J, Klose K, Anger J (1980) Transkatheterembolisierung der Milz mit Butyl-2-Cyonaacrylat. RÖFO 133:158–163
el-Hamel A, Parc R, Adda G, Bouteloup PY, Huguet C, Malafosse M (1991) Bleeding pseudocysts and pseudoaneurysms in chronic pancreatitis. Br J Surg 78:1059–1063
Herfarth Ch, Klar E (1986) Notfallindikationen an Colon und Rectum bei Perforation und Blutung. Langenbecks Arch Chir 369:311–320
Hölting Th, Ruf W, Buhr H, Teller P, Kretzschmar U (1988) Lebensbedrohliche Blutungen bei Beckenfrakturen polytraumatisierter Patienten. Diagnostische Problematik und Embolisationsbehandlung. Chirurg 59:547–551
Horn J, Gebauer A, Sander R, Schimmler J (1990) Die untere Intestinalblutung. Chirurg 61:228–235
Junginger Th, Böttger Th (1987) Diagnostik und Therapie der intestinalen Blutung. Chirurg 58:571–576
Kadir S, Marshall FF, White RI Jr, Kaufman SL, Barth KH (1983) Therapeutic embolization in the kidney with detachable silicone balloons. J Urol 129:11–13
Katzen BT, Rossi P, Passariello R, Simonetti G (1976) Transcatheter therapeutic arterial embolization. Radiology 21:523–531
Keller FS, Rösch J, Loflin TG, Nath PH, McElvein R (1986) Nonbronchial systemic collaterals: Significance in percutaneous embolotherapy for hemoptysis. RSNA, Chicago 30.11.–05.12.1986
Klamut M, Tillmann U, Szczerbo-trojanowska M, Szmigielski W, Rakowski P (1985) Katheterembolisation: Die parenchymschonende Therapie der Nierenblutungen nichtmaligner Ätiologe. RÖFO 143:557–562
Lamarque JL, Sennac JP (1979) Die therapeutische Angiographie bei Hämoptysen. Radiologe 19:514–520
Lang EK (1992) Transcatheter embolization in management of hemorrhage from duodenal ulcer: Long-term results and complications. Radiology 182:703–707
Lang EV, Picus D, Marx MV, Hicks ME (1990) Massive arterial hemorrhage from the stomach and lower esophagus: impact of embolotherapy on survival. Radiology 177:249–252
Lucas CE (1991) Splenic trauma. Choice of management. Ann Surg 213:98–112
Mathias K, Lederle RM, Kwa HK, Volkmann G (1988) Nicht-operative Behandlung einer massiven Makrohämaturie nach Nierenbiopsie. Urologe A 27:97–300
Morita R, Muto N, Konagaya M et al (1991) Successful transcatheter embolization of pseudoanerysm associated with pancreatic pseudocyst. Am J Gastroenterol 86: 1264–1267
Nöldge G (1983) Röntgenologische, morphologische und funktionelle Veränderungen am Hundedünndarm nach selektiver und superselektiver Embolisation der Arteria mesenterica superior. Habilitationsschrift, Freiburg
Okazaki M, Higashihara H, Ono H, Koganemaru F, Hoashi T, Inada S, Kuroda Y (1991) Percutaneous embolization of ruptured splanchnic artery pseudoaneurysms. Acta Radiol 32:349–354
Pitkaranta P, Haapiainen R, Kivisaari L, Schroder T (1991) Diagnostic evaluation and aggressive surgical approach in bleeding pseudoaneurysms associated with pancreatic pseudocysts. Scand J Gastroenterol 26:58–64
Rabkin JE, Astafjev VI, Gothman LN, Grigorjev YG (1987) Transcatheter embolization in the management of pulmonary hemorrhage. Radiology 163:361–365
Rahn NH III, Tishler JM, Han SY, Russinovich NAE (1982) Diagnostic and interventional angiography in acute gastrointestinal hemorrhage. Radiology 143:161–166
Raßweiler J, Richter GM, Jäger R, Fuchs G, Kauffmann GW (1985) Renale Hypertonie durch Gelfoamembolisation – Experimentelle Untersuchungen an der Rattenniere. Aktuel Urol 16:12–19
Raßweiler J, Kauffmann GW, Richter GM, Fuchs G, Miller K (1986) Experimental basis of angioinfarction for the treatment of renal hypertension. Urol Int 41:42–56
Remy J, Arnoud A, Fardou H, Giraud R, Voisin C (1977) Treatment of hemoptysis by embolization of bronchial arteries. Radiology 122:33–37
Reuter SR, Chuang VP, Bree RL (1975) Selective arterial embolization for control of massive upper gastrointestinal bleeding. AJR 125:119–126
Ring EJ, Athanasoulis C, Waldman AC, Margolies MN, Baum S (1973) Arteriographic management of hemorrhage following pelvic fracture. Radiology 109:65–70
Schiessel R, Herbst F, Berlakovich G, Schemper M, Fritsch A (1990) Noteingriffe bei gastroduodenalem Ulcus. Chirurg 61:16–21
Sharp KW, Locicero RJ (1992) Abdominal packing for surgically uncontrollable hemorrhage. Ann Surg 215: 474–475
Spigos DG, Tan WS, Mozes MF, Pringle K, Iossifides I (1981) Splenic embolization. In: Athanasoulis AA, Abrams HL, Zeitler E (eds) Therapeutic angiography. Springer, Berlin Heidelberg New York, pp 86–91
Stauffer JT, Weinman MD, Bynum TE (1989) Hemobilia in a patient with multiple hepatic artery aneurysms: a case report and review of the literature. Am J Gastroenterol 84:59–62
Stevens SL, Maull KI, Enderson BL (1992) Total hepatic mesh wrap for hemostasis. Surg Gynecol Obstet 175: 181–182
Thompson AB, Teschler H, Rennard SI (1992) Pathogenesis, evaluation, and therapy for massive hemoptysis. Clin Chest Med 13:69–82
Trentz O, Bühren V, Friedl HP (1989) Beckenverletzungen. Chirurg 60:639–648
Troidl H, Vestweber KH, Kusche J, Bouillon B (1986) Die Blutung beim peptischen Gastroduodenalulcus: Daten als Entscheidungshilfe für ein chirurgisches Therapiekonzept. Chirurg 57:372–380
Wilms G, Peene P, Baert AL (1990) Transcatheter arterial embolization in the management of gynaecological bleeding. J Belge Radiol 73:21–25
Yoshida J, Donahue PE, Nyhus LM (1987) Hemobilia: review of recent experience with a worldwide problem. Am J Gastroenterol 82:448–453
Yoshioka H, Kuroda C, Hori S et al (1985) Splenic embolization for hypersplenism using coils. AJR 144:1269–1274

3 Embolisation arteriovenöser Malformationen

3.1 Klinische Indikation – Allgemeiner Teil

J.-R. ALLENBERG und G. W. KAUFFMANN

Gefäßdysplasien werden durch operativ-chirurgische Eingriffe, Verfahren der Kältetherapie, subkutane Injektion von sklerosierenden Substanzen, Fotokoagulation, Laserbestrahlung und Embolisation behandelt. Die in der Vergangenheit vorgeschlagene relativ erfolgreiche Radiotherapie ist wegen der Auswirkungen auf das Skelett und der Möglichkeit der malignen Entartung im Strahlengebiet heute praktisch verlassen. Die Indikation zur Wahl eines oder einer Kombination mehrerer dieser Verfahren wird je nach Lokalisation, klinischem Verlauf und Prognose äußerst unterschiedlich gestellt und wird in den einzelnen Kapiteln gesondert aufgeführt.

Die Entscheidung über das therapeutische Vorgehen bei arteriovenösen Malformationen setzt ein multidisziplinäres Denken und Vorgehen voraus. Eine alleinige Unterbindung zufließender Hauptarterien durch den Chirurgen kann ebenso unsinnig sein wie Embolisationen ohne vorherige Rücksprache mit dem Gefäßchirurgen. Die Frage, welche Läsionen (in Abhängigkeit vom Lebensalter) überhaupt therapiert werden müssen und in welcher Abstufung interdisziplinär vorgegangen wird, muß individuell von Patient zu Patient entschieden werden.

Insgesamt gilt jedoch eine sehr zurückhaltende Indikationsstellung. Über 90% der Hämangiome im Kindesalter verschwinden ohne Komplikationen oder nennenswerte kosmetische Beeinträchtigungen. Aus diesem Grunde werden grundsätzlich Hämangiome zunächst sorgfältig beobachtet, und es wird eine entsprechende Beratung durchgeführt. Therapeutische Interventionen zu diesem Zeitpunkt sind nur in seltenen Fällen indiziert. Eltern und/oder Patienten sollten klar darauf hingewiesen werden, daß jede Behandlung von der plastischen Chirurgie über die Kältetherapie, subkutane Injektion von sklerosierenden Substanzen, Fotokoagulation und Laserbestrahlung bis hin zur transkatheteralen Embolisation zu entstellenden Narben führen kann, die u. U. nie entstanden wären, wenn man den natürlichen Verlauf der Erkrankung abgewartet hätte (Achauer u. Van der Kam 1989; Ohtsuka et al. 1980; Rees u. Connors 1975).

Komplikationen machen es erforderlich, daß die Indikation zum therapeutischen Eingriff neu gestellt werden muß. Etwa 10% der Patienten mit Dysplasien werden mehr oder weniger signifikante Probleme entwickeln. Sie beinhalten vor allem Ulzerationen, Infektionen und Blutungen. Weitere Komplikationen sind

- Entstellungen durch rasches Wachstum,
- Kompression von vitalen Strukturen oder Öffnungen,
- Herzfehler durch Volumenbelastung,
- veränderte Reaktion auf Pharmaka,
- portaler Hochdruck,
- Kasabach-Merritt-Syndrom.

Eine besondere Rolle bei Hämangiomen im Kindesalter nimmt das sog. Kasabach-Merritt-Syndrom ein. Es handelt sich hier um eine Thrombopenie, die durch Läsion der Thrombozyten in den lakunären Hohlräumen von großen Hämangiomen verursacht wird. Insbesondere in rasch wachsenden Hämangiomen kommt es zu Thrombozytopenie und hämolytischer Anämie und gelegentlich zur Verbrauchskoagulopathie.

Arteriovenöse Malformationen müssen prinzipiell unter den Gesichtspunkten der genannten Komplikationen wie Ulzeration, Infektion und Blutung behandelt werden. Zusätzliche Indikationen sind kosmetische Entstellung, Kompression der gesunden Umgebung und kardiale Belastung bei großen Shunts.

Embolisation

Arteriovenöse Malformationen sind häufig durch multiple arterielle Zuflüsse gekennzeichnet, die Angiographie stellt meist nur einen Bruchteil dar. Insbesondere im Rahmen der Sklerotherapie kommt es durch Embolisation zu Veränderungen der Flußverhältnisse, so daß ursprünglich nicht sichtbare kollaterale Zuflüsse erst unter der angiotherapeutischen Maßnahme aufgedeckt werden: Arterielle Zuflüsse laufen auf einen sog. Nidus zu, der idealerweise durch das Embolisationsmedium erreicht werden sollte, um eine möglichst wirksame Therapie zu garantieren. Aus diesem Grund wird die möglichst periphere Embolisation durch superselektive Katheterpositionierung und flüssige Embolisate, z.B. Ethibloc, propagiert.

Vielfach wird jedoch zusätzlich der chirurgische Eingriff erforderlich sein. Bei Hochflußhämangiomen ist der arteriovenöse Kurzschlußanteil u.U. so intensiv, daß die Embolisation nur unter den Bedingungen der arteriellen Stase (Ballonkatheter) durchgeführt werden kann.

Möglicherweise könnte in Zukunft die Behandlung der Hämangiome, die eine rasche Wachstumstendenz aufweisen und damit besonders komplikationsträchtig und behandlungsbedürftig sind, durch spezifische medikamentöse Behandlung erleichtert werden. Versuche mit Interferon oder synthetischem α_{2a}-Interferon (IFN-α) wurden bei angiomatösen Erkrankungen mit lebensbedrohlichen Verläufen eingesetzt wie z.B. bei der pulmonalen Angiomatose (White et al. 1989).

Bei der Ausdehnungs- und Größenbestimmung der Hämangiome hat die MRT primäre diagnostische Bedeutung. Die Ausdehnung einer Läsion läßt sich vielfach eher mittels MRT, die arteriellen Zuflüsse eher mit selektiver Angiographie bestimmen, so daß die diagnostische Reihenfolge hierdurch definiert ist. Die Arteriographie hingegen ist bei Gefäßdysplasien der Lungen-, der Viszeral- und der Nierenarterien das primäre Diagnostikum.

3.2 Klinische Indikation – Spezieller Teil

G. W. KAUFFMANN und V. HOFFMANN

3.2.1 Lungenarterien

Vaskuläre Dysplasien der Pulmonalarterien sind in einem Drittel der Fälle mit multiplen Teleangiektasien der Haut und Schleimhäute verknüpft. Umgekehrt sind 15% der Patienten mit hämorrhagischen Teleangiektasien Träger von pulmonalen arteriovenösen Gefäßdysplasien. Bei der Lungenübersichtsaufnahme imponiert die arteriovenöse Gefäßdysplasie als ovaler Herd. Unter Umständen sind die zuführende Arterie und/oder die drainierende Vene sichtbar (Abb. 3.1).

3.2.1.1 Anatomie

Der Truncus pulmonalis führt Blut aus dem rechten Herzen und teilt sich in die rechte und linke A. pulmonalis, die sich in den entsprechenden Lungenabschnitten verzweigen.

3.2.1.2 Pathophysiologische Grundlagen

Die Mehrzahl der Patienten (über 50%) mit pulmonalen arteriovenösen Malformationen sind asymptomatisch, wobei insbesondere Läsionen unter 2 cm Größe keine Symptome verursachen. Typische klinische Symptome sind Atemnot, Zyanose, Hämoptysen und Trommelschlegelfinger. Mit fortschreitendem Alter kommt es über sekundär degenerative Veränderungen der dysplastischen Gefäße zu Thrombose und paradoxer Embolie mit rezidivierenden Schlaganfällen und Hirnabszessen. Ein Rechts-links-Shunt mit niedrigen arteriellen O_2-Sättigungswerten verursacht eine Polyzytämie. 70% der Läsionen sind in den Unterlappen, meist in der Nähe der Lungenoberfläche, lokalisiert.

Bei der Arteriographie werden 2 Haupttypen unterschieden:

1. Der einfache Typ: Bei 80% besteht eine mehr oder weniger direkte Kommunikation zwischen Arterie und Vene.
2. Der komplexe Typ: Bei 20% sind eine oder mehrere zuführende Arterien (und eine prominente drainierende Vene) mit einem Netzwerk erweiterter Gefäße verknüpft.

Da bei sehr vielen Patienten (ca. einem Drittel) multiple Läsionen auftreten, ist es wichtig, alle Lungenabschnitte zu untersuchen. Als Screeninguntersuchung eignet sich hierzu die unselektive Injektion in die Lungenstrombahn unter DSA-Bedingungen. Es muß jedoch die selektive bzw. superselektive Arteriographie zur Behandlungsplanung angeschlossen werden (White et al. 1983).

3.2.1.3 Indikation

Prinzipiell besteht bei arteriovenösen Dysplasien der Lunge wegen der Spätfolgen ohne Therapie ein Handlungsbedarf. Als Therapieverfahren ist die Thorakotomie mit chirurgischer Resektion und als nonoperatives alternatives Verfahren der Verschluß der arteriovenösen Fisteln mit Hilfe von ablösbaren Ballons indiziert.

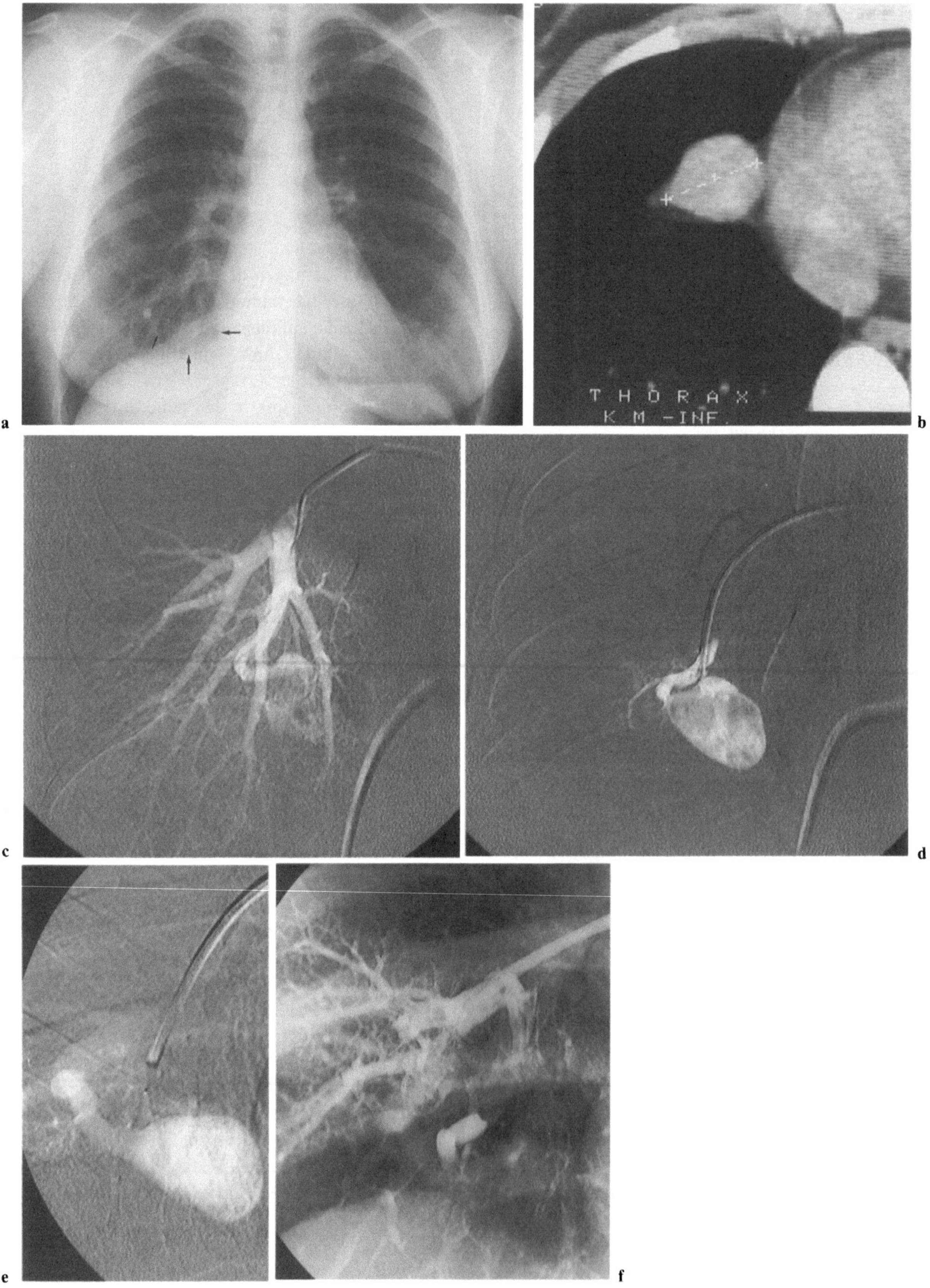
THORAX
KM-INF.
a
b
c
d
e
f

3.2.1.4 Medikamentöse Zusatztherapie

Außer einer Sedierung ist eine medikamentöse Zusatztherapie in der Regel nicht erforderlich.

3.2.1.5 Erforderliche Materialien und Beschreibung der Funktionsprinzipien

Verwendet werden heute fast ausschließlich Katheter mit ablösbaren Ballons, da sie optimal der individuellen Fistelgröße angepaßt werden können. Über einen 5-F- oder 6-F-Führungskatheter wird koaxial das Ballonsystem (3 F) vorgeschoben. Der Ballon wird unmittelbar vor der Okklusionstherapie so über den Katheter gestülpt, daß er sich in geblocktem Zustand durch Zug lösen läßt.

3.2.1.6 Methodik

Der Mutterkatheter wird weit in der zuführenden Lobararterie stabilisiert. Der Katheter mit aufmontiertem Ballon wird unmittelbar vor die Angiodysplasie plaziert, wobei eine teilweise Blockung das Einschwemmen erleichtert. In den Katheter wird Hema injiziert. Ist der Ballon damit korrekt blockiert, wird er eine ovale Form annehmen, und das Ablösemanöver kann beginnen. Vorsichtiger Zug am Tochterkatheter zeigt den mehr oder minder festen Sitz im Gefäß an und ist ein Indiz für eine evtl. notwendige weitere Blockade. Durch vorsichtigen Zug kann jetzt der Ballon abgestreift werden. Unter Umständen läßt sich die Position des ersten durch einen zweiten (oder mehrere) unmittelbar dahinter plazierte Ballons besser stabilisieren.

◄ **Abb. 3.1 a – f.** Patientin mit Morbus Osler, Herd rechter Unterlappen. **a** Thoraxübersichtsaufnahme: rechts parakardial in Projektion auf das Zwerchfell unscharf begrenzter Herd von 3×2 cm Durchmesser mit kräftiger zuführender Arterie und drainierender Vene. **b** Computertomographie: Kontrastmittelaufnahme im Sinne einer Gefäßmalformation. **c** Zuführende Pulmonalarterie zum Aneurysma bei selektiver Darstellung der Unterlappengefäße. **d** Pulmonalarterie mit Aneurysma. **e** Aneurysma mit drainierender Pulmonalvene. **f** Status nach Plazierung zweier ablösbarer Ballons mit Okklusion der zum Aneurysma führenden Pulmonalarterie; weitere a.v.-Malformationen konnten pulmonalarteriographisch ausgeschlossen werden (Originale z. T. von Tuengerthal S., Thoraxklinik der LVA, Heidelberg-Rohrbach)

3.2.1.7 Ergebnisse

Bei der überwiegenden Mehrzahl der Patienten kommt es zu einer Besserung der arteriellen pO_2-Werte (Jackson et al. 1990; White et al. 1979). Die verschlossenen Fisteln blieben arteriographisch permanent okkludiert, so daß von einer wirksamen Prophylaxe von paradoxen Embolien ausgegangen werden kann.

3.2.1.8 Komplikationen

In erster Linie ist mit paradoxer Embolie durch Deplazieren des Ballons zu rechnen. Hierbei ist in einem Fall von einer Verschleppung in die Leber berichtet worden. Die Größe des resultierenden Lungeninfarkts richtet sich nach der Lage der Dysplasie zu den Arterien und Selektivität der Embolisation (White et al. 1983).

3.2.1.9 Vorsichtsmaßnahmen

Die Manipulationen (Aufstecken und Ablösen) mit dem ablösbaren Ballonkatheter müssen sorgfältig „im Trockenen" mit Kochsalz geübt werden. Der feste Sitz des Ballons muß sorgfältig geprüft werden. Es werden keine Kontrastmittel mehr verwendet, die prinzipiell z. B. durch Osmose abdiffundieren können, sondern Kunstharze. Ein Kollege wird am Kopfende des Patienten plaziert und sucht beiderseits den Puls der Aa. carotides auf (Patienten im Aufklärungsgespräch vorbereiten!), um bei einer versehentlichen paradoxen Embolie beide Gefäße kurz zu komprimieren und damit den Ballon wenigstens von den zerebralen Gefäßen fernzuhalten.

3.2.2 Viszeralarterien – Leber

Hämangiome kommen in der Gesamtbevölkerung in bis zu 10% vor. Das Leberhämangiom erhält seine Bedeutung dadurch, daß es eine wichtige Differentialdiagnose bei der Suche nach Metastasen und primären Lebertumoren darstellt; direkte therapeutische Konsequenzen sind jedoch meist nicht gegeben. Rasch wachsende kapilläre Hämangiome, die sich als schmerzhafte Raumforderung (mit oder ohne Einblutung) verraten, können hingegen eine Indikation zur Operation darstellen und werden daher präoperativ arteriographiert. Bei der diagnostischen Angiographie ist das Schneeflockenmuster bzw. die Kontrastmittelpersistenz einer umschriebenen hypervaskulären Läsion charakteristisch. Die arteriovenöse Fistel ist klinisch charakterisiert durch blutende Varizen bei portaler Hypertension.

3.2.2.1 Anatomie

Die 3 Viszeralarterien Truncus coeliacus, A. mesenterica superior und A. mesenterica inferior stellen eine funktionelle Einheit dar. Die zahlreichen Variationen der Ursprünge machen grundsätzlich bei der Arteriographie die zusätzliche Darstellung der jeweils benachbarten Viszeralarterie erforderlich. In 65% versorgt der Truncus coeliacus: die A. hepatica, A. lienalis und die A. gastrica sinistra (Einzelheiten und Variationen s. Kap. 2.2.2.1).

3.2.2.2 Pathophysiologische Grundlagen

Das Hämangiom mit raschem Wachstum ist durch arteriographische Kriterien ähnlich dem malignen Tumor charakterisiert: multiple arterielle Zuflüsse, ein Netzwerk von relativ ungeordneten präkapillären und kapillären Gefäßen, je nach Stärke des venösen Anteils lakunäre Hohlräume und unterschiedlich ausgeprägte arteriovenöse Kurzschlüsse. Typisch ist der sog. Nidus, der nichts anderes darstellt als ein zentral gelegenes dysplastisches Gefäßareal, das simultane Zuflüsse erhält, im Gegensatz zu peripher gelegenen Anteilen, die nur regionale Zuflüsse aufweisen. Dementsprechend wird die Therapie nur peripherer Areale dazu führen, daß aus dem Gebiet des Nidus heraus die Bildung erneuter – immer feinerer – Kollateralen induziert wird. Die Effizienz der Therapie wird sich u.a. an der Effizienz der Ausschaltung dieses Nidus entscheiden.

3.2.2.3 Indikation

Hämangiome mit raschem Wachstum werden Druckgefühl und Schmerzen auslösen. Obwohl prinzipiell gutartig, wird dieses Wachstum wegen der damit verbundenen Gefahr der Ruptur, entweder spontan oder durch ein inadäquates Trauma, als kritisch gesehen. Somit ist zusammen mit den subjektiven Beschwerden ein Handlungsbedarf gegeben. Die Embolisation kann bei Riesenhämangiomen, die nicht oder primär nicht operabel sind, indiziert sein.

Riesenhämangiome im Kindesalter, Hämangioendotheliome und die erbliche hämorrhagische Teleangiektasie sind mit arteriovenösen Shunts verknüpft und führen nicht selten zu Herzinsuffizienz, so daß nach Versagen konservativer Therapieversuche ebenfalls die – unter Umständen eine eventuelle Operation – begleitende Embolisation indiziert sein kann (Burrows et al. 1985). Die arteriovenöse Fistel manifestiert sich durch portale Hypertension, Hämobilie und Schmerzen. Die Herzinsuffizienz ist relativ selten in 17% die klinische Erstmanifestation, bei 20% wird der Befund beim asymptomatischen Patienten zufällig entdeckt. Blutende Varizen und Linksherzversagen sind somit Indikationen zum therapeutischen Vorgehen.

Bei der Kombination von arterieller Blutung und portaler Hypertension ist in das therapeutische Gesamtkonzept frühzeitig die Einbeziehung von TIPSS zu prüfen (s. Kap. 5.1).

3.2.2.4 Medikamentöse Zusatztherapie

Es empfiehlt sich wie bei allen interventionellen Maßnahmen, eine venöse Plastikverweilkanüle zu plazieren und Schmerzmittel bereitzuhalten. Selektive und um so mehr die meisten superselektiven Kathetermanipulationen führen regelmäßig zu Vasospasmen. Sie behindern nicht nur das freie Arbeiten im Gefäßsystem, sondern stellen auch in bezug auf Dissektion und den iatrogenen Gefäßverschluß prinzipiell eine Gefahr dar. Die intravenöse Dauermedikation und zweckmäßigerweise die intermittierende intraarterielle Vasodilatanzieninfusion, z.B. mit Nifedipin, Nitroglycerin (Dosierungsschema für die Spasmolyse s. Kap. 1.2.3.4), sind daher zu empfehlen.

3.2.2.5 Erforderliche Materialien und Beschreibung der Funktionsprinzipien

Bei der Embolisation von kapillären Hämangiomen gelten ähnliche Regeln wie bei einer Tumorembolisation. Dem peripheren ist vor dem zentralen Okklusionstyp der Vorzug zu geben, um möglichst viele kollaterale Zuflüsse wirkungslos zu machen. Dabei muß durch entsprechende Koaxialkathetertechniken angestrebt werden, den obengenannten Nidus zu treffen. Verwendet werden im Viszeralarterienbereich meist Sidewinder- oder Kobrakatheter, die dazu dienen, den koaxialen Katheter zu stabilisieren. Liegt der Koaxialkatheter im Zentrum der Läsion, werden bevorzugt flüssige Embolisate wie Zyanoakrylate oder niedervisköses Ethibloc verwendet (s. S. 148).

3.2.2.6 Methodik

Zur Darstellung des arteriellen und portalvenösen Kreislaufs wird der Angiographiekatheter zunächst in den Truncus coeliacus und dann in die Leberarterie vorgeführt. Nach Stabilisierung des Selektivkatheters in der Leberarterie wird frühzeitig auf das Koaxialkathetersystem übergegangen. Alternativ stehen auch Führungsdrähte mit Innenlumen zur Embolisation z.B. mit Gelfoam zur Verfügung (Burrows et al. 1985).

Es wird die Verwendung von niederviskösem Ethibloc über das koaxiale System empfohlen (s. S. 148), das kontinuierlich unter langsamem Zurückziehen des Katheters injiziert wird. Der Vergleich mit der vorangegangenen selektiven Gefäßdarstellung dient dabei der Therapiekontrolle, insbesondere im Hinblick auf die Notwendigkeit, weitere Zuflüsse aufzusuchen und ggf. zu okkludieren. Dabei ist vorrangiges Ziel, das Zentrum der Läsion – den Nidus – zu treffen!

AV-Fisteln werden eher durch ablösbare Ballons oder Spiralen okkludiert, die so dimensioniert sein müssen, daß sie nicht transvenös verschleppt werden; Zyanoakrylate in einer Lipiodol-Zyanoakrylat-Verdünnung, die eine rasche Polymerisation garantiert, sind ebenfalls erfolgreich eingesetzt worden (Redmond u. Kumpe 1988).

3.2.2.7 Ergebnisse

Dieses Verfahren wird nur sporadisch angewendet, so daß kaum statistisch relevante Daten angeboten werden können. In einer Literaturübersicht (Burrows et al. 1985) wurden 18 pädiatrische Patienten mit Linksherzinsuffizienz durch Leberhämangiome zusammengestellt. 15 Patienten überlebten den Eingriff, bei 14 (78%) konnte die kardiopulmonale Komplikation der Erkrankung erfolgreich durch Embolisation behandelt werden. Gegenüber einer Überlebensrate von 12–40% mit konservativem Management und von 71% bei eingreifender spezifischer Behandlung – wie Resektion und Bestrahlung einschließlich Kortisonmedikation – bedeutet dies einen wesentlichen therapeutischen Fortschritt. Dies gilt um so mehr, da Kortison nicht immer Erfolg verspricht und die genannten eingreifenden Maßnahmen bei diffusem Befall nicht indiziert sind (Burrows et al. 1985).

Patienten mit portaler Hypertension durch arteriovenöse Malformation sind nach einer Literaturübersicht meist (in 11 von 14 Fällen) durch Embolisation erfolgreich behandelt worden. Die Arbeit zeigt, daß Gelfoam und autologe Thromben als Embolisat bei diesem Krankheitsbild ungeeignet sind und 3 Mißerfolge mitbegründeten (Redmond u. Kumpe 1988).

3.2.2.8 Komplikationen

Prinzipiell besteht immer die Möglichkeit der akzidentiellen Okklusion größerer Areale gesunden Leberparenchyms. Andererseits wurde eine fatale Lebernekrose auch bei zentraler arterieller Ligatur beobachtet. Die Kompensation der Sauerstoffversorgung durch die Pfortader ist u.a. von der Größe des okkludierten Areals abhängig. Bei großen a.v.-Shunts ist die venöse Verschleppung in den kleinen Kreislauf denkbar und als tödliche Komplikation in einem Fall auch beobachtet worden (Burrows et al. 1985).

3.2.2.9 Vorsichtsmaßnahmen

Exakte angiographische Kartographie, sorgfältige Durchleuchtung während der Embolisation mit optimaler Bildwandlerfernsehtechnik und hierbei insbesondere das Beachten eines möglichen Refluxes des schlecht sichtbaren Ethiblocs entlang des Katheters gehören zu den Standards jeder Vasookklusionstherapie ohne den Schutz eines Ballons. Die Dissektion der zuführenden Arterie ist eine Gefahr, die in erster Linie auf superselektive Sondierungsversuche mit 5-F-Führungsdrähten zurückzuführen ist. Sie ist jedoch in unserer Arbeitsgruppe auch durch forciertes Vorführen des Drahts (3 F) im koaxialen System beobachtet worden.

Falls die Embolisation bei gleichzeitig vorliegenden großen a.v.-Shunts geplant ist, reicht die Präzipitationsgeschwindigkeit des niederviskösen Ethiblocs keinesfalls aus, um die venöse Embolie zu verhindern: Es sollte dann versucht werden, einen 3-F-Ballonkatheter (üblicherweise bei der koronaren Dilatation verwendet) zu implantieren, um über eine 10- bis 20minütige Blockade das Ethibloc aushärten zu lassen. Eine simultane vorübergehende Ballonblockade der drainierenden Lebervene könnte bei sehr großen Kurzschlußverbindungen zusätzlich erforderlich sein. Zyanoakrylate sollten in dieser Situation ebenfalls koaxial appliziert werden.

3.2.3 Viszeralarterien – Dünndarm und Dickdarm

Angiodysplasien können die Ursache von chronisch intermittierenden Blutungen darstellen, die in ihrer Intensität von der Eisenmangelanämie bis zur massiven Meläna gehen können. Im Kindesalter kann das sehr seltene Blue-rubber-bleb-Syndrom mit intestinalen Dysplasien und Angiomen der Haut auftreten. Im Erwachsenenalter stellen Dysplasien die Ursache okkulter Darmblutungen bei knapp 50% der Patienten über 55 Jahre dar.

3.2.3.1 Anatomie

Die A. mesenterica superior entspringt ca. 1 cm distal des Truncus coeliacus und gibt folgende Äste ab: nach rechts Pankreaskopfarkaden, als zweiten Ast rechts die A. colica media, die A. colica dextra, dann diverse Jejunal- und Ilealäste und zuletzt die A. ileocolica. Letztere stellt zusammen mit der A. colica dextra eine Anastomose zur A. colica media her. Die A. mesenterica inferior entspringt deutlich unterhalb der Nierenarterien, ventrolateral nach links versetzt. Ihre Äste sind: die A. colica sinistra mit Anastomose zur A. colica media und die A. rectalis superior für die Versorgung von Sigma und Rektum (s. auch Kap. 2.2.6).

3.2.3.2 Pathophysiologische Grundlagen

Die Vasookklusion im Bereich der A. mesenterica superior ist prinzipiell mit Nekrosen vergesellschaftet. Mit zunehmend peripherer Lage (Äste 3. und 4. Ordnung) des Embolisats wird das ausfallende Gebiet jedoch kleiner, und mesenteriale Arkaden sind in der Lage, als Kollateralen zu fungieren. Ähnliches gilt prinzipiell auch für das Stromgebiet der A. mesenterica inferior. Da die Aa. rectales einen funktionalen Kollateralkreislauf mit Ästen der A. iliaca interna bilden, ist die Embolisation in diesem Bereich nicht als kritische Vasookklusion einer Endstrombahn, sondern als vertretbare regionäre Drosselung der Blutzufuhr anzusehen.

3.2.3.3 Indikation

Die Indikation zur Katheterverschlußbehandlung ist im mesenterialen Stromgebiet üblicherweise nicht gegeben, da die Gefahr der Infarzierung extrem hoch ist. Aus diesem Grund wird die Indikation auf diejenigen Patienten beschränkt sein müssen, die lebensbedrohlich bluten und eine absolute Kontraindikation für einen chirurgischen Eingriff aufweisen. Dies gilt auch für die A. colica sinistra. Die A. rectalis superior kann, da Kollateralen aus den Aa. iliacae internae bestehen, mit geringerem Risiko okkludiert werden (Abb. 3.2).

Bei der Kombination von arterieller Blutung und portaler Hypertension ist in das therapeutische Gesamtkonzept frühzeitig die Einbeziehung von TIPSS zu prüfen (s. Kap. 5.1). So kann TIPSS vor der arteriellen Embolisation bei entsprechendem portalen Hochdruck als erste Maßnahme indiziert sein.

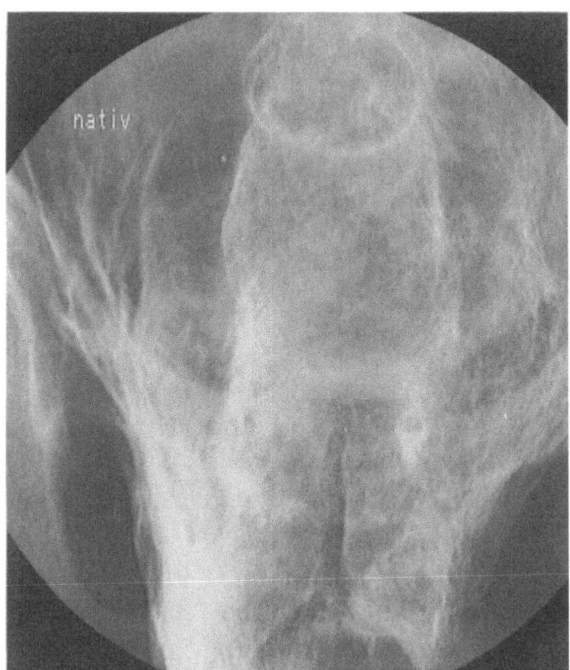

a

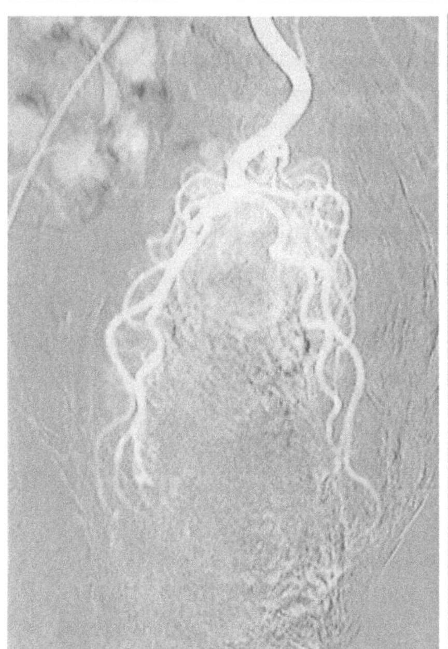

b

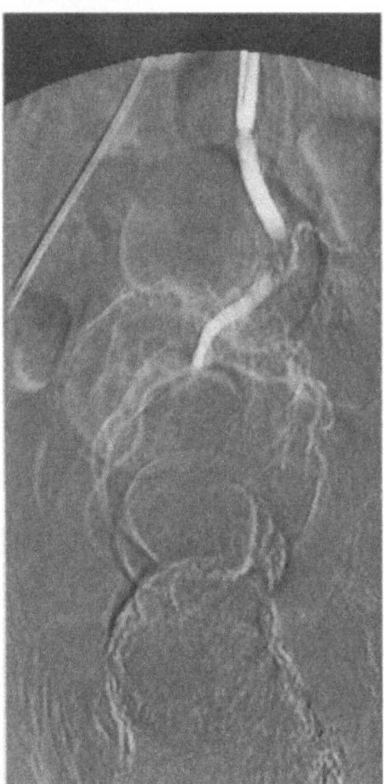

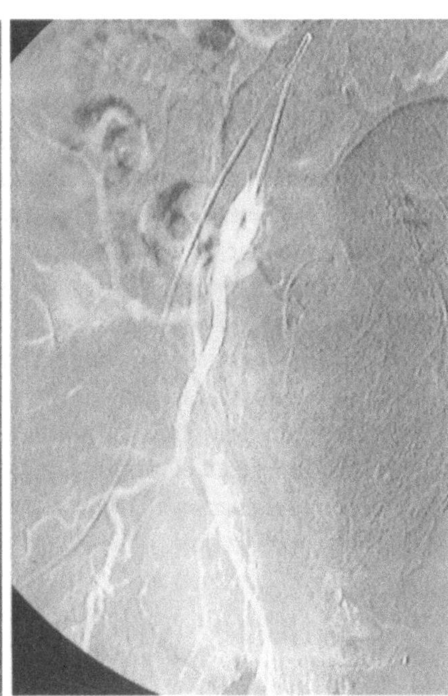

c, d

Abb. 3.2 a–d. Arteriovenöse Dysplasie des Rektums und Leberzirrhose. Status nach Perforation und Bariumsulfataustritt in das pararektale Gewebe vor 5 Jahren, jetzt rezidivierende massive Hämatochezie. **a** Nativaufnahme mit pararektalen Bariumresten. **b** Superselektive Darstellung der A. rectalis superior mit a.v.-Dysplasie. **c** Status nach Gelfoam- und GAW-Spiralembolisation. **d** Reste des Rektums und des Hämangioms werden durch rektale Äste der A. iliaca interna versorgt. Anhaltende Blutung ursächlich durch portale Hypertension bedingt, die einen portokavalen Shunt erfordert. TIPSS war damals nicht verfügbar. Exitus bei Blutung und Entwicklung eines ARDS. Bei der Sektion histologisch keine Darmischämien im embolisierten Bereich, so daß die Rezidivblutungen auf der venösen Seite im Rahmen der portalen Hypertension verursacht waren

3.2.3.4 Medikamentöse Zusatztherapie

Bei der Arteriographie ist häufig eine intraarterielle Lokalanästhetika- und/oder Vasodilatanzienbehandlung erforderlich, um die Diagnostik und die anschließende superselektive Sondierung zu erleichtern, da damit Vasospasmen verhindert werden (Dosierungsschema für die Spasmolyse s. Kap. 1.2.3.4).

3.2.3.5 Erforderliche Materialien und Beschreibung der Funktionspinzipien

Verwendet werden meist Sidewinder- und Kobrakatheter je nach Abgangswinkel der A. mesenterica superior. Die A. mesenterica inferior wird mit einem engen Häkchenkatheter sondiert. Es empfiehlt sich, das Koaxialkathetersystem mit den zugehörigen Mikrospiralen (s. S. 90) primär zu verwenden.

3.2.3.6 Methodik

Der Nachweis der Angiodysplasie erfolgt mittels Arteriographie, der Nachweis der Blutung im Szintigramm. Bei der arteriographischen Blutungssuche ist es wichtig, auch nach Auffinden einer Angiodysplasie im gesamten Arteriogramm nach weiteren Blutungsquellen zu forschen, da die zuerst gefundene Angiodysplasie nicht immer der Blutungsquelle gleichzusetzen ist. In typischer Weise treten die meisten Angiodysplasien im rechten Kolon – dort gehäuft gegenüber der Bauhin-Klappe – auf. Wesentlich seltener sind Dünndarm (hier v. a. Ileum) und noch seltener der Magen befallen.

Die eigentliche Intervention begrenzt sich meist auf das Belassen von Koaxialkathetern, um intraoperativ Patentblau zur Markierung zu injizieren. Ist ausnahmsweise die Embolisation indiziert, wird ein Koaxialkatheter (Tracker 18) in einen Ast 3. oder 4. Ordnung vorgeführt und eine Mikrospirale so plaziert, daß die Organversorgung über Darmarkaden gewährleistet ist (Prinzip der regionären Drosselung der Blutzufuhr). Gelfoampartikel sollten heute in dieser Lokalisation nicht mehr verwendet werden, da sie im Katheter fragmentieren und damit ähnlich wie flüssige Embolisate zur Ischämie und Infarzierung mit nachfolgender Nekrose oder Striktur führen.

3.2.3.7 Ergebnisse

Die Embolisation an den mesenterialen Ästen wird nur in ausgewählten Fällen durchgeführt, so daß keine auf größeren Zahlen basierende Ergebnisse vorliegen.

3.2.3.8 Komplikationen

Grundsätzlich ist die Gefahr der Darmnekrose gegeben, die sich häufig durch einen Anstieg des Laktatspiegels verrät. Da bei Angiodysplasien meist größere Areale zu okkludieren sind, ist die Gefahr des unkontrollierten Einflusses von Embolisat in gesunde Organgebiete als besonders hoch einzuschätzen.

3.2.3.9 Vorsichtsmaßnahmen

Sollte ausnahmsweise eine Embolisation im mesenterialen Stromgebiet indiziert sein, muß die Voraussetzung der absoluten Inoperabilität durch einen kompetenten Chirurgen gewährleistet sein. Daraus folgt, daß bei sich abzeichnender Organnekrose (Erhöhung des Laktatspiegels, Abwehrspannung etc.) im Gefolge der Embolisation keine operative Resektion des ischämischen oder infarzierten Darmsegments möglich ist. Dies engt den interventionell therapeutischen Spielraum erheblich ein, so daß in der Tendenz immer eher unterembolisiert werden sollte.

3.2.4 Nierenarterien

Hämangiome der Niere sind selten und können sowohl vom kapillären als auch vom kavernösen Typ sein. Das Leitsymptom der Hämangiome sind Makrohämaturie und Koliken. Der Hochdruck tritt bei größeren arteriovenösen Kurzschlüssen auf, die zu einer relativen Mangeldurchblutung der Umgebung (lokaler Steal-Effekt) mit Auslösung des Goldblatt-Mechanismus führen.

3.2.4.1 Anatomie

Zur exakten Erfassung der anatomischen Versorgung der Nierenarterien wird die Übersichtsarteriographie und selektive Darstellung herangezogen.

3.2.4.2 Pathophysiologische Grundlagen

Hier bestehen im Vergleich zu anderen Organgebieten zwischen der Embolisation von arteriovenösen Malformationen und malignen oder benignen Erkrankungen keine prinzipiellen Unterschiede. Arteriovenöse Malformationen sind häufig durch multiple arterielle Zuflüsse gekennzeichnet, die oft nur teilweise dargestellt sind. Die arteriellen Zuflüsse laufen auf einen Nidus zu, der idealerweise durch das Embolisationsmedium erreicht werden müßte, um eine möglichst wirksame Therapie zu garantieren. Aus diesem Grund wird die möglichst periphere Embolisation durch superselektive Katheterpositionierung und flüssige Embolisate wie Ethibloc propagiert. Als Endstrombahn ist nach Katheterverschlußbehandlung an der Niere mit dem Ausfall des nachgeschalteten Parenchyms zu rechnen (Abb. 3.3).

3.2.4.3 Indikation

Die Diagnostik der unklaren Hämaturie wird in der Regel von der Sonographie bis zur retrograden Harnleiterdarstellung ausgeschöpft sein, bevor die allein diagnostische Arteriographie indiziert wird. Bei der Behandlung im Rahmen von renalen Blutungen ist in der Regel mit dem zuweisenden Urologen ein rascher Konsens herbeigeführt, zumal die Embolisationsbehandlung dem operativen Vorgehen überlegen ist.

3.2.4.4 Medikamentöse Zusatztherapie

Beim superselektiven Arbeiten ist die adjuvante intraarterielle Vasodilatanziengabe erforderlich (Dosierungsschema für die Spasmolyse s. Kap. 1.2.3.4).

3.2.4.5 Erforderliche Materialien und Beschreibung der Funktionsprinzipien

Für die Embolisation von arteriovenösen Angiomen werden Koaxialkathetersysteme verwendet, wobei evtl. die Kombination mit Alkohol und niederviskösem Ethibloc vorteilhaft ist (s. S. 148). Alternativ stehen auch Führungsdrähte mit Innenlumen zur Embolisation zur Verfügung (Encarnacion et al. 1990).

3.2.4.6 Methodik

Bei Blutungen bedingt durch Gefäßdysplasien wird die Läsion mit dem Koaxialkathetersystem aufgesucht. Dabei wird eine selektive Lage in der Malformation selbst angestrebt, um eine Embolisation von gesunden Arealen weitgehend zu vermeiden. Wir streben an, unter Zurückziehen des Katheters langsam niedervisköses Ethibloc zu injizieren. Bei hohen Shuntvolumina (extrem frühe venöse Füllung) kann die Vorinjektion von hochprozentigem Alkohol hilfreich sein, um eine Flußreduktion im Shunt zu erreichen. Die anschließende Kontrollangiographie sollte kollaterale Zuflüsse des Angioms aus der Umgebung entdecken und muß daher aus zentraler Position nach erneuter Vorinjektion von Vasodilatanzien erfolgen.

3.2.4.7 Ergebnisse

Bei der Embolisation von Angiomen ist dann mit Rezidiven zu rechnen, wenn es nicht gelingt, den Nidus zu treffen und nur partiell embolisiert wird. Eine große statistisch verläßliche Übersichtsarbeit liegt uns nicht vor.

3.2.4.8 Komplikationen

Komplikationen der Nierenarterienembolisation im superselektiven Bereich sind am ehesten durch unkontrollierte Injektion von Flüssigkeiten oder Gelfoampartikeln zu erwarten. Der inkomplette Verschluß von Interlobararterien erzeugt die renale Hypertonie (Raßweiler et al. 1985).

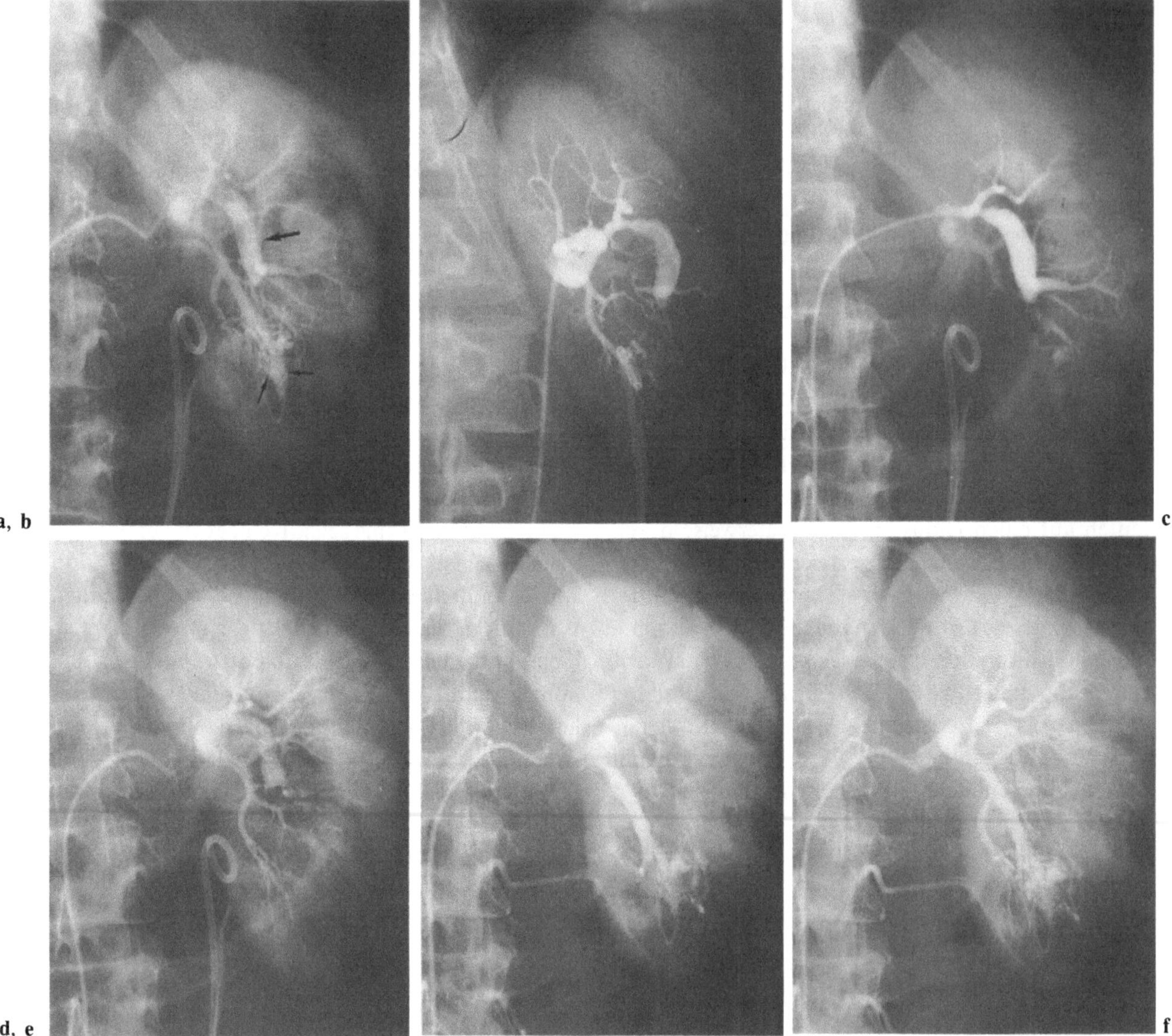

Abb. 3.3 a – f. Rezidivierende Hämaturien mit Blasentamponade. **a** Darstellung einer a.v.-Dysplasie am linken unteren Nierenpol mit 3×1 cm großem Aneurysma (*Pfeil*) einer die a.v.-Dysplasie (*kleine Pfeile*) versorgenden Intralobararterie. **b** Schrägaufnahme mit Aneurysma und a.v.-Dysplasie. **c** Darstellung der durch die aneurysmatisch dilatierte Arterie versorgten Dysplasieanteile. **d** Verschluß der a.v.-Dysplasie und Teilthrombosierung des Aneurysmas. **e** 3 Wochen später stellen sich Reste der a.v.-Dysplasie kräftig dar. Teilthrombosierung des Aneurysmas. **f** Verfrühte venöse Drainage aus der a.v.-Dysplasie. Embolisation mit Ethibloc. Abschlußkontrolle aus technischen Gründen nicht möglich. Klinisch seit 5 Jahren anhaltender Blutungsstillstand

3.2.4.9 Vorsichtsmaßnahmen

Flüssige Embolisate, die über Koaxialsysteme appliziert werden, dürfen nur vorsichtig verwendet werden, da ein Reflux entlang des Katheters, insbesondere bei Stase durch Vasospasmen, sehr leicht möglich ist. Erforderlich sind ein ausreichender Röntgenkontrast und eine hervorragende Durchleuchtung, um den Reflux von Embolisat sofort zu erkennen.

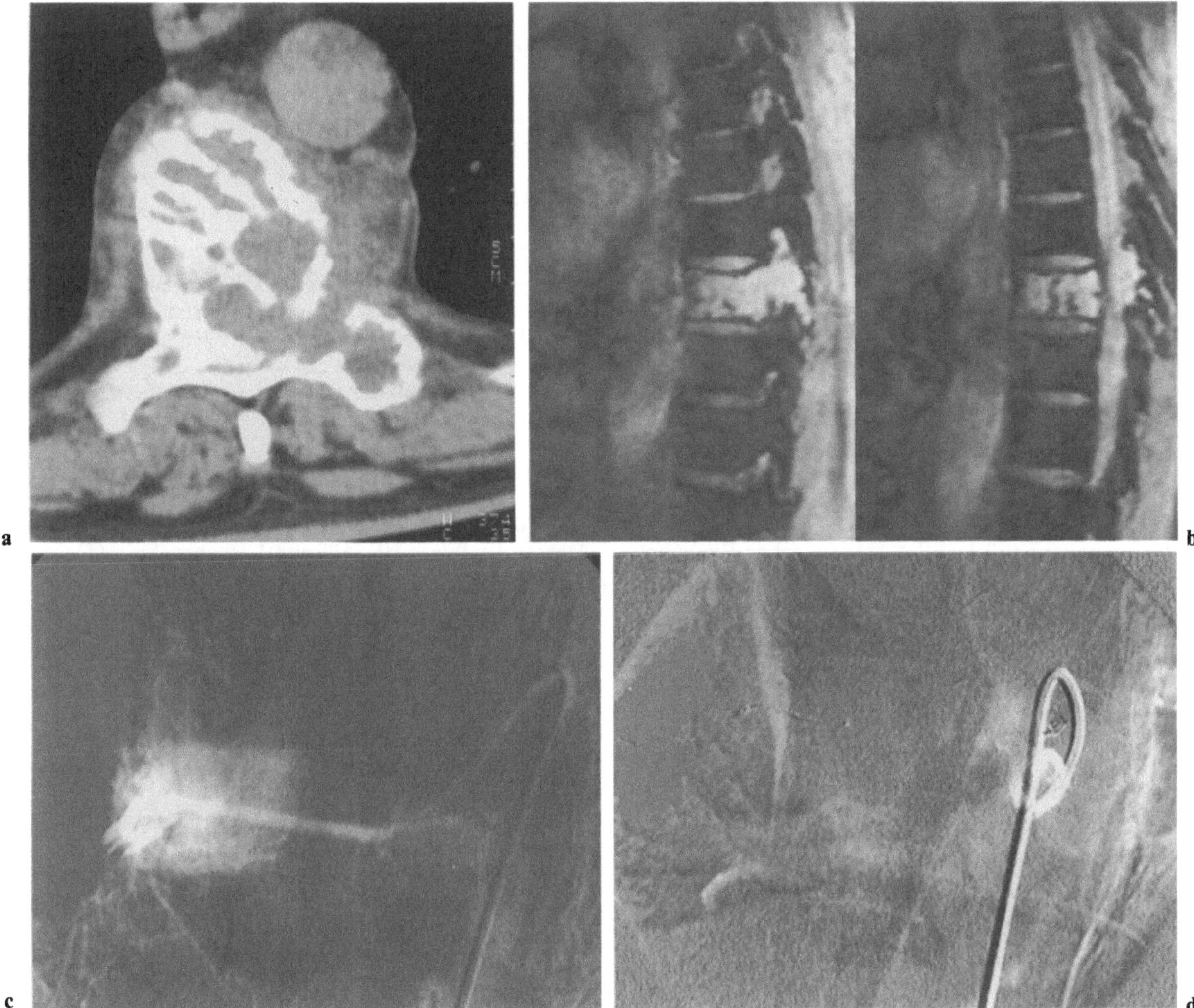

Abb. 3.4a–d. Sensible Ausfälle und Schmerzen der unteren BWS bei Wirbelhämangiom Th8. **a** Computertomographie: Typische sparrenartige Umwandlung des Wirbelkörpers im Sinne eines Hämangioms mit Übergreifen auf die linke Bogenwurzel. **b** Magnetresonanztomographie. In T_2-Wichtung stellt sich eine starke Signalanhebung in den kavernösen Hohlräumen des Wirbelkörperhämangioms mit Markkompression dar. **c** Darstellung der das Hämangiom versorgenden Lumbaläste (Beispiel einer der 2 Lumbalarterien) und Embolisation mit mehreren Mikrospiralen. **d** Abschlußkontrolle nach Embolisation beider Lumbalarterien mit mehreren Mikrospiralen und Ethibloc. Keine Anfärbung des Hämangioms mehr. Initiale Verstärkung, danach Abklingen der neurologischen Symptomatik

3.2.5 Rumpf und Extremitäten

Angiodysplasien von Extremitäten und Rumpf präsentieren sich mit der bekannten klinischen Trias: atypische Varikose, Längendifferenz und Muttermal. Nicht immer liegt auch eine Raumforderung und Schwellung vor. In diesem Zusammenhang sind die Asymmetrie und Hemihypertrophie des Körpers oder der Extremitäten zu nennen. Die untere Extremität ist eine der häufigsten Lokalisationen für kongenitale vaskuläre Malformation.

Da verschiedene Gebiete des Rumpfs, wie z. B. Becken, Schultergürtel, aber auch der Extremitäten zusammengefaßt sind, wird auf die anatomische Darstellung der Gefäßzuflüsse hier verzichtet (Abb. 3.4).

Die Gefäßdysplasie ist bei raschem Wachstum durch arteriographische Kriterien ähnlich dem malignen Tumor charakterisiert. Die Effizienz der Therapie wird u. a. an der Effizienz der Ausschaltung des Nidus entschieden.

Nur 10% der Patienten mit Hämangiomen werden Probleme wie Ulzerationen, Infektionen und Blutungen entwickeln. Weitere Komplikationen sind Entstellung durch rasches Wachstum, das Kasabach-Merritt-Syndrom, Kompression von vitalen Strukturen oder Öffnungen, Herzfehler durch Volumenbelastung und veränderte Reaktionen auf Pharmaka. Diese Komplikationen machen es erforderlich, eine Indikation zum therapeutischen Eingriff zu stellen. Therapeutisch in Frage kommen die chirurgische Exzision, Embolisation oder Embolisation mit nachfolgender chirurgischer Exzision.

Abgesehen von den üblichen Maßnahmen der Vasodilatation (s. Kap. 1.2.3.4) ist meist keine besondere *adjuvante Therapie* erforderlich.

Verwendet wird das vielfach beschriebene koaxiale Kathetersystem, wobei sich die Embolisation mit flüssigen Medien empfiehlt (s. S. 148). Bei Gefäßdysplasien wird die Läsion wie üblich mit dem Koaxialkathetersystem aufgesucht, wobei die Malformation direkt sondiert wird. Es wird meist beim Zurückziehen des Tochterkatheters embolisiert.

Die *Ergebnisse* hängen stark davon ab, wie peripher der Nidus der Läsion getroffen wurde und ob eine chirurgische Resektionsbehandlung angeschlossen werden konnte.

Komplikationen sind durch Verschleppen von Embolisat in gesunde Nachbarbezirke und bei Kurzschlüssen in die Lunge zu erwarten. Flüssige Embolisate, die über Koaxialsysteme appliziert werden, dürfen nur vorsichtig verwendet werden, da ein Reflux entlang des Katheters, insbesondere bei Stase durch Vasospasmen, sehr leicht möglich ist.

Literatur

Achauer BM, Van der Kam VM (1989) Capillary hemangioma (strawberry mark) of infancy: comparison of argon and Nd : YAG-laser treatment. Plast Reconstr Surg 84:60

Burrows PE, Rosenberg HC, Chuang HS (1985) Diffuse hepatic hemangiomas: percutaneous transcatheter embolization with detachable silicone balloons. Radiology 156:85–88

Encarnacion CE, Kadir S, Malone RB Jr (1990) Subselective embolisation with gelatin sponge through an open ended guide wire. Radiology 174:265–267

Jackson JE, Whyte MK, Allison DJ, Hughes JM (1990) Coil embolization of pulmonary arteriovenous malformations. Cor Vasa 32:191–196

Ohtsuka H, Shioya N, Tanaka S (1980) Cryosurgery for hemangiomas of the body surface and oral cavity. Ann Plast Surg 4:462

Raßweiler J, Richter GM, Jäger R, Fuchs G, Kauffmann GW (1985) Renale Hypertonie durch Gelfoamembolisation – Experimentelle Untersuchungen an der Rattenniere. Aktuel Urol 16:12–19

Redmond PL, Kumpe DA (1988) Embolization of an intrahepatic arterioportal fistula: case report and review of the literature. Cardiovasc Intervent Radiol 11:274–277

Rees TD, Connors D (1975) Complications in the treatment of hemangiomas. J Dermatol Surg Oncol 1:29

White RI, Kaufman SL, Barth K, De Caprio V, Strandberg JD (1979) Embolotherapy with detachable silicone balloons. Radiology 131:619

White RI, Mitchell SE, Barth K, Kaufman SL, Kadir S, Chang R, Terry PB (1983) Angioarchitecture of pulmonary arteriovenous malformations: an important consideration before embolotherapy. AJR 140:681–686

White CW, Sondheimer HM, Crouch EC et al (1989) Treatment of pulmonary hemangiomatosis with recombinant interferon αIIa. N Engl J Med 320:1197

4 Regionäre Therapie maligner Erkrankungen

4.1 Klinische Indikation – Allgemeiner Teil

P. HOHENBERGER und G. W. KAUFFMANN

Maligne Tumoren werden in der Hauptsache durch Operation, Strahlentherapie oder systemische Chemotherapie behandelt. Weitere Verfahren, die alternativ oder additiv mit teilweise experimentellem Stellenwert zur Anwendung kommen, sind Hyperthermie, Laserkoagulation, Kryochirurgie sowie regionäre zytotoxische Chemotherapieverfahren über Port- und Pumpensysteme oder Angiographiekatheter. Darüber hinaus stellt die direkte Injektion sklerosierender oder gefäßokkludierender Substanzen einen weiteren Behandlungsansatz dar.

Die Auswahl eines der Verfahren – und um so mehr eine Kombination verschiedener – wird von verschiedenen onkologischen Zentren unterschiedlich gestellt. Der Tendenz nach setzt sich vornehmlich für den Ansatz der Rezidivtherapie oder der Palliativbehandlung die Grundidee des multimodalen Vorgehens durch, das durch interdisziplinäre Absprache, meist in onkologischen Arbeitskreisen als Therapieempfehlung ausgesprochen wird.

Voraussetzungen für die Durchführung einer regionären Therapie maligner Erkrankungen sind neben einer entsprechenden Gefäßanatomie mit möglichst nur einer tumorversorgenden Arterie die adäquate Perfusion der Tumorregion unter Aussparung juxtaregionaler Gewebeareale (Savolaine 1989). Zusätzlich ist von seiten der zu verwendenden Medikamente von Vorteil, wenn

1. diese im zu perfundierenden tumortragenden Organ aufgenommen werden und so die systemische Toxizität vermindert wird;
2. hierdurch ein regionärer Vorteil hinsichtlich der Höchstmenge zu applizierender Substanz (sog. First-pass-Effekt) besteht und
3. Zytostatika nicht erst durch die Passage in einem anderen Organ aktiviert werden müssen (Hohenberger u. Schlag 1989).

In den letzten 10–15 Jahren wurde die meiste Erfahrung in der regionären Behandlung des metastasierten kolorektalen Karzinoms gesammelt. Hierbei ist nach heutigem Kenntnisstand noch nicht zweifelsfrei erwiesen, daß die adjuvante Infusionstherapie über die V. portae nach Resektion des Primärtumors zu einer Verminderung der Inzidenz von Lebermetastasen führt (Schlag 1991). Die Indikation zur therapeutischen Infusionschemotherapie bei nachgewiesenen Lebermetastasen beschränkt sich auf Fälle, bei denen eine Resektion nicht möglich oder sinnvoll erscheint (mehr als 3 Lebermetastasen auf beide Leberlappen verteilt) und bei denen eine extrahepatische Tumormanifestation ausgeschlossen werden kann. Da in randomisierten Studien keine Überlegenheit der intraarteriellen Chemotherapie über die A. hepatica gegenüber einer systemischen Behandlung nachgewiesen werden konnte (Hohn et al. 1989), beschränkt sich derzeit die Indikation auf Situationen, bei denen eine progrediente Lebermetastasierung unter systemischer Chemotherapie ohne Nachweis extrahepatischer Metastasen besteht, wobei von der Verlagerung der Behandlung von einer systemischen Applikation auf eine intraarterielle eine bessere Tumorbeeinflussung erwartet wird (Hohenberger et al. 1989).

Die ungünstigen Erfahrungen mit der intraarteriellen Chemotherapie beim primären Leberzellkarzinom lassen diese Behandlungsform derzeit als nicht indiziert erscheinen (Schlag u. Hohenberger 1988). Die Indikation zur Chemoembolisation stellt sich dann, wenn eine Transplantationsindikation wegen Alter des Patienten oder Ausdehnung des Tumors nicht gegeben ist oder wenn wegen des Schweregrads der Leberzirrhose und der daraus resultierenden Funktionseinschränkung beim kleinen Leberzellkarzinom eine Resektionsbehandlung als zu risikoreich erscheint. Eine besondere Indikation stellt die Reduktion an Metastasengewebe hormonproduzierender Tumore dar, bei denen eine systemische Therapie die Symptomfreiheit nicht garantiert. Insbesondere bei Karzinoidmetastasen läßt sich durch Embolisation hypervaskularisierter Tumorabsiedlungen eine Besserung der Symptome erreichen.

Für Lebermetastasen nicht kolorektaler Primärtumoren ergibt sich nur in Einzelfällen eine Indikation zur regionären Therapie, da von einer systemischen Metastasierung z. B. des Ovarial- und Mammakarzinoms (vgl. Kap. 4.2.2) als auch des malignen Melanoms auszugehen ist. Es überrascht deshalb nicht, daß keine günstigen Behandlungsergebnisse berichtet wurden (Malone et al. 1987; Sainsbury 1991). Für das maligne Melanom wird derzeit die Effektivität einer regionalen Immuntherapie mit Interleukin-2 über die A. lienalis und konsekutiver Stimulierung zytotoxischer T-Lymphozyten evaluiert.

Die regionäre Therapie bei Sarkomen der Extremitäten wird derzeit nur im Rahmen von Studien und präoperativ vor einer geplanten Resektion zur Tumorverkleinerung evaluiert. Die Zytostatikainfusion von der Brustdrüse versorgenden Arterien beschränkt sich auf lokal fortgeschrittene Mammakarzinome mit inflammatorischer oder exulzerierender Komponente, wobei dieser Behandlungsansatz im Sinne einer präoperativen Tumorreduktionstherapie zu verstehen ist.

Die intraarterielle Zytostatikainfusion beim Bronchialkarzinom ist aussichtsreich wohl nur zusammen mit einer additiven Strahlentherapie. Die Indikationsstellung ergibt sich jedoch erst bei Feststellung der Inoperabilität durch einen kompetenten Thoraxchirurgen, abhängig von der histologischen Klassifikation des Primärtumors, sowie beim Fehlen von Fernmetastasen. Hämatoonkologe, Thoraxchirurg, Pathologe, Strahlentherapeut und Röntgendiagnostiker sind in den Entscheidungsprozeß einbezogen (genaue, sehr limitierte Indikation, s. Kap. 4.2.1). Eine ähnliche Konstellation ergibt sich in der Behandlung des Nierenzellkarzinoms, wo ebenfalls nach interdisziplinärer Absprache die Indikation zur präoperativen Embolisationsbehandlung überprüft werden kann.

Eine Sonderform der regionären Therapie maligner Erkrankungen stellt die (hypertherme) Perfusion der Extremitäten dar. Die Indikationsstellung hierzu ergibt sich in erster Linie beim malignen Melanom, wo bei Erreichen einer bestimmten Tiefeninfiltration des Primärtumors durch hypertherme Extremitätenperfusion mit Melphalan unter adjuvanter Zielsetzung mit Wahrscheinlichkeit eine Verbesserung der rezidivfreien Überlebenszeit erzielt werden kann (Ghussen et al. 1988). Darüber hinaus hat die Extremitätenperfusion jedoch ihren festen Stellenwert beim lokoregionären Tumorrezidiv bzw. der In-Transit-Metastasierung. Eine Extremitätenperfusion kann auch beim lokalrezidivierten Sarkom als Therapieansatz zur Abwendung einer Amputation überprüft werden.

Bei der Behandlung über intravasal eingeführte Katheter werden grundsätzlich verschiedene Verfahren eingesetzt, so z. B. die Zytostatikainfusionstherapie über chirurgisch subkutan implantierte Portsysteme, die eine kontinuierliche Infusion über mehrere Tage bis Wochen gestattet (Schlag u. Hohenberger 1988). Die Zytostatikainfusion über einen Angiographiekatheter, oft in Kombination mit Koaxialverfahren, stellt demgegenüber ein einzeitiges Vorgehen über mehrere Stunden bis zu allenfalls einzelnen Tagen dar, da eine höhere Komplikationsrate im Vergleich zu voll implantierbaren Infusionssystemen zu erwarten ist. Die genannten interventionellen Verfahren lassen sich mit der schnittbildgesteuerten Punktion und Verödung von Tumoren, z. B. mittels Alkohol oder kryochirurgischen Sonden, kombinieren, um nicht erfaßte oder nicht erfaßbare Tumorrandgebiete zu therapieren (Onyk et al. 1991).

Die einzelnen Therapieverfahren sind in der wissenschaftlichen Auswertung nur für die Behandlung der Lebermetastasen kolorektaler Karzinome genügend evaluiert. Prospektiv randomisierte Studien mit ausreichenden Patientenzahlen zeigten dabei, daß kein Überlebenszeitvorteil gegenüber einer systemischen Chemotherapie besteht (Hohn et al. 1989; Schlag u. Hohenberger 1988). Ein kurativer Ansatz ist im Gegensatz zu chirurgisch resezierenden Verfahren für alle regionären Therapieansätze maligner Erkrankungen nicht gegeben. Zwar ist für die regionären Formen der zytotoxischen Chemotherapie oder Embolisationsbehandlung eine hohe Rate kompletter oder partieller Remissionen berichtet worden, eine Verbesserung der Überlebenszeit resultierte häufig jedoch nicht. Die meisten der vorgestellten Maßnahmen haben eine palliative Zielsetzung, wobei die Langzeitüberlebensrate der Patienten oft nicht den aggressiven therapeutischen Ansatz rechtfertigt.

Die Überlebensraten bei Lebermetastasen kolorektaler Karzinome unter einer kontinuierlichen Behandlung mit 5-FU oder FUDR liegen im Median zwischen 12 und 17 Monaten. Eine Verbesserung der Behandlungsergebnisse dieser Patientengruppe durch Kombination mehrerer der genannten Verfahren hat bisher nicht zum gewünschten Erfolg geführt (Schlag u. Hohenberger 1988).

Bei der Therapie des hepatozellulären Karzinoms ist nach wie vor davon auszugehen, daß große Tumorareale durch eine Embolisation nicht erfaßt werden, insbesondere der vitale und für die Tumorprogression verantwortliche Randsaum wird nicht erreicht. Häufig macht ein sekundäres Wachstum des embolisierten Tumorareals den primären Behandlungserfolg zunichte, so daß in der meist durch Zirrhose vorgeschädigten Leber nur wenig Spielraum für gefäßinterventionelle Möglichkeiten besteht.

Die anderen genannten Situationen, in denen eine regionäre Therapie bei unterschiedlichen Primärtumoren (malignes Melanom, Nierenzellkarzinom, Mammakarzinom) genannt wurde, sind mit Ausnahme einzelner Studien kaum über das Stadium der Erprobung der regionalen Behandlungsmöglichkeit an sich (Phase I, Feasability) hinaus.

4.2 Klinische Indikation – Spezieller Teil

G. W. Kauffmann, J. Görich und V. Hoffmann

4.2.1 Bronchialarterien

Die Behandlung des inoperablen Bronchialkarzinoms durch eine regionäre Zytostatikainfusion ist bei allen bisherigen Arbeitsgruppen (Tylen 1990) mit hohen Komplikationen bei relativ ernüchternden Ergebnissen behaftet, so daß diese Therapieform verlassen wurde. Verfeinerte Sondierungstechniken und weniger toxische Zytostatika sind zwar denkbare Ansätze zur Verbesserung; Ergebnisse, die mehr als einen experimentellen Einsatz an verschiedenen Spezialzentren rechtfertigen würden, stehen jedoch aus. Die Kombination mit abschließender Embolisation ist wegen der uneinheitlichen Gefäßversorgung vermutlich weniger aussichtsreich als die Kombination mit begleitender Strahlentherapie.

4.2.1.1 Anatomie

Die Bronchialarterien entspringen an der ventralen oder ventrolateralen Seite der thorakalen Aorta etwa in Höhe des 5. oder 6. thorakalen Wirbels mit stark variierenden Verteilungstypen. Die Abgänge projizieren sich bei der Durchleuchtung in der Regel über die Gegend der Trachealbifurkation. Kommunikationen zu Rückenmark, Ösophagus, Trachea und Herz sind nicht selten und können, wenn vor Infusion nicht durch superselektives Vorgehen umgangen oder durch Mikroembolisation nicht ausgeschaltet, Ursache von verhängnisvollen Komplikationen werden.

4.2.1.2 Pathophysiologische Grundlagen

Zum größten Teil sind Bronchialkarzinome (Milne 1976) aus Bronchialarterien versorgt, bei topographisch enger Lagebeziehung zum Bronchus kommt jedoch auch eine Mischversorgung aus Pulmonalarterien in Frage. Gesicherte experimentelle Grundlagen über Wirkung der Infusionsgeschwindigkeit, Umverteilung des Zytostatikums durch Vasospasmus, Beimischung von Vasokonstriktiva bzw. -dilatanzien auf den Metabolismus und damit die optimale Wirksamheit liegen nicht vor. Regionäre Lymphknotenmetastasen sind nur durch additive Radiatio zu erfassen.

4.2.1.3 Indikation

Gesicherte Indikationen zur Zytostatikainfusion beim Bronchialkarzinom liegen bislang nicht vor. Der palliative Ansatz beim nicht resezierbaren Tumor oder inoperablen Patienten könnte bei einer Gruppe, die auf Chemotherapie unzureichend anspricht (nicht kleinzelliges Bronchialkarzinom), am ehesten eine Indikation darstellen. Diskutiert wird auch der präoperative Einsatz bei zunächst nicht operablen Tumoren zur Größenreduktion. Fernmetastasen sind Ausschlußkriterien (Abb. 4.1).

4.2.1.4 Medikamentöse Zusatztherapie

Bei den meisten Patienten empfiehlt sich die Gabe von Sedativa, wie z. B. Dormicum (vorsichtige Dosierung; nur in 1 : 10 Verdünnung zu verwenden!

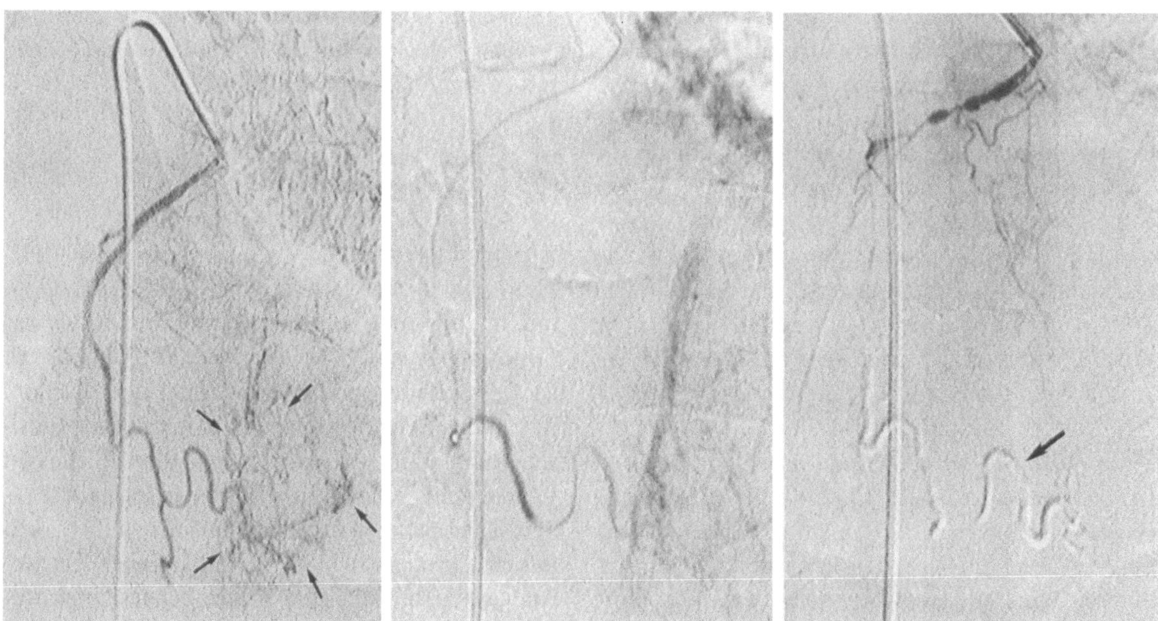

Abb. 4.1 a–c. Inoperables Brochialkarzinom des linken Unterlappens; rezidivierende schwere Hämoptoe, palliative Embolisation. **a** Selektive Darstellung der linken Unterlappenbronchialarterie mit Darstellung des hypervaskulären Tumors (*Pfeile*). **b** Selektive Darstellung der unteren Bronchialarterie mit Koaxialkatheter. **c** Status nach Ethiblocembolisation. Das Embolisat ist kontrastschwach in der Unterlappenarterie zu erkennen (*Pfeil*), die Restversorgung des Oberlappens ist offen, so daß eine retrograde Thrombosierung nicht zu erwarten ist

Pulsoxymeter vorgeschrieben; Antidot: Anexate). Hyperemesis während der Infusion wird durch i.v.-Gabe von Vergentan (2 Amp. 500 ml NaCl) bekämpft. Superselektive Sondierung, Kontrastinjektionen und Infusion der Zytostatika führen zu Vasospasmus und Hustenreiz und sollten durch i.a.-Medikation z. B. von Lokalanästhetika (Meaverin 1 ml 1 : 10 in NaCl) und/oder Vasodilatanzien (z. B. Nifedipin, Nitroglycerin) unterdrückt werden (Dosierungsschema für die Spasmolyse s. Kap. 1.2.3.4).

4.2.1.5 Erforderliche Materialien und Beschreibung der Funktionsprinzipien

Katheter (5 F) mit Kobra- oder Headhunterkonfiguration müssen häufig individuell dem Aortenlumen angepaßt werden, sind jedoch am ehesten geeignet, koaxiale Systeme ohne Dissektion am Aortenabgang vorlaufen zu lassen. Langschenklige Sidewinderkatheter lassen sich durch die aortale Krümmung nicht in selektive Position bringen, kurzschenklige Sidewinder (Shepherd hook) führen eher zur Dissektion, falls sie zu weit eingeführt und Koaxialsysteme dann unvorsichtig vorgeschoben werden. Die Drehstabilität kann durch das Einlegen einer 6 F-Schleuse verbessert werden. Ohne die Verwendung eines der heute handelsüblichen Koaxialkathetersysteme sollte keine Bronchialarterie infundiert oder embolisiert werden!

4.2.1.6 Methodik

Angiographische Technik

Nach transfemoralem Einlegen einer 6-/7-F-Schleuse wird die betreffende Seite angiographiert, wobei die heute verbreiteten digitalen Angiographieanlagen mit Subtraktions- und Bildspeichermöglichkeit (Memospot) hilfreich sind. Gesucht wird in Höhe der unter Durchleuchtung sichtbaren Trachealbifurkation. Ist die den Tumor tragende Bronchialarterie sondiert, wird sie nach i.a.-Lokalanästhetika- und/oder Vasodilatanzieninfusion soweit mit dem Koaxialsystem sondiert, bis ein optimaler Kompromiß zwischen Vorführbarkeit des Systems (u. U. mehrfach Vasodilatanzien verwenden!) und ausreichend „superselektiver“ Katheterposition erreicht ist. Die endgültige Katheterposition sollte mindestens durch eine arterielle DSA (cave: Ösophagus, Rückenmark, Herz) und zusätzlich am besten vor – akzeptabel jedoch auch nach – der ersten Infusion durch ein arterielles Angiocomputertomogramm kontrolliert werden. Ergibt das arterielle Angiocomputertomogramm eine unzureichende Kontrastmittelverteilung im Tumor, müssen zusätzliche Bronchialarterien und selten weitere „interkostale“ oder A.-mammaria-interna-Äste aufgesucht und infundiert werden.

Zytostatikainfusion und Strahlentherapie
In Anlehnung an eine EORTC-Studie wird in der eigenen Studie eine kombinierte Chemo- und Strahlen-Therapie mit Cisplatin und Vindesin durchgeführt, wobei insbesondere dem Cisplatin ein strahlensensibilisierender Effekt zugeschrieben wird. Zudem wird eine Tumoransprechbarkeit dieser chemotherapeutischen Kombination von mehr als 30% berichtet.

Die synchron laufende Radiotherapie wird mit einer Gesamtdosis von 60 Gy bei einer Einzeldosis von 2 Gy über 6 Wochen durchgeführt, wobei nach 40 Gy zur Schonung des Rückenmarks ein verkleinertes Feld weiterbestrahlt wird.

Embolisation
Eine die Zytostatikazyklen abschließende Embolisation ist, zumindest solange die Radiatio fortgesetzt wird, kontraindiziert. Es ist jedoch denkbar, bei mangelhaftem Ansprechen auf diese Form der Kombinationstherapie und Blutung eine Katheterembolisation anzuschließen.

4.2.1.7 Ergebnisse

Statistisch verwertbare Ergebnisse, die mehr als eine Verlängerung der Überlebenszeit um einige Monate als Erfolg aufzuweisen haben, existieren nicht. Trotzdem könnte in Zukunft der Zytostatikainfusion in Kombination u.a. mit Radiatio im Sinne multimodaler Therapiekonzepte ein Platz zur Volumenreduktion von Bronchialkarzinomen zugestanden werden. In einer eigenen Pilotstudie haben 7 von 11 Patienten auf die intraarterielle Chemotherapie in Kombination mit der Strahlentherapie objektivierbar angesprochen, selbst wenn auch hier nur von einer begrenzten Palliation ausgegangen werden kann (Rieber et al. 1991).

4.2.1.8 Komplikationen

Querschnittslähmung, Aortenruptur sowie toxische/ischämische Ulzerationen von Ösophagus und Trachea sind bei selektiver Positionierung des Katheters seltene, aber typische Komplikationen der Embolisation und etwas seltener der Infusion. Sie sind aber auch bei superselektiver Katheterpositionierung nicht zuverlässig vermeidbar! Sie lassen – angesichts einer bescheidenen Erfolgsquote – diese Therapieform insgesamt in einem äußerst kritischen Licht erscheinen. Komplikationen bei Koaxialkathetertechnik sind selten, eigene Erfahrungen bei 11 Patienten mit i.a.-Infusionen haben keine der obengenannten schweren Komplikationen nach sich gezogen (Rieber et al. 1991). Auffällig ist, daß das Gefäßsystem nach mehreren Behandlungszyklen (Infusion und Radiatio) degenerative Veränderungen aufweist, so daß die superselektive Sondierung immer schwieriger wird.

4.2.1.9 Vorsichtsmaßnahmen

Manipulationen, insbesondere jedoch Injektionen (Kontrastmittel, Kochsalz etc.) in den Aortenbogen sind tunlichst zu vermeiden, da sie die Gefahr von Partikel- (Koagel etc.), v.a. aber von Luftembolisation mit nachfolgender Halbseitensymptomatik nach sich ziehen. Bei superselektiver Katheterlage wird die Gefahr der Schädigung des Rückenmarks zwar geringer, ist jedoch nur durch exakte i.a.-Kartographie mit hochauflösender Durchleuchtung und DSA auszuschließen (cave: A. radicularis magna: A. Adamkiewicz). Da der Thoraxraum wie ein untereinander kommunizierendes Netz von Gefäßen mit verschiedensten Zuflüssen anzusehen ist, muß auch bei superselektiver Katheterpositionierung mit Strömungsumkehr unter Therapie gerechnet werden! Eine zu tiefe Sedierung oder gar Allgemeinnarkose verschleiert die Frühsymptome (Hitzegefühl am Ösophagus, Parästhesien der Extremitäten etc.) sich abzeichnender Komplikationen. Sind gemeinsame Versorgungen von Brochialbaum,

Trachea und Ösophagus für die i.a.-Infusion hinderlich, kann die Partikelembolisation der nicht zum Zielgebiet der Behandlung rechnenden Seitenäste indiziert sein.

4.2.2 Mammaarterien

4.2.2.1 Anatomie

Die weibliche Brust und ihre regionalen Lymphknoten werden überwiegend aus der A. subclavia über 4 Hauptgefäße versorgt: A. thoracica interna (A. mammaria interna), die pektoralen Äste der A. thoracoacromialis, A. thoracica lateralis und A. thoracodorsalis. Dazu kommen Äste aus Interkostalarterien.

4.2.2.2 Pathophysiologische Grundlagen

Das lokal fortgeschrittene Mammakarzinom geht bei einer 5-Jahres-Überlebensrate von 13% mit einer äußerst schlechten Prognose einher. Es ist allein mit chirurgischen Maßnahmen nicht zu sanieren und eine präoperative Reduktionstherapie – bestehend aus Radiatio und systemischer Chemotherapie – weist lokoregionäre Rezidive von bis zu 40% auf. Eine systemische Chemotherapie hat zudem den Nachteil, daß bis zum Eintritt der maximalen Wirkung etwa 3 Monate benötigt werden und die Ansprechraten bei Mammakarzinomen nur um die 50% liegen. Die Nebenwirkungen dieser Art von Therapie sind bei Patientinnen ebenfalls gefürchtet.

4.2.2.3 Indikation

Indikationen sind lokal fortgeschrittene Mammakarzinome vom inflammatorischen oder exulzerierenden Typ (1–4% aller Mammakarzinome!) sowie ausgedehnte Lokalrezidive (Abb. 4.2.).

4.2.2.4 Medikamentöse Zusatztherapie

Bei Bedarf zur Sedation 2,5–5 mg Dormicum (vorsichtige Dosierung; Pulsoxymeter vorgeschrieben). Die Neigung zu Gefäßspasmen kann durch Vasodilatanzien unterdrückt werden (Dosierungsschema für die Spasmolyse s. Kap. 1.2.3.4)

4.2.2.5 Erforderliche Materialien und Beschreibung der Funktionsprizipien

Wir verwenden zur i.a.-Chemotherapie 20 mg Mitoxantron (MX; Novantron) als Kurzzeitinfusion 1- bis 3mal über 24 h. Das Anthrazenderivat ist in hoher Dosierung relativ nebenwirkungsarm und wirksamer als herkömmliche Substanzen.

4.2.2.6 Methodik

In üblicher Weise wird ein arterieller Zugang in der Leiste geschaffen und eine 6-F-Schleuse implantiert. Danach wird auf der tumortragenden Seite die A. subclavia sondiert. Links ist meist eine direkte Sondierung mittels Bentson-Draht und A.-mammaria-interna-Katheter (AMIK) möglich. Gelegentlich muß aber auch hier wie auf der rechten Seite die A. subclavia über einen Headhunterkatheter (Sidewinder) aufgesucht und über einen Bentson-Draht der AMIK eingewechselt werden. Die Intubation der gegenüber der A. vertebralis ventrokaudal aus der A. subclavia entspringenden A. mammaria gelingt in der Regel problemlos.

Anschließend werden 2 Serien (8 ml nichtionische KM 1 : 1 in NaCl verdünnt) in DSA-Technik im frontalen und seitlichen Strahlengang angefertigt. Läßt sich unmittelbar ein tumortragender Gefäßast identifizieren, wird dieser in Koaxialtechnik aufgesucht und die Katheterspitze 2–3 cm distal des Gefäßabgangs plaziert. Im Normalfall wird aber der AMIK über den Führungsdraht bis kurz vor die Aufzweigung in die A. epigastrica superior und die A. musculophrenica vorgeschoben.

Dort kann eine GAW-Spirale abgesetzt werden, um ein Abfluten des Zytostatikums in nichttumorversorgende Gefäßprovinzen zu verhindern und die Konzentration des Wirkstoffes im Tumorbett zu erhöhen. Der AMIK wird dann nur soweit zurückgezogen, daß die meist relativ kranial entspringenden Mediastinalgefäße allenfalls geringgradig mitperfundiert werden. Die richtige Katheterlage wird mittels eines Angiocomputertomogramms (4 ml 1 : 1 verdünntes Kontrastmittel pro Schicht von der

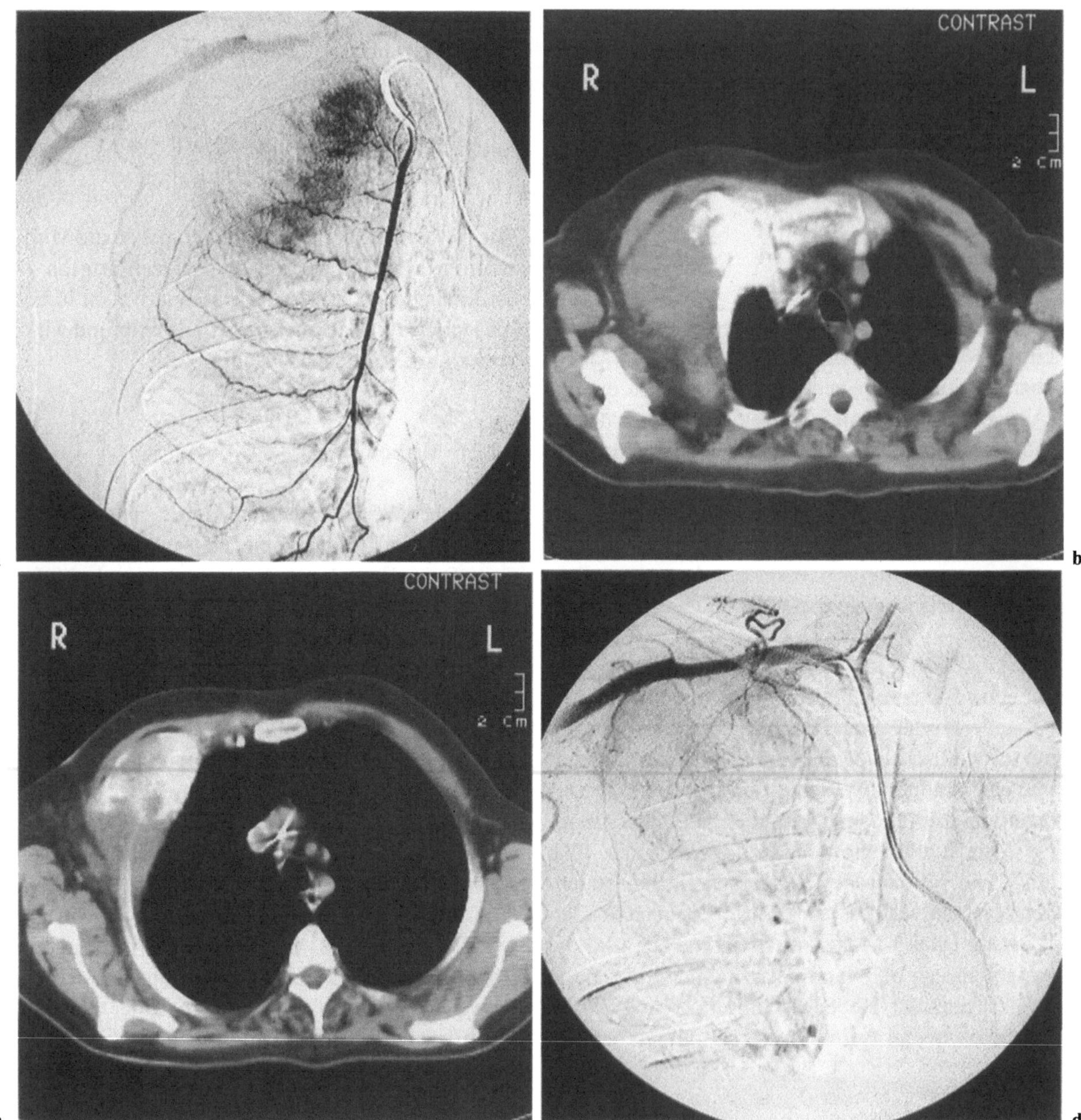

Abb. 4.2a–d. Fortgeschrittenes Mammakarzinom mit Einwachsen in den Thoraxraum. Zur Tumorverkleinerung präoperative Zytostatikainfusion. **a** Darstellung der rechten A. mammaria interna mit Anfärbung der medialen Tumoranteile. **b** Die Angiocomputertomographie in derselben Katheterposition bestätigt, daß 2/3 des Tumors, vorwiegend lateral gelegene Anteile, nicht perfundiert sind; anschließend Perfusion der A. mammaria interna. **c+d** In einem zweiten Schritt Aufsuchen der rechten A. subclavia jenseits des Abgangs der A. vertebralis. Der Katheter wird nach erneuter Angio-CT zur erneuten Zytostatikainfusion nunmehr des lateralen und kranialen Anteils verwendet. Regression des Tumors und Ablation nach mehreren Wochen

oberen Thoraxapertur einschließlich Axilla bis zum Zwerchfell) überprüft.

Wird der Tumor nur partiell erfaßt, werden weitere Gefäße aufgesucht oder die nicht therapierten Tumoranteile nach 14–21 Tagen in einem 2. Zyklus perfundiert. Die durch MX verursachte Blaufärbung der selektiv therapierten Bereiche erlaubt eine visuelle Kontrolle der Perfusionsgebiete. Die Schleuse wird festgenäht und der AMIK mit sterilen Klebestreifen fixiert. Der Patientin wird strenge Bettruhe für 24 h bei gleichzeitiger Heparinisierung (PTT 50–70 s) verordnet. Nach Beendigung der 24-h-Dauerinfusion mit 20 mg MX werden Katheter und Schleuse wie üblich entfernt und ein Druckverband für 6 h angelegt. Dieser Vorgang kann bei nicht ausreichender Verkleinerung des Tumorvolumens im Abstand von 14–21 Tagen 1- bis 2mal wiederholt werden.

4.2.2.7 Ergebnisse

Erste Ergebnisse sind erfolgversprechend. Nach der 2. lokoregionären Zytostase kann bei 90% der Patientinnen in 4–8 Wochen die Operabilität erreicht werden. Die Reduktion der Tumormassen liegt in der Regel bei >50%. Bei einer Nachbeobachtungszeit von 36 Monaten leben noch 85% der Patientinnen, 60% sind tumorfrei. Die Inzidenz lokaler Rezidive liegt mit 14% deutlich niedriger als bei herkömmlichen Therapieverfahren (de Dycker et al. 1988).

4.2.2.8 Komplikationen

Komplikationen größeren Ausmaßes sind nicht bekannt. Zu fürchten ist allerdings die A.-subclavia-Thrombose und eine Thromboembolie in die A. vertebralis bei der Katheterentfernung. Auf eine ausreichende Heparinisierung ist vorrangig zu achten. Viele Patientinnen klagen über Kopfschmerzen sowie Schmerzen und Wärmegefühl in der Brust, was bald nach Therapieende abklingt. Weitere nachteilige Effekte konnten wir bisher nicht beobachten. Von anderen Autoren werden in einigen Fällen Alopezie, Leukopenie und Thrombozytopenie beschrieben.

Um die seltene retrograde Thrombosierung der A. mammaria interna zu verhindern, wird zunehmend auf die vorbereitetende distale Spiralembolisation verzichtet.

4.2.3 Leberarterien

Eine kurative Therapie maligner primärer oder sekundärer Lebertumoren ist bislang ausschließlich durch Resektionsverfahren und Lebertransplantation zu erzielen. Bei Diagnosestellung ist allerdings nur ein kleiner Teil noch vollständig resezierbar; die Lebertransplantation hat andere, erhebliche Einschränkungen. Die Lebenserwartung bei nicht kurativ resezierbaren Tumoren beträgt je nach Tumortyp zwischen 2 Monaten (wenig differenzierte hepatozelluläre Karzinome) und mehreren Jahren (hochdifferenzierte, zentrale cholangioläre Karzinome).

Die Ergebnisse der Chemoembolisation der Leber sind derzeit mit Skepsis zu sehen. Immerhin besteht durch Fortschritte in der Kathetertechnik, insbesondere bei koaxialem Vorgehen und einer Kombination verschiedener therapeutischer Ansätze die Hoffnung, eine Verbesserung der Langzeitprognose zu erzielen.

4.2.3.1 Anatomie

Die 3 Viszeralarterien Truncus coeliacus, A. mesenterica superior und A. mesenterica inferior stellen eine funktionelle Einheit dar. Die zahlreichen Variationen der Ursprünge machen grundsätzlich bei der Arteriographie die zusätzliche Darstellung der jeweils benachbarten Viszeralarterie erforderlich. In 65% versorgt der Truncus coeliacus die A. hepatica, A. lienalis und die A. gastrica sinistra (Einzelheiten und Variationen s. 2.2.2.1).

4.2.3.2 Pathophysiologische Grundlagen

Zum größten Teil werden primäre Lebertumoren durch die Leberarterien versorgt. Metastasen, insbesondere kolorektaler Tumoren, werden zwar initial vom portalen System versorgt, die Arterialisation erfolgt jedoch in kurzer Zeit über die Aa. hepaticae. Bei kleinen Metastasen und in Randgebieten ist allerdings mit einer arterioportalen Mischversorgung zu rechnen.

Bei Plazierung von zur Zytostatikainfusion bestimmten Kathetern in die A. hepatica communis oder A. hepatica propria kommt es, wie Angiocomputertomogramm-Studien belegen, zu einer nahezu unberechenbaren Verteilung von Kontrastmittel und so auch Medikamenten in die verschiedenen Lappen und Segmente der Leber. Je nach Katheterposition wird meist der rechte, gelegentlich aber auch der linke Leberlappen bevorzugt. Wie auch auf anderen Gebieten liegen kaum experimentelle Grundlagen über die Metabolisierung der Zytostatika bei Lebertumoren vor. Es liegt z. B. zwar nahe, eine möglichst selektive Katheterposition zur Infusion anzustreben, jedoch ist der Effekt von Vasospasmen, die durch Katheter und/oder Zytostatikum erzeugt werden und eine nachfolgende regionäre Ischämie hervorbringen, auf die Metabolisierung des Zytostatikums in der Tumorzelle unbekannt.

Auch die zahlreichen vorgeschlagenen Therapiekonzepte von der Lipiodol- über die Zytostatikainfusion bis hin zur regionären Ischämie oder Anoxie durch mehr oder weniger aggressive Embolisationsverfahren sind weder experimentell noch ausreichend klinisch erforscht. Z. B. wird bei der Beimischung von Vasokonstriktiva eine Umverteilung des Zytostatikums in das arterielle Kompartment des Tumors angenommen; bei der semiselektiven Lipiodolinfusion wird die selektive Clearance des Lipiodols durch gesunde Leberzellen beobachtet, so daß Lipiodol im Tumor mehr oder weniger selektiv liegen bleibt.

4.2.3.3 Indikation

Ein gesicherter Indikationskatalog für die Leberembolisation existiert bislang nicht. Allgemein wird der Patient mit lokal nicht resezierbarem Tumor bzw. mit Kontraindikation zur Lebertransplantation einer der Infusions- oder Embolisationstherapien zugeführt. Bevorzugt handelt es sich um Patienten mit malignen hepatozellulären oder peripheren cholangiozellulären Karzinomen, aber auch mit singulären oder konfluierenden Lebermetastasen kolorektaler Tumoren (Abb. 4.3). Bei symptomatischen inoperablen Apudommetastasen ohne Ansprechen auf eine systemische (Somatostatin-) Behandlung kann eine interventionelle Therapie angezeigt sein.

Voraussetzung für die Desarterialisation des Tumors bei semiselektivem Vorgehen ist die intakte Leberzellfunktion und ein offenes portalvenöses System. Bei superselektivem Vorgehen können eine eingeschränkte Leberfunktion und ein Portalvenenverschluß jedoch nicht als verbindliches Ausschlußkriterium herangezogen werden. Als unverbindliche Richtlinien gelten folgende Grenzwerte:

- Bilirubin nicht über 2 mg/dl,
- CHE über 1500,
- Quick über 40%,
- PTT unter 45 s.

In Einzelfällen – insbesondere bei der Möglichkeit, mit Koaxialkathetersystemen unter Schonung des gesunden Leberparenchyms superselektiv zu arbeiten – werden weniger strenge Ausschlußkriterien anzusetzen sein.

4.2.3.4 Medikamentöse Zusatztherapie

In der Regel empfiehlt sich die Gabe von Sedativa, wie z. B. Dormicum (vorsichtige Dosierung; nur in 1 : 10 Verdünnung zu verwenden! Pulsoxymeter vorgeschrieben). Selbst bei aggressiver Embolisation (kapilläre Typen mit Ballon) ist die Schmerzsymptomatik nicht so ausgeprägt wie bei vergleichbar radikaler Nierenarterienembolisation. Es empfiehlt sich jedoch wie bei allen interventionellen Maßnahmen, eine venöse Plastikverweilkanüle zu plazieren und starke Schmerzmittel, wie z. B. Temgesic, bereitzuhalten.

Selektive und um so mehr die meisten superselektiven Kathetermanipulationen führen naturgemäß zu Vasospasmen: sie behindern nicht nur das freie Arbeiten im Gefäßsystem, sondern können über die Dissektion den iatrogenen Gefäßverschluß zu einem unerwünschten Zeitpunkt herbeiführen. Der segmentäre Gefäßverschluß im Zielgebiet der Embolisation führt zu einer Umverteilung der Arterialisation des Tumors und macht damit weitere interventionelle Therapieansätze u. U. zunichte! Deshalb ist die intravenöse Dauermedikation und zweckmäßigerweise die intermittierende intraarte-

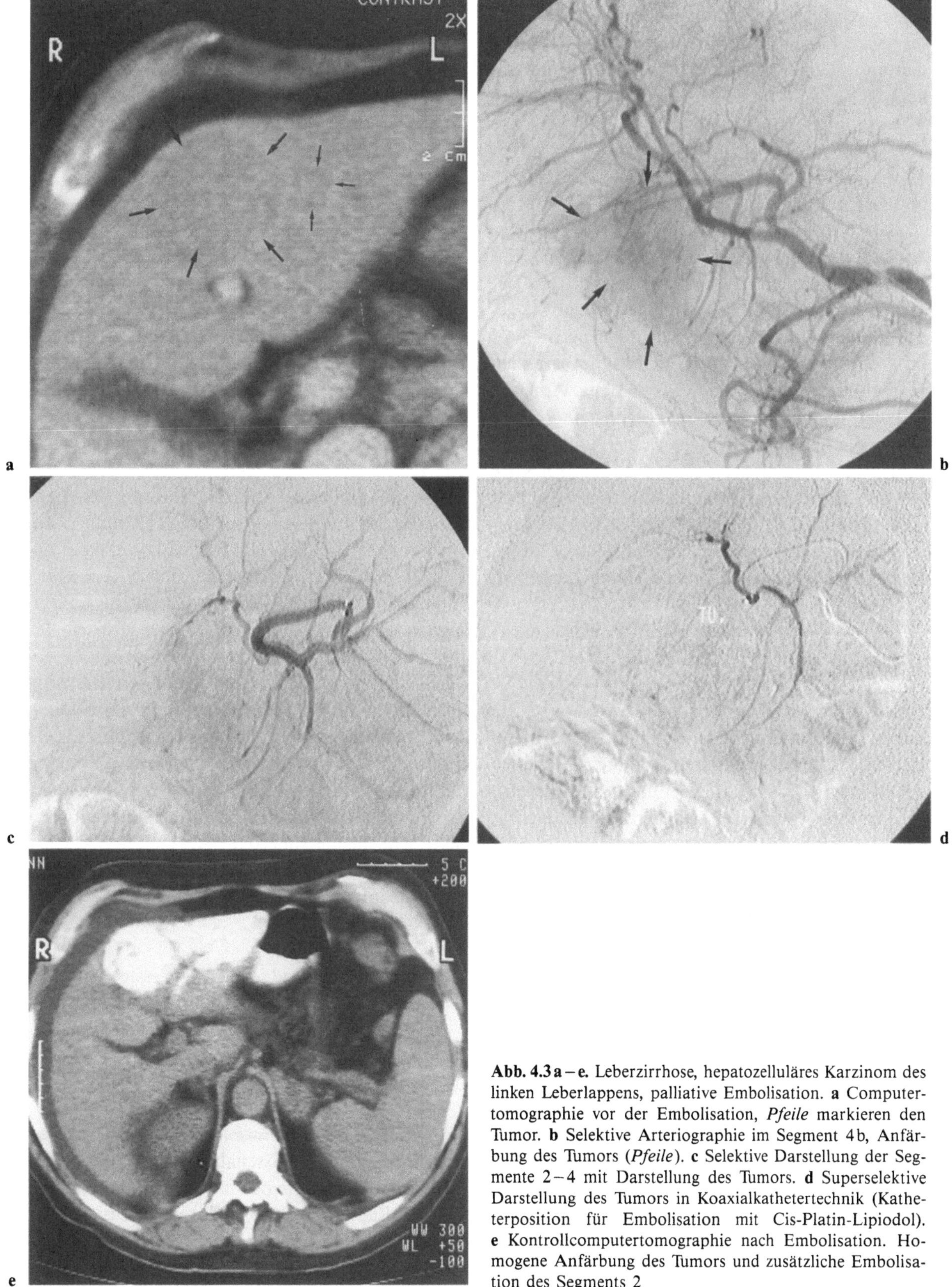

Abb. 4.3 a – e. Leberzirrhose, hepatozelluläres Karzinom des linken Leberlappens, palliative Embolisation. **a** Computertomographie vor der Embolisation, *Pfeile* markieren den Tumor. **b** Selektive Arteriographie im Segment 4b, Anfärbung des Tumors (*Pfeile*). **c** Selektive Darstellung der Segmente 2 – 4 mit Darstellung des Tumors. **d** Superselektive Darstellung des Tumors in Koaxialkathetertechnik (Katheterposition für Embolisation mit Cis-Platin-Lipiodol). **e** Kontrollcomputertomographie nach Embolisation. Homogene Anfärbung des Tumors und zusätzliche Embolisation des Segments 2

rielle Vasodilatanzieninfusion, z. B. mit Nifedipin, Nitroglycerin etc. (Dosierungsschema für die Spasmolyse s. Kap. 1.2.3.4) für die selektive Gefäßsondierung – auch in koaxialer Technik – unerläßlich.

4.2.3.5 Erforderliche Materialien und Beschreibung der Funktionsprinzipien

Als Katheter werden meist die Kobra- und Sidewinderkonfigurationen (5 F) verwendet, die so beschaffen sind, daß sie sich zumindest bis zur A. hepatica communis, meist bis zur A. hepatica propria, vorführen lassen. In dieser Position erlauben sie die Passage von koaxialen Systemen. Wird auf koaxiale Kathetersysteme übergegangen, können die 5-F-Katheter gleichzeitig auch die Funktion von Schleusen übernehmen. Für die superselektive Hochdruckembolisation ist das Einführen von Ballonkathetern (z. B. 3-F-Kardiologieballonkatheter über Golddrähte) erforderlich. Ihr Einsatz ist an die Verwendung von Katheterschleusen gebunden.

4.2.3.6 Methodik

Angiographische Technik
Zunächst erfolgt eine Darstellung des Truncus coeliacus und seiner Nachbaräste, um die Variationen der Gefäßversorgung der Leber und ihrer Segmente zu erfassen. Nach superselektiver Sondierung der tumorversorgenden Gefäße (transfemoral oder transaxillär) und der Einführung entweder eines feinen Ballonkatheters oder – wo dies nicht möglich ist – in Koaxialkathetertechnik eines 2-F-Katheters, muß vor Beginn einer der vorgeschlagenen Therapieformen (Embolisation, Zytostatikainfusion) eine Angiocomputertomographie durchgeführt werden.

Sie gibt eine verläßliche Aussage über das Verhältnis perfundierter Tumor zu umgebendem gesunden Leberparenchym. Unter Umständen muß die Katheterposition korrigiert oder aber ein zusätzlicher Ast aufgesucht werden. Es kann erforderlich sein, gesunde Segmentarterien im Zielgebiet der Embolisation durch Koaxialkatheter zentral zu okkludieren, bevor die nicht so peripher vorlaufenden Ballonkatheter zur Hochdruckembolisation plaziert werden. Eher wird jedoch der umgekehrte Weg beschritten und ein gesundes Nachbarsegment zusammen mit dem tumortragenden Segment embolisiert werden (s. Abb. 4.3).

Simultane Lokalanästhetika- und/oder Vasodilatanzieninfusion sind Voraussetzung für superselektives Arbeiten in Lebersegmentarterien.

Zytostatikainfusion
Die kombinierte Gabe von Lipiodol und Zytostatikum, wie sie heute vielfach praktiziert wird, folgt zwei unterschiedlichen Applikationsformen:

a) Mischung der Trockensubstanz eines Zytostatikums (z. B. Cisplatin 100–150 mg oder Carboplatin 200–300 mg, orientiert an der maximalen systemischen Einzeldosis nach Absprache mit einem kompetenten Onkologen) mit Lipiodol (ca. 10–15 ml); oder
b) die fraktionierte Injektion eines der oben genannten Zytostatika im Wechsel mit Lipiodol: z. B.: Lipiodol 5–10 ml bis zur Flußreduktion; dann Zytostatikaperfusion (Dosis siehe oben); schließlich Lipiodol bis zur arteriellen Stase. Bei dieser fraktionierten Injektionstechnik resultieren je nach Tumorgröße und Vaskularisation Lipiodoldosen von 40 ml und mehr. Dies ist nur unter Voraussetzung einer superselektiven Katheterlage zur Vermeidung von Überembolisation und fehlenden Shunts (cave venöse Verschleppung) gestattet. Die Beimischung der Trockensubstanz zum Lipiodol dürfte sich wegen der besseren Praktikabilität durchsetzen. Ob eine abschließende superselektive Lipiodolinjektion bis zur arteriellen Stase tatsächlich Vorteile bietet, bleibt abzuwarten.

Embolisation
Die Embolisation wird je nach verwendetem Kathetersystem zu unterscheiden sein in eine

1. Hochdruckembolisation oder
2. Niederdruckembolisation.

Die *Hochdruckembolisation* ist am ehesten geeignet, eine komplette Ausschaltung des Tumors zu erreichen, wobei das Embolisat von der Hauptarterie bis zum Kapillarbett propagiert wird, ohne daß es zu einer quantitativen Verschleppung ins venöse System kommt. Voraussetzung hierfür ist die Applikation eines Ballonkatheters, der gleichmäßige Reaktionsbedingungen im arteriellen Kompartment garantiert.

Nach Applikation des Ballonkatheters z. B. über einen Golddraht wird der Ballon geblockt und das Zielgebiet der Embolisation mit Kontrastmittel perfundiert. In dieser Position wird eine Angiocomputertomographie durchgeführt, um ein Maß für Effizienz, aber auch mögliche Komplikationen der Embolisation zu erhalten. Ist das im Angiocomputertomogramm dargestellte Gefäßgebiet mit dem Zielgebiet der Embolisation identisch, kann das Embolisat appliziert werden. Verwendet wird von uns erwärmtes Ethibloc ohne Zumischung von anderen Substanzen.

Bei der *Niederdruckembolisation*, die in Kauf genommen werden muß, falls keines der genannten Ballonkathetersysteme eingeführt werden kann, ist die superselektive Sondierung des Tumors durch Koaxialkathetersysteme Voraussetzung (Coldwell 1990). Auch hier gilt, daß das Zielgebiet der Embolisation durch Angiocomputertomographie dokumentiert werden sollte. Hier lassen sich niederviskӧse Substanzen wie Lipiodol, mit Zytostatika vermischt, oder aber Ethibloc-Lipiodol-Emulsionen (Ethibloc: Lipiodol wie 2:1) injizieren, die aufgrund ihrer niedrigen Viskosität ohne weiteres die gängigen Koaxialkathetersysteme passieren. Ethibloc wird allerdings auch als Reinsubstanz – wenn ausreichend (50 °C) erwärmt – jeden dünnen Koaxialkatheter passieren.

4.2.3.7 Ergebnisse

Als palliative Behandlungsverfahren stehen die systemische Chemotherapie, die intravasale Chemotherapie, lokale Alkoholinjektionen und die perkutane Strahlentherapie zur Verfügung, deren Einzelergebnisse insgesamt unbefriedigend sind, so daß sich diese Therapieverfahren nicht allgemein durchgesetzt haben. Bei 55 Chemoembolisationen wegen primärer und sekundärer Lebertumoren mit einem Gemisch aus Ivalonpartikeln, Mitomycin (20 mg) oder Epirubicin (40–60 mg) und Ethibloc konnte in 75% ein Rückgang der Tumorgröße konstatiert werden. Nach 6 Monaten waren 80,6% der Patienten am Leben (Gross-Fengels et al. 1991).

Vor allem in der japanischen Literatur wird von positiven Erfahrungen mit der Kombination aus Lipiodol und Zytostatika bei Leberzellkarzinomen berichtet (Nakamura et al. 1990): Die Kontrolle der Ergebnisse durch die anschließende Resektionsbehandlung zeigt in 2 von 6 Fällen eine nur unvollständige Nekrose. Die Ergebnisse der Embolisation in Kombination mit mehreren perkutanen Alkoholinjektionen sind vielversprechender, beschränken sich jedoch auf Einzelmitteilungen (Tanaka et al. 1991). In einer der wenigen Studien, die auf die Überlebensrate nach Chemoembolisation wegen nicht resezierbaren Leberzellkarzinoms eingehen, wird beispielsweise bei allen 42 Patienten einer Studie keine Verlängerung der Überlebenszeit konstatiert (Pelletier et al. 1990).

Die vorwiegend günstigen Ergebnisse bei Metastasen hormonaktiver Tumoren (Apudome) sind seit längerem bekannt (Lunderquist et al. 1982), das eigene Vorgehen wird z. Z evaluiert.

Die durchschnittliche Überlebensrate bei Patienten mit Metastasen kolorektaler Tumoren beträgt zwischen 11,5 (Chuang u. Wallace 1981) und 14 Monaten (Schultheis et al. 1990).

4.2.3.8 Komplikationen

Die regionäre Therapie mit dem Angiographiekatheter wird neben dem eigentlichen Ziel der Tumornekrose immer auch einen Teil gesunden Lebergewebes opfern. Das Ausmaß sowohl der erwünschten und als auch der in Kauf genommenen Nekrose bestimmt die Schwere der Folgen des Eingriffs. Fieber und Schmerzen sind Ausdruck von Gewebezerfall und Ödem in der Leber und gehören wie Übelkeit und Erbrechen zum sog. Postembolisationssyndrom. Es ist insgesamt nicht so ausgeprägt wie an der Niere nach kapillärer Embolisation.

Die Behandlung dieser bis zu einer Woche dauernden Erscheinungen ist symptomatisch: Schmerzbekämpfung durch Opiate (Dolantin, Temgesic) evtl. als Dauertropfinfusion; Übelkeit und Erbrechen werden mit Vergentan und i.v.-Flüssigkeitssubstitution behandelt.

Obwohl es insbesondere bei radikalem und effizientem Vorgehen zu Gasbildung im Zielgebiet der regionären Therapie kommt, sind Infektionen, insbesondere Abszedierung, selten.

Die Arteriendissektion zentral am Truncus coeliacus ist durch die Verwendung von dünnen 5-F-Kathetern mit weicher Spitze und Spezialdrähten (Goldspitze) heute kaum mehr zu erwarten; sie kann jedoch prinzipiell bei vorbestehender Stenose der A. mesenterica superior zu schwerer intestinaler Mangeldurchblutung führen. Dissektionen in der Peripherie der Lebersegmentarterien sind auch mit Koaxialkathetern, insbesondere durch die hier verwendeten Führungsdrähte mit gekrümmter Spitze zu erwarten. Um wenigstens die Vasospasmen zu verhindern, ist eine konsequente begleitende i.v.- und i.a.-Vasodilatanzieninfusion notwendig.

Schwierigkeiten bei der Sondierung des Truncus coeliacus werden durch transaxilläres oder transbrachiales Vorgehen zu überwinden versucht. Zumindest das transbrachiale Vorgehen schließt das Verwenden von Katheterschleusen aus. Beim transaxillären Zugang darf eine Schleuse appliziert werden; für ausreichende (mindestens 20- bis 30-minütige) Kompression ist jedoch zu sorgen.

4.2.3.9 Vorsichtsmaßnahmen

Anders als an der Niere ist – da über das Pfortaderstromgebiet eine bakterielle Besiedlung denkbar ist – die venöse prophylaktische Antibiotikagabe über 24 h zu empfehlen. Der bei interventionellen Eingriffen an Leberarterien immer wieder notwendige transaxilläre und transbrachiale Zugang ist mit einer deutlich erhöhten Komplikationsrate behaftet. Sie liegt bei transaxillärem Vorgehen bei etwa 4%, verursacht meist durch hämatombedingte neurologische Ausfälle.

Beim transbrachialen Zugang sollte kein Katheter verwendet werden, der ein stärkeres Außenlumen als 5 F aufweist. Wird der 5-F-Katheter im Sinne einer Schleuse für koaxiale Katheter verwendet, sollten die nötigen Kathetermanipulationen vorwiegend mit dem Tochter-, weniger mit dem Mutterkatheter vorgenommen und prophylaktisch gefäßerweiternde sowie gerinnungshemmende Medikamente venös appliziert werden.

4.2.4 Nierenarterien

Die Anzahl der Embolisation von Nierentumoren als präoperativer und palliativer Eingriff war in den letzten Jahrzehnten starken Schwankungen unterworfen, da die Ergebnisse äußerst unterschiedlich ausfielen. Dies lag hauptsächlich an uneinheitlichen Embolisationskonzepten und Techniken. So kam es zunächst zu einem starken Abfall der Indikation zur Nierentumorembolisation, die in jüngster Zeit als präoperative Maßnahme bei großen Tumoren wieder gefragt ist (Abb. 4.4).

Dabei stehen neue Risiken in der Transfusionsmedizin, aber auch die Erkenntnis Pate, daß eine standardisierte Embolisationsbehandlung durchaus komplikationsarm und effektiv zugleich sein kann (Kauffmann et al. 1989). Fortschritte in der Kathetertechnik, insbesondere koaxiale Verfahren, haben das Indikationsspektrum wesentlich erweitert, so daß auch kleinere Tumoren selektiv mit Zytostatika infundiert oder embolisiert werden können, wobei gesundes Nierenparenchym maximal schonbar ist (Abb. 4.5).

Ähnlich wie auf anderen Gebieten werden sich für solche Spezialverfahren angiocomputertomographisch kontrollierte Untersuchungsbedingungen durchsetzen.

4.2.4.1 Anatomie

Die Versorgung der Nieren über die beiden leicht sondierbaren Aa. renales und evtl. zusätzliche Polarterien ist für die Embolisationen sehr geeignet. Auch zusätzliche Polarterien lassen sich meist leicht auffinden und embolisieren.

Abb. 4.4a, b. Embolisation eines linksseitigen Nierenzellkarzinoms. **a** Die selektive Arteriographie zeigt, daß 3/4 des Tumors aus der A. renalis dargestellt werden. **b** Zustand nach Embolisation über einen Ballonkatheter (Hochdruckembolisation), wobei die bei der selektiven Arteriographie nicht dargestellten distalen Areale durch Ethibloc aufgefüllt sind ►

Abb. 4.5a–d. Gasbildung nach Nierenembolisation wegen Nierenzellkarzinom in Restniere. **a** Tumor vor der Embolisation. **b** 2 Tage nach Embolisation: deutliche Gasbildung. **c** 46 Tage nach Embolisation. **d** 100 Tage nach Embolisation mit deutlicher Schrumpfung des Tumors

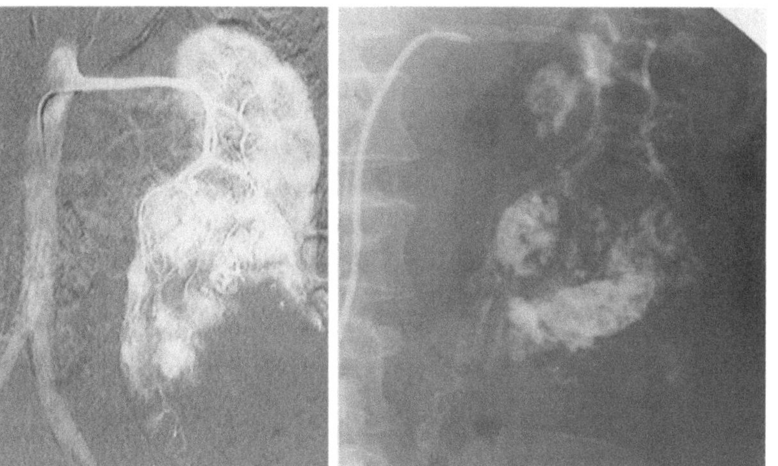

4.4 a b

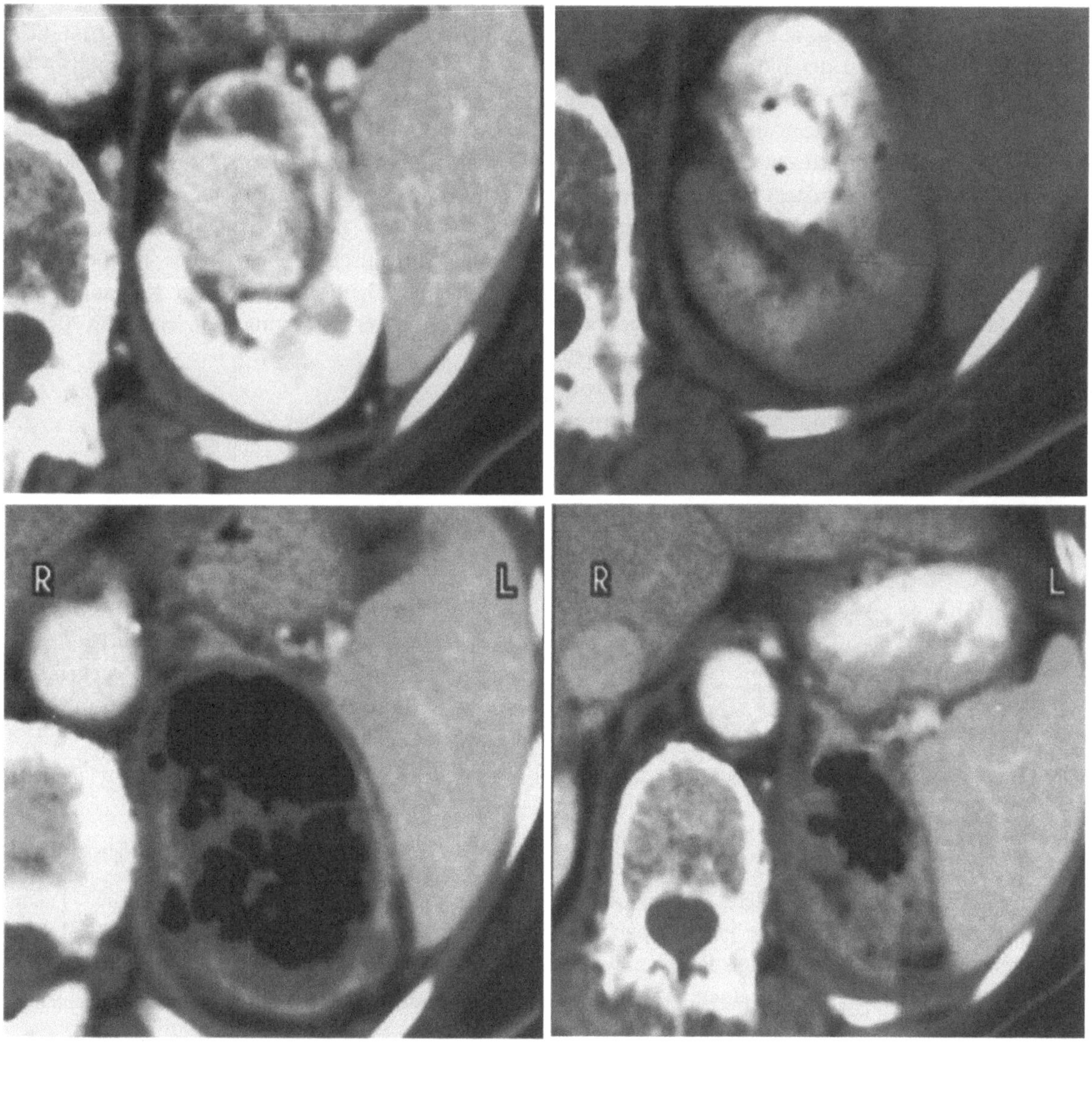

4.5 a b

c d

4.2.4.2 Pathophysiologische Grundlagen

75% der Nierenzelltumoren sind hypervaskularisiert, ca. 15% sind normo-, ca. 10% hypovaskulär. Wie die meisten Malignome sind sie durch ein typisches Gefäßmuster mit zahlreichen Kaliberschwankungen, unregelmäßigem Verlauf, arteriovenösen Kurzschlüssen und parasitären Zuflüssen aus der Umgebung charakterisiert. Insbesondere die bei Tumoren recht häufigen arteriovenösen Kurzschlüsse führen zu Problemen bei der Embolisation. Die spezifischen Eigenschaften von Ethibloc unter Stasebedingungen (Ballonkatheter) verhindern auch bei größeren arteriovenösen Kurzschlüssen eine mengenmäßig relevante Embolisation in den Lungenkreislauf.

Angiomorphologisch unterscheidet sich der Tumor stark vom Normalorgan: bei den malignen Gefäßen der Peripherie ist der Flußwiderstand 20mal höher als am Normalorgan. Dies gilt genauso für schwach wie für reich vaskularisierte Tumoren. Gleichzeitig besteht ein extrem niedriger Gefäßwiderstand in der Nachbarschaft von arteriovenösen Kurzschlüssen, die praktisch in 3/4 aller Nierentumoren existieren.

Es ist möglich, durch eine Ballonblockade vor Injektion 40%iger Glukose und nach Injektion von erhitztem Ethibloc dieses gleichmäßig im arteriellen Kompartment zu verteilen. Bei Übertritt vom arteriellen ins venöse Kompartment wird die vorinjizierte Glukose schlagartig so stark verdünnt, daß das Ethibloc auszuhärten beginnt. Wird die Substanz insbesondere bei Auftreten großer a.v.-Shunts langsam genug injiziert bzw. wird intermittierend abgewartet, ist die Verschleppung größerer Ethiblocmengen nicht zu beobachten.

4.2.4.3 Indikation

Drei Indikationsgruppen sind zu nennen:

1. *Palliativ:* Embolisation von Nierenkarzinomen, die aufgrund ihrer Größe, ihres Metastasierungsgrades und/oder anderer medizinischer Einschränkungen nicht mehr einem operativen Eingriff mit einem vertretbaren Risiko unterzogen werden können. Im einzelnen führen dann meist massive Hämaturie, seltener intensiver tumorbedingter Schmerz und der ausdrückliche Wunsch des Patienten auf Behandlung zur Embolisation (Abb. 4.6).
2. *Präoperativ:* Nierentumoren mit Einbruch in die Nierenvene und V. cava mit venösem Rückstrom und massiver Blutfülle der Kapselvenen werden bevorzugt embolisiert. Ferner werden solche Tumoren behandelt, die aufgrund eines fortgeschrittenen Stadiums breitflächig in die Fascia gerota infiltrieren und eine Hypertrophie peritumoraler Gefäße im Retroperitoneum verursacht haben.
3. *Chemoembolisation:* Die Chemoembolisation bzw. die Kombination von Chemoperfusion mit Embolisation kann mit palliativem Ansatz bei Lokalrezidiven im Nephrektomielager durchgeführt werden. Hier ist es insbesondere der meist unzureichende tumorizide Effekt der Embolisation im Randbereich, der die Notwendigkeit zur zusätzlichen Zytostase bedingt. Solche Techniken können auch präoperativ bei Enukleation kleinerer Tumoren oder Exzision von Lokalrezidiven angewandt werden. Unter Umständen ist insbesondere bei bilateralem Tumorbefall vor dem chirurgischen Eingriff der Tumorenukleation eine Chemoinfusion über Koaxialkatheter zur Tumorverkleinerung indiziert (Abb. 4.7).

4.2.4.4 Medikamentöse Zusatztherapie

Bei radikaler Hochdruckembolisation mit dem Ziel der totalen Tumornekrose ist eine ausreichende Anästhesie (Vollnarkose, Periduralkatheter) erforderlich. Die intraarterielle Gabe von Lokalanästhetika über den geblockten Ballonkatheter muß der Glukoseinjektion bzw. Embolisation direkt (etwa 10 min) vorausgehen. Bei der Niederdruckembolisation ist die venöse Schmerzmedikation (als Dauertropf z.B. mit Temgesic) ausreichend.

Abb. 4.6a–f. Restniere links mit zentralem Nierenzellkarzinom, palliative Embolisation des Tumors. **a** Darstellung des bis zum Hilus vorwachsenden hypervaskulären Tumors. **b** Koaxialkatheterembolisation mit Ethibloc. **c** Restperfusion von basalen Tumoranteilen. **d** Status nach Embolisation. **e** Kontrolle der Ethiblocverteilung. **f** Nach 9 Monaten: Embolisatreste und möglicher Tumorrest, differentialdiagnostisch auch Narbe oder Nekrose (*Pfeil*) ►

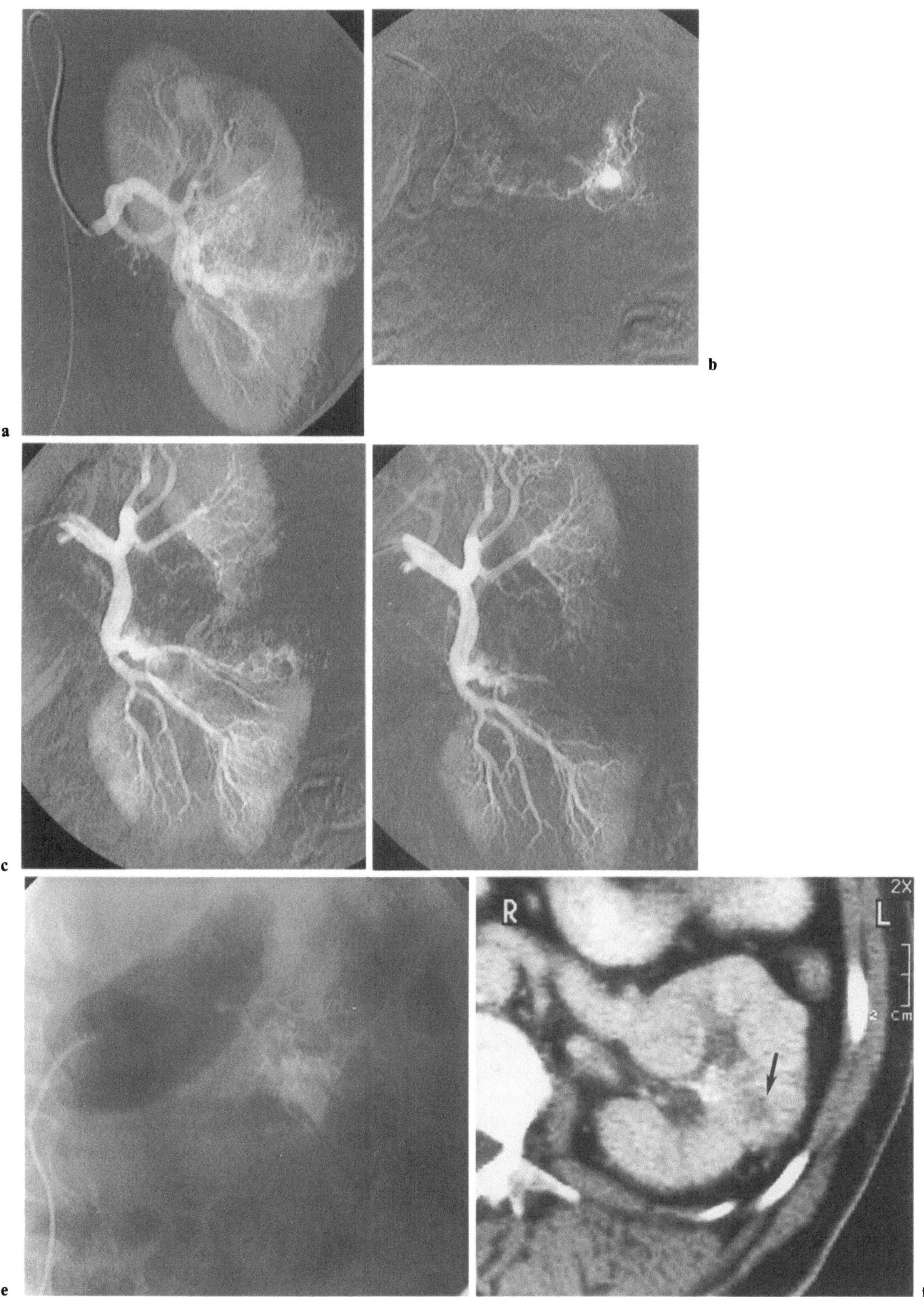
a
b
c
e
R
L
2X
2 cm
f

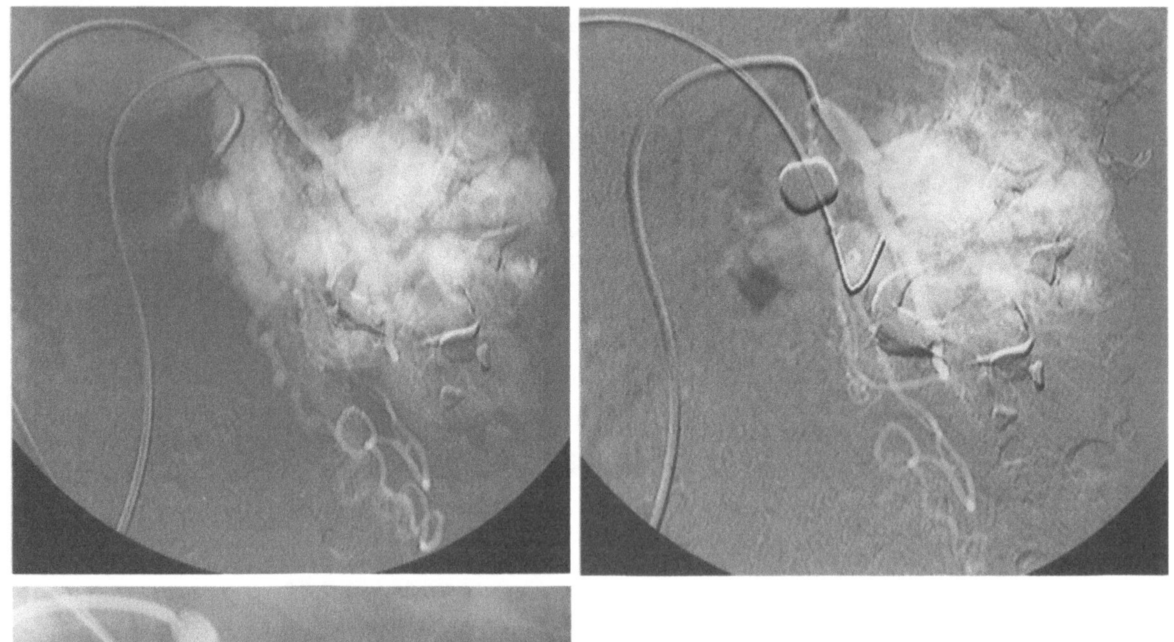

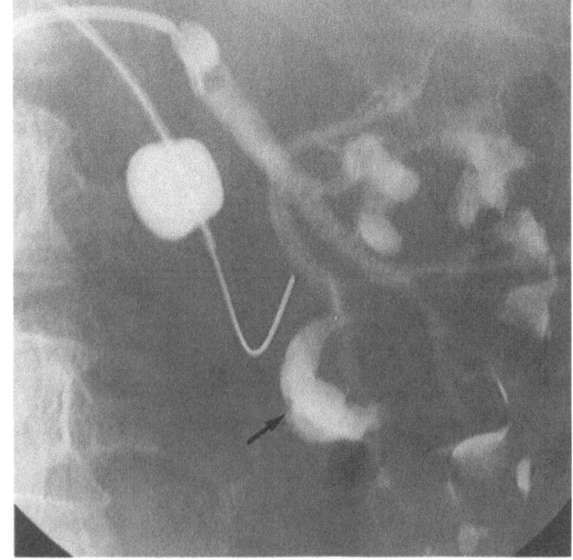

Abb. 4.7a–c. Präoperative Ethiblocembolisation bei großem a.v.-Shunt. **a** Darstellung des Nierenzellkarzinoms und der drainierenden erweiterten Nierenvene in der spätarteriellen Phase; in die Nierenvene ist bereits ein Selektivkatheter eingeführt. **b** Blockade der Nierenvene durch einen Ballonkatheter und Kontrollinjektion, die eine wirksame Strömungsverlangsamung im a.v.-Shunt zeigt. **c** Ethiblocembolisation über den geblockten arteriellen Ballonkatheter bei gleichzeitiger Blockade der Nierenvene mit KM-Einstrom in die Region des a.v.-Shunts (*Pfeil*). Ethibloc wird durch intermittierendes Entblocken des arteriellen Katheters über 20–30 min zum Aushärten gebracht, ggf. wird arteriell nachinjiziert, bevor der venöse Ballonkatheter eröffnet wird

Allerdings verursachen sehr große Tumoren, die praktisch die Kapsel an mehreren Stellen durchbrochen haben, keinen nennenswerten Kapseldehnungsschmerz, so daß hier auch bei Hochdruckembolisation mit größeren Ethiblocmengen die intravenöse und intraarterielle Schmerzmedikation ausreichend ist. Bei der Ballonembolisation wird vor und nach Embolisation 40%ige Glukose injiziert (s. unten).

Wird superselektiv gearbeitet, empfiehlt sich wie in anderen Organgebieten die i.v.- und/oder i.a.-Dauermedikation mit Vasodilatanzien (Dosierungsschema, Spasmolyse s. Kap. 1.2.3.4).

Die Nachbehandlung des Postembolisationssyndroms erfordert reichliche i.v.-Flüssigkeitszufuhr und u. U. die Gabe von temperatursenkenden Medikamenten nach Bedarf sowie leichte, den Darm antreibende Medikamente, falls es zur typischen Postembolisationsparalyse kommt. Epiduralkatheter können bis zu 3 Tage nach der Embolisation plaziert werden und nach Bedarf mit Schmerzmitteln perfundiert werden.

4.2.4.5 Erforderliche Materialien und Beschreibung der Funktionsprinzipien

Wie bei den meisten Embolisationen werden die Ballonkatheter über eine Schleuse implantiert. Die verwendeten Kobraballonkatheter (7 F) können auch nach Bedarf durch 5-F-Dilatationsballonkatheter ersetzt werden. Entscheidend ist, daß der Ballon so aufgedehnt ist, daß er den Reflux aus der Nierenarterie verhindert. Dies wird zuverlässig meist nur durch die etwas größeren Ballons (7 F) erzielt, die auch bei einer Überdehnung der Arterie gegen Ende der Ballonembolisation noch eine gewisse Dehnungsreserve aufweisen, ohne zu platzen.

Diese Dehnungsreserve besteht bei den naturgemäß zur Dilatation konstruierten Kathetern nicht, so daß diese eher bei superselektiven peripheren Embolisationen, weniger bei zentraler Katheterposition angewendet werden sollten. Die für superselektives Vorgehen notwendigen Koaxialkatheter sind andernorts beschrieben. Es empfiehlt sich, die hier verwendeten relativ geringen Ethiblocmengen wegen der besseren Sichtbarkeit mit Lipiodol anzureichern, wobei wir ein Mischungsverhältnis von 2 Teilen Ethibloc und 1 Teil Lipiodol verwenden (s. Kap. 4.3).

4.2.4.6 Methodik

Nach Implantation einer 8-F-Schleuse in die Leiste wird ein 7-F-Ballonkatheter mit Kobrakonfiguration in die Nierenarterie vorgeführt. Nach Ballonblockade werden wenige Milliliter Kontrastmittel injiziert, um sicherzustellen, daß eine arterielle Stase vorliegt. Anschließend werden – wahlweise zunächst 10–15 ml 1%iges Meaverin – grundsätzlich 2–4 ml 40%ige Glukose in die geblockte arterielle Strombahn vorinjiziert und danach je nach Volumen des Nierentumors 7–40 ml (meist etwa 20 ml) auf 50 °C erhitztes Ethibloc in die immer noch geblockte arterielle Strombahn injiziert. Bei diesen großen Mengen Ethibloc und den relativ hohen Drücken, die aufgebracht werden müssen, empfiehlt es sich, kein Lipiodol zu verwenden, da es bei der zwangsläufigen Entmischung zur venösen Verschleppung von Lipiodol kommen kann.

Die kritische Endphase der Embolisation ist durch die folgenden Kriterien gekennzeichnet:

- Sämtliche Interlobärarterien sind aufgefüllt, und es kommt zu einer „klecksigen" Verteilung von Embolisat.
- Das geschätzte arterielle Volumen ist nahezu erreicht oder überschritten.

In dieser „Endphase" sind venöse Verschleppung, Reflux am Katheter entlang und ein Zurückrutschen des Katheters ein nennenswert erhöhtes Risiko. Spätestens jetzt empfiehlt es sich daher, besonders langsam und v. a. mit 1-ml-Spritzen zu arbeiten. Nach Beendigung der Embolisation wird der Ballonkatheter langsam intermittierend entblockt.

Es sind weniger anatomische Varianten, als vielmehr zusätzliche pathologische Befunde, die bei der Embolisation Schwierigkeiten bereiten, wie Stenosen der kontralateralen oder ipsilateralen Arterie. Stenosen der kontralateralen Arterie müssen vor der Embolisation bzw. Nephrektomie operiert oder dilatiert werden, ipsilaterale Stenosen erfordern selten die Dilatation, da es meistens gelingt, einen Katheter über die Enge hinweg zu manipulieren.

4.2.4.7 Ergebnisse

Computertomographische Kontrollen der Tumorembolisation zeigten, daß es zunächst zu einer Vergrößerung des Tumors durch Ödem, anschließend Gaseinschlüssen durch Tumornekrose und schließlich nach 3 Monaten zu einem kontinuierlichen Schrumpfen der Tumoren über Monate bis Jahre kommt (Kauffmann et al. 1989). Ein Wiederauftreten von Hämaturie ist nach diesem Verfahren nahezu ausgeschlossen. Es konnte gezeigt werden, daß Ethibloc bei experimentell erzeugten Tumoren weiter als jedes andere Embolisat bis in das Kapillarbett der Tumoren von der versorgenden Hauptarterie aus verteilbar ist.

Auch die Kurz- und Langzeitergebnisse dieser experimentellen Studien sowie die ersten Langzeitergebnisse nach palliativer Nierentumorembolisation bei Patienten zeigen eine signifikante Verbesserung gegenüber allen anderen Embolisationstechniken mit einer mittleren Überlebenszeit von 6,5 Jahren bei primär metastasenfreien Patienten. Ein lebensverlängernder Effekt ist bei Metastasenträgern nicht zu beobachten (Kauffmann et al. 1992). Die

Effektivität der Zytostatikainfusion wird z. Z. evaluiert.

4.2.4.8 Komplikationen

Der Reflux (mögliche Konsequenz: Verschluß der kontralateralen Nierenarterie, viszeraler Arterien, etc.) tritt bei Verwendung eines Ballonkatheters nur noch dann auf, wenn dieser versehentlich entblockt wird, defekt ist oder zurückgleitet. Eine venöse Verschleppung (mögliche Konsequenz: Lungenembolie) kann auch bei Ethibloc-Embolisation über geblockte Ballonkatheter auftreten, falls entweder sehr rasch injiziert wird oder sehr große arteriovenöse Kurzschlüsse vorliegen. Selten werden dabei klinisch relevante Mengen injiziert. Die Katheterverschlußbehandlung verbietet sich bei schwerer renaler Infektion. Trotz dieser Einschränkung ist bei einer unserer Patientinnen 2 Jahre nach erfolgreicher palliativer Embolisation (Sistieren der Hämaturie, bildgebend kein Tumor mehr nachweisbar) ein retroperitonealer Abszeß entstanden, der einer interventionellen Drainage bedurfte.

4.2.4.9 Vorsichtsmaßnahmen

Ballonkatheter sind vor dem Einführen in die Gefäßschleuse mit einem Kochsalz-Kontrastmittel-Gemisch (1 : 1) auf ihre Dichtigkeit zu prüfen. Ein Zurückgleiten des Ballons wird durch Aufblocken bis zu einer leicht ovalen Verformung eher unwahrscheinlich und bei möglichst „ostiumferner" Plazierung während des Hauptteils der Behandlung rechtzeitig erkennbar. Gegen Ende der Katheterembolisation muß die Injektionsgeschwindigkeit ohnehin stark reduziert werden, da zu diesem Zeitpunkt erfahrungsgemäß Reflux und venöse Verschleppung besonders häufig auftreten. Letztere hat insbesondere bei Verwendung von Alkohol als Embolisat verheerende Konsequenzen nach sich gezogen (tödliche V.-cava-inferior-Thrombose).

Bei hämodynamisch stark wirksamen Kurzschlüssen, die sich in der 1. Sekunde der arteriellen Gefäßdarstellung bereits füllen, ist die passagere Implantation von großen Ballonkathetern in die Nierenvene möglich (s. hierzu Auch Abb. 4.7a–c). Der venöse Ballonkatheter muß in dieser Situation so lange geblockt bleiben, bis durch intermittierendes Entblocken und Blocken des arteriellen Ballons Ethibloc in der Region des Kurzschlusses aushärtet. Erst jetzt kann – nach Bedarf – weiteres Ethibloc in noch nicht gefüllte Arterien injiziert werden. Zuerst wird immer der arterielle, erst bei „ruhendem" Ethibloc der venöse Ballon geöffnet. Wird über einen koaxialen Katheter superselektiv gearbeitet (organerhaltend: Niere, Leber) empfiehlt es sich, das koaxiale System direkt in den Shunt vorzuschieben und aus dieser Position schnell polymerisierendes Zyanoacrylat zu injizieren, gefolgt von einem raschen Zurückziehen des Katheters (Vermeidung von Anhaften). Bei sehr hohen Flußgeschwindigkeiten kann der Vorgang zusätzlich durch einen zentral kurzfristig geblockten Katheter (2. arterieller Zugang erforderlich) abgesichert werden.

4.2.5 Beckenarterien

Die Katheterbehandlung von traumatischen Gefäßläsionen im Beckenbereich gehört zum therapeutischen Standard. Hingegen ist die regionäre Katheterbehandlung bei Tumoren nur an einzelnen Zentren realisiert. Sie erfährt allerdings zunehmendes Interesse im Zuge der Möglichkeiten der Kombination mit Zytostatikainfusion, insbesondere mit koaxialen Kathetersystemen.

4.2.5.1 Anatomie

Eine anatomische Beschreibung wurde bereits unter 2.2.8.1 gegeben.

4.2.5.2 Pathophysiologische Grundlagen

Zur Behandlung kommen meist Tumoren des Urogenitalsystems, die operativ und strahlentherapeutisch keiner Behandlung mehr zugänglich sind und andererseits aufgrund ihrer klinischen Symptomatik (meist Schmerzen, Raumforderung) eine weitere Behandlung erzwingen. Die genaue Kenntnis der einzelnen anatomischen Äste ist aus mehreren Gründen wichtig, da z. B. vom Gefäßbild nicht immer auf die Tumorversorgung geschlossen werden kann; evtl. muß eine Angiocomputertomographie mit liegendem Infusionskatheter vorangehen.

4.2.5.3 Indikation

Beim Plattenepithelkarzinom der Zervix ist die primäre Behandlung durch den Infusionskatheter nur bei fortgeschrittenen Tumoren erheblicher Größe gelegentlich vor dem chirurgischen oder radiotherapeutischen Vorgehen indiziert. Meist jedoch ist die Strahlentherapie und/oder der chirurgische Eingriff vorangegangen, und ein Weiterwachsen des Tumors oder ein Lokalrezidiv gemeinsam mit Schmerzen, Blutung, übelriechendem Ausfluß und verschiedenen Fisteln der Region zwingen zur Fortführung einer palliativen – meist systemischen – Chemotherapie. Diese Patientengruppe kommt v. a. bei Blutungen zur Embolisation (Abb. 4.8).

4.2.5.4 Medikamentöse Zusatztherapie

Es empfiehlt sich Sedativagabe wie z. B. Dormicum (vorsichtige Dosierung; nur in 1 : 10 Verdünnung zu verwenden! Pulsoxymeter vorgeschrieben. Selektive und um so mehr die meisten superselektiven Kathetermanipulationen führen naturgemäß zu Vasospasmen. Sie behindern nicht nur das freie Arbeiten im Gefäßsystem, sondern lassen erwarten, daß vorwiegend gesunde Areale infundiert werden – ein Effekt mit dem beim hypovaskulären Tumor ohnehin zu rechnen ist (Dosierungsschema, Spasmolyse s. Kap. 1.2.3.4).

4.2.5.5 Erforderliche Materialien und Beschreibung der Funktionsprinzipien

Prinzipiell kommen für das ipsilaterale Vorgehen sog. Sidewinderkatehter, für kontralaterales Vorgehen Kobra- oder Sidewinderkonfigurationen in Frage. Für die Applikation der Metallspiralen ist das Vorgehen von kontralateral einfacher, für Katheterinfusion über Koaxialsystem ist meist ein ipsilaterales Vorgehen vorzuziehen. Bei starker Arteriosklerose muß der Einsatz von drehstabilem Kathetermaterial empfohlen werden, wobei 6-F- bis 7-F-Katheter u. U. einzusetzen sind. Koaxialkathetersysteme sind nicht prinzipiell erforderlich, falls die superselektive Katheterposition von kontralateral leicht erreichbar ist.

4.2.5.6 Methodik

Angiographische Technik
Eine arteriographische Kartographie sollte als Übersicht unter Einschluß der distalen Bauchaorta und beider Beckenarterien erfolgen. Diese Informationen, zusammen mit den Ergebnissen der modernen Schnittbilddiagnostik (Computertomographie, Ultraschall, u. U. Magnetresonanztomographie), definieren das weitere Vorgehen:

Es wird festgelegt, ob auf einer oder beiden Seiten und von welcher Seite aus die weiteren interventionellen Maßnahmen stattfinden. Die Arterien der gesunden Muskulatur der Region sind u. U. mit Metallspiralen zu verschließen. Nach superselektiver Katheterpositionierung muß arteriographisch kontrolliert werden, ob vorwiegend bzw. ausschließlich tumorversorgende Arterien betroffen sind. Bestehen Zweifel, ist die Computertomographie mit superselektiv liegendem Katheter voranzustellen. Eine probatorische i.a.-Infusion mit verdünntem Farbstoff kann versucht werden, sie gibt jedoch nur über eine zu erwartende Hautbeteiligung, nicht jedoch über die mögliche Schädigung der Muskulatur Auskunft. Über eine Kombination der Zytostatikainfusion mit anderen onkologisch wirksamen Maßnahmen, wie Strahlentherapie oder Hyperthermie, muß im Einzelfall entschieden werden. Eine abschließende Katheterverschlußbehandlung der perfundierten Region sollte jedoch nicht mit anderen onkologischen Maßnahmen kombiniert werden.

Zytostatikainfusion
Zu empfehlen sind solche Zytostatika, die bei Fehlinfusion möglichst wenig Schaden an Muskulatur und Kutis hinterlassen, insbesondere wenn die oben beschriebenen Präventivmaßnahmen nicht effizient waren. Im Einzelfall muß nach Art des befallenen Organs und Histologie des Tumors entschieden werden, ob bei superselektiver Katheterposition auf ein speziell für den Tumor hochwirksames Zytostatikum zurückgegriffen werden kann oder nicht (Logothetis u. Samuels 1984; Patt 1984).

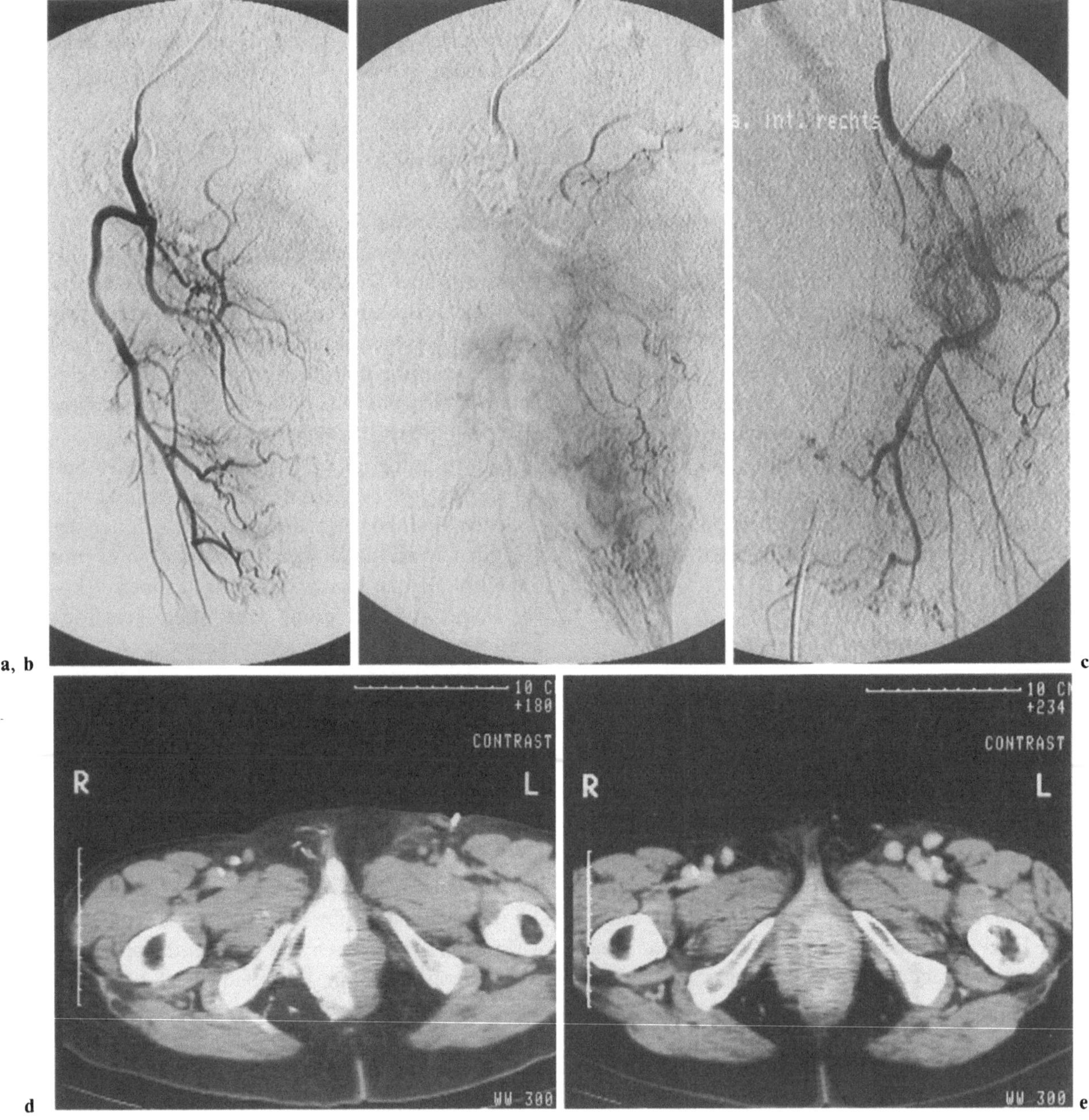

Abb. 4.8 a – e. Rezidiv eines Zervixkarzinoms bei Zustand nach Wertheim-Meigs-Operation; ausgedehnte Infiltration und Blutung bei Inoperabilität. **a** Superselektive Darstellung der rechten A. pudenda. **b** Parenchymphase aus derselben Katheterposition. **c** Linke A. pudenda mit Spätphase, wobei auch hier die Tumorparenchymanfärbung deutlich ist. **d** Computertomographie nach Embolisation der rechten A. pudenda, wobei sich rechtsseitig der Tumor mit Ethibloc anfüllt und linksseitig kaum Embolisat vorhanden ist. **e** Vier Wochen nach Embolisation beider Aa. pudendae internae noch Reste des kontrastverstärkten Ethiblocs im Tumor. Klinischer Stillstand des Tumorwachstums, keine erneute Blutung

Embolisation
Ist geplant, an eine Zytostatikainfusion bzw. mehrzeitige Infusionen eine Katheterverschlußbehandlung anzuschließen, sollte, falls nicht schon durchgeführt, eine Angiocomputertomographie mit liegendem Katheter angefertigt werden. Erst dann ist eine möglichst radikale Katheterembolisation der den Tumor versorgenden Arterien anzuschließen. Eine Hochdruckembolisation mit Ballonkatheter ist nur realisierbar, falls das Angiocomputertomogramm in eben dieser Position des Ballonkatheters ausschließlich eine Tumorperfusion anzeigt, ansonsten ist eine periphere – nicht jedoch kapilläre – Embolisation der zuführenden Hauptarterien indiziert.

4.2.5.7 Ergebnisse

Eine gewisse Palliation ist durch Embolisation und/oder Zytostatikainfusion häufig zu erreichen. Insbesondere bei karzinombedingten Blutungen läßt sich bei 3/4 der Behandelten eine Blutstillung erzielen (Klose et al. 1985; Wilms et al. 1990). Ergebnisse, die die Embolisation von Beckentumoren als prospektive Studie auswerten, sind allerdings nicht vorhanden.

4.2.5.8 Komplikationen

Bei Chemoinfusion und Embolisation werden Nekrosen von Muskulatur und Haut beobachtet. Bei der Kombination mit arterieller Verschlußkrankheit und entsprechendem Kollateralkreislauf ist die versehentliche Behandlung der ipsilateralen Extremität denkbar.

4.2.5.9 Vorsichtsmaßnahmen

Besonders bei hypovaskulären Tumoren ist auszuschließen, daß ein wesentlicher Anteil des arteriell infundierten Zytostatikums in gesunde Areale des Beckenbereichs, z. B. der Gesäßmuskulatur, und/oder der Haut gelangt. Es ist zweckmäßig, solche Areale durch Embolisation mit Mikrospiralen zu schützen. Ein ähnlicher Effekt läßt sich auch mit der intraarteriellen Gabe von Vasokonstriktiva erzielen, sie garantiert jedoch nicht immer einen zuverlässigen Schutz gesunder peripherer Organgebiete. Den Eingriff komplizierende Gefäßveränderungen durch arterielle Verschlußkrankheit sind durch die vorangegangene Übersichtsangiographie auszuschließen.

4.3 Zusammenstellung der Embolisate und Sklerosierungsmittel

Ballon ablösbar

Partikelgröße	variabel; >3 mm
Röntgendichte	verdünntes (!) Kontrastmittel
Viskosität	abhängig vom Gefäß 0
Okklusionsmechanismus	mechanisch
Biologisches Verhalten	inert, semipermeabel
Rekanalisation	0
Applikation	koaxial

Spirale (GAW)

Partikelgröße	2 F – 7 F
Röntgendichte	mangelhaft; Platinspitze
Viskosität	abhängig vom Gefäß 0
Okklusionsmechanismus	mechanisch und Thromboaggregation
Biologisches Verhalten	leichte entzündliche Reaktion
Rekanalisation	möglich, selten
Applikation	Applikationsset, auch koaxial[1]

Gelfoam

Partikelgröße	variabel: 0,01 – 0,5 mm
Röntgendichte	0
Viskosität	relativ hoch; bei 1 : 30 = 60 cps
Okklusionsmechanismus	mechanisch und Thromboaggregation
Biologisches Verhalten	inert
Rekanalisation	zwischen 2 und 30 Tagen
Applikation	über jeden Katheter, auch koaxial

[1] Achtung: Für Koaxialsysteme sind 3 Größen verfügbar; immer im Verhältnis zum zu verschließenden Gefäß die kleinste Spirale verwenden, die voraussichtlich nicht verschleppt wird: „Gestreckte" Spiralen haben eine stark herabgesetzte Thrombogenität und damit keine Effizienz!

Ivalon

Partikelgröße	0,38–0,89 mm
Röntgendichte	verdünntes (!) Kontrastmittel
Viskosität	„vergleichbar" Gelfoam
Okklusionsmechanismus	mechanisch
Biologisches Verhalten	inert, leichte entzündliche Reaktion
Rekanalisation	denkbar, mengenabhängig
Applikation	über jeden Katheter, auch koaxial

Zyanoakrylate

Partikelgröße	flüssig
Röntgendichte	öliges Kontrastmittel: bis 300 mg J/ml
Viskosität	niedrig: 2 cps
Okklusionsmechanismus	Polymerisation; schnell!
Biologisches Verhalten	Fremdkörperreaktionen!
Rekanalisation	möglich, mengenabhängig
Applikation	meist koaxial

Angiostat

Partikelgröße	75 µm
Röntgendichte	öliges Kontrastmittel: bis 300 mg J/ml
Viskosität	?, wahrscheinlich < 60 cps
Okklusionsmechanismus	mechanisch
Biologisches Verhalten	Abbau, da Kollagen
Rekanalisation	zwischen 2 Tagen und 6 Wochen
Applikation	meist koaxial

Ethibloc

Partikelgröße	flüssig
Röntgendichte	mäßig: 120 mg J/ml
Viskosität	hoch: 200 cps bei 37 °C
Okklusionsmechanismus	Präzipitation, langsam
Biologisches Verhalten	inert
Rekanalisation	prinzipiell nicht; mengenabhängig
Applikation	über jeden Katheter, auch koaxial, cave: Reflux!!

Ethibloc niederviskös

Partikelgröße	Emulsion: 2 Teile Ethibloc; 1 Teil Lipiodol
Röntgendichte	gut: ca. 250 mg J/ml
Viskosität	hoch: ca. 100 cps bei 37 °C
Okklusionsmechanismus	Präzipitation, sehr langsam
Biologisches Verhalten	inert bis Granulome
Rekanalisation	prinzipiell nicht; mengenabhängig
Applikation	über jeden Katheter, auch koaxial, cave: rasche Entmischung, venöse Verschleppung!!

Alkohol

Partikelgröße	flüssig
Röntgendichte	0!!
Viskosität	niedrig; 0,85 cps
Okklusionsmechanismus	Endothelschaden und Thrombose
Biologisches Verhalten	lokal toxisch
Rekanalisation	möglich
Applikation	variabel, besonders komplikationsträchtig

Aethoxysklerol

Partikelgröße	flüssig
Röntgendichte	0
Viskosität	< 1 cps
Okklusionsmechanismus	Kontaktdenaturierung und Thrombose
Biologisches Verhalten	sterile Thrombophlebitis
Rekanalisation	denkbar, mengenabhängig
Applikation	über jeden Katheter, auch koaxial

Fibrinkleber (Fibrinogen und Thrombin)

Partikelgröße	flüssig
Röntgendichte	0 !!
Viskosität	niedrig: 1–5 cps
Okklusionsmechanismus	Thrombosierung
Biologisches Verhalten	inert
Rekanalisation	Stunden bis Tage
Applikation	über jeden Katheter, auch koaxial

Literatur

Charnsangavej C, Chuang VP, Wallace S et al (1983) Work in progress: transcatheter management of primary carcinoma of liver. Radiology 147:51

Chuang VP, Wallace S (1981) Chemoembolization: transcatheter management of meoplasms. JAMA 245: 1151

Coldwell DM (1990) Hepatic arterial embolization utilizing a coaxial catheter system: technical note. Cardiovasc Intervent Radiol 13:53–54

de Dycker RP, Timmermann J, Schuhmacher T, Schindler AE (1988) The influence of arterial chemotherapy on the local recurrence rate of advanced breast cancer Reg Cancer Treat 1:112–116

Ghussen F, Krüger I, Groth W, Stützer H (1988) The role of regional hyperthermic cytostatic perfusion in the treatment of extremity melanoma. Cancer 61:654–659

Gross-Fengels W, Friedmann G, Kuhn M, Huber R, Dommasck J, Neufang KF (1991) Techniken, Ergebnisse und Risiken der Chemoembolisation maligner Lebertumoren. Aktuelle Radiol 1:97–104

Hohenberger P, Schlag P (1989) Lokoregionale Chemotherapie von Lebermetastasen. Z Gastroenterol 24:186–188

Hohenberger P, Schlag P, Räth U, Herrmann R (1989) Intrahepatic 5-FU retreatment of liver metastases of colorectal cancer being progressive under previous systemic chemotherapy. Am J Clin Oncol 12:447–452

Hohn DC, Stagg RJ, Friedman MA et al (1989) A randomized trial of continuous intravenous versus hepatic intraarterial floxuridine in patients with colorectal cancer metastatic to the liver. J Clin Oncol 7:1646–1654

Kauffmann GW, Richter GM, Rohrbach R, Wenz W (1989) Prolonged survival following palliative renal tumor embolization by capillary occlusion. Cardiovasc Intervent Radiol 12:22–28

Kauffmann GW, Richter GM, Roeren TK (1992) Nierentumorembolisation. Radiologe 32:127–131

Klose KJ, Günther RW, Engelmann U, Jakobi GH, Thelen M (1985) Results of embolization therapy for palliation incurable bladder carcinoma. World J Urol 9:307–325

Logothetis CJ, Samuels ML (1984) Intraarterial chemotherapy for malignant urothelial tumors. Cancer Bull 36:47

Lunderquist A, Ericsson M, Nobin A, Sanden G (1982) Gelfoam powder embolization of the hepatic artery in liver metastases of carcinoid tumors. Radiologe 22:65

Malone JM, Gershenson DM, Carrasco H et al (1987) Intrahepatic infusional therapy for metastatic ovarian carcinoma. Cancer 56:1866–1869

Milne ENC (1976) Circulation of primary and metastatic pulmonary neoplasms: a postmortem microangiographic study. AJR 100:603–619

Nakamura H, Hashimoto T, Oi H, Sawada S, Furui S, Mizumoto S, Monden M (1990) Treatment of hepatocellular carcinoma by segmental hepatic artery injection of adriamycin-in-oil emulsion with overflow to segmental portal veins. Acta Radiol 31:347–349

Onyk G, Rubinsky B, Zemel R et al (1991) Ultrasound guided hepatic cryosurgery in the treatment of metastatic colon carcinoma. Cancer 67:901–907

Patt YZ (1984) Bilateral artery infusion of 5-FU and mitomycin C for pelvic recurrence of colorectal cancer. Cancer Bull 36:56

Pelletier G, Roche A, Ink O et al (1990) A randomized trial of hepatic arterial chemoembolization in patients with unresectable hepatocellular carcinoma. J Hepatol 11: 181–184

Rieber A, Brambs HJ, Kauffmann GW, Wannenmacher M, Drings P (1991) Kombinierte intraarterielle Chemo- und Radiotherapie des inoperablen nichtkleinzelligen Bronchialkarzinoms. Strahlenther Onkol 167:14–18

Sainsbury R (1991) Intraarterial chemotherapy for breast cancer. Br J Surg 78:769–770

Savolaine ER, Zeiss J, Schlembach PJ, Skeel RT, McCann K, Mwerrick HW (1989) Role of scintigraphy in establishing optimal perfusion in hepatic arterial infusion pump chemotherapy. Am J Clin Oncol 12:68–74

Schlag P (1991) Surgical and adjuvant attempts to reduce liver metastases in colon cancer. Onkologie 14:108–114

Schlag P, Hohenberger P (1988) Lokoregionale Chemotherapie – Eine Situationsanalyse. Chirurg 59 4:218–224

Schultheis KH, Gebhardt C, Schwemmle K, Richter EI, Schumacher F (1990) Chemoembolisation kolorektaler Lebermetastasen. Zentralbl Chir 115:933–947

Tanaka K, Okazaki H, Nakamura S et al (1991) Hepatocellular carcinoma: treatment with a combination therapy of transcatheter arterial embolization and percutaneous ethanol injection. Radiology 179:713–717

Tylen U (1990) Angiographic managment of malignant tumors in the thorax, abdomen and bones – lung tumors. In: Dondelinger RF, Rossi P, Kurdziel JC, Wallace S (eds) Interventional radiology. Thieme, Stuttgart, pp 443–447

Wilms G, Peene P, Baert AL (1990) Transcatheter arterial embolisation in the managment of gynaecological bleeding. J Belge Radiol 73:21–25

5 Venöse Intervention

5.1 Transjugulärer intrahepatischer portosystemischer Stent-Shunt (TIPSS)

G.M. Richter und G.W. Kauffmann

1969 beschrieben Rösch et al. erstmals experimentell eine nichtchirurgisch hergestellte Verbindung zwischen der V. cava inferior und dem Pfortaderkreislauf. Im nachfolgenden Jahrzehnt wurden ähnliche perkutane Modelle eines von transjugulär oder über die Lebervene etablierten portosystemischen Shunts vorgestellte, ohne jedoch einer klinischen Anwendbarkeit zur portalen Drucksenkung nahe zu kommen (Burgener u. Gutierrez 1979; Koch et al. 1973; Reich et al. 1977). Klinisch wurde ein perkutan transjugulärer Zugang zum Pfortadersystem mit dem Ziel eines portosystemischen Shunts erstmals in den frühen 80er Jahren von Colapinto realisiert (1982), der mittels einer Langzeitballondilatation einen Parenchymtrakt zwischen Pfortader- und Lebervenenästen offen zu halten versuchte. Die Offenheitsrate solchermaßen etablierter Shunts war jedoch viel zu gering für eine endgültige klinische Umsetzung, wie in späteren Publikationen dokumentiert wurde (Abecassis et al. 1985; Gardon et al. 1987). Erst durch die Entwicklung des Palmaz-Stents, einer ballonexpandierbaren Gefäßendoprothese, trat eine entscheidene Wende ein: In experimentellen Grundlagenarbeiten stellte Palmaz (1985, 1986) erstmals die erfolgreiche Schienung eines intrahepatischen portosystemischen Shunttrakts mit dem von ihm entwickelten Stent vor. Auch Rösch (1987) versuchte mit einer modifizierten Version des selbstexpandierenden Gianturco-Stens eine experimentelle Umsetzung, gegenüber Palmaz jedoch mit schlechten Langzeitergebnissen durch progressive Shuntokklusion. Zu diesem Zeitpunkt konnte nicht geklärt werden, ob die Ursache der unterschiedlichen experimentellen Erfolgsquoten im Stentdesign oder in der verschiedenen Tierspezies, die untersucht wurde, zu suchen war (Palmaz et al. 1986; Rösch et al. 1987). In der ersten Versuchsserie von Palmaz (1985) wurde eine Langzeitoffenheitsrate von 50% in einem Hundemodell mit normalem Pfortaderhochdruck dokumentiert. Eine 100%ige Offenheitsrate wurde dann in einem Modell mit Pfortaderhochdruck nachgewiesen (Palmaz et al. 1986). Aus der Sicht dieser Ergebnisse erschien es gerechtfertigt, eine verläßliche und reproduzierbare radiologisch-interventionelle Technik der klinischen Anwendung eines transjugulären intrahepatischen portosystemischen Stent-Shunts zu entwickeln, um damit Patienten mit schwerer portaler Hypertension zu behandeln. Erstmals erfolgreich konnten wir eine solche Behandlung im Januar 1988 durchführen (Richter et al. 1989). Seit dieser Zeit entwickelten und verbesserten wir die Technik von TIPSS, dem *t*ransjugulären *i*ntrahepatischen *p*ortosystemischen *S*tent-*S*hunt (Richter et al. 1990a, 1990b, 1991).

5.1.1 Anatomie und pathophysiologische Grundlagen

Die Blutversorgung einer normalen Leber beträgt etwa 1500 ml/min. Zwei Drittel davon kommen von der Pfortader und das restliche Drittel über die arterielle Versorgung. Die Leberzirrhose führt insbesondere im Pfortaderkreislauf zu einer Blutflußminderung, vergesellschaftet mit einem bis zu 10fachen Anstieg des portalen Gefäßwiderstands (Lafortune et al. 1987; Rössle et al. 1990). Ein Blutfluß von 500 ml/min gilt als Minimalwert portaler Perfusion, der bei bis zu 20% aller Patienten mit Pfortaderhochdruck noch unterschritten wird. Vor allem bei Patienten im Endstadium der Leberzirrhose kann die portale Perfusion vollständig zum Erliegen kommen. Eine Blutflußumkehr in der Pfortader wird bei bis zu 10% aller Patienten mit histologisch gesicherter Leberzirrhose gefunden.

Chirurgisch etablierte portosystische Shunts können in nichtselektive und selektive Shunts unterteilt werden. Selektivität bedeutet hierbei die selektive Ableitung des gastroepiploischen Pfortaderbluts zu einer großen Vene des großen Kreislaufs (v. a. der linken Nierenvene) mit Erhalt der portalen Leberperfusion aus dem mesenterialen Stromgebiet. Bei nichtselektiven Shunts wird das gesamte Pfortaderblut in eine große Vene des großen Kreislaufs, meistens in die V. cava inferior, umgeleitet. Es existiert dabei eine Vielzahl von chirurgischen Techniken mit End-zu-Seit-, Seit-zu-Seit- und verschiedenen H-Interpositionsshunts. Bei End-zu-Seit-Shunts wird die Pfortader distal unterbunden, um einen Umkehrfluß zu verhindern. Ursprünglich basierte die Idee eines H-Shunts, ebenso wie beim selektiven Shunt, auf der Vorstellung, die antegrade Blutflußrichtung in der Pfortader zu erhalten und gleichzeitig den portalen Druck über die Kommunikation mit dem Niederdrucksystem zu senken. Zahlreiche Untersuchungen zeigen jedoch, daß nach großkalibrigen Seit-zu-Seit-Shunts eine Blutflußumkehr entsteht mit der Folge eines vermehrten arterioportalen Blutflusses (Millikan et al. 1985; Murray et al. 1961; Ohnishi et al. 1985). Rypins (1984) und Sarfeh (1983, 1986) konnten zeigen, daß sich ein arterioportaler Blutfluß entwickelt, sobald der Shuntdurchmesser mindestens 50% des Durchmessers der Pfortader erreicht. Ein solcher portofugaler Steal-Effekt kann durch eine distale Pfortaderligatur beim portokavalen Shunt vermieden werden. Dann scheint der Verlust an Pfortaderperfusion durch einen Zuwachs an arterieller Leberperfusion kompensiert zu werden (Redeker et al. 1959; Rössle et al. 1990). Die Seit-zu-Seit-Shunt-Technik gewann eine neue Bedeutung nach Berichten über kleinkalibrige H-Shunts unter Verwendung von prothetischem Bypassmaterial (Coldwell et al. 1991; Johansen1989; Sarfeh et al. 1983, 1986). Mit einer solchen Technik soll der portale Druck genügend gesenkt werden, andererseits dieser jedoch auch so hoch gehalten werden, daß arterioportaler Blutfluß sich nicht entwickeln kann. Die Schlüssigkeit dieses Konzepts wurde erstmals in einer größeren Serie von Johansen (1989) demonstriert. Aus dieser Sicht kann das TIPSS-Verfahren hämodynamisch als ein kleinkalibriger Interpositionsshunt charakterisiert werden, wobei die Position intrahepatisch liegt. Gegenüber dem Konzept von Johansen scheinen theoretisch jedoch 2 Vorteile zu bestehen:

1. Die Interposition ist vollständig innerhalb des Leberparenchyms und vollständig zentral und ergibt zusammen mit einem möglichst geradlinigen Verlauf einen so ungestört wie möglichen Blutfluß.
2. Das TIPSS-Konzept basiert ganz wesentlich auf der Anwendung von metallischen Gefäßendoprothesen. Damit sind beliebige Shuntdurchmesser vor allem mit dem Palmaz-Stent realisierbar.

Das anatomisch-morphologische Schlüsselelement des TIPSS-Konzepts ist die Schaffung eines weiten, zentralen und möglichst geradlinigen Verlaufs des Shunttrakts. Mit dieser Vorgabe muß der Punktionstrakt relativ proximal am Leberveneneinmündungsbereich beginnen. Die portale Zirkulation sollte möglichst im kranialen Abschnitt der Pfortaderbifurkation bzw. in den Pfortaderhauptästen bis maximal 2 cm jenseits der Bifurkation erreicht werden, um ausreichend große Gefäßstämme miteinander zu verbinden. In jedem Fall jedoch muß die Pfortader im innerkapsulären Bereich getroffen werden, um eine letale intraperitoneale Exsanguination zu vermeiden. Die anatomischen Beziehungen zwischen der Pfortaderbifurkation und den hepatischen Venenstämmen muß vor TIPSS bei jedem Patienten genau geklärt werden und erfordert eine individuelle Berücksichtigung der Gefäßsituation jedes Patienten. Die Mündungen der Lebervenen in die V. cava weisen eine erhebliche anatomische Vielfalt auf. Neben den 3 typischen einzelnen Gefäßstämmen mit rechter, mittlerer und linker Lebervene sind aber auch z. T. vollkommen isolierte venöse Einmündungen verschiedener Lebersegmente mit unterschiedlich großen Lebervenen möglich, die zudem auch in unterschiedlicher Höhe in die V. cava einmünden können. Auch die Pfortader zeigt einige anatomische Variationen, entweder mit bifiden oder mit einem 3- oder mehrfach geteilten Stammbereich. Anatomisch sind demnach Grenzen des TIPSS-Konzepts erkennbar. Dazu gehören sowohl zu kaudal in Relation zur Pfortaderbifurkation verlaufende Lebervenen, so daß ein transjugulärer Punktionsweg unmöglich wird, wie auch zu dünnkalibrige Lebervenen- oder Pfortaderäste.

Bei schwerer Leberzirrhose liegen in beiden venösen Systemen signifikante pathologisch-anatomische Veränderungen vor mit Regeneratknoten und Hypo- und Hypertrophie verschiedener Lebersegmente. Häufig tritt eine ausgeprägte Hypertrophie des Lobus caudatus (Segment 1) auf. Diese kann zu einer Anhebung und Kompression sämtlicher Lebervenen führen. Eine geeignete Diagnostik dieser verschiedenen Gefäßsituationen ist vor der Durchführung von TIPSS anzustreben unter Durchführung von indirekten Splenoportographien, Ultraschall und Computertomographie-Untersuchungen. Mittels Dopplersonographie kann weiterhin die Flußrichtung in der Pfortader bestimmt werden. Bei Vorbestehen einer Pfortaderthrombose mit kavernöser Transformation ist die Durchführung von TIPSS nicht mehr sinnvoll.

5.1.2 Indikation

Die derzeit etwa 5jährige Anwendungspraxis von TIPSS erscheint uns noch nicht ausreichend, um absolute Indikationen für das Verfahren anzugeben. Die Indikation zu TIPSS kann demnach nur relativ sein. Sie basiert ganz wesentlich auf den therapeutischen Grenzen der Sklerotherapie von Ösophagus- und Fundusvarizen im Rahmen der portalen Hypertension. Die Indikation zu TIPSS kann gestellt werden bei:

- rezidivierter Varizenblutung trotz suffizienter Sklerotherapie,
- rezidivierter Varizenblutung mit drohenden Sklerosierungsulzera,
- nicht suffizient sklerosierbaren Fundusvarizen,
- Rezidivblutung nach Okklusion eines chirurgischen Shunts (ohne Pfortaderligatur).

Die Indikation sollte dabei von einem Endoskopiker beurteilt werden, der genügend Erfahrung in der Technik der Varizeneradikation aufweist. Wenn als weiteres Einschlußkriterium Inoperabilität (allgemein oder lokal) herangezogen wird, ergibt sich ein Indikationsprofil mit extrem negativer Patientenselektion, da für die solchermaßen definierte Patientengruppe praktisch keine therapeutische Alternative existiert. Ohne die Einbeziehung von Inoperabilität konkurriert bei Patienten im Child-A-Stadium und partiell im Child-B-Stadium (Child u. Turcott 1964) das TIPSS-Verfahren mit der Shuntchirurgie und insbesondere mit dem distalen splenorenalen Shunt, dem sog. Warren-Shunt (Warren et al. 1982). Erst Langzeitergebnisse auf breiter Basis mit stadiendefinierter Analyse der Erfolgsrate, der Offenheitsrate, des Enzephalopathierisikos sowie von Morbidität und Mortalität werden eine vergleichende Bewertung gegenüber der Shuntchirurgie erlauben. Für Patienten, die für eine Lebertransplantation vorgesehen sind und ein hohes Blutungsrisiko aufweisen, erscheint TIPSS ideal geeignet, da die operativen Verhältnisse im Gegensatz zu den chirurgisch etablierten Shunts nicht verschlechtert werden.

Unklar ist, ob TIPSS zur Behandlung des therapierefraktären Aszites eingesetzt werden kann. Erste Langzeiterfahrungen reichen hier noch nicht für eine Bewertung aus. Bevor in einer solchen Situation TIPSS zur Anwendung kommt, ist unbedingt eine Bestimmung des Lebervenenverschlußdrucks durchzuführen zur Dokumentation einer relevanten Erhöhung des portosystemischen Gradienten.

5.1.3 Medikamentöse Zusatztherapie

Elektive Eingriffe

Die Antibiotikatherapie mit breitem Wirkungsspektrum beginnt am Vorabend vor TIPSS und dauert mindestens 3 Tage.

Die Heparinisierung während einer Stentimplantation hängt vom Gerinnungsstatus ab: bei relativ normaler Gerinnung (Quick > 60%, PTT < 35 s) 5000 IE, ansonsten 2500 Einheiten. Die Heparinisierung nach einer Stentimplantation hängt ebenfalls vom Gerinnungsstatus ab: bei relativ normaler Gerinnung für 48 h therapeutische Antikoagulation mit einer Dosierung, die zu einer PTT von ca. 50 s führt, bei schlechter Gerinnungslage 3mal 7500 IE/Tag s.c.

Die Schmerztherapie während des Eingriffs erfolgt mittels Analgosedation, z. B. durch Dolantin/Dormicum: maximal 150 mg Dolantin und 10 mg Dormicum pro Eingriff, überwacht durch Pulsoxymetrie.

Notfalleingriffe beim blutenden Patienten
Bei akuter Aspirationsgefahr ist eine Vollnarkose nötig. Darmsterilisation und -reinigung erfolgen in der üblichen Technik (darmflorawirksames Antibiotikum, Abführmaßnahmen).

Antikoagulation und Breitbandantibiose werden wie beim elektiven Eingriff durchgeführt.

5.1.4 Erforderliche Materialien und Beschreibung der Funktionsprinzipien

Transjugulärer Zugang
Die Punktion erfolgt aus Sterilitätsgründen im Angiographieraum am bereits vollständig vorbereiteten und abgedeckten Patienten. Daher ist die sonographisch gezielte bzw. orientierte Punktion der V. jugularis interna am einfachsten. Eine schräg angeschliffene 1,8 gg große Hohlnadel so kaudal und flach wie möglich eingestochen unter Aspiration mit aufgesetzter Kochsalzspritze ist hierfür am besten geeignet. Nach gelungener Punktion erfolgt die primäre Einlage einer 30 cm langen 9-F-Gefäßschleuse über J-Draht.

Sondierung der Lebervenen
5-F-Multipurpose-Katheter und Terumo-J-Draht sowie DSA-Anlage.

Transjuguläre Punktion
Supersteifer Führungsdraht; 8-F-Führungskatheter ebenfalls mit Multipurpose-Konfiguration; eine 50 cm lange, konisch zulaufende Hohlkanüle mit einem Schaftdurchmesser von 15 gg und einem Spitzendurchmesser von 18.7 gg, zum Vorschieben im Führungskatheter mit einem stumpfen Obturator aus hochflexiblem Nitinol geführt, zum Punktieren anstelle des stumpfen Obturators kombiniert mit einem rund geschliffenen Innenmandrin ebenfalls aus Nitinol, der die Hohlkanüle 3 mm so überragt, daß eine möglichst glatte und scharfe konische Punktionsspitze resultiert.

Sondierung und Darstellung der Pfortader
Primär mit supersteifem Führungsdraht (0,035″) mit flexibler und steuerbarer Spitze, bei fehlendem Vorlaufen dieses Drahts über die Punktionsnadel ggf. weichere, steuerbare Drähte, z. B. einem J-Draht. Nach korrekter Drahtlage 5-F-Selektivkatheter in Kobrakonfiguration mit mindestens 2 Seitlöchern zur Portographie und portalen Druckmessung. Zur Druckmessung am besten elektronisches Mehrkanalgerät mit Einmaldrucksonden.

Vordilatation des Shunttrakts
5-F, 8 mm Ballonkatheter mit 4 cm langem Ballonteil.

Stentschienung des Shunttrakts
35 cm lange 9-F-Gefäßschleuse, supersteifer Führungsdraht (0,035″) mit flexibler und steuerbarer Spitze, mehrere Palmaz-Iliac-Stents (Typ PS 30, ggf. PS 18).

Abschlußdokumentation
5-F-Selektivkatheter in Kobrakonfiguration mit mindestens 2 Seitlöchern zur Portographie und portalen Druckmessung.

Verbände
Einfacher Tupferverband über der Punktionsstelle der V. jugularis interna nach Entfernen der Schleuse.

5.1.5 Methodik

Punktion der V. jugularis interna
Die projektierte Punktionsstelle wird nach sorgfältigster Hautdesinfektion mit Klebefolie abgeklebt. Die Punktion der V. jugularis interna erfolgt nach vorheriger sonographischer Lagedokumentation und Lokalänesthesie. Die Punktionskanüle wird dann möglichst flach etwa 2–3 cm kranial der Klavikula unter Valsalva-Manöver des Patienten bei aufgesetzter Kochsalzspritze und unter Aspiration eingestochen. Bei Blutrückfluß wird ein einfacher 0,035″-J-Führungsdraht eingeführt und unter Durchleuchtungskontrolle bis in die V. cava inferior vorgeschoben. Wenn dies nicht möglich ist, bzw. der Draht sich im Vorhof verfängt, muß die Sondierung der V. cava inferior mit Hilfe eines Selektivkatheters erfolgen. Sobald eine korrekte Drahtlage besteht, erfolgt die Erweiterung der Drahteintrittsstelle an der Haut über der V. jugularis interna mittels einer feinen Skalpellinzision und dann das Vorschieben einer 30 cm langen 9-F-Gefäßschleuse unter rotierenden Bewegungen.

Sondieren der Lebervenen und Einbringen des Punktionsbestecks
Über die Gefäßschleuse wird ein Selektivkatheter (Multipurpose-Konfiguration) in die V. cava inferior vorgeschoben. Unter Verwendung eines J-Führungsdrahts werden die rechte und mittlere Lebervene bzw. größere Einzeläste sondiert und dargestellt (Abb. 5.1 a). Der Sondiervorgang wird parallel mittels Ultraschall verfolgt. Dabei wird kontrolliert, in welche Lebervene der Katheter bzw. der vorgeschobene Führungsdraht vorläuft. Wegen besserer Sichtbarkeit in den Lebervenen wird dazu der J-Führungsdraht gegen einen supersteifen Führungsdraht (0,035″) mit flexibler und steuerbarer Spitze ausgetauscht. In einer midaxillären Schallrichtung kann dann beurteilt werden, welche Lebervene annähernd in gleicher koronarer Schnittebene wie die Pfortaderbifurkation verläuft (Abb. 5.1 b–d). Gleichzeitig kann die Distanz zwischen Lebervene und Pfortaderbifurkation sowie der maximale Lebervenendurchmesser am Ausgangspunkt der geplanten Punktion bestimmt werden. Über den liegenden steifen Draht erfolgt ein Einwechseln des 45 cm langen 8-F-Führungskatheters tief in die Lebervene und darüber dann das Einbringen der Punktionsnadel. Diese muß jedoch zuvor individuell im Spitzenbereich weiter vorgebogen werden, wobei die Krümmungskurve etwa der Kurve entsprechen soll, die der Führungskatheter zwischen Pfortader und Lebervene einnimmt. Das Vorschieben des Punktionsbestecks kann sowohl ohne stumpfen Nadelobturator über den noch liegenden Führungdraht als auch ohne Draht kombiniert mit dem stumpfen Obturator erfolgen. In keinem Fall darf die Hohlkanüle mit innenliegendem, scharf geschliffenem Punktionsmandrin vorgeschoben werden, da sonst der Führungskatheter perforiert wird. Wenn die Nadelspitze die gewünschte Stelle in der Lebervene erreicht hat, wird nochmals sonographisch der Punkt bestimmt, an dem die Nadel die Lebervene im günstigsten Fall, d.h. so geradlinig wie möglich auf die intrahepatische Pfortader bzw. ihre Hauptäste zu, zu verlassen hat (Abb. 5.1 e). Erst dann erfolgt das Zurückziehen des Führungskatheters in die V. cava inferior und das Einbringen des scharfen Innenmandrins zur Punktion. Durch Atembewegungen des Patienten kann zu diesem Zeitpunkt die Nadellage sehr instabil sein.

Festlegung des Shunttraktverlaufs und Punktion
Durch sonographisch/fluoroskopisch kontrollierte Punktion kann dann die Nadelspitze verhältnismäßig sicher bis zur Pfortaderbifurkation bzw. zu den Pfortaderhauptstämmen geführt werden (Abb. 5.1 e–h). Diese Technik erlaubt meist auch, stärker nach ventral oder dorsal verlagerte Pfortaderbifurkationen zu treffen, wenn der Nadel verschiedene Biegungen gegeben werden. Es kann sogar eine langgezogene Nadelbiegung von bis zu 90° erforderlich werden.

Die Grenze des technisch Machbaren ist dann erreicht, wenn die Nadel eine so starke Vorbiegung benötigt, daß sie nicht mehr gefahrlos über den Führungskatheter in die Lebervene einzubringen ist, ohne den Führungskatheter zu perforieren. Das von uns entwickelte Punktionsset erlaubt hierbei noch die Nadelpassage gegebenenfalls nur über den steifen Führungsdrahtanteil, wobei jedoch jenseits einer Vorbiegung von 90° auch hier die anatomische Grenze erreicht ist.

Der Punktionsvorgang selbst erfolgt relativ langsam und kontinuierlich, bis ein leichter Widerstand das Erreichen der Pfortaderwand anzeigt. Im Idealfall kann dies sonographisch genau dokumentiert werden. Zum Durchstoßen ist dann meist ein kleiner Ruck erforderlich. Vor allem durch die Ultraschallkontrolle soll vermieden werden, daß die Nadelspitze die Leberkapsel durchstößt oder die Pfortader in ihrem extrakapsulären Abschnitt punktiert wird (Abb. 5.1 g, vgl. Abb. 5.2). Die korrekte intraportale Lage wird zunächst durch Blutaspiration und dann durch Kontrastmittelinjektion über die Nadel bestätigt (Abb. 5.1 h). Hierbei muß die Nadel sorgfältig in Position gehalten werden, da bereits kleinere Bewegungen wieder zum Herausrutschen führen können. Bei schwierigen anatomischen Verhältnissen mit frustranen Punktionen kann ein Nachbiegen der Nadel erforderlich werden. Sollte dies auch nicht zu einer erfolgreichen Punktion führen, ist eine zweite Sitzung im Abstand von etwa 2 Wochen anzustreben, da zu viele frustrane Punktionen eine „via falsa“ schaffen und gleichzeitig eine Ultraschallkontrolle wegen intrahepatischer Hämatombildung unmöglich wird.

Stabilisierung des Pfortaderzugangs
Die korrekte Nadellage wird zunächst durch DSA dokumentiert (Abb. 5.1 h), dann erfolgt die Sondie-

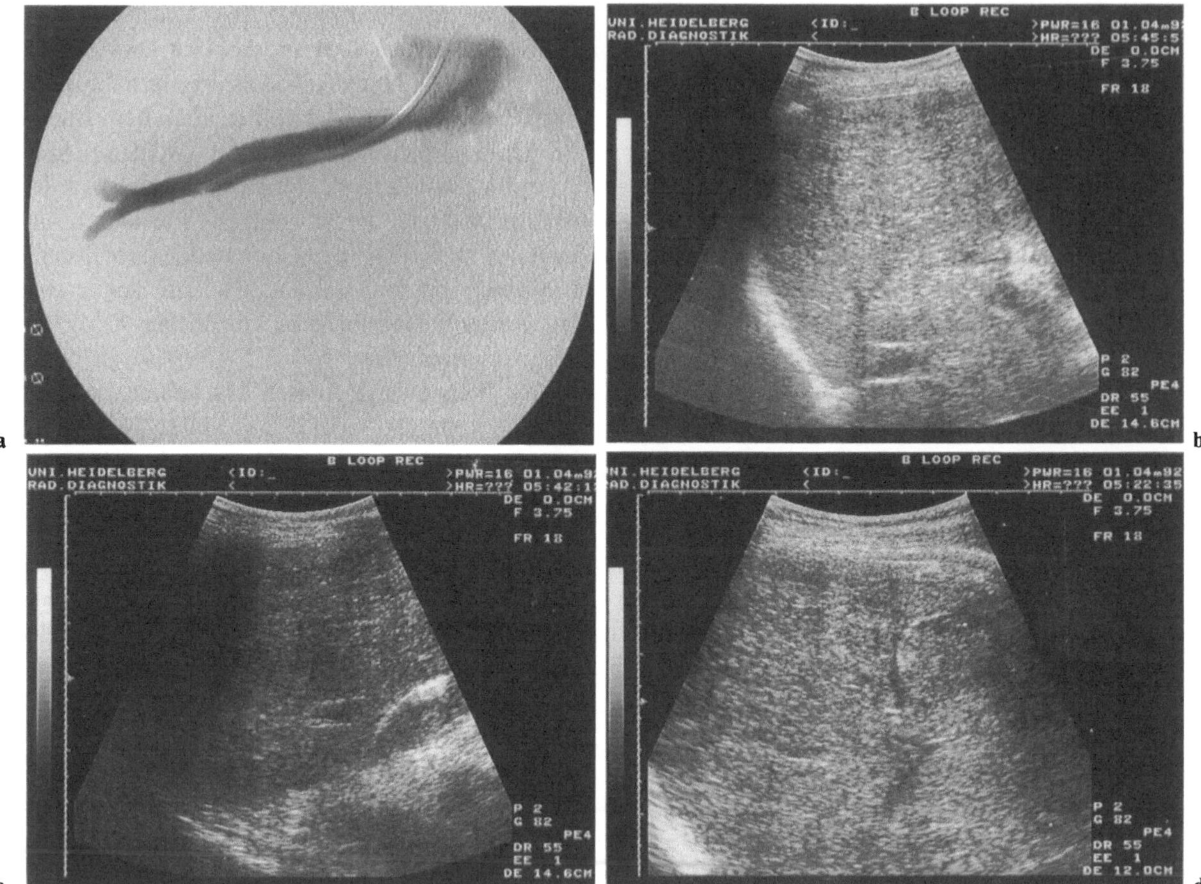

Abb. 5.1 a – n. Detaillierte Darstellung der technischen Vorgehensweise bei TIPSS mit Lebervenenphlebographie, Ultraschallkontrolle des Punktionsvorganges, Portographie und Stentimplantation bei einem 62jährigen Patienten mit einer Leberzirrhose im Stadium B (Child-Turcotte-Klassifikation). Indikation zu TIPSS wegen 6 schwerer Varizenblutungen und in 4 Sitzungen ausssklerosierter Ösophagusvarizen. Die Endoskopie ergab weiterhin mehrere Sklerosierungsulzera im Ösophagus. **a** Angiographische Darstellung der rechten Lebervene im a.p.-Strahlengang: relativ enger Mündungsbereich der Lebervene in die Vena cava inferior mit maximal 5 mm Durchmesser. **b** Annähernd koronare Ultraschalldarstellung der Leber in einer gemeinsamen Ebene der Pfortader mit der Lebervene aus einer mittelaxillären Schallrichtung. Durch die starke Leberzirrhose erheblich verdichtetes Echomuster und schlechte Abgrenzbarkeit der intrahepatischen Gefäße, insbesondere der Lebervenen. Die auf den Schallkopf zulaufende Vene entspricht der rechten Lebervene in Abb. 5.1 a. **c** Gegenüber Abb. 5.1 b geringfügig nach dorsal gekippte Schallrichtung mit Darstellung des Führungsdrahts, der in den nach kaudal-dorsal laufenden Segmentast eingelegt ist (Segment 5/6). **d** Gegenüber Abb. 5.1 b geringfügig nach ventral gekippte Schallrichtung mit Darstellung des Führungsdrahts, der in den nach lateral laufenden Segmentast eingelegt ist (Segment 6/7). **e** Mit Abb. 5.1 b identische Schallrichtung nach Einbringen der Punktionsnadel in die rechte Lebervene mit der Spitze etwa 2 – 3 cm jenseits der Einmündung der Vene in die V. cava inferior. Die Spitze kommt in a.-p.-Projektion etwa 3 – 4 cm kranial der Pfortaderbifurkation zu liegen. **f** Mit Abb. 5.1 b identische Schallrichtung nach Vorstechen der Punktionsnadel geradlinig nach kaudal auf den intrahepatischen Anteil der Pfortaderbifurkation zu. Die Nadelspitze liegt direkt dem kranialen Wandbereich der Bifurkation auf. **g** Mit Abb. 5.1 b identische Schallrichtung nach Durchstechen der Pfortaderwand. Die Nadelspitze ist deutlich frei im Lumen der Pfortader zu erkennen. **h** Dokumentation der Nadellage mittels Kontrastmittelinjektion über das Punktionsbesteck nach Entfernen des scharfen Mandrins. Nadellage identisch mit Abb. 5.1 g. Der Eintrittspunkt der Nadel in die Pfortaderbifurkation von kraniodorsal ist gut zu erkennen (dies kann gegebenenfalls durch eine LAO-Projektion bestätigt werden). **i** Direkte Portographie nach Einbringen eines Kobrakatheters in den Konfluens der Milz- und Mesenterialvene: relativ kräftiger portopetaler Blutfluß, kein Hinweis auf pathologischen Kontrastmittelaustritt, ausgeprägte Fundusvarikose; der parallel gemessene portosystemische Gradient beträgt 21 mmHg (22 mmHg in der Pfortader, 1 mmHg im rechten Vorhof). **j** Kontrastmitteldarstellung der Lagebeziehung des bereits vorgeschobenen, 30 mm langen Palmaz-Stents zur Pfortader über den Seitarm der zur Stentplazierung erforderlichen langen Gefäßschleuse: der Stent soll ausreichend mit dem Pfortaderast überlappen, ohne dessen gegenüberliegende Wand zu irritieren.

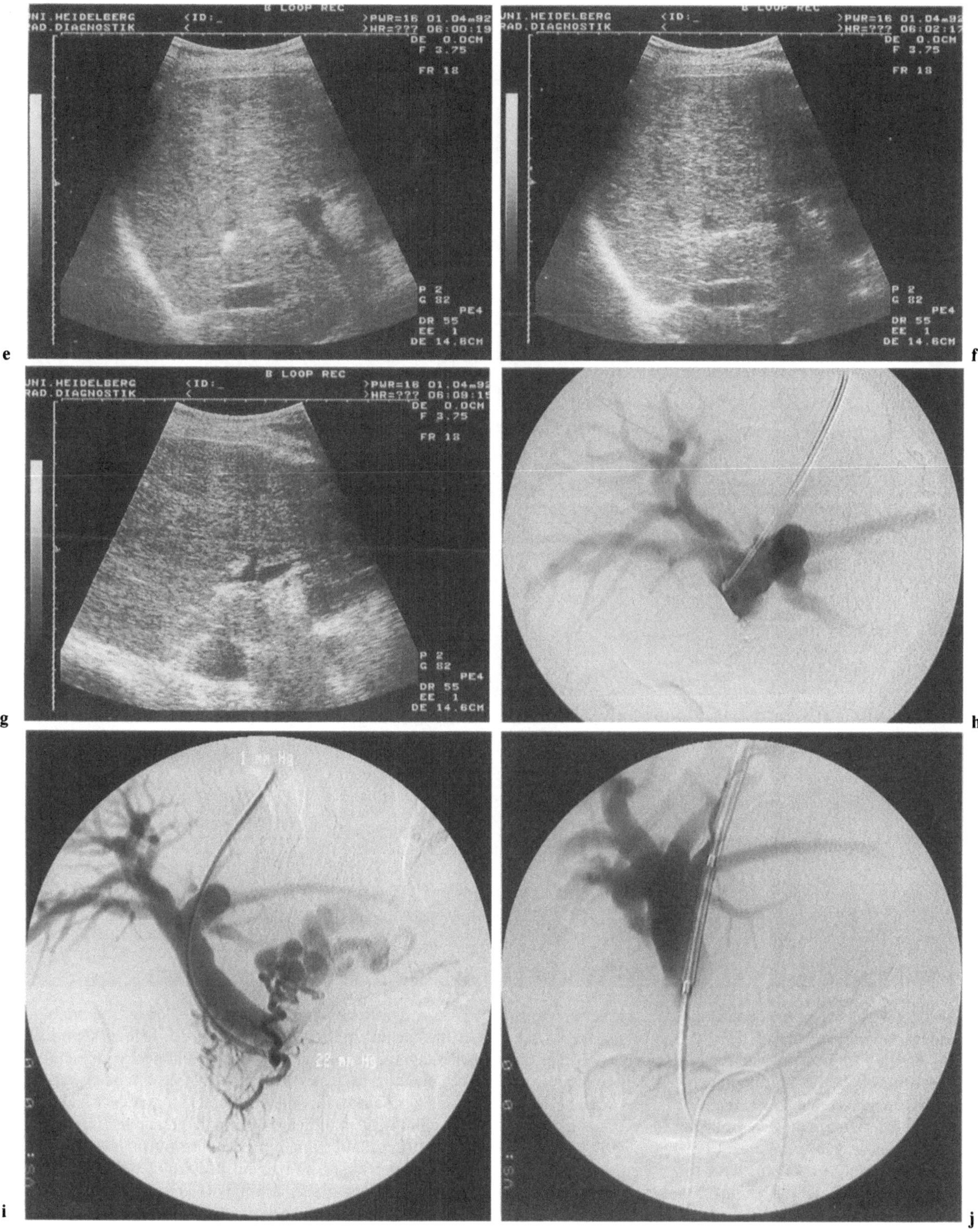

e
f
g
h
i
j
B LOOP REC
UNI.HEIDELBERG
RAD.DIAGNOSTIK
1 mm Hg
22 mm Hg

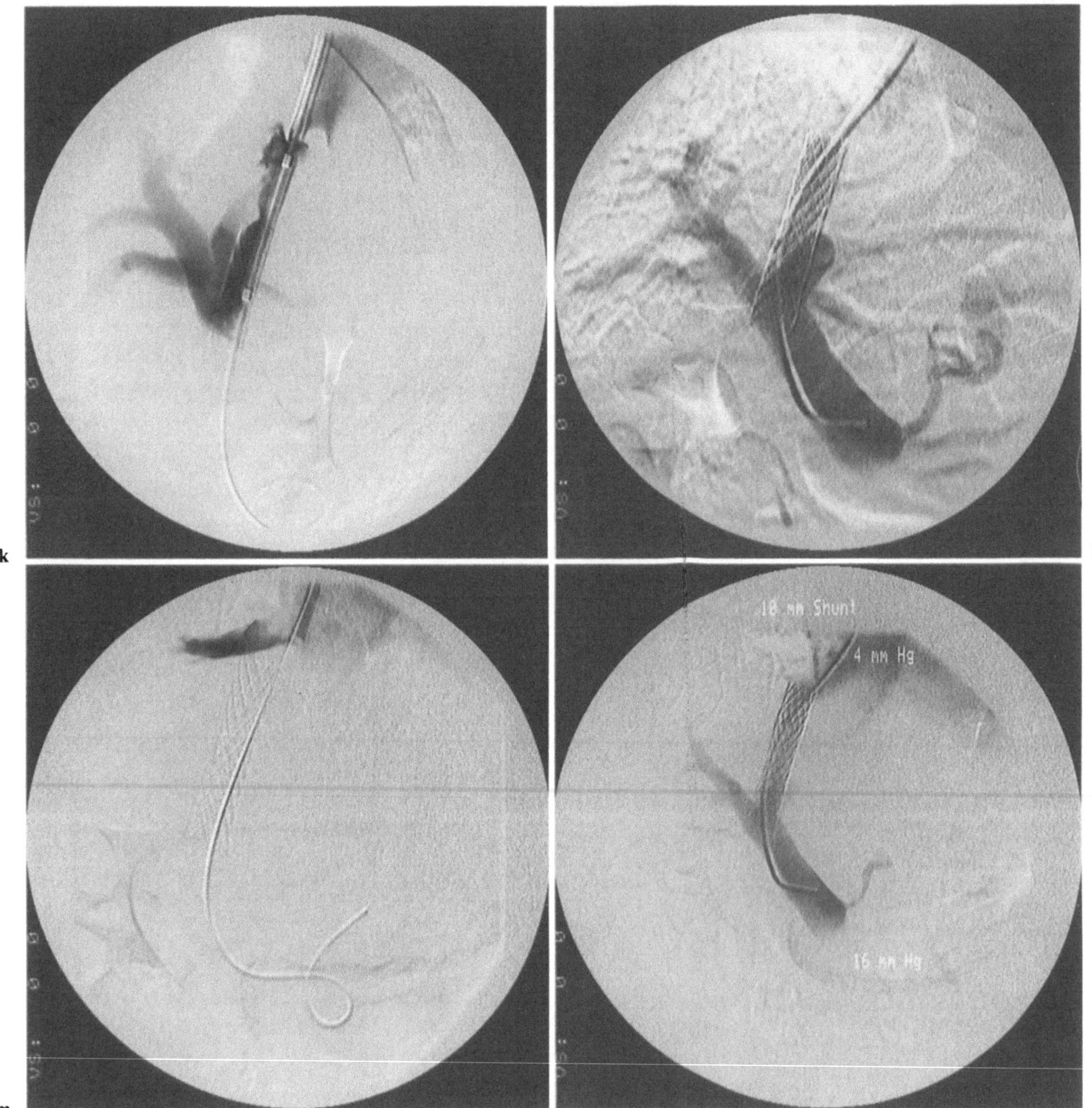

Abb. 5.1 k. Kontrastmitteldarstellung der Lagebeziehung eines zweiten vorgeschobenen Palmaz-Stents zum bereits mittels 8-mm-Ballonkatheter implantierten ersten Stent: der zweite Stent soll in den ersten mit einer Überlappung von etwa 1/3 hineingeschoben werden. Die Unregelmäßigkeit des noch nicht stentgeschienten Trakts im Vergleich zum bereits geschienten ist gut erkennbar. **l** Portographie über die Gefäßschleuse nach Entfaltung des zweiten Stents ebenfalls mit 8-mm-Ballon: noch kein Shuntfluß erkennbar, da das kraniale Stentende die Lebervene noch nicht erreicht. **m** Lebervenendarstellung über die etwas zurückgezogene Gefäßschleuse: deutlich erkennbar die noch fehlende Überlappung der Stentschienung mit der sich jetzt deutlich zu klein darstellenden rechten Lebervene. **n** Abschlußportographie über einen eingewechselten Kobrakatheter nach kranialer Verlängerung des Shunttrakts mittels eines 18 mm langen Palmaz-Stents und Aufdehnung auf 10 mm im gesamten Shunttrakt: sehr kräftiger Shuntfluß, drastische Reduktion des peripheren Pfortaderflusses, drastische Reduktion des portosystemischen Gradienten auf 12 mmHg (16 mmHg) in der Pfortader, 4 mm im rechten Vorhof). Keine Varizenfüllung mehr erkennbar

rung der Pfortader durch einen supersteifen Führungsdraht (0,035″) mit flexibler und steuerbarer Spitze. Meist läuft dieser frei gegen den Blutstrom bis in die Mesenterial- oder Milzvene vor. Durch die Kombination von steifem Führungsdraht und hartem Nadelschaft ergibt sich genügend Stabilität, um den 8-F-Führungskatheter tief (allerdings meist gegen hohen Widerstand) in die Pfortader einzuführen, was eine deutliche Vorbougierung des Pfortadereintrittsbereichs ermöglicht.

Wenn entweder die Nadelspitze noch zu sehr der Wand anliegt oder die Punktionsrichtung mehr zur Peripherie der Pfortader hinzeigt, ist manchmal auch unter vorsichtiger Rotation oder leichtem Zurückziehen der Punktionsnadel kein freies Sondieren möglich. Dann sind weichere steuerbare Drähte zu verwenden. In seltenen Fällen läuft dabei der Draht zur Peripherie hin. Dann muß das Punktionsbesteck gegen einen Selektivkatheter ausgetauscht und mit diesem dann in der Pfortader der Hauptstamm sondiert und der Draht zur V. mesenterica superior hingeschoben werden.

Ließ sich der Führungskatheter primär bis in den Pfortaderhauptstamm vorschieben, ist dieser gegen einen Kobraselektivkatheter über einen (evtl. neuen!) supersteifen Führungsdraht auszutauschen. Über den dünneren Kobraselektivkatheter wird dann die Bestimmung des portosystemischen Gradienten (zentralvenöser Druck an der Schleuse) und anschließend eine Portographie durchgeführt. Mit dieser muß dokumentiert werden, daß die Pfortader innerkapsulär punktiert wurde (Abb. 5.1 i). Zeigt sich ein Kontrastmittelaustritt ins Peritoneum, muß der Zugang unter allen Umständen aufgegeben werden (Abb. 5.2).

Vordilatation des Shunttrakts

Diese darf erst erfolgen, wenn ein pathologischer Kontrastmittelaustritt an der portalen Punktionsstelle ausgeschlossen ist. Über den steifen Führungsdraht, der bis in die Mesenterial- oder Milzvene vorgeschoben ist, erfolgt dann die Vordilatation des Shunttrakts. Am sinnvollsten ist die Verwendung eines low-profile-Katheters mit 8 mm Ballonstärke, der so weit und so lange aufgeblasen werden muß, bis der gesamte Shunttrakt auf 8 mm aufgedehnt ist. Zum Teil entsteht am Eintrittspunkt des Shunttrakts in die Pfortader eine hartnäckige Ballontaille, die teilweise mit Drücken über 10 at überwunden werden muß. Dies ist gleichzeitig auch der schmerzhafteste Teil von TIPSS und sollte durch eine geeignete und rechtzeitige Analgosedierung unter Kontrolle gehalten werden. Hierfür ist eine Pulsoxymeterie unbedingt erforderlich.

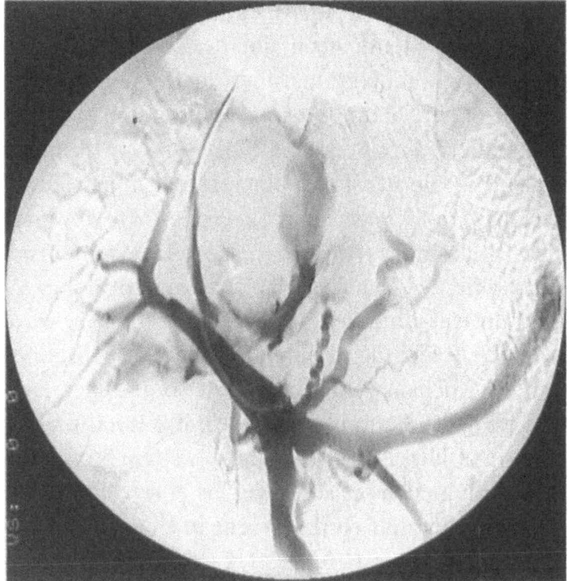

Abb. 5.2. Letale Komplikation bei TIPSS-Versuch durch intraabdominelle Blutung aus der Pfortader. Darstellung eines massiven Kontrastmittelaustritts aus der Pfortader im Leberhilus. Die Ursache lag in einem Pfortadereinriß im extrahepatischen Abschnitt nach Ballondilatation, wahrscheinlich bedingt durch Punktion der Pfortader direkt an der Grenze zwischen intra- und extrahepatischem Abschnitt. Eine Portographie vor Dilatation war zur Reduktion des Kontrastmittelverbrauchs bei grenzwertiger Nierenfunktion nicht durchgeführt worden. Durch eine sofortige Notshuntoperation (ca. 50 min nach Dokumentation der Kontrastmittelextravasation) konnte zwar die Blutung am Hilus gestoppt werden, wegen Verbrauchskoagulopathie ergab sich jedoch kein definitiver intraabdomineller Blutungsstillstand

Die Stentschienung

Nach Vordilatation über einen steifen Führungsdraht wird eine neue, möglichst 35 cm lange Gefäßschleuse (9 F) eingewechselt. Parallel dazu erfolgt ein frisches, steriles Abdecken mit Wechsel von Handschuhen und Kitteln. Die Schleuse wird mehrere Zentimeter weit in die Pfortader hineingeschoben. Dann wird die Stent-Ballonkatheter-Kombination bis an die Stelle innerhalb der Schleuse vorgeschoben, wo vorher die Ballontaillierung den Eintrittspunkt der Punktionsnadel in die Pfortader markiert hatte (Abb. 5.1 j). Die Schleuse wird dann gerade soweit zurückgezogen, daß mindestens die Hälfte des Stents noch überdeckt bleibt. Durch Kontrastmittelinjektion über den Seitarm der Schleuse wird dann die korrekte Stentposition dokumentiert. Der Stent soll dabei einige Millimeter tief bis in die Pfortader hineinragen, ohne sich allerdings in die gegenüberliegenden Gefäßwände hineinzubohren (Abb. 5.1 j). Vor der Stententfaltung wird die Schleuse dann so weit zurückgezogen, daß die Ballonexpansion nicht behindert wird. Der Stent wird dann durch Aufblasen des Ballons mittels Kochsalz entfaltet. Nach sorgfältiger Evakuierung des Ballons wird diese unter Rotation entfernt. Anschließend werden ggf. weitere Stents implantiert, und zwar so lange, bis eine vollständige Überlappung mit der Lebervene in einem Gefäßabschnitt erreicht ist (Abb. 5.1. k–n), dessen Lumen auch einen großen Shuntfluß aufnehmen kann. In der Regel sollte der Venendurchmesser größer oder gleich dem Stentdurchmesser sein (Abb. 5.1 m, n). Bei kleinen Lebervenen kann der zuletzt eingesetzte Stent dann sogar bis an die V. cava inferior heranreichen (Abb. 5.1 n). Für jede einzelne Stentimplantation ist ein Vorschieben der Schleuse und ein neuer Ballonkatheter zur Implantation erforderlich.

Bedeutung des portosystemischen Gradienten
Allgemein gilt, daß ein absoluter Pfortaderdruck von mehr als 20 mmHg oder ein portosystemischer Gradient von mehr als 15 mmHg Schwellenwerte einer möglichen Varizenblutung sind (Abb. 5.3 a). Dies gilt gleichermaßen für spontane Blutungen wie für Nachblutungen nach chirurgischen Shunts. Umgekehrt gilt allerdings auch, daß ein sehr niedriger portosystemischer Gradient bei hohem Shuntvolumen das Risiko einer hepatischen Enzephalopathie signifikant erhöht, wenn entsprechende chirurgische Shuntverfahren zur Anwendung kamen. Wir versuchen den portosystemischen Gradienten primär in einem Bereich von 10–15 mmHg nach Shuntetablierung zu halten. Zur Vermeidung eines Enzphalopathierisikos versuchen wir grundsätzlich, eher im oberen Bereich dieser Drücke zu bleiben, und sind sogar bereit, ein gewisses Nachblutungsrisiko in Kauf zu nehmen. Deshalb erfolgt, nachdem zunächst der Shunttrakt vollständig hergestellt ist, eine Bestimmung des portosystemischen Gradienten zusammen mit einer Kontrastdarstellung des Shunts nach Einwechseln eines Selektivkatheters bis in den Hauptstamm der V. portae (Abb. 5.3 a, b). Ist die Reduktion des portosystemischen Gradienten ausreichend, kann das Verfahren beendet werden. Ansonsten erfolgt die Weiterdilatation des Shunts jeweils um 1 mm, bis die oben angegebene Druckreduktion erreicht ist. Nur in ganz seltenen Fällen ist hierfür eine Shuntgröße von mehr als 10 mm erforderlich (Abb. 5.3 c). Eine solche Nachdilatation kann auch problemlos innerhalb der ersten 30 Tage nach TIPSS erfolgen, wenn endoskopische Kontrollen keine suffiziente Reduktion der Varienzgröße nachweisen. Eine Nachdilatation kann weiterhin auch sehr viel später noch durchgeführt werden, da die Sondierung des Shunttrakts in der Regel mit einem Selektivkatheter problemos zu bewerkstelligen ist. Hierfür ist es sinnvoll, die Patienten routinemäßig 3 Monate nach TIPSS zur ambulanten transjugulären Portographie einzubestellen, den portosystemischen Druckgradienten zu bestimmen und, falls dieser durch Intimabildung im Stent wieder über 15 mmHg angestiegen ist, durch Nachdilataton wieder zu senken (Abb. 5.4 a, b). Abhängig vom Anteil der Patienten mit relativ guter Leberfunktion und entsprechend guter Gerinnung kann der Anteil solcher Nachdilatationen bis zu 30% des Krankenguts erreichen.

Varizenembolisation
Durch den direkten Zugang zur V. coronaria ventriculi, aber auch zu den gastroepiploischen Ästen der Milzvene kann im Rahmen des TIPSS-Verfahrens auch eine Varizenembolisation problemlos durchgeführt werden. Unserer Meinung nach ist dies selten erforderlich. Eine adäquate Senkung des Pfortaderdrucks führt auch zu einem Sistieren des Blutungsrisikos. Wir führen eine Varizenembolisation gezielt zusammen mit TIPSS nur als Notfallmaßnahme beim schwerst akut blutenden Patienten durch. Hier dient die Varizenembolisation vor allem zur Verminderung des intestinalen Blutverlusts und zur Verminderung des hepatischen Enzephalopathierisikos durch starke Eiweißrückresorption. Bei diesen Patienten ist zusätzlich auch eine Vasopressingabe und die Blutungskontrolle durch aufblasbare Magen- und Ösophagussonden (Senkstaken-Blakemore-Sonde oder Linton-Nachlaßsonde) erforderlich.

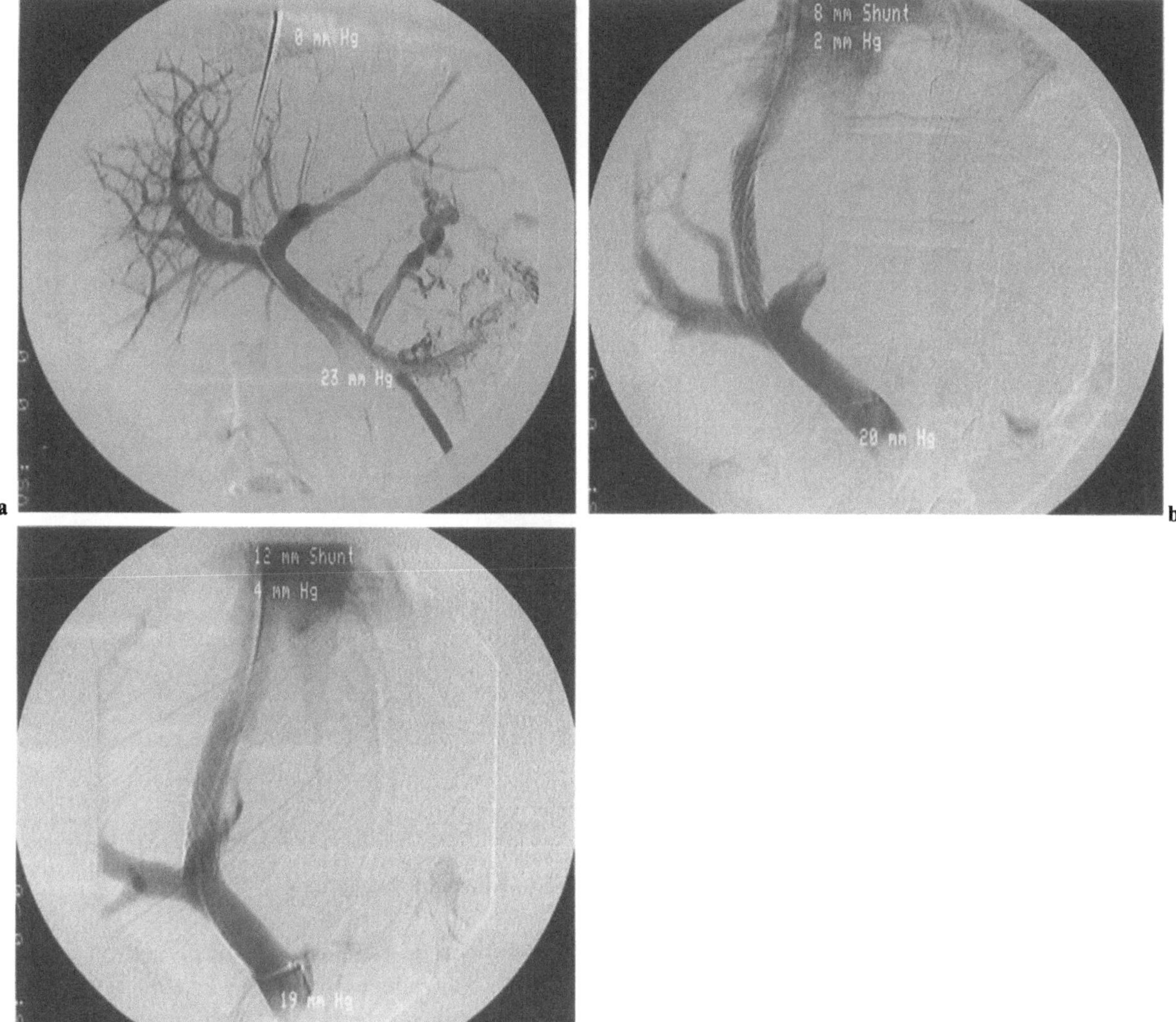

Abb. 5.3a–c. Bedeutung des portosystemischen Gradienten und der individuellen Dimensionierung des Shunttrakts durch die Anwendung der ballonexpandierbaren Palmaz-Stents. **a** Direkte Portographie über Kobraselektivkatheter nach erfolgreicher Punktion, deutliche Fundusvarikose, kräftiger portopetaler Fluß, portosystemischer Gradient 23 mmHg. **b** Portographie nach Implantation von zwei 30 mm langen und einem 18 mm langen Palmaz-Stent und Aufdehnung auf 8 mm Durchmesser; kräftiger Shuntfluß, deutliche Reduktion des portopetalen Flusses, kein Varizenfluß mehr nachweisbar, portosystemischer Gradient noch 18 mmHg. **c** Portographie nach Nachdilation auf 12 mm Durchmesser: sehr kräftiger Shuntfluß, gute Überlappung des Shunttrakts mit der relativ großkalibrigen mittleren Lebervene (rechte Lebervene stummelförmig lateral der Einmündung des Shunts dargestellt), noch portopetaler Blutfluß erkennbar, kein Varizenfluß, Reduktion des portosystemischen Gradienten auf 14 mmHg. Zwischenkontrollen nach Dilatation auf 9 oder 10 mm Durchmesser hatten keine Senkung des Gradienten auf unter 15 mmHg ergeben

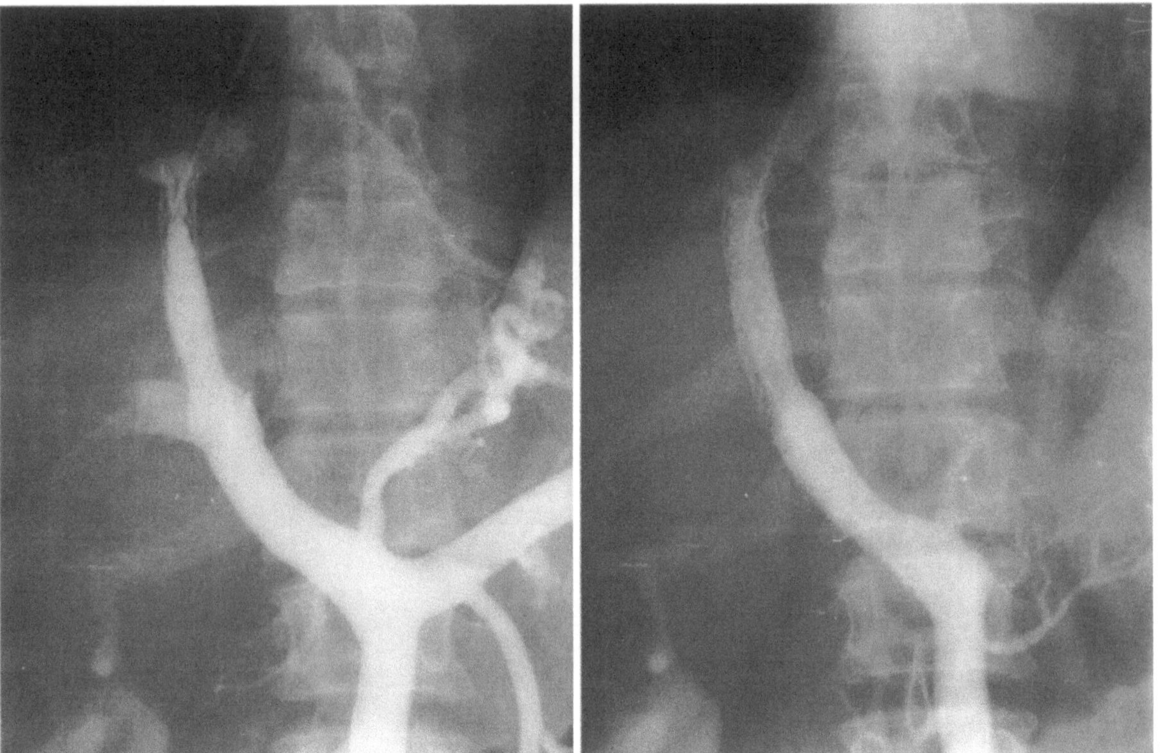

Abb. 5.4 a, b. Intimahyperplasie, Shuntstenose, Nachdilatation und Problematik der Antikoagulation bei Patienten mit noch guter Leberfunktion: Situation 6 Monate nach TIPSS bei einem 71jährigen Patienten mit Child-A-Stadium, jedoch 5 schweren Ösophagusvarizenblutungen troz 3-maliger Sklerosierung vor TIPSS. **a** Direkte Darstellung des auf 10 mm dilatatierten Shuntstrakts und des portalen Stromgebiets nach transjugulärer Einbringung eines Multipurpose-Katheters im Anschluß an eine relative problemlose Sondierung mit Hilfe steuerbarer Führungsdrähte: im kaudalen Shuntabschnitt minimale Intimahyperplasie, im kranialen Abschnitt erhebliche Lumenreduktion, wahrscheinlich durch Intimahyperplasie im Sinne einer etwa 60- bis 70%igen Stenose. Dementsprechend Anstieg des portosystemischen Gradienten auf 19 mmHg (vor TIPSS 29 mmHg, nach TIPSS 14 mmHg) und deutliche Kontrastierung der epiploischen portalen Umgehungskreisläufe. Die stummelförmige Darstellung der rechten (Empfänger-)Lebervene spricht für eine Intimahyperplasie im Segment der Lebervene bis zur Vena cava inferior. **b** Portographie nach Nachdilatation mittels 10-mm-Ballonkatheter (low profile): völliges Verschwinden der Shuntstenose und des varikösen Blutflusses, ausreichende Lumenweite in der rechten Lebervene bis zur Vena cava inferior. Der portosystemische Gradient wird auf 10 mmHg reduziert. Der Quick-Wert des Patienten betrug an diesem Tag 72% und die PTT 29.5 s. Im Anschluß an die Nachdilatation des Shunts erfolgte eine Vollheparinisierung für 3 Tage sowie eine Gabe von 100 mg Aspirin bis auf weiteres

5.1.6 Klinische Ergebnisse

Kontinuierliche Veränderung der Erfolgsraten und der Zusammensetzung der Patientengruppen

Ursprünglich wurde das Verfahren unter einem Pilotstudienprotokoll durchgeführt, das die Feststellung von Inoperabilität hinsichtlich eines chirurgischen Shunts durch ein Gremium aus Gastroenterologen und Chirurgen forderte, weiterhin eine fehlgeschlagene medikamentöse Behandlung einschließlich mehrfach wiederholter Sklerotherapie für die chronisch rezidivierende Varizenblutung. Dies führte zu einer extrem einseitigen Patientenselektion, so daß bei den ersten 10 erfolgreichen Fällen fast ausschließlich Patienten im Child-C-Stadium und mit aktiver Blutung behandelt wurden. Dennoch waren unsere klinischen Anfangsergebnisse äußerst vielversprechend (Richter et al. 1989, 1990a, 1990b, 1991). Dadurch konnte das Indikationsspektrum auch auf Patienten ausgedehnt werden, bei denen lediglich aufgrund ihres Alters eine höhere prospektive Operationsmorbidität und -mortalität erwartet wurde, und weiterhin auf Patienten, die als Kandidaten für eine Lebertransplantation ein großes Blutungsrisiko aufwiesen. Das wichtigste Einschlußkriterium, das weiterhin bei allen Patienten streng beachtet wird, ist eine austherapierte Varikose im Ösophagus, gegebenenfalls kombiniert mit großen Fundusvarizen.

Durch die Verbesserungen des Katheter- und Nadelmaterials sowie die zunehmende Erfahrung resultierte ein Anstieg des technischen Erfolgs von anfänglich 75% auf jetzt mehr als 95%. Allerdings bleibt bei aller Erfahrung mit der Technik etwa ein Anteil von 5% an Patienten, bei denen wegen schwieriger anatomischer Verhältnisse zwischen Pfortader und Lebervenen kein TIPSS von transjugulär durchgeführt werden kann. Dies ist vor allem bei Kindern und bei Patienten mit extrem kleinem Lebervolumen zu erwarten.

Kontrolle der Varizenblutung

Die Gesamtnachblutungsrate beträgt derzeit 6%. Endoskopisch eindeutige Blutungen aus Varizen waren allerdings nur bei 2 Patienten nachweisbar, bei den anderen bestand entweder ein Hypokoagulabilitätszustand bei schweren erosiven Mukositiden oder es war ein größeres Magenulkus nachweisbar. Lediglich 1 Patient wies einen Shuntspätverschluß mit der Folge einer akuten oberen GI-Blutung auf. Insbesondere bei den Patienten, bei denen TIPSS notfallmäßig zur Anwendung kam und gleichzeitig eine zum Teil bis zu 48 h dauernde Blockade der Senkstaken-Sonde durchgeführt werden mußte, ist die Feststellung eines Blutungsstillstands durch die schweren entzündlichen Veränderungen der Schleimhaut äußerst problematisch.

Enzephalopathie

Das Auftreten und die Beherrschung der hepatischen Enzephalopathie sind zusätzlich zu Mortalität und Shuntverschluß Hauptprobleme der Shuntchirurgie (Foster et al. 1971; Galambos 1985) und demnach ebenfalls von größter Bedeutung bei der Durchführung von TIPSS. Die postoperative Rate einer hepatischen Enzephalopathie wird bei nichtselektiven Shunts mit bis zu 50% angegeben (Delacy et al. 1989; Reichle et al. 1979). Selbst bei den selektiven Shuntformen wird eine Inzidenz der hepatischen Enzephalopathie bis zu 20% berichtet (Fischer u. Cinley 1985; Spina et al. 1988). In unserer Serie wiesen 4 Patienten eine sog. de-novo-Enzephalopathie auf, die sich durch Flüssigkeitssubstitution und adäquate konservativ medikamentöse Therapie problemlos beherrschen ließ. Der Terminus „de novo" trägt der Tatsache Rechnung, daß Child-C-Patienten grundsätzlich zumindest eine milde Form einer hepatischen Enzelphalopathie bereits vor der Behandlung aufweisen. Bei dieser Untergruppe unserer Patienten ergab sich nach Durchführung von TIPSS keine Verschlechterung der Symptomatik. Umgekehrt fanden wir jedoch auch, daß bei den Patienten, bei denen die hepatische Enzephalopathie auf dem Boden von schweren Blutungen und einer substantiellen Proteinrückresorption entstanden war, zurückging, sobald der Shunt funktionierte. Dementsprechend bestehen mehr oder weniger uncharakteristische Veränderungen auch des Ammoniakspiegels vor und nach TIPSS bei unseren Patienten. Die Patienten mit vor TIPSS normalen Ammoniakwerten zeigten im wesentlichen auch keinen kritischen Anstieg. Bei den Patienten mit vor TIPSS erhöhten Ammoniakwerten, gingen diese Werte fast immer nach funktionierendem Shunt zurück. Allerdings erscheint uns die Größe unserer Studiengruppe zu klein sowie die Nachbeobachtungszeit insgesamt noch zu kurz, um endgültige Schlußfolgerungen für eine stadienabhängige Enzephalopathierate vor und nach TIPSS sicher angeben zu können.

5.1.7 Komplikationen

Im ersten Jahr der klinischen Entwicklung des TIPSS-Konzepts, lag die 30-Tages-Mortalitätsrate bei 18% (Child u. Turcott 1979; Pagliaro et al. 1989). 2 Todesfälle traten auf als Komplikation der zusätzlichen transhepatischen Pfortaderpunktion mit nachfolgender Leberkapselblutung ins Peritoneum. Nach Änderung der Punktionstechnik trat dies nicht mehr auf.

Derzeit beträgt die 30-Tages-Mortalität 7% einschließlich der geschilderten 2 Patienten mit Exsanguination, einem Patienten mit Multiorganversagen bei schwerster vorbestehender Pneumonie und 3 weiteren, ursächlich letztlich unklaren septischen Komplikationen in der Nachfolgezeit. Ein Patient verstarb nach extraokapsulärer Punktion der Pfortader im hämorrhagischen Schock trotz sofortiger Notshuntoperation (s. Abb. 5.2). Zum Vergleich:

die Mortalität von Notshuntoperationen für Patienten im Stadium Child C liegt bei 40–100% (Galambos 1985; Pagliaro et al. 1989; Spina et al. 1988), die Mortalität eines elektiven Warren-Shunts beträgt zwischen 5 und 10% (Spina et al. 1988; Warren et al. 1982). Die Mortalität unserer Patienten nach Not TIPSS beträgt 18%. Damit ergeben sich günstigere Verhältnisse als bei den chirurgischen Verfahren. Andere, harmlose Komplikationen waren Hämatome am Hals, verursacht durch die Punktion der V. jugularis interna, oder ein zu proximales Plazieren eines der Stents bis in die V. cava inferior hinein, so daß ein Entfernen des Stents aus dieser Position und dann eine Entfaltung in der rechten Beckenvene erforderlich wurde. Schließlich verloren wir bei einem Patienten während der Stentplazierung den Zugang zur Pfortader durch versehentliches Ziehen des Drahts. In einer 2. Sitzung konnte der Shunt dann problemlos vollständig angelegt werden.

Literatur

Abecassis M, Gordon JD, Colapinto RF et al (1985) The transjugular intrahepatic portosystemic shunt (TIPS): an alternative for the management of life-threatening variceal hemorrhage. Hepatology 5:1032A

Burgener FA, Gutierrez OH (1979) Non-surgical production of intrahepatic portosystemic venous shunts in portal hypertension with the double lumen balloon catheter. RDFO 130:686–688

Child CG, Turcott JG (1964) Surgery and portal hypertension. In: Child CG (ed) The liver and portal hypertension. Saunders, Philadelphia

Colapinto RF, Stronell RD, Birch SJ et al (1982) Creation of an intrahepatic portosystemic shunt with a Grüntzig balloon catheter. Can Med Assoc J 126:267–268

Coldwell DM, Moore ADA, Ben-Menachem Y, Johansen KH (1991) Bleeding gastroesophageal varices: gasteric vein embolization after partial decompression. Radiology 178:249–251

DeLacy AM, Nevasa M, Garcia-Pagan JC et al (1989) Reversal of portal flow after distal splenorenal shunt (DSRS). Relationship to hepatic encephalopathy and impaired liver function. J Hepatol 9[Suppl]:S142

Fischer JE, McCinley J (1985) Comparative randomized study: Proximal versus distal splenorenal shunt. Policlinico Sez Chir 92:592–596

Foster JH, Ellison LH, Donovan T, Anderson A (1971) Quantity and quality of survival after portosystemic shunts. Am J Surg 12:490–501

Galambos JT (1985) Portal hypertension. Semin Liver Dis 5:277–290

Gordon JD, Colapinto RF, Abecassis M et al (1987) Transjugular intrahepatic portosystemic shunt: a nonoperative approach to life-threatening variceal bleeding. Can J Surg 30:45–49

Johansen K (1989) Partial portal decompression for variceal hemorrhage. Am J Surg 157:479–482

Koch G, Rigler B, Tentzeris M et al (1973) Der intrahepatische port-cavale Shunt. Langenbecks Arch Chir 333: 237–244

Lafortune M, Patriquin H, Pomier G et al (1987) Hemodynamic changes in portal circulation after portosystemic shunts: Use of duplex sonography in 43 patients. AJR 149:701–706

Millikan WJ, Warren WD, Henderson JM et al (1985) The Emory prospective randomized trial: selective versus non-selective shunt to control variceal bleeding. Ann Surg 201:712–722

Murray JF, Mulder DG, Nebel L (1961) The effect of retrograde portal venous flow following side-to-side protocaval anastomosis. J Clin Invest 40:1413–1420

Ohnishi K, Saito M, Sato S et al (1985) Direction of splenic venous flow assessed by pulsed Doppler flowmetry in patients with large splenorenal shunts. Relation to spontaneous hepatic encephalopathy. Gastroenterol 89: 180–189

Pagliaro L, Burroughs AK, Sorensen TIA, Lebrec D, Morabito A, D'Amico G, Tine F (1989) Therapeutic controveries and randomised controlled trials (RCTs): prevention of bleeding and rebleeding in cirrhosis. Gastroenterol Int 2:71–84

Palmaz JC, Sibbitt RR, Reuter SR, Garcia F, Tio FO (1985) Expandable intrahepatic portacaval shunt stents: early experience in the dog. AJR 145:821–825

Palmaz JC, Garcia F, Sibbit SR et al (1986) Expandable intrahepatic portacaval shunt stents in dogs with chronic portal hypertension. AJR 147:1251–1254

Rector WG, Hoefs JC, Hossack KF, Everson GT (1988) Hepatofugal portal flow in cirrhosis: observation of hepatic hemodynamics and the nature of the arterioportal communications. Hepatology 8:16–20

Redeker AG, Geller HM, Reynolds TB (1958) Hepatic wedge pressure, blood flow, vascular resistance and oxygen consumption in cirrhosis before and after end-to-side portocaval shunt. J Clin Invest 37:606–618

Reich M, Olumide F, Jorgensen E, Eiseman B (1977) Experimental cryoprobe production of intrahepatic portacaval shunt. J Surg Res 23:14–18

Reichle FA, Fahmy WF, Golsorkhi M (1979) Prospective comparative clinical trial with distal splenorenal and mesocaval shunts. Am J Surg 137:13–21

Richter GM, Palmaz JC, Nöldge G, Rössle M, Siegerstetter V, Franke M, Wenz W (1989) Der transjuguläre intrahepatische portosystemische Stent-shunt (TIPSS). Radiologe 29:406–411

Richter GM, Noeldge G, Palmaz JC et al (1990a) Transjugular intrahepatic portacaval stent shunt: preliminary clinical results. Radiology 174:1027–1030

Richter GM, Noeldge G, Palmaz JC, Roessle M (1990b) The transjugular intrahepatic portosystemic stent-shunt (TIPSS): results of a pilot study. Cardiovasc Intervent Radiol 13:200–207

Richter GM, Noeldge G, Palmaz JC, Roessle M (1991) Evolution and clinical introduction of TIPSS, the transjugular intrahepatic portosystemic stent-shunt. Semin Intervent Radiol 8:331–340

Rösch J, Hanafee WN, Snow H (1969) Transjugular portal venography and radiologic portocaval shunt: an experimental study. Radiology 92:1112–1114

Rösch J, Uchida BT, Putnam JS et al (1987) Experimental intrahepatic portocaval anastomosis: use of expandable Gianturco stents. Radiology 162:481–485

Rössle M, Haag K, Noeldge G, Richter G, Wenz W, Farthmann E, Gerok W (1990) Hämodynamische Konsequenzen der portalen Decompression: Welches ist der optimale Shunt? Z Gastroenterol 28:630–634

Rypins EB, Mason GR, Conroy RM, Sarfeh IJ (1984) Predictability and maintenance of portal flow patterns after small-diameter portocaval H-grafts in man. Ann Surg 200:706–710

Sarfeh IJ, Rypins EB, Conroy RM, Mason GR (1983) Portocaval H-graft: relationships of shunt diameter, portal flow patterns and encephalopathy. Ann Surg 197:422–426

Sarfeh IJ, Rypins EB, Raiszadeh M, Milne N, Conroy RM, Lyons KP (1986) Serial measurement of portal hemodynamics after partial portal decompression. Surgery 100:52–58

Spina GP, Galeotti F, Opocher E, Santambrogio R, Cucchiaro G, Lopez C, Pezzuoli G (1988) Selective distal splenorenal shunt versus side-to-side portocaval. Clinical results of a prospective controlled study. Am J Surg 155:564–571

Warren WD, Millikan WJ Jr, Henderson JM et al (1982) Ten years portal hypertensive surgery at Emory: results and new perspectives. Ann Surg 195:530–542

5.2 Vena-cava-Filter

Th. Roeren

Die perioperative Inzidenz der Lungenembolie ist unter der heute üblichen Prophylaxe (Heparin, Kompressionsstrümpfe, frühe Mobilisation nach chirurgischen Eingriffen) deutlich gesunken. Da Lungenembolien oft subklinisch verlaufen oder ihre Symptome fehlinterpretiert werden, ist ihre Häufigkeit schwer zu fassen. Die postoperative Inzidenz der tödlich verlaufenden Lungenembolie wird mit bis zu 0,5% angegeben.

In den meisten Fällen nachgewiesener Lungenembolien ist eine intravenöse Heparintherapie ausreichend. Von manchen Autoren wird auch eine sofortige lokale oder systemische Fibrinolyse empfohlen. Ist eine solche Behandlung jedoch nicht möglich und/oder treten Rezidivembolien auf, muß die weitere Embolisierung von peripheren Thromben mechanisch verhindert werden. Die chirurgische Unterbrechung oder Reduzierung des Lumens der V. cava inferior (VCI) durch Kavaligatur oder Kavaclippung ist mit einer Mortalität von etwa 10% und z.T. erheblichen postoperativen Nebenwirkungen (chronische untere Einflußstauung) behaftet. Die erstmals Ende der 60er Jahre durchgeführten Implantationen von Filtern in die VCI wurden daher auch von Chirurgen konzipiert und durchgeführt. In den 70er Jahren wurden derartige Filter dann auch perkutan eingeführt und unter Durchleuchtungskontrolle plaziert. Heute ist die chirurgische Plazierung von V.-cava-Filtern (VCF) obsolet. Ein Boom in der Entwicklung neuer theoretischer Filterkonzepte und neuer Materialien sowie der Ruf nach immer kleineren Einführungsbestecken hat zu einer Vielzahl von perkutan implantierbaren Filtersystemen geführt, die sich z.T. noch in klinischer Erprobung befinden. In diesem Kapitel werden die z.Z. im Handel erhältlichen Filter besprochen und in ihrer Handhabung erklärt.

5.2.1 Pathophysiologische Grundlagen

Ursache von Lungenembolien sind fast immer Thromben aus den Venen der unteren Extremität oder des Beckens. Eine Filterimplantation erfolgt daher grundsätzlich in der VCI, auch wenn bei nachgewiesenen rezidivierenden Lungenembolien keine Streuquelle identifiziert werden kann. Der Einsatz in der V. cava superior beschränkt sich auf Einzelfälle.

Das Design aller verfügbaren Filter und die Entwicklung immer neuer Modifikationen spiegeln das Bestreben wider, durch die Implantation eines VCF auf der einen Seite verläßlich Thromben auf ihrem Weg in die pulmonale Strombahn aufzufangen, ohne auf der anderen Seite durch die Akkumulation von Thromben im Filter einen Verschluß der VCI zu verursachen. Ein Vergleich der experimentellen und klinischen Untersuchungen mit verschiedenen Filtertypen zeigt, daß die Filter mit der besten „Fangrate" für Thromben auch die höchsten Thromboseraten haben.

5.2.2 Indikation

Unabdingbare Voraussetzung für den Einsatz eines VCF ist die durch Szintigraphie oder Angiographie gesicherte Lungenembolie. Sind mehr als 50% der Lungenstrombahn verschlossen, so versterben die meisten Patienten, bevor eine kausale Therapie eingeleitet werden kann. Alle Lungenemboliepatienten, die das akute Ereignis überleben, müssen, falls nicht eine chirurgische Embolektomie erfolgt, unter 2 Aspekten therapiert werden:

1. Verhinderung weiterer Embolien und
2. Unterstützung der Autolyse des Embolus.

Dies gelingt in der Mehrzahl der Fälle mit einer intravenösen Heparintherapie oder einer Fibrinolyse. Die Indikation zur Implantation eines VCF ist nur unter folgenden Bedingungen gegeben:

1. Kontraindikation zur Antikoagulation bei rezidivierenden Embolien (z. B. frisch operierte, insbesondere neurochirurgische Patienten),
2. rezivierende Embolien unter Antikoagulation,
3. schwere erste Embolie mit grenzwertiger Herz- und Lungenfunktion, so daß eine Zweitembolie zur akuten Dekompensation führen wird,
4. nach pulmonaler Thrombektomie zur Prophylaxe.

Kontraindikationen sind die Megakava (Filter kann nicht in der Wand verankert werden) und die septische Kavathrombose, da hier der Filter als Fremdkörper den septischen Fokus weiter unterhalten würde.

5.2.3 Medikamentöse Zusatztherapie

Abgesehen von allgemeinen Maßnahmen zur Stabilisierung des Patienten nach der Lungenembolie ist keine spezielle Vorbehandlung nötig. Nach erfolgter Kavographie, d. h. wenn der Eingriff technisch durchführbar erscheint, wird der Patient mit 5000 IE Heparin antikoaguliert. Eine Nachbehandlung mit 4000 IE Heparin/Tag für 2 Wochen und anschließender 4 bis 6wöchiger Markumarisierung wurde lediglich für den Günther-Filter empfohlen.

5.2.4 Allgemeine Einführungstechnik

VCF können wahlweise transjugulär oder transfemoral implantiert werden. Technische Probleme (Fehlplazierung in der rechten Nierenvene oder V. spermatica) treten bei transjugulärem Vorgehen häufiger auf. Ansonsten sind beide Zugangswege vergleichbar. Bei Beckenvenenthrombosen verbietet sich der transfemorale Weg, da sonst durch Ablösen von Thromben Lungenembolien ausgelöst werden können. Alle gängigen Filter sind über beide Zugangswege implantierbar, nur ist unbedingt immer darauf zu achten, daß das für den jeweiligen Zugang passende Einführungsbesteck verwendet und der Filter in korrekter Richtung eingeführt wird.

Vor Filterimplantation muß immer eine untere Kavographie (mit einem 5- oder 7-F-Pigtailkatheter) durchgeführt werden. Der Konfluens der Beckenvenen sowie die Höhe der Einmündung beider Nierenvenen müssen eindeutig lokalisierbar sein. Zur Identifikation dieser anatomischen Strukturen im Durchleuchtungsbild wird am Rücken des Patienten eine röntgendichte Markierung, am besten ein Lineal angebracht; so läßt sich auch der Durchmesser der VCI bestimmen. Hiernach erfolgt die Dilatation der venösen Punktionsstelle auf den für das jeweilige Einführungsbesteck erforderlichen Durchmesser. Alle Filtertypen müssen in den infrarenalen Abschnitt der VCI implantiert werden (Abb. 5.5 a). Hierdurch soll bei Verstopfung des Filters eine Thrombose der Nierenvenen verhindert werden. In folgenden Ausnahmefällen können VCF in die suprarenale VCI eingesetzt werden:

1. Nierenvenenthrombosen als Ursache rezidivierender Lungenembolien,
2. Kavathromben, die nach kranial über die Einmündung der Nierenvenen reichen,
3. große V. ovarica sinistra bei rezidivierenden Lungenembolien unter adäquater Antikoagulation.

Transfemoraler Zugang. Nach Punktion der rechten V. femoralis in Lokalanästhesie wird die Durchgängigkeit der Beckenvene durch manuelle Kontrastmittelinjektion geprüft. Finden sich Thromben im Verlauf der Beckenvene bei durchgängiger VCI, kann bei offener linker Beckenvene auch der linke transfemorale Zugang gewählt werden. Hierbei werden allerdings, bedingt durch die Anatomie der Beckenvene, häufiger Verkippungen von Filtern beobachtet. Ansonsten ist der transjuguläre Zugang zu wählen.

Transjugulärer Zugang. Kavographie und Filterimplantation erfolgen über eine Punktion der rechten V. jugularis interna; es werden auch erfolgreiche Implantationen über die V. jugularis externa be-

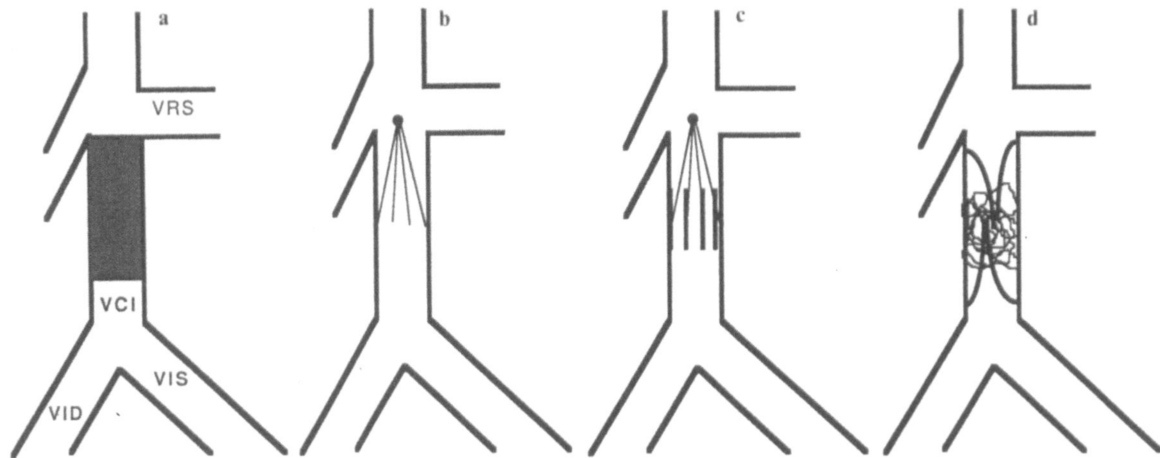

Abb. 5.5 a–d. Schematische Darstellung der idealen Plazierung für Vena-cava-Filter. **a** Darstellung der V. cava inferior (VCI) und ihrer wichtigsten Zuflüsse (VRS = V. renalis sinistra, VID = V. iliaca dextra, VIS = V. iliaca sinsitra), die schraffierte Fläche markiert den infrarenalen Abschnitt der VCI, in den alle Filtertypen plaziert werden sollen. Plazierung des Titan-Greenfield-Filters (**b**) des LGM-Filters (**c**) und des Bird's Nest-Filters (**d**). Bei allen Vena-cava-Filtern ist prinzipiell darauf zu achten, daß sie nicht oberhalb oder in die Nierenvenen plaziert werden und nicht in den Konfluens der Beckenvenen hineinreichen

richtet. Um Fehlplazierungen in Zuflüsse der VCI zu vermeiden, sollte nach erfolgter Kavographie der Führungsdraht mit seiner Spitze in der rechten Beckenvene belassen werden.

Kavographie: Die Phlebographie soll die Ausdehnung von Thromben in die VCI zeigen sowie die Höhe der Einmündung der Nierenvenen und den Konfluens der Beckenvenen definieren. Der verwendete Pigtailkatheter muß für eine Injektionsgeschwindigkeit von bis zu 20 ml/s eines 60%igen Kontrastmittels geeignet sein. Bei Blattfilmangiographie injizieren wir 40 ml über 2 s bei einer Bildfrequenz von 2/s, bei DSA 25–30 ml über 2 s gleicher Bildfrequenz. Wichtig ist die Bestimmung des Maximaldurchmessers der VCI, der in der a.p.-Projektion zu messen ist; der Durchmesser in der lateralen Projektion ist beim liegenden Patienten immer geringer. Überschreitet dieser Wert den maxial zulässigen für den zu verwendenden Filter, muß entweder ein anderer, geeigneter Typ ausgewählt oder der Eingriff abgebrochen werden.

Nach Implantation des Filters wird die Kavographie wiederholt, um die Plazierung zu dokumentieren. Hierbei ist darauf zu achten, daß der Filter durch den Angiographiekatheter nicht disloziert wird (besonders bei transjugulärem Vorgehen zu beachten).

5.2.5 Spezielle Einführungstechnik

Greenfield-Titan-Filter (Abb. 5.5 b)
Dieses Folgemodell des bisher am weitaus häufigsten verwendeten Kimray-Greenfield-Filters wird seit kurzem angeboten. Die wesentliche technische Änderung ist die Verkleinerung des Einführungsbestecks von 24 auf 12 F und der dadurch bedingte Verzicht auf einen Führungsdraht. Der Filter wird zur Implantation vorbereitet in einem Set geliefert, wobei naturgemäß 2 separate Sets angeboten werden, in die der Filter in der jeweils notwendigen Orientierungsrichtung eingebracht ist: der blau markierte Einführungskatheter für die transjuguläre, der grün markierte für die transfemorale Implantation. Der Filter ist für einen maximalen Kavadurchmesser von 28 mm konzipiert. Er besteht aus 6 Titanstreben, die am konischen Ende miteinander verschweißt sind und an den peripheren Enden mit kleinen Häkchen ausgestattet sind, die den Filter in der Venenwand verankern.

Der Einführungskatheter wird mit heparinisiertem Kochsalz gespült und das Hähnchen am proximalen Katheterende wieder geschlossen. Die Punktionsstelle wird auf 12 F dilatiert, die 12-F-Schleuse mit Dilator über den mitgelieferten 0,038″-Führungsdraht eingebracht und über das Niveau der Nierenvenen hinweg vorgeführt. Dilatator und Führungsdraht werden entfernt, das hämostatische Ventil aufgeschraubt und die Schleuse mit heparinisiertem Kochsalz gespült. Dann wird das Ventil wieder entfernt und der Einführungskatheter in die Schleuse eingeführt. Dabei ist darauf zu achten, daß die Spitze des Einführungskatheters zu keinem Zeitpunkt aus der Schleuse herausragt, da sonst die Gefäßwand verletzt oder perforiert werden kann. Der Einführungskatheter wird so lange vorgeführt, bis die Spitze der röntgendichten Trägerkapsel des Filters an der gewünschten Stelle liegt. Dies ist im üblichen Fall der Unterrand der am weitesten kaudal einmündenden Nierenvene. Jetzt wird die Schleuse bis zum Anschlag zurückgezogen, ohne daß sich die Position des Einführungskatheters ändert, und durch Drehen des Luer-Locks am Griff des Einführungskatheters fixiert. Bevor der Filter freigesetzt wird, muß gesichert sein, daß Schleuse und Katheter aneinander fixiert sind, da sonst eine Fehlplazierung möglich wird. Die Trägerkapsel liegt jetzt frei im Gefäßlumen; ist eine Positionskorrektur notwendig, ist jetzt die letzte Möglichkeit dazu. Dann wird der Entladungshebel am Griffende des Einführungskatheters in die Unlock-Position gebracht und gleichmäßig zurückgezogen, während der Katheter in unveränderter Position gehalten wird. Ist der Hebel ganz zurückgezogen, ist der Filter freigesetzt. Falls keine Kontrollkavographie angeschlossen wird, kann der Katheter aus dem Gefäß entfernt werden, und die Punktionsstelle wird solange leicht komprimiert, bis Hämostase erreicht ist.

LGM-Filter (Vena-Tech-Filter) (Abb. 5.5 c)
Das Design dieses Filters folgt dem Prinzip des Greenfield-Filters. Er hat jedoch zusätzliche Längsstreben an den Füßchen der Filterdrähte, die durch eine bessere Abstützung an der Venenwand eine Abkippung und auch Perforation der Streben verhindern sollen. Der Abstand der Streben ist etwas weiter als beim Greenfield-Filter. Auch dieser VCF wird in 2 Sets jeweils für die transjuguläre und transfemorale Implantation angeboten, die sich in der Orientierung des in einer Spritzpatrone geladenen Filters sowie in der Positionsmarkierung des Einführungsbestecks unterscheiden. Das Einführungsbesteck wird mit heparinisierter Kochsalzlösung gespült. Nach Punktion und Kavographie wird der 0,035″-Führungsdraht über die geplante Implantationsstelle hinaus vorgeschoben. Die Schleuse mit Dilatator wird dann über den Draht ebenfalls über die geplante Implantationsstelle hinaus plaziert und der Draht entfernt. Bei der nun folgenden Plazierung des Bestecks muß unbedingt darauf geachtet werden, daß der Dilatator komplett in die Schleuse eingeführt ist. Die Metallmarkierung des Dilatators wird nun direkt unterhalb der am weitesten kaudal einmünden Nierenvene plaziert; hierauf kann man zur Sicherung dieser Position einen beweglichen Markierungskragen an dem extrakorporalen Ende der Schleuse bis zum Hautniveau vorschieben. Der Dilatator wird entfernt und die Schleuse mit heparinisiertem Kochsalz gespült. Dann wird die Filterpatrone auf dem Luer-Lock der Schleuse befestigt und der Filter mit dem Stempel der Patrone in die Schleuse geladen. Die leere Patrone wird abgeschraubt; hierbei kommt es zum Rückstrom von venösem Blut. Nach erneuter Spülung der Schleuse und des Filters mit heparinisiertem Kochsalz wird der Filter mit dem Pusher so weit vorgeschoben, bis die äußere schwarze Markierung des Pushers mit dem extrakorporalen Ende der Schleuse auf gleicher Höhe ist. Das Ende des Filters liegt nun auf Höhe der Schleusenspitze. Diese Position wird unter Durchleuchtung kontrolliert, evtl. korrigiert und der Filter dann freigesetzt, indem lediglich die Schleuse zurückgezogen wird. Der Pusher muß in unveränderter Position bleiben, um den Filter an der gewünschten Position zu halten. Der Filter öffnet sich vollständig, sobald die Schleuse ca. 6 cm zurückgezogen wurde.

Falls keine Kontrollkavographie durchgeführt wird, wird das Einführungsbesteck entfernt und die Punktionsstelle bis zum Erreichen der Hämostase leicht komprimiert.

Bird's-nest-Filter (Abb. 5.5 d)
Dieser Filter besteht im Gegensatz zu den beiden vorhergenannten aus einem Drahtknäuel, das an seinen beiden Enden durch jeweils 2 verstärkte Häkchen in der Kavawand fixiert wird. Er kann bis zu einem Kavadurchmesser von 40 mm implantiert werden. Auch für diesen Filter wird ein femorales und juguläres Einführungssystem angeboten.

Nach Kavographie und Dilatation der Punktionsstelle auf 12 F wird über einen 0,038"-Führungsdraht die 12-F-Schleuse bis zum Anschlag eingeführt. Der Dilatator wird entfernt und die Schleuse mit heparinisiertem Kochsalz gespült. Der Einführungskatheter wird ebenfalls über seinen Seitarm mit heparinisiertem Kochsalz gespült, in die Schleuse bis zum Anschlag eingeführt und mit dem Luer-Lock am extrakorporalen Ende der Schleuse fixiert. Die Spitze des Katheters überragt jetzt die Schleuse um ca. 15 mm. Über den Seitarm des Katheters kann bei Unklarheit über die richtige Position KM gegeben werden. Je nach Zugangsweg unterscheidet sich die Positionierung. Wird der Filter transfemoral eingeführt, so wird die Spitze des Einführungskatheters direkt unterhalb, bei transjugulärem Einführen etwa 4–5 cm unterhalb der am weitesten kaudal liegenden Nierenvene positioniert. Durch Drehung gegen den Uhrzeigersinn wird jetzt das Toughy-Borst-Ventil am Ende des Einführungskatheters gelöst und der Katheter gegen den in stabiler Position gehaltenen Drahtpusher zurückgezogen. Hierdurch öffnen sich die V-förmigen Häkchen; wenn sie der Wand anliegen, muß das gesamte Einführungsbesteck vorsichtig 2–3 mm vorgeführt werden, damit sich die Häkchen fest in der Wand verankern. Dann wird der Einführungskatheter erneut bei stabil gehaltenem Pusher 1–3 cm (abhängig von der Länge der infrarenalen VCI) zurückgezogen und dann der Pusher solange vorgeschoben, bis die Schweißstelle des zweiten Häkchenpaares an der Katheterspitze erscheint. Das Drahtknäuel des Filters, das unter Durchleuchtung nicht sichtbar ist, ist jetzt freigesetzt. Das gesamte Einführungsbesteck wird dann wieder soweit vorgeschoben, bis sich die Schweißpunkte des proximalen und distalen Häkchenpaares überlappen und die Plazierung der Häkchen des zweiten Häkchenpaares oberhalb der Beckenvenen (transfemoral) oder unterhalb der Nierenvenen (tansjugulär) erfolgt. Jetzt wird der Katheter bei unveränderter Position des Pushers bis zum Anschlag zurückgezogen, damit das zweite Häkchenpaar freigesetzt wird und sich in der Kavawand verankern kann. Durch leichtes Hin- und Herbewegen des Drahts wird die Verankerung des Filters getestet und anschließend durch 10 bis 15malige Drehung des Drahts gegen den Uhrzeigersinn der Pusher vom Filter gelöst. Nach abschließender Kavographie wird die Punktionsstelle bis zum Erreichen der Hämostase komprimiert.

Der *Mobin-Uddin-Filter* ist permanent, der *Günther-Filter* z. Z. (Sommer 1992) vom Markt genommen; der *Amplatz-Filter* sowie der *Simon-Nitinol-Filter* werden nur in den USA vertrieben.

5.2.6 Patientennachsorge

Wir ordnen 24 h strenge Bettruhe an. Bevor der Patient wieder aufsteht, wird eine Abdomenaufnahme im Liegen angefertigt, um die Filterposition zu kontrollieren. Eine weitere Kontrollaufnahme wird nach 7–10 Tagen durchgeführt.

5.2.7 Ergebnisse und Komplikationen

Greenfield-Titan-Filter

Für den modifizierten und jetzt neu eingeführten Greenfield-Titan-Filter liegt bisher nur eine klinische Publikation in Form einer Multicenter-Studie vor. Sein Vorgänger, der Kimray-Greenfield-Filter, ist jedoch der bisher am häufigsten eingesetzte Filter, und es liegen umfangreiche Untersuchungen vor, deren Ergebnisse allerdings nur bedingt übertragbar sind, da trotz beibehaltenem Design Material und Einführungsbesteck geändert wurden.

Erneute Lungenembolien nach Implantation des neuen Filtertyps traten in 3% auf. Folgende weitere Komplikationsraten, fast alle ohne klinische Symptomatik, werden angegeben: Fehlplazierung 3%, unvollständige Öffnung 2%, Filtermigration 11%, Thrombose an der Punktionsstelle 8.7%. Ein Punktionshämatom (0,6%) und eine Wandpenetration der V. cava ohne klinische Folgen wurden beobachtet.

LGM-Filter

Für diesen Filter liegen im Vergleich zu den beiden anderen die genauesten und auch neuesten klinischen Daten vor. Hier werden aus verschiedenen Arbeitsgruppen folgende Komplikationsraten angegeben: Lungenembolien traten nach Filterimplanatation in 3% auf, unvollständige Öffnung des Filters in 6%, Abkippung des Filters (über 15 Grad zur Vertikalachse) in 2–23%, klinisch relevante Thrombose der VCI und des Filters in 9%, insgesamt wurden bei bis zu 37% der Patienten Thromben am Filter bei Nachuntersuchungen nachgewiesen. Thrombosen an der Punktionsstelle fanden sich bei 23% der nachbeobachteten Patienten, waren allerdings meist klinisch stumm. Migrationen – bis auf einen Fall immer nach kaudal – wurden in 12% beobachtet.

Bird's-nest-Filter

Erneute Lungenembolien nach Filterimplantation traten in 2,7% auf. Für diesen Filter wird eine Okklusionsrate (mit Thrombose der VCI) von 2,9% angegeben. Nachdem Migrationen in den rechten Vorhof bei etwas über 1% der Patienten beobachtet wurden, wurde das Filterdesign modifiziert; seitdem wurden keine klinisch relevanten Migrationen mehr beobachtet. Thrombosen oder Hämatome an der Punktionsstelle werden nicht berichtet. Zur Inzidenz von Bein-/Beckenvenenthrombosen gibt es keine Angaben.

Literatur

Grassi CJ (1991) Inferior vena caval filters: Analysis of five currently available devices. Am J Roentgenol 156:813–821

Greenfield LJ, Cho KJ, Proctor M et al (1991) Results of a multicenter study of the modified hook-titanium Greenfiled filter. J Vasc Surg 14:253–257

Katsamouris AA, Waltman AC, Delichatsios MA, Athanasoulis CA (1988) Inferior vena cava filters: In vitro comparison of clot trapping and flow dynamics. Radiology 166:361–366

McGowan TC, Ferris EJ, Carver DK, Harshfield DL (1990) Use of external jugular vein as a route for percutaneous inferior vena caval filter placement. Radiology 176: 257–530

Millward AF, Marsh JI, Pon C, Moher D (1992) Thrombus-trapping efficiency of the LGM (Vena Tech) and titanium Greenfield filters in vivo. J Vasc Interv Radiol 3:103–106

Murphy TP, Dorfman GS, Yedlicka JW et al (1991) LGM vena cava filter. Objective evaluation of early results. J Vasc Interv Radiol 2:107–115

Pais SO, De Orchis DF, Mirvis SE (1987) Superior vena caval placement of a Kimray-Greenfield filter. Radiology 165:385–386

Ricco JB, Crochet D, Sebilotte P et al (1988) Percutaneous transvenous caval interruption with the „LGM" filter: Early results of a multicenter trial. Ann Vasc Surg 3:242–247

Roehm JOF Jr, Johnsrude IS, Barth KH, Gianturco C (1988) The bird's nest inferior vena cava filter: Progress report. Radiology 168:745–749

Taylor FC, Awh MH, Kahn CE Jr, Lu CT (1991) Vena Tech vena cava filter: Experience and early follow-up. J Vasc Interv Radiol 2:435–440

5.3 Venöse Flußverbesserung durch perkutane transluminale Angioplastie (PTA) und Stents

F. Antonucci, G. Stuckmann
und C. L. Zollikofer

Venöse Stenosen zeigen nach konventioneller angioplastischer Behandlung eine hohe Rezidivquote oder sprechen auf eine Ballondilatation primär schlecht an. Endovaskuläre Prothesen wurden entwickelt, um das Gefäß mechanisch zu stabilisieren (Zollikofer 1988). Fibrotische Narben nach Operationen sowie Stenosen oder Verschlüsse bei Tumorkompression konnten von uns erfolgreich mit solchen Prothesen behandelt werden (Antonucci 1990). Rezidivstenosen, besonders in peripher gelegenen Läsionen im venösen Schenkel bei chronischer Hämodialyse, konnten ebenfalls erfolgreich mit endovaskulären Stents behandelt werden. Es wurde damit eine bedeutende Verlängerung der Shuntfunktion erreicht (Günther 1989; Rousseau 1990; Antonucci 1990, 1991).

5.3.1 Indikation zur PTA und Stentimplantation

Am häufigsten kommt die Ballonangioplastie im venösen System bei Patienten unter chronischer Hämodialyse zur Anwendung (Hunter 1984). Die Ursache der stenotischen Läsionen im Verlauf des venösen Ausflußtrakts bei Hämodialyseshunts ist multifaktoriell. Als verantwortliche Faktoren werden diskutiert:

- gestörte Plättchenfunktion,
- Arterialisation des Flusses,
- Turbulenzen auf Höhe von Klappen oder auf Höhe von Gefäßläsionen, hervorgerufen durch zentralvenöse Langzeitkatheter (Gaux 1990).

Da therapeutisch die chirurgische Option häufig limitiert ist, wurde zunehmend die Ballondilatation zur Sanierung von Ausflußstenosen des venösen Schenkels bei Hämodialysefisteln verwendet. Die Resultate sind jedoch mit Durchgängigkeitsraten von 35–50% nach einem Jahr und 10–32% nach 2 Jahren (Glanz 1991) relativ enttäuschend, so daß wir heute Rezidive oder schlecht dilatierbare Stenosen des venösen Ausflußtrakts mit Stents behandeln. Tumorbedingte Stenosen größerer Venen und der V. cava sowie Stenosen nach chirurgischen Eingriffen an größeren Venen sind mittels PTA allein meist nicht mit befriedigendem Ergebnis zu behandeln (Capek 1989). Wir verwenden auch in diesen Situationen endovaskuläre Stents unmittelbar anschließend an die Ballonangioplastie (Zollikofer 1988; Antonucci 1990).

5.3.2 Methodik

Seit 1986 haben wir 20 Patienten mit 26 Stenosen oder Verschlüssen mit insgesamt 29 Endoprothesen des Typs Wallstent behandelt. Zwei weitere Patienten mit je einer venösen Stenose wurden mit insgesamt 5 Gianturco-Stents behandelt. Die Länge der Läsionen lag zwischen 1 und 11 cm bei einer Durchschnittslänge von 3,1 cm.

Die Indikation für die Einlage der Endoprothese war:

1. palliative Behandlung bei Tumorkompression in 6 Fällen,
2. Hämodialysepatienten mit Stenosen im Bereich der drainierenden Shuntvenen (9 Patienten, insgesamt 15 Läsionen),

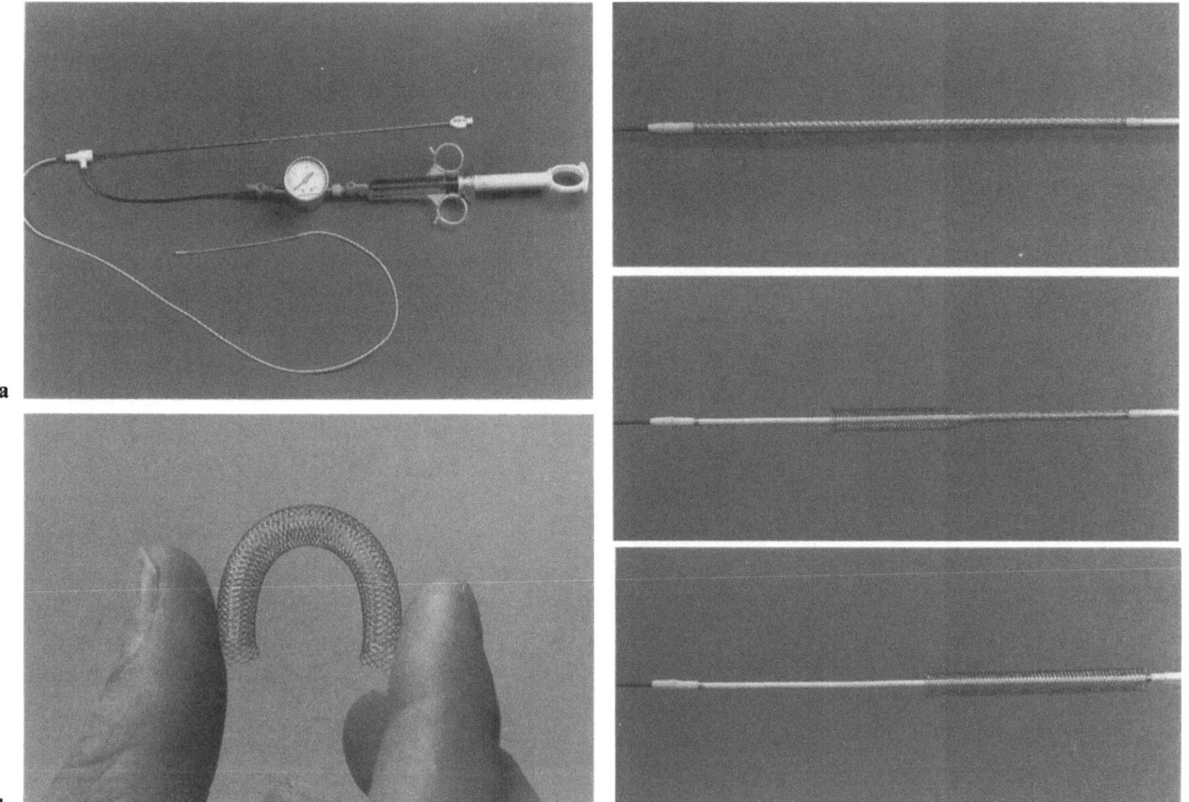

Abb. 5.6a–c. a 7-F-Einführungskatheter. b Diese Nahaufnahme zeigt den vollständig entfalteten Stent. c Progressive Entfaltung des Stents bis zu seiner vollständigen Ablösung durch Rückzug der Plastikmembran (von oben nach unten)

3. Venenstenosen nach chirurgischen Eingriffen (5 Patienten mit 5 Läsionen, wobei bei einem Patient ein sog. Venensporn in der linken V. iliaca communis vorlag).

Um eine schnelle und vollständige Aufdehnung der Stenosen zu bewirken, wurde jeweils vor und nach Plazieren der Prothese eine Ballondilatation durchgeführt. Die Ballondurchmesser wurden 1 mm kleiner als der endgültige Durchmesser des voll expandierten Stents gewählt. Dessen Durchmesser wurde auf Grund von Phlebographien in 2 Ebenen mit einem speziell normierten Meßkatheter bestimmt. Nur bei Implantationen von Stents in die V. cava wurden bedeutend kleinere Ballondurchmesser zur Dilatation vor Endoprotheseeinlage verwendet; die Dilatation diente in diesen Fällen lediglich dem Testen der Qualität der Läsion.

Vor Implantation des Stents wurden jeweils 5000 IE Heparin i.v. appliziert. Als Thromboseprophylaxe wurde am Tag des Eingriffs, abhängig von der jeweiligen Thromboblastinzeit, mit der Heparinisierung und überlappend mit der oralen Antikoagulation (Coumadin) begonnen und letztere für 6–12 Monate durchgeführt. Nach dieser Zeitspanne ist aufgrund experimenteller Studien die neoendotheliale Beschichtung des Stents meistens vollständig (Redha 1987).

Andere Autoren verzichten besonders im Fall von Dilatationen im venösen System bei Hämodialysepatienten auf die Gabe von Heparin, sowohl als Bolus wie auch als Langzeittherapie (Glanz 1991).

5.3.3 Funktionsprinzip und Applikation der Stents

Der *Wallstent* besteht aus einem röhrenförmigen Drahtgeflecht aus rostfreiem Stahl. Er ist auf einem Einführungskatheter durch eine doppelte Plastikmembran in maximaler Streckung fixiert (Abb. 5.6). Durch Zurückziehen dieser Plastikmembran entfaltet sich der Stent aufgrund seines selbstexpandierenden Charakters und legt sich der Gefäßwand an. Drei röntgendichte Markierungen auf dem Einführungskatheter ermöglichen die genaue Lokalisation des nur gering strahlendichten Stents und lassen die genaue Position des distalen Prothesenendes nach seiner Entfaltung erkennen. Während seiner Entfaltung verkürzt sich der Stent je nach Durchmesser um ca. 20–40% seiner ursprünglichen Länge. Dies ist bei der Wahl der Stentlänge und während der Implantation zu berücksichtigen. Wallstents stehen in standardisierten, d. h. nichtexpandierten Längen von 50, 75, 100 und 150 mm zur Verfügung.

Stents bis zu einem maximalen Durchmesser von 10 mm können auf einem 7-F-Katheter eingeführt werden, größere Stents mit einem Durchmesser bis zu 16 mm bedürfen eines 9-F-Einführungskatheters. Der Zugang zum Gefäß erfolgt über ein entsprechendes Einführbesteck. Für größere Gefäße wie die V. cava sind speziell angefertigte Stents mit einem maximalen Durchmesser von 4 cm als Prototypen verfügbar. Hierfür wird allerdings ein 20-F-Einführbesteck benötigt. Der spezielle Einführungskatheter wird über einen Führungsdraht (0,035″) plaziert.

Nach unserer Erfahrung erreicht ein Stent nach Ablösen seinen maximalen Durchmesser innerhalb von 10 Tagen. Eine Überdimensionierung des Stents von mehr als 20% sollte vermieden werden, da experimentell gezeigt werden konnte, daß dies ein erhöhtes Risiko für eine akute Thrombosierung und/oder exzessive intimale Hyperplasie in sich birgt (Redha 1987). Bei der Implantation des Stents muß die Verkürzung berücksichtigt werden. Bei längeren Stenosen, die multiple Stents erfordern, empfiehlt sich eine Überlappung der Endoprothesen um mindestens 10 mm, um eine kontinuierliche mechanische Unterstützung der Gefäßwand zu gewährleisten. Im Falle einer Fehlplazierung ist eine Entfernung der Prothese durch das entsprechende Einführbesteck noch möglich, wenn mindestens 1/4 der ursprünglichen Stentlänge noch von der Plastikmembran umhüllt ist.

Der ebenfalls von uns in 2 Fällen verwendete *Gianturco-Stent* besteht aus einem dünnen rostfreien Stahldraht, der ringförmig in einem Zickzackmuster angeordnet ist (Abb. 5.7). Die Expansionskraft dieses Stents wird durch die Stärke des verwendeten Drahts, seine Länge und die Anzahl der Biegungen bestimmt. Der Stent wird mittels eines Teflonkatheters in den stenosierten Gefäßabschnitt eingebracht. Unmittelbar nach Ausstoßen aus dem Einführkatheter expandiert der Stent und fixiert sich an der Gefäßwand. Die Gianturco-Stents können einzeln oder als Doppelset verwendet werden. Die relative Steifheit des Gianturco-Stents in seiner Längsachse kann bei Einzelstents zu Dislokationen aus dem Stenosebereich heraus führen und muß als Nachteil dieser Methode angesehen werden. Bei der Verwendung des doppelten Gianturco-Stents ist die Dislokationsgefahr deutlich geringer, da während des Ablösevorgangs der noch im Instrument gelegene Stent das unkontrollierte Springen des 1. Stents verhindert. Im allgemeinen jedoch werden diese Stents in eher großkalibrigen Gefäßen mit Erfolg eingesetzt. Stents mit einem Durchmesser von 30 und 40 mm werden durch einen 10-F- bzw. 12-F-Einführkatheter plaziert.

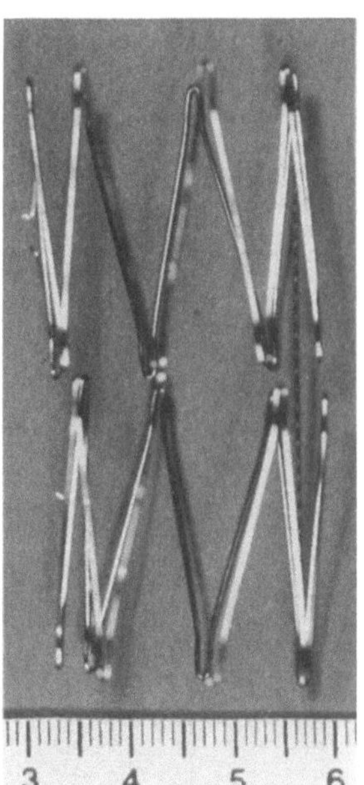

Abb. 5.7. Voll entfalteter Gianturco-Stent

5.3.4 Ergebnisse

Ein detaillierter Überblick ist in Tabelle 5.1 zusammengestellt.

Tabelle 5.1. Ergebnisse von Stentimplantationen bei 20 Patienten (Fortsetzung s. S. 176)

Nr.	Lokalisation	Länge [cm]	Ätiologie	Indikation	Anzahl (Stent)	Diam. [mm]	Follow-up
1	V. iliaca sinistra	3	Zervixkarzinom-metastasen	Beinschwellung	1	14	Durchgängig bis Tod, 9 Monate
2	V. cava superior	2	Bronchialkarzinom	Obere Einflußstauung	3[a]	30	Durchgängig bis Tod, 6 Wochen
3	V. cava superior	1	Bronchialkarzinom	Obere Einflußstauung	1	14	Durchgängig bis Tod, 6 Wochen
4	V. cava superior	3	Bronchialkarzinom	Obere Einflußstauung	1	14	Verschluß (asymptomatisch), nach 3 Monaten
5	V. cava inferior	3; 2	Ovarialkarzinom-metastasen	Untere Einfluß-stauung	2	25	Durchgängig, 12 Monate
6	V. cava inferior	7	Metastasenleber	Untere Einfluß-stauung	2[a]	30	Durchgängig bis Tod, 4 Monate
7	V. iliaca sinistra	3	Postoperative Narbe Venensporn	Beinschwellung	1	14	Durchgängig, 58 Monate
8	V. femoralis superficialis dextra	11	Postoperative Narbe	Beinschwellung	2	10; 12	Durchgängig, 50 Monate
9	V. femoralis communis dextra	4	Postoperative Narbe	Beinschwellung	2	12	Durchgängig, 3 Monate
10	V. axillaris sinistra	1	Postoperative Narbe u. Tumor	Armschwellung	2	8	Akuter Verschluß
11	V. femoralis communis sinistra	1	Postoperative Narbe	Beinschwellung	1	12	Durchgängig, 1 Monat
12	V. cephalica antebrachii sinistra	1	Hämodialyse	Dialysestörung	1	8	Durchgängig, 16 Monate; PTA nach 7 und 13 Monaten
13	V. basilica sinistra	8	Hämodialyse	Dialysestörung	2	6	Verschluß nach 5 Monaten
14	Anastomose V. basilica/Graft	3	Hämodialyse	Dialysestörung	1	8	Durchgängig bis Transplantation, 5 Monate
15	V. anonyma sinistra	2	Hämodialyse	Dialysestörung Armschwellung	1	12	Durchgängig bis Tod, 5 Monate
16	V. anonyma sinistra	2	Hämodialyse	Dialysestörung Armschwellung	1	12	Durchgängig bis Transplantation, 8 Monate; durchgängig bei Phlebo., 18 Monate

[a] Gianturco-Stent

Tabelle 5.1. Fortsetzung

Nr.	Lokalisation	Länge [cm]	Ätiologie	Indikation	Anzahl (Stent)	Diam. [mm]	Follow-up
17	V. subclavia dextra	2	Hämodialyse	Dialysestörung	1	12	Durchgängig, 5 Monate
18	V. cephalica antebrachii sinistra	3	Hämodialyse	Dialysestörung	2	8	Durchgängig bis Transplantation, 22 Monate;
	V. cephalica/ subclavia	2	Hämodialyse	Dialysestörung	2	10	Je 1mal PTA
19	V. brachio-cephalica/Graft					4×8	Durchgängig bis Transplantation,
	V. axillaris	15	Hämodialyse	Dialysestörung	6	2×10	27 Monate; 6mal
	V. subclavia						PTA
20	V. anonyma sinistra	3	Hämodialyse	Dialysestörung Armschwellung	1	12	Durchgängig, 3 Monate

Tumorbedingte Stenosen
Behandelt wurden 2 Frauen und 4 Männer im Alter zwischen 48 und 78 Jahren bei einem Durchschnittsalter von 65,5 Jahren. Die Beobachtungszeit lag zwischen 6 Wochen und 12 Monaten bei einem Durchschnitt von 5,3 Monaten. 4 der 6 behandelten Patienten starben zwischen 6 Wochen und 9 Monaten nach Stentimplantation. Diese 6 Patienten wiesen insgesamt 7 Läsionen auf. In allen Fällen konnten Follow-up-Phlebographien und/oder Autopsien durchgeführt werden. 6 Läsionen waren durchgängig, in einem dieser Fälle wurde eine begrenzte Tumorinvasion beobachtet.

Bei einem Patienten, der wegen oberer Einflußstauung behandelt worden war, konnte ein nach Stentimplantation aufgetretener akuter Verschluß erfolgreich perkutan rekanalisiert werden. 8 Wochen später zeigte ein Kontrollphlebogramm bei dem asymptomatischen Patienten eine erneute Okklusion der Prothese. Sämtliche Patienten blieben nach Einlage des Stents asymptomatisch (Abb. 5.8). Die noch lebende Patientin ist nun 12 Monate nach dem Eingriff symptomfrei.

Hämodialysebedingte Stenosen
Bei 9 Patienten, 6 Frauen und 3 Männern zwischen 26 und 78 Jahren bei einem Durchschnittsalter von 50,5 Jahren, wurden Stenosen in den drainierenden Venen von a.v.-Shunts behandelt. Die Beobachtungszeit liegt zwischen 3 und 38 Monaten bei einem Durchschnitt von 13,8 Monaten.

Die Patienten lassen sich je nach Lokalisation der Stenosen in 2 Gruppen unterteilen, in Patienten mit

- zentralen Läsionen und mit
- peripheren Läsionen (maximal 5 cm distal des a.v.-Shunts).

Zentrale Läsionen. Sie fanden sich bei 6 Patienten. Die Stenosen lagen im Bereich der V. brachiocephalica, V. subclavia, V. axillaris und im Bereich der Einmündung der V. cephalica. Eine Patientin verstarb 5 Monate nach der Implantation, die Hämodialyse war jedoch bis zu ihrem Tode möglich (Abb. 5.9). Das wegen einer Armschwellung durchgeführte Phlebogramm, 4 Monate nach Stenteinlage, zeigte eine 3 cm proximal des Stents gelegene Stenose der V. brachiocephalica. Der Stent selbst wies keine Restenosierungen auf. Die Verlaufskontrollen der anderen 5 Patienten fanden zwischen 1 und 30 Monaten statt. Ein Patient, der wegen einer Stenose der V. brachiocephalica sinistra behandelt worden war, unterzog sich 8 Monate nach dem Eingriff einer Nierentransplantation, sein a.v.-Shunt wurde reseziert. Eine 18 Monate nach Einlage der Endoprothese durchgeführte Phlebographie zeigt einen durchgängigen Stent, eine neue Stenose hatte sich jedoch in der ipsilateralen V. subclavia ent-

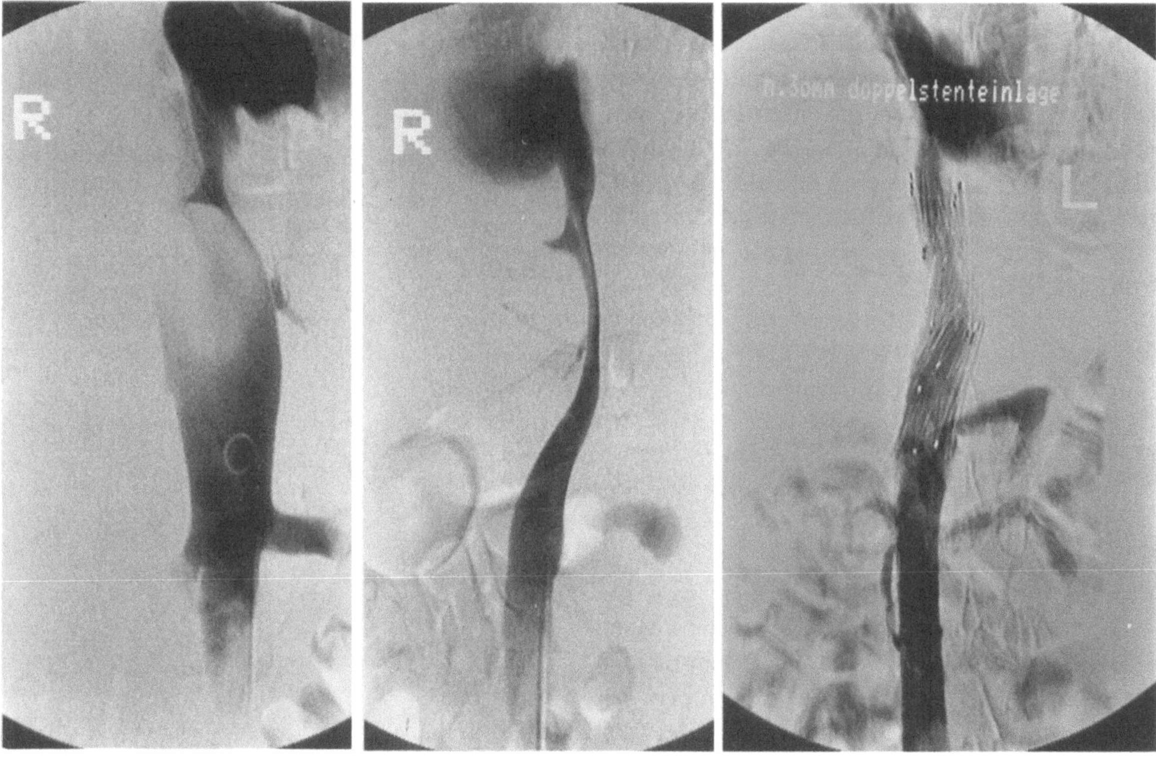

Abb. 5.8 a, b. 67jähriger Patient mit Metastasenleber bei Kolonkarzinom. Es besteht eine schwere untere Einflußstauung. Die Kavographie in 2 Projektionen zeigt eine Kompression der V. cava inferior durch die vergrößerte Leber. **c** Nach Einlage zweier doppelter Gianturco-Stents guter Abfluß, mit vollständiger Rückbildung der unteren Einflußstauung innerhalb 48 h nach Stenteinlage

wickelt. Trotzdem ist der Patient auch 38 Monate nach Stentimplantation noch immer symptomfrei.

Bei einem weiteren Patienten wurde 7 Monate nach dem Eingriff eine im Bereich der proximalen V. cephalica aufgrund intimaler Hyperplasien aufgetretene Stenosierung angioplastisch behandelt. Bei 2 der 6 Patienten lagen zusätzliche periphere Läsionen vor.

Periphere Läsionen. Fünf Patienten wiesen periphere Läsionen auf, 2 Patienten entwickelten 6 und 12 Monate nach Stentimplantation zusätzliche zentrale Läsionen. In dieser Patientengruppe wurden Verlaufskontrollen zwischen 3 und 28 Monaten nach Stentimplantation durchgeführt.

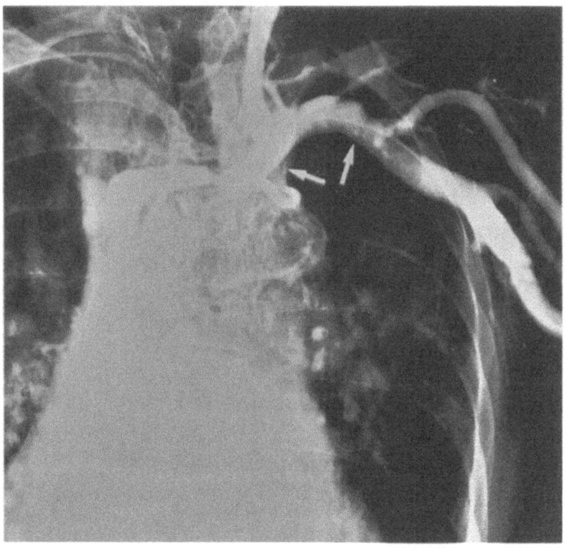

Abb. 5.9. Patient 4 1/2 Monate nach Einlage eines 12-mm-Wallstents in der V. subclavia sinistra bestand eine leichte Erhöhung der Dialysedrücke und ein mäßiges brachiozephales Ödem. Die Phlebographie zeigt eine optimale Durchgängigkeit des Stents (zwischen den *Pfeilen*) und eine neu aufgetretene Läsion in dem herznahen Abschnitt der V. brachiocephalica sinistra

Ein Patient zeigte eine akute Okklusion, die erfolgreich durch Ballonangioplastie und lokale Thrombolyse behandelt werden konnte. Trotz nachgewiesener Restenosierung lehnte der Patient weitere Behandlungen ab. Sein Shunt war 4 1/2 Monate dialysefähig, mußte jedoch 5 Monate nach Stentimplantation reseziert werden. Zwei Monate nach Anlegen eines neuen Shunts wurde der Patient transplantiert.

Restenosierungen erforderten bei 4 Patienten insgesamt 11 sekundäre Interventionen im Zeitraum zwischen 2 und 10 Monaten. 6 dieser Sekundäreingriffe mußten allein bei einem Patienten durchgeführt werden.

Bei 5 der insgesamt 9 Patienten wurde eine Nierentransplantation durchgeführt.

Postoperative Strikturen

Wir behandelten 5 Patienten, 4 Frauen und 1 Mann zwischen 33 und 66 Jahren mit einem Durchschnittsalter von 44,4 Jahren, wegen postoperativer Venenstenosen. Die Beobachtungszeit liegt zwischen 1 und 58 Moanten bei einem Durchschnitt von 25,2 Monaten. Außer bei 1 Patienten sind die gestenten Läsionen durchgängig. Bei 1 Patienten handelt es sich um eine Rezidivstenose nach Operation eines Venensporns in der V. iliaca communis sinistra. Bei 2 Patienten entwickelten sich die Stenosen in der proximalen Femoralis superficialis und distalen Femoralis communis nach Krossektomie (Abb. 5.10). Eine weitere Patientin zeigte eine langstreckige Stenose nach chirurgischer Rekonstruktion der V. femoralis superficialis. Eine andere Patientin wies eine hochgradige narbige Striktur nach Axillaausräumung wegen Mammakarzinommetastasen auf. Bei dieser Patientin kam es zu einem akuten Verschluß bei unvollständiger Stententfaltung. Der Verschluß machte eine chirurgische Intervention notwendig. Intraoperativ fand sich neben Narbengewebe auch Tumorgewebe.

Die übrigen Patienten dieser Gruppe sind beschwerdefrei. Regelmäßige klinische, dopplersonographische und phlebographische Kontrollen zeigen eine schöne Durchgängigkeit der mit Endoprothesen versorgten Venenabschnitte. – Nur bei einer Patientin zeigte sich phlebographisch eine mäßige intimale Hyperplasie in der 1. Verlaufskontrolle 6 Monate nach Einlage der Stents. Eine Kontrollphlebographie 32 Monate später zeigte keinerlei Progredienz der intimalen Hyperplasie und immer noch durchgängige Kollateralvenen im gestenteten Abschnitt.

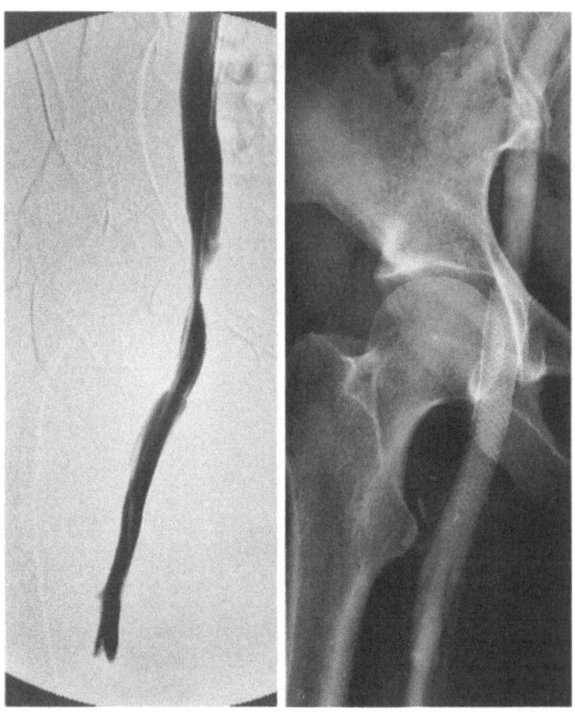

a, b

Abb. 5.10. a Anläßlich einer Krossektomie iatrogene Verletzung der V. femoralis communis. Die anterograde Phlebographie zeigt eine hochgradige Stenose im Bereich der proximalen Anastomose des eingesetzten kurzen Jugularis-interna-Interponats. **b** 6 Monate nach Stenteinlage zeigt die anterograde Phlebographie eine optimale Durchgängigkeit des mit Endoprothese versorgten Venenabschnitts

5.3.5 Komplikationen

Bei 3 Patienten traten akut Verschlüsse im behandelten Gefäßabschnitt auf. Bei 2 Patienten war eine erfolgreiche Rekanalisation möglich. Bei einem Patienten mit einer kurzstreckigen V.-cava-superior-Stenose kam es zu einer Dislokation eines Gianturco-Stents nach kranial; durch Implantation zweier weiterer Stents ließ sich die Stenose jedoch endgültig beheben. Ernsthafte Komplikationen wie Infekte, Gefäßrupturen oder sonstige Komplikationen traten nicht auf.

5.3.6 Schlußfolgerung

Unsere Erfahrungen zeigen, daß Endoprothesen eine vernünftige Palliation bei Tumorkompression bieten können (Putman 1988; Moradian 1989; Antonucci 1990). Bei Hämodialysepatienten kann eine entscheidende Verlängerung der Shuntfunktion bewirkt werden, von der besonders Patienten auf Transplantationslisten profitieren können. Andererseits ist bei peripheren Läsionen fast regelmäßig mit Rezidivstenosen im gestenteten Bereich zu rechnen. Diese lassen sich aber meist wieder gut dilatieren, und v.a. können die Intervalle zwischen den Rezidiveingriffen mittels Stents verlängert werden.

Sehr gute Resultate konnten bis jetzt bei postoperativen Venenstenosen erzielt werden.

Literatur

Antonucci F, Stuckmann G, Zollikofer CL (1991) Dialysis fistula and subclavian vein stenosis: treatment with intravascular stents. In: Kadir S (ed) Current practice of interventional radiology. B.C. Decker, Philadelphia, pp 288–291

Antonucci F, Zollikofer CL, Salomonowitz E, Hugentobler M, Stuckmann G (1990) Stenotic veins, grafts and dialysis shunts: Treatment with self-expanding prostheses. Presented at the 76th scientific assembly and meeting of the RSNA, Chicago, November 1990. Radiology 177 (P):145 (Abstract)

Capek P, Cope C (1989) Percutaneous treatment of superior vena cava syndrome. AJR 152:183–184

Gaux JC, Bourgelot P (1990) Percutaneous transluminal angioplasty of arteriovenous shunts. In: Dondelinger RF, Rossi P, Kurdziel JC, Wallace S (eds) Interventional Radiology. Thieme, Stuttgart, pp 662–669

Glanz S (1991) Dialysis fistula stenosis: treatment by angioplasty. In: Kadir S (ed) Current practice of interventional radiology. Decker, Philadelphia, pp 280–287

Günther RW, Vorwerk D, Bohndorf K et al (1989) Venous stenoses in dialysis shunts: treatment with self-expanding metallic stents. Radiology 170:401–405

Hunter DW, Castaneda-Zuniga WR, Coleman CC et al (1984) Failing arteriovenous dialysis fistualis: evaluation and treatment. Radiology 152:631–635

Moradian GP, Hunter DW, Castaneda F et al (1989) Clinical experience with placement of Gianturco vascular stents in the venous system. 75th annual meeting of the RSNA, Chicago. Radiology 173 (P):107 (Abstract)

Putman JS, Uchida BT, Antonovic R, Rösch J (1988) Superior vena cava syndrome associated with massive thrombosis: treatment with expandable wire stents. Radiology 167:727–728

Redha F, Zollikofer CL, Uhlschmid GK et al (1987) Combination of angioplasty and intraarterial stent: an experimental study. Presented at the 73rd scientific assembly and annual meeting of the RSNA, Chicago, November 29– December 4, 1987. Radiology 165 (P):309 (Abstract)

Rousseau H, Morfaux V, Joffre F et al (1990) Treatment of hemodialysis arterio-venous fistula stenosis by percutaneous implantation of a new intravascular stent. Intervent Radiology 4:161–169

Zollikofer CL, Largiadèr I, Brühlmann WF, Uhlschmid GK, Marty AH (1988) Endovascular stenting of veins and grafts: preliminary clinical experience. Radiology 167: 707–712

5.4 Transvaskuläre Venenokklusion zur Therapie der erektilen Impotenz

H. SCHILD und S.C. MÜLLER

Bei bis zu 85% der Patienten mit erektiler Impotenz lassen sich heute organische Ursachen, in der Mehrzahl Gefäßerkrankungen, nachweisen, so z. B. das kavernöse Leck oder „leakage" (Bähren 1988; Porst 1987).

Bei diesem Krankheitsbild sind möglicherweise aktive, aber hauptsächlich passive Verschlußmechanismen insuffizient, die normalerweise verhindern, daß das zu Beginn einer Erektion vermehrt in den Penis einströmende Blut diesen nur durchfließt, ohne eine Erektion zu verursachen (Delcour 1984; Virag 1984; Bähren 1988; Stief 1987; Porst 1987).

Klinisch weist eine nur geringe Rigidität bzw. nur kurz anhaltende Erektion auf ein Leck als Ursache einer erektilen Dysfunktion hin. Eine unzureichende Erektion nach intrakavernöser Injektion vasoaktiver Substanzen (Papaverin, Phentolamin oder Prostaglandin; sog. „SKAT"-Injektion) bei dopplersonographisch unauffälligen arteriellen Verhältnissen ist diagnostisch praktisch beweisend (Müller 1989, 1990). Nach SKAT-Injektion kann mittels sog. dynamischer Pharmakokavernosographie und -metrie die Vermutungsdiagnose eines kavernösen Lecks gesichert und das Leck quantifiziert werden (Bähren 1988; Porst 1987, 1987). Darüber hinaus erlaubt die Darstellung pathologischer venöser Abflüsse eine Therapieplanung, wobei in neuerer Zeit vereinzelt über eine Transkathetertherapie berichtet wird (Courtheoux et al. 1986; Bookstein et al. 1987, 1988; Schild et al. 1989; Schwartz et al. 1989).

5.4.1 Anatomie und Pathophysiologie

Normalerweise erfolgt der venöse Blutabfluß aus dem Penis über 3 Strombahnen (Abb. 5.11):

- die V. dorsalis penis superficialis; das Gefäß verläuft zwischen oberflächlicher und tiefer Penisfaszie und drainiert die Penisschafthaut, Glans und z.T. auch Corpora cavernosa in die V. pudenda externa oder V. saphena magna;
- die V. dorsalis penis profunda; das Gefäß ist auf dem Dorsum penis gelegentlich gedoppelt, nimmt die aus den Corpora cavernosa kommenden Vv. circumflexae auf und drainiert ebenfalls das Corpus spongiosum sowie die Glans. Die V. dorsalis penis profunda zieht unter der Symphyse durch, und drainiert Blut in den Plexus praeprostaticus/pudendalis, den Plexus vesicalis sowie die Vv. pudendae internae;
- die Vv. profundae penis; diese auch als krurale Venen bezeichneten, multiplen kleinen Gefäße drainieren die Corpora cavernosa im Bereich ihrer Crura und münden in den Plexus vesicoprostaticus (Aboseif 1989; Bookstein 1988; Delcour 1984; Porst 1987,, 1987; Stief 1987; Schild 1990).

Nach Injektion von vasoaktiven Substanzen zur Erzeugung einer Erektion (sog. SKAT-Injektion) kommt es bei normaler Erektion im dynamischen Kavernosogramm zu einem fast vollständigen Stop des Kontrastmittelabstroms aus dem Penis, was bedingt ist durch mögliche aktive und passive Mechanismen.

Bei einem kavernösen Leck („leakage") stellen sich – nach Schweregrad mehr oder weniger ausgeprägt – die unter diesen Bedingungen pathologischen Blutabflußwege dar. Nach deren Lokalisation können verschiedene Formen abgegrenzt werden, so die sog. Insuffizienzen

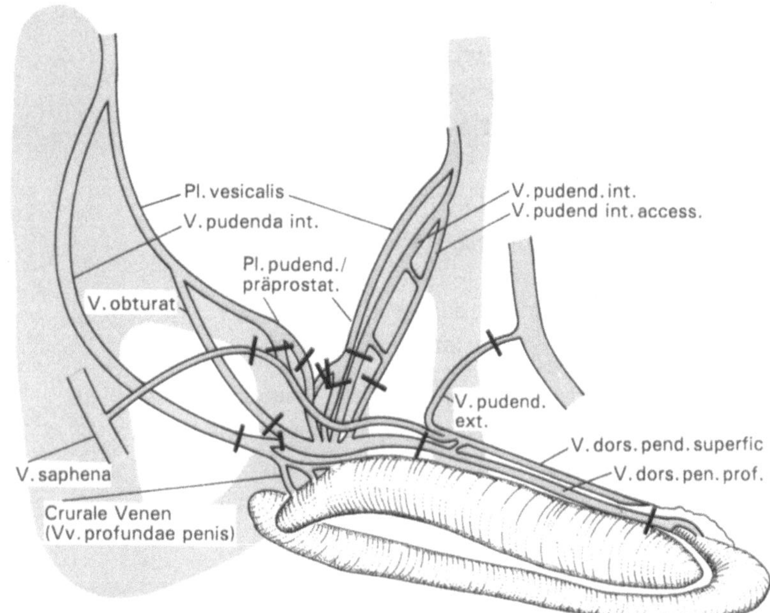

Abb. 5.11. Schematische Darstellung der venösen penilen Strombahn (modif. n. Bookstein 1988). Venenokklusionen werden typischerweise an den durch Balken markierten Lokalisationen vorgenommen (vgl. Abb. 5.12)

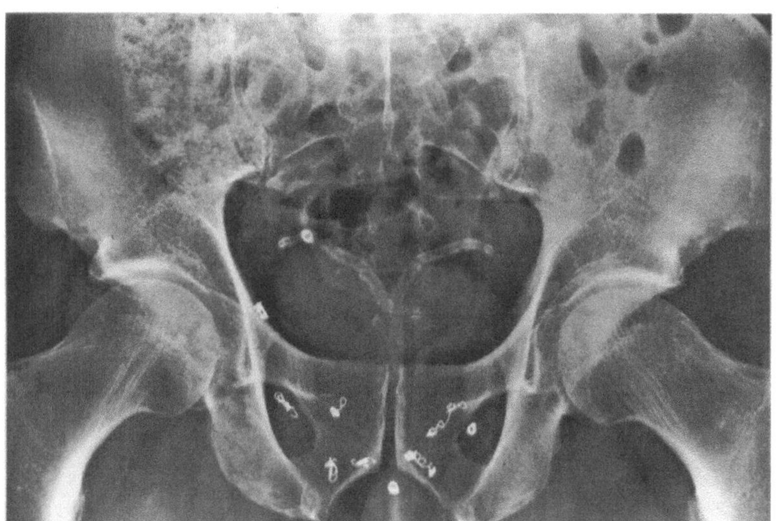

Abb. 5.12. Patient nach transpeniler Venenokklusion mit Sklerosierungsmittel und mehreren Spiralen in typischer Lokalisation (vgl. Abb. 5.11)

- der Vv. circumflexae und V. dorsalis penis profunda,
- der Vv. profundae penis,
- ektoper Venen, d.h. oberflächlicher dorsaler Venen sowie
- Shuntverbindungen zwischen Corpus cavernosum und corpus spongiosum bzw. Glans.

Außer bei der letzten Gruppe sind prinzipiell transvaskuläre Therapieansätze möglich.

5.4.2 Indikation

Die perkutane Okklusion bei Insuffizienzen der dorsalen Venen, ektoper Venen sowie der Vv. profundae penis ist noch Gegenstand klinischer Studien. Prinzipiell kommt eine penile Abflußvenenokklusion in Betracht, wenn ein kavernöses Leck als Ursache einer organisch bedingten erektilen Dysfunktion nachgewiesen wurde. Art und Ausmaß des Lecks erlauben dabei a priori keine Einschätzung des zu erwartenden Erfolgs einer Venenokklusion.

Bislang liegen nur wenige Berichte über die transvaskuläre Therapie beim kavernösen Leck vor. Eine generelle Empfehlung zu diesem Vorgehen wäre derzeit verfrüht. Die folgenden Indikationen sind unseres Erachtens vertretbar:

- vorausgehende erfolglose chirurgische Venenligatur,
- ultima ratio, wenn als einzige Alternative die Implantation einer Penisprothese verbleibt.

Aufgrund der mit dem radiologischen Vorgehen verbundenen Strahlenbelastung der Gonaden ist die Indikation, insbesondere bei jungen Patienten sowie Patienten mit (potentiellem) Kinderwunsch, besonders kritisch zu stellen!

5.4.3 Methodik

Die Venenokklusion kann auf unterschiedlichem Wege vorgenommen werden (Courtheoux 1986; Bookstein 1987, 1988, 1990; Schild 1989):

- transpenil (perkutane Punktion oder nach operativer Freilegung) und
- retrograd (transfemoral oder transjugulär), wobei die zu verschließenden Venen über die V. iliaca interna erreicht werden.

Von uns wird zunächst der perkutane transpenile Zugang angestrebt, der in der Mehrzahl möglich ist. Dazu wird in Lokalanästhesie die V. dorsalis penis profunda im Bereich des stammnahen Penisschafts, wo das Gefäß in der Mitte des Dorsum penis verläuft, punktiert. Aufgrund der sehr derben Faszien ist diese Gefäßpunktion diffizil und kaum mit Gefäßpunktionen in anderen Körperregionen vergleichbar.

Ist die Punktion gelungen, wird vorsichtig ein Führungsdraht eingelegt (Durchmesser 0,12–0,35, je nach Gefäßgröße; bei geringen Durchmessern sollten wegen der besseren Sichtbarkeit gold- oder plantinmarkierte Drähte verwendet werden).

Dann erfolgt eine Dilatation der sehr derben penilen Faszien mit Dilatatoren langsam ansteigenden Durchmessers.

Die Größe des einzuführenden Katheters hängt ab vom Durchmesser des punktierten Gefäßes so-

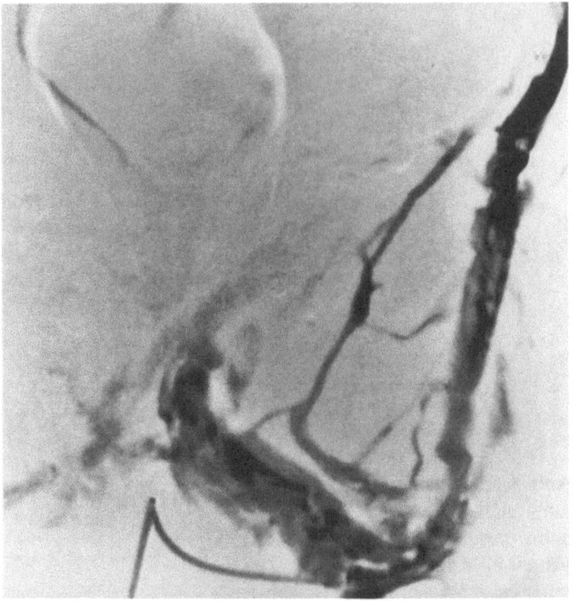

a

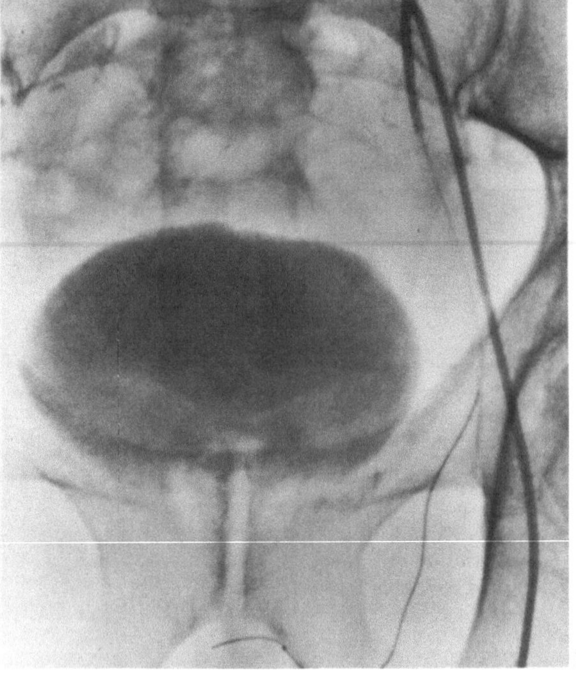

b

Abb. 5.13 a, b. Transpenile bzw. transfemorale Venenokklusion. **a** Der transpenil eingeführte Katheter liegt mit der Spitze im Bereich der kruralen Venen. **b** Transfemorale, iliakal retrograde Sondierung des Plexus praeprostaticus/pudendalis mit einem koaxialen Kathetersystem

wie von Erfolg und Ausmaß der Dilatation (oft gelingt es, 5-F-Katheter einzuführen, mitunter kann sogar eine 7-F-Schleuse plaziert werden!). Mit Multipurposekathetern werden dann die zu verschließenden Gefäße sondiert.

Gelingt dies mit den größerlumigen Kathetern nicht, so empfiehlt sich die Verwendung dünnerer, steuerbarer Kathetersysteme (z. B. Tracker), evtl. als koaxiales System. Bei retrogradem Vorgehen von transfemoral bzw. transjugulär ist die Verwendung koaxialer Systeme stets erforderlich, um auch nahe genug an die penilen Gefäße heranzukommen. Als Kontrastmittel sind nichtionische Substanzen, z. B. Iopamidol (Solutrast), zu bevorzugen.

Idealerweise sollten alle erkennbaren Venen, über die es zu einem vorzeitigen Blutabstrom kommt, okkludiert werden. Dabei ist zu beachten, daß dies lediglich eine symptomatische Therapie darstellt. – Gefäße, die in den meisten Fällen selektiv sondiert werden können, sowie typische Verschlußstellen sind in Abb. 5.11 dargestellt.

Prinzipiell sollte bei transpenilem Zugang zunächst eine zentrale Okklusion größerer Gefäße erfolgen; hierzu sind Spiralen (von uns bevorzugt) oder auch abwerfbare Ballons verwendbar. In Ergänzung werden durch Injektion von sklerosierenden Substanzen oder auch erhitztem Kontrastmittel (Analgesie!) kleinere und auch nicht sondierbare Gefäße verschlossen. Ein Rückfluß von Sklerosierungsmittel oder heißem Kontrastmittel über die V. dorsalis penis nach peripher muß dabei vermieden werden (Kompression); das Gefäß sollte allerdings am Penisrücken mitverödet werden. Meist ist noch während der Untersuchung eine beginnende Thrombosierung einzelner Venen zu erkennen.

Der Eingriff ist zwar prinzipiell ambulant möglich, wir behalten die Patienten jedoch sicherheitshalber für einen Tag stationär. Zur Vermeidung bzw. Reduktion des häufig nach dem Eingriff zu beobachtenden Ödems empfehlen sich die Hochlagerung des Penis und feuchte Umschläge mit physiologischer Kochsalzlösung über Nacht.

In der ersten Woche nach dem Eingriff soll sich der Patient körperlich schonen (kein Sport, keine anstrengenden körperlichen Arbeiten). Sexuelle Karenz sollte 12–14 Tage eingehalten werden. Von einer Zeugung sollte ca. 6 Monate abgesehen werden (Bookstein 1988).

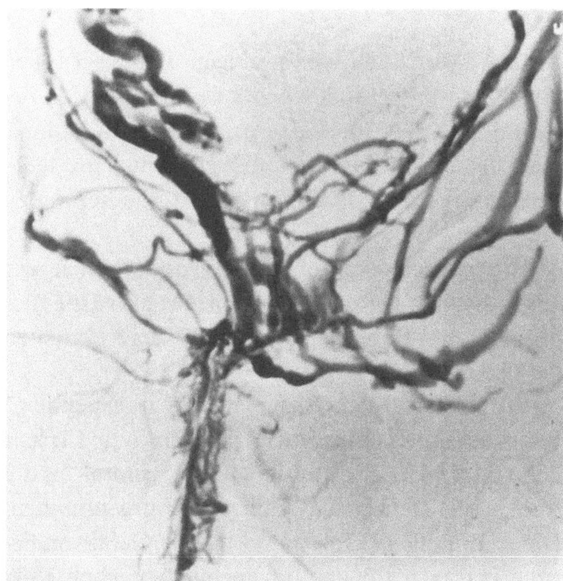
a

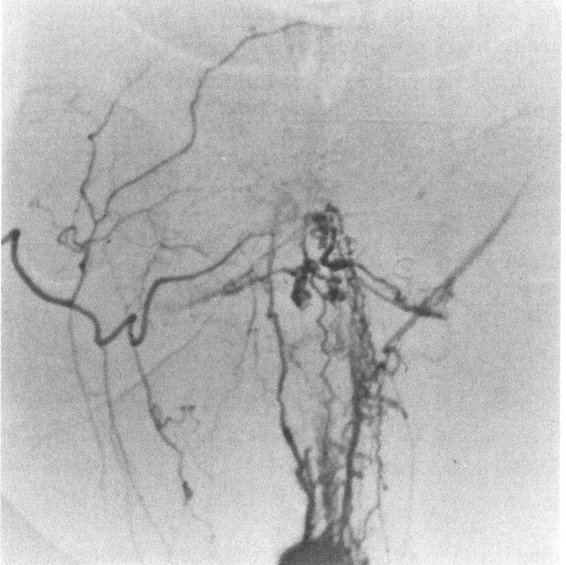
b

Abb. 5.14. Transpenile Venenokklusion. Ausgangsbefund vor (*links*) sowie Verlaufskontrolle 3 Monate nach (*rechts*) klinisch erfolgreicher Venenokklusion mit nur geringem Abfluß über kollaterale Venen

Bei begleitenden Veränderungen an der arteriellen Strombahn ist zur Erzielung einer ausreichenden Erektion u. U. eine Injektion vasoaktiver Substanzen in ein Corpus cavernosum erforderlich (sog. SKAT-Therapie, s. Bähren 1988; Bookstein 1988; Schild 1990).

5.4.4 Ergebnisse

Bislang wurde nur von wenigen Arbeitsgruppen über eine transvaskuläre penile Venenokklusion berichtet (Tabelle 5.2). Meist wurde dabei allerdings die Zugangsvene operativ freigelegt, um die technisch anspruchsvolle Punktion und Sondierung zu umgehen.

Als bislang einzige Arbeitsgruppe gehen wir ausschließlich perkutan vor; ansonsten wurde dies nur noch von Bookstein et al. (1988) bei 8 Patienten berichtet.

Wir haben bislang insgesamt 28 transpenile (2 Patienten mit vorausgehender operativer Ligatur der V. dorsalis penis) sowie 24 transfemoral- und 2 transjugulär-retrograde Eingriffe vorgenommen. Die technischen Erfolgsraten für die Gefäßsondierung betragen für das transpenile Vorgehen 89% (25/28) und für das transfemoral- bzw. transjugulär-retrograde Vorgehen 88% (23/26).

Bei 2 Patienten gelang ein transpeniles Vorgehen erst in 2. Sitzung. In 3 Fällen (1 nach vorheriger operativer Venenligatur) war ein transpeniles sowie in 3 Fällen ein transfemoral-retrogrades Vorgehen technisch nicht möglich.

Eine vergleichende Beurteilung der bisher mitgeteilten Ergebnisse ist aufgrund von Unterschieden in Patientenauswahl, Embolisationsverfahren, Erfolgseinschätzungen und Dauer der Verlaufsbeobachtung schwierig bis unmöglich.

Zur objektiven Quantifizierung der Ergebnisse sind neben klinischen Verlaufskontrollen Nachuntersuchungen mittels dynamischer Kavernosographie und -metrie erforderlich, die aber bislang nur vereinzelt mitgeteilt werden. Nur mit derartigen Kontrollen können in Zukunft einige wichtige, derzeit noch offene Fragen beantwortet werden; so muß geklärt werden,

- in welchem Umfang es abhängig von Ausgangsbefund und Art der Embolisation zur Ausbildung kollateraler Abflußwege kommt und
- ob durch die Venenokklusion evtl. die Ausbildung von Insuffizienzen zwischen Corpus cavernosum bzw. Corpus spongiosum und Glans gefördert wird.

Tabelle 5.2. Ergebnisse transvaskulärer Penisabflußvenenokklusion zur Therapie eines kavernösen Lecks bei erektiler Dysfunktion

Autoren	Zugang	Embol. Material	Pat.-Zahl	Erfolg
Courtheoux et al. (1986)	Operativ	Spiralen und Ballons	31	26 normale Erektion (84%)
Bookstein u. Lurie (1990)	Perkutan (n = 8), Rest operativ	Spiralen, Sklerosierungsmittel, heißes KM	37	18 wieder erektionsfähig (49%) (4–33 Monate Verlauf) 3 mit Injektion vasoaktiver Substanzen erektionsfähig
Bigot et al. (1990)	Operativ	Ballons ± Gewebekleber	50	20 normale Erektion (40%) 13 verbesserte Erektion (26%) 17 ohne Erfolg (34%) Nach 3–48 Monaten bei 50% der erfolgreich Behandelten erneute Verschlechterung
Schwartz et al. (1989)	Operativ	Spiralen, Sklerosierungsmittel	8	2 technisch unmöglich 2 normale Erektion 2 ausreichende Erektion 2 grenzwertige Erektion
Schild et al. (1989)	Perkutan	Spiralen, Sklerosierungsmittel	18	3 technisch unmöglich 4 normale Erektion (bei einem Pat. nach 8 Monaten wieder Verschlechterung) 3 Erektion mit SKAT-Injektion möglich 2 geringe, klinisch insignifikante Verbesserung der Erektion 3 keine Befundänderung 3 Verlauf unbekannt

5.4.5 Komplikationen

Prinzipiell bestehen die von anderen vaskulär-interventionellen Eingriffen bekannten Komplikationsmöglichkeiten, wie allergische Reaktionen etc. Ernsthafte Komplikationen, insbesondere Priapismus und Ausdehnung der Venenokklusion zu einer klinisch relevanten Beckenvenenthrombose wurden bislang nicht mitgeteilt.

Ein geringes bis mäßiges peniles bzw. präputiales Ödem sowie geringe Hämatome werden öfter beobachtet, sind aber ohne klinische Relevanz. Ein kleines, durch Perforation einen Vene entstandenes subvesikales Hämatom im eigenen Krankengut war ebenfalls klinisch ohne Bedeutung.

Bei einem Patienten kam es zu einer Epitheliolyse der Glansschleimhaut durch Reaktion auf ein verwendetes Desinfektionsmittel. Bei einem anderen Patienten kam es bei Reflux von Sklerosierungsmittel über die V. dorsalis penis nach distal zu kurzdauernden stärkeren Schmerzen.

Literatur

Aboseif SR, Breza J, Lue TF, Tanagho EA (1989) Penile venous drainage in erectile dysfunction. Anatomical, radiological and functional consideration. Br J Urol 64: 183

Bähren W, Altwein JE (1987) Impotenz. Thieme, Stuttgart

Bigot JM Carette MF, Boudghene F (1990) Embolization in the treatment of the venous impotence. CIRSE annual meeting and postgraduate course, Brüssel, 13.–18.5.1990

Bookstein JJ (1990) Transcatheter embolization and angioplasty. CIRSE annual meeting and postgraduate course, Brüssel, 13.–18.5.1990

Bookstein JJ, Lurie AL (1987) Transcatheter ablation of penile veins in the treatment of impotence. 73rd scientific assembly and annual meeting RSNA, Chicago, 29.11.–4.12.1987. Radiology 165(P):332 (Abstract)

Bookstein JJ, Lurie AL (1988a) Selective penile venography: anatomical and hemodynamic observations. J Urol 140: 55

Bookstein JJ, Lurie AL (1988b) Transluminal penile venoablation for impotence: a progress report. Cardiovasc Intervent Radiol 11:253

Courtheoux P, Maiza D, Henriet J-P, Vaislic CD, Evraard C, Theron J (1986) Erectile dysfunktion caused by venous leakage: treatment with detachable balloons and coils. Radiology 161:807

Delcour C, Wespes E, Schulman CC, Struyven J (1984) Investigation of the venous system in impotence of vascular origin. Urol Radiol 6:190

Lewis RW, Puyau FA (1986) Procedures for decreasing venous drainage. Semin Urol 4:263–272

Müller SC, Voges GE, v Wallenberg-Pachaly H (1989) Vaskuläre Diagnostik der erektilen Dysfunktion: Wertung verschiedener Methoden. Aktuel Urol 20:123

Porst H (1987) Erektile Impotenz. Ätiologie, Diagnostik und Therapie. Enke, Stuttgart

Porst H, van Ahlen H, Vahlensieck W (1987) Relevance of dynamic cavernosography to the diagnosis of venous incompetence in erectile dysfunction. J Urol 137:1163

Schild H, Müller S, Bürger RA, Fritz T (1989) Transpenile Venenokklusion zur Therapie der erektilen Impotenz. ROFO 151:470

Schild H, Müller S (1991) Erektile Dysfunktion: Prinzipien der radiologischen Abklärung und Therapie. Aktuelle Radiologie 1:34–39

Schwartz AN, Harley JD, Lowe M (1990) Transcatheter penile vein occlusion therapy for the treatment of erectile dysfunction. 75th anniversary scientific assembly and annual meeting, RSNA, 26.11–1.12.1990, Chicago. Radiology 177(P):176

Stief CG, Altwein JE (1988) Kavernosometrie und Kavernosographie. In: Bähren W, Altwein JE (Hrsg) Impotenz. Thieme, Stuttgart

Virag R (1984) Angiogenic impotence. Int Angiol 3:217

Virag R, Spencer PP, Frydman D (1984) Artificial erection in diagnosis and treatment of impotence. Urology 24: 157

5.5 Katheterverschlußbehandlung bei Varikozele

G. Sigmund

Die Varikozele ist eine abnorme Dilatation und Schlängelung der Venen des Plexus pampiniformis. Das Suffix „-zele", zu deutsch „Bruch", ist eigentlich irreführend, da es sich nicht um einen Bruch, sondern um varikös veränderte ortsständige Venen handelt. Sehr selten kann die Varikozele Symptom einer retroperitonealen Raumforderung, z. B. eines Nierentumors, sein: *symptomatische* Varikozele. Im übrigen handelt es sich fast immer um eine *idiopathische* Form, d. h. ohne anderweitige Grunderkrankung. Die Venenkonvolute füllen sich in aufrechter Körperhaltung und vergrößern sich bei Bauchpresse (Valsalva-Manöver) oder Husten. Der Palpationsbefund entspricht einem „Säckchen voller Würmer" („bag of worms"). Im Liegen entleert sich die Varikozele. Differentialdiagnostische Schwierigkeiten in der Abgrenzung zur Hydrozele (Diaphanoskopie!), zur Epididymitis oder zu Hodentumoren treten praktisch nicht auf. Duplexsonographie, bidirektionaler Doppler und farbkodierte Dopplersonographie bestätigen die klinische Diagnose und können darüber hinaus über den Blutfluß Aussagen treffen (Gall 1983; Gall u. Lenz 1984; Thomas et al. 1989), Thermographie und nuklearmedizinische Methoden treten in den Hintergrund.

Als klinische Klassifikation hat sich die Einteilung nach der Größe des Venenkonvolutes bewährt (Tabelle 5.3) (Dubin u. Amelar 1970; Dubin u. Amelar 1978; Gall 1983; Gall u. Lenz 1984).

Es muß bezweifelt werden, ob Grad 0 überhaupt eine Varikozele darstellt; eher handelt es sich um falsch-positive Befunde, z. B. bei der Dopplersonographie (Gall 1983; Gall u. Lenz 1984; Jecht u. Zeitler 1982). Die Prävalenz klinisch faßbarer Varikozelen unter jungen Männern beträgt insgesamt 15%, wobei die größeren Varikozelen seltener vorkommen (s. Tabelle 5.3). Die Varikozele tritt ab der Pubertät auf, unter 10 Jahren ist sie eine Rarität. Nur die kleinen Varikozelen kommen auch rechtsseitig vor, die größeren sind ausschließlich linksseitig lokalisiert (Sigmund et al. 1986).

5.5.1 Anatomie

Die venöse Entsorgung des Hodens erfolgt über das Rete testis in den Plexus pampiniformis und die V. testicularis (Syn.: V. spermatica interna), wobei es sich auch bei der Testikularis eigentlich um mehrere Venen in Form eines Strickleitersystems handelt, mit bis zu 6 Venenklappen pro Venenstrang (Jecht u. Zeitler 1982). Da bei der Varikozele in der Regel die Venenklappen nur eines Astes insuffizient werden, sich nur dieser Venenstrang dilatiert und bei der retrograden Phlebographie nur dieser Strang sich deutlich kontrastiert, hat man den Eindruck, daß es sich nur um eine Vene handele. Erst nach Sklerosierung oder anderweitiger Unterbindung des Blutflusses sowie bei Rezidivvarikozelen treten die Begleitvenen deutlich hervor (Sigmund et al. 1986; Sigmund et al. 1987 B). Die Besonderheit der

Tabelle 5.3. Klinische Klassifikation der Varikozele

Grad	0	I	II	III
Größe	„subklinisch"	klein	mittel	groß
Durchmesser des Venenkonvolutes	kein pathologischer Tastbefund	< 1 cm	1–2 cm	> 2 cm
Prävalenz[a]	?	9,4%	3,6%	1,7%

[a] Nach Steeno et al. (1976), n = 4067

venösen Gefäßversorgung liegt in der seitendifferenten Mündung der Testikularvenen: Die linke V. testicularis mündet annähernd rechtwinklig in die linke Nierenvene, 1–2 cm lateral des LWK 2.

Die rechte V. testicularis mündet dagegen in spitzem Winkel direkt in die V. cava inferior, gelegentlich mit einem Ast in die rechte Nierenvene. Phlebographisch stellt sie sich retrograd in der Regel erst dar, wenn man mit einem Katheter die suffiziente (!) Mündungsklappe überwunden hat (Nadel et al. 1984), was man u.E. vermeiden sollte.

Die linke Nierenvene selbst kann stark variieren, am wichtigsten ist der retroaortale Verlauf zur V. cava (ca. 12%) und die Doppelung in einen präaortalen und retroaortalen Ast, die einen Venenring um die Aorta bilden (Ortmann 1968). Die retrograde Darstellung der Einmündungsstelle der linken Testikularis kann entsprechend erschwert sein. Zahlreiche Anastomosen mit ureteralen Venen, Nierensegment-, Nierenkapselvenen und andere retroperitoneale Verbindungen kommen vor (Jecht u. Zeitler 1982). Insuffizient werden davon meist nur die Verbindungen zu den Nierensegmentvenen (Sigmund et al. 1987b).

Außerdem fließt das venöse Blut aus dem Skrotum über die V. ductus deferentis zum Plexus vesicoprostaticus und über die V. cremasterica zur Bauchwand und zum Oberschenkel ab (s. unten; Gall et al. 1983; Sigmund et al. 1987a).

5.5.2 Pathophysiologische Grundlagen

Der retrograde Blutfluß in der V. testicularis, d.h. entgegen der physiologischen Flußrichtung, stellt das pathophysiologische Charakteristikum der idiopathischen Varikozele dar. Über einen erhöhten hydrostatischen Druck, venöse Stase, Dilatation der Venulen, Wandverdickung der kleinen Gefäße, Hyalinisierung derselben, ein interstitielles Ödem und schließlich Sklerose nimmt man eine unspezifische Schädigung der Tubuli seminiferi an (Glezerman u. Jecht 1984; Jecht u. Zeitler 1982).

Dabei ist die *Ätiologie* der Testikularisinsuffizienz letztlich ungekärt: ist es eine primäre Schwäche der Venenwand und der Venenklappen? Oder ist die Insuffizienz Ausdruck einer Drucküberlastung von seiten der linken Nierenvene? Daß diese zwischen Aorta und A. mesenterica superior eingeengt wird, hat DeSchepper 1972 erstmals als „Nußknacker-Phänomen" beschrieben. Für dieses Konzept als ätiologisches Agens sprechen einige Beobachtungen:

1. Die Lokalisation fast ausschließlich auf der linken Seite ist damit erklärbar.
2. Die Varikozele tritt spontan nur beim (aufrecht gehenden) Menschen auf.
3. Durch entsprechende Ligatur der linken Nierenvene läßt sich im Tiermodell eine Varikozele induzieren (Glezerman u. Jecht 1984).
4. Einige Messungen sprechen für ein entsprechendes Druckgefälle, allerdings wäre eine gleichzeitige Messung des Flußvolumens wünschenswert (Mali et al. 1986; Zerhouni et al. 1980).
5. Auch bei Frauen findet sich in ähnlicher Häufigkeit eine Insuffizienz und Dilatation der linken Ovarialvene und von pelviureteralen Venen. Deshalb wurde – unabhängig vom Geschlecht – der Begriff des „Kompressionssyndroms der linken Nierenvene" geprägt (Justich 1982; Sigmund et al. 1989; Stassen et al. 1989).
6. Phlebographisch und dopplersonographisch konnte gezeigt werden, daß bei zweit- und drittgradigen Varikozelen das retrograd in der Testikularis fließende venöse Blut nicht im Plexus pampiniformis liegenbleibt, sondern über venöse Shunts im Plexus pampiniformis in die V. ductus deferentis und V. cremasterica umgeleitet wird und schließlich – unter Umgehung des „Nußknackers" – in die V. cava inferior gelangt. Das heißt, Varikozelen vom Grad II und III, sog. Shunt-Typ-Varikozelen, stellen einen venösen Umgehungskreislauf dar. Über die oben genannten drainierenden Venen wird auch nach Sklerosierung oder Unterbindung der Testikularis die venöse Entsorgung von Hoden und Nebenhoden aufrechterhalten (Sigmund et al. 1987A; Thomas et al. 1989).

Shunttyp-Varikozele (venöser Umgehungskreislauf)

Reflux:	V. renalis →V. testicularis
Umleitung:	Anastomosen im Plexus pampiniformis
Abflußmöglichkeiten:	
– intraabdominell:	V. ductus deferentis
– innerhalb der Bauchwand:	V. cremasterica
– extraabdominell:	V. pudena externa

Stoptyp-Varikozele

Palpation:	nur kleine und „subklinische" Varikozelen (entsprechend Grad 1 und 0)
Doppler:	kein Spontanreflux Reflux nur bei Valsalva-Manöver, kein orthograder Fluß
Phlebographie:	nur Reflux, Stop des Kontrastmittels im Plexus pampiniformis, kein Shunt, kein orthograder Fluß

5.5.3 Indikation

1. Die Indikation zur Behandlung ergibt sich v.a. aus einem *pathologischen Spermiogramm* bei bestehendem oder zukünftigem *Kinderwunsch*; in Infertilitätssprechstunden finden sich bis zu 40% Varikozelenträger! Besonders zweit- und drittgradige Varikozelen sind von klinischer Bedeutung, da sie signifikant häufiger zu einer eingeschränkten Fertilität führen. Bei eingeschränkter Fertilität, aber nur kleiner Varikozele sollte nach anderen Ursachen gefahndet werden (Gall et al. 1987).

2. Ein kleiner, konsistenzverminderter linker Hoden (*Orchidopathie*) ist regelmäßig mit einem pathologischen Spermiogramm assoziiert (Gall et al. 1987). Dieser Palpationsbefund kann daher bei Kindern und Jugendlichen mit Varikozele zur Indikationsstellung herangezogen werden (Thon et al. 1989).

3. Uncharakteristische Beschwerden treten nur bei ca. 5% der Patienten auf, daher sollte bei Schmerzen in der Leistenregion auch an andere Ursachen, insbesondere einen Leistenbruch, gedacht werden (Glezerman u. Jecht 1984; Jecht u. Zeitler 1982; Sigmund et al. 1986).

4. Die *rechte* V. testicularis sollte nicht routinemäßig dargestellt und behandelt werden: Aufgrund der geringen pathophysiologischen Bedeutung kleiner Varikozelen (s. oben), insbesondere der spermatologischen Ergebnisse (Gall et al. 1987) und der Beschränkung mittlerer und großer Varikozelen auf die linke Seite, ist *rechts* grundsätzlich *keine* Behandlungsindikation gegeben. Ausnahmen können darstellen:

1. alleinige rechtsseitige Varikozelen,
2. rechtsseitige Beschwerden, die auf eine kleine rechtsseitige Varikozele zurückzuführen sind (selten!),
3. eine suffizient behandelte linksseitige Varikozele bei weiterbestehender eingeschränkter Fertilität, wenn zumindest dopplersonographisch ein Reflux rechts nachzuweisen ist.

5.5.4 Medikamentöse Zusatztherapie

- Grundsätzlich: keine.
- Bei Thrombophlebitis des Plexus paminiformis nach tiefer Sklerosierung: Suspensorium und nichtsteroidale Antiphlogistika.
- Bei zusätzlicher hormoneller Störung: entsprechende hormonelle Substitution.

5.5.5 Erforderliche Materialien und Beschreibung der Funktionsprinzipien

Zur perkutanen Varikozelentherapie werden flüssige Sklerosierungsmittel und nichtabbaubare Embolisationsmaterialien verwendet:

Sklerosierungsmittel
- hypertone Glukoselösung (60–80%): nur von historischem Interesse, Rezidivraten zu hoch (Lima et al. 1978).
- Aethoxysklerol (Polidocanol 30 mg/ml): auch zur Ösophagusvarizensklerosierung; es wird eine lokalisierte, aseptische, blande, oberflächliche Thrombophlebitis erzeugt, ähnliches Wirkprofil wie Varikozid (Riedl et al. 1985; Zeitler et al. 1979).
- Varikozid (Natrium-Morrhuat 55 mg/ml, Benzylalkohol 20 mg/ml): Natriumsalze der Fischlebertran-Fettsäuren (in chemischem Sinne Seifen), wirken als Netzmittel auf Venenintima, verursachen (konzentrationsabhängig) Endotheldefekte, damit induzieren sie Plättchenaggregation und konsekutive Thrombosierung (Dietrich u. Sinapius 1968). Bei Verdünnung kein schädigender Effekt (Feuerstein u. Mostbeck 1977). Als Sklerosierungsmittel für Beinvarizen bereits über 60 Jahre in Gebrauch (Bähren et al. 1983; Jecht u. Zeitler 1982; Sigmund et al. 1986; Zeitler et al. 1980); Ende 1993 Produktion in Deutschland eingestellt.

Vorteile der flüssigen Sklerosierungsmittel:
- Es werden auch feine Begleitvenen und Kollateralen verödet, damit geringere Rezidivgefahr (s. unten);
- technisch einfach durchführbar, schnell erlernbar, einfache Katheter genügen;

- keine Embolisationsgefahr von Fremdkörpern in V. cava und Lunge;
- Substanzen werden verstoffwechselt, es verbleiben keine Fremdkörper.

Nachteile der flüssigen Sklerosierungsmittel:
- Bei tiefer Sklerosierung kann eine Thrombophlebitis des Plexus pampiniformis auftreten, meist blande (s. unten);
- anaphylaktoide Reaktionen bei wiederholter Gabe zur Sklerosierung von Beinvarizen oder bei Sensibilisierung auf Lebertranprodukte sind beschrieben, bei einmaliger Gabe zur Varikozelentherapie bisher aber nicht aufgetreten. Risiko und Vorsichtsmaßnahmen analog der i.v.-Kontrastmittelgabe.

Embolisationsmaterialien
- Gianturco-Spiralen,
- Bucrylate (Isobutyl-2-Cyanoacrylate) (Kumpan et al. 1984),
- Ethibloc (Zein-Emulsion),
- absprengbare Ballons.

Vorteil der Embolisationsmaterialien: keine Thrombophlebitis des Plexus pampiniformis möglich.

Nachteile der Embolisationsmaterialien:
- Es wird nur der jeweils selektiv sondierte Venenast obliteriert, während die feinen Begleitvenen offen bleiben, damit erhöhte Rezidivgefahr;
- technisch aufwendiger, Untersucher muß ausreichende Erfahrung mit dem entsprechenden Material haben;
- Loslösung und Embolisationsgefahr in V. cava und Lunge (gering);
- Fremdkörper, der bei den überwiegend jungen, gesunden Patienten jahrzehntelang im Körper verbleibt.

Testikulariskatheter
- Er wird von allen gängigen Herstellern angeboten, mit 2facher 90°-Krümmung am Ende (Krümmungen sollte nicht zu weit ausgezogen sein); entspricht der Anatomie der Mündung der linken V. testicularis, V. renalis und V. cava inferior (s. Abb. 5.15). Seitlöcher sind zur Phlebographie unnötig, zur Sklerosierung unerwünscht.
- Der Mittelteil (zwischen den 90°-Krümmungen, das „Knie“) sollte bei noch unbekannten anatomischen Verhältnissen eher länger gewählt werden, in Einzelfällen muß – bei sehr medialer Mündung der Testikularis in die Nierenvene – gegen einen Katheter mit kürzerem Knie ausgewechselt werden.
- In der Mehrzahl der Fälle reicht ein 5-F-Testikulariskatheter zur Sondierung sowohl wenig als auch stark erweiterter Testikularvenen aus, 7-F-Katheter sind dagegen drehstabiler.

5.5.6 Methodik

- Anamnese (allergische Diathese? Gerinnungsstörungen?);
- Aufklärung;
- Lagerung auf einem Kipptisch mit Übertischröhre und Fußteil, Bleigummihodenkapsel, rechte Leiste rasieren;
- steriles Abdecken wie zur Femoralisangiographie, Lokalanästhesie, Stichinzision der Haut;
- 2 cm unterhalb des Leistenbands Palpation des Femoralispulses, Punktion der V. femoralis medial davon unter mäßigem Valsalva-Manöver (nicht zu stark!) mit Braunüle, Abbocath (1,2 mm/18 gg) oder Seldinger-Nadel. Bei versehentlicher Punktion der Arterie 10 min Kompression, erneute Punktion weiter medial;
- in Seldinger-Technik Einführen eines J-Führungsdrahtes (0,035″) unter Durchleuchtungskontrolle bis in die V. cava Höhe BWK 12/LWK 1 und anschließend eines 5-F-Testikulariskatheters (s. oben), Rückzug des Drahts (Abb. 5.15 a);
- Orientierung der aufgespreizten Spitze nach linkslateral, langsames Zurückziehen des Katheters, bis die Spitze in die linke Nierenvene rutscht (Abb. 5.15 b). Vorschieben des Katheters unter erneuter Führungsdrahtschienung in die linke Nierenvene weiter nach lateral (Abb. 5.15 c), bis proximale Krümmung des Katheters in der Mündung Nierenvene/Cava liegt.
- Gelegentlich plaziert sich die Katheterspitze (und der Draht) spontan in die Mündung der Testikularis (Abb. 5.15 d), dann erübrigt sich der nächste Schritt.

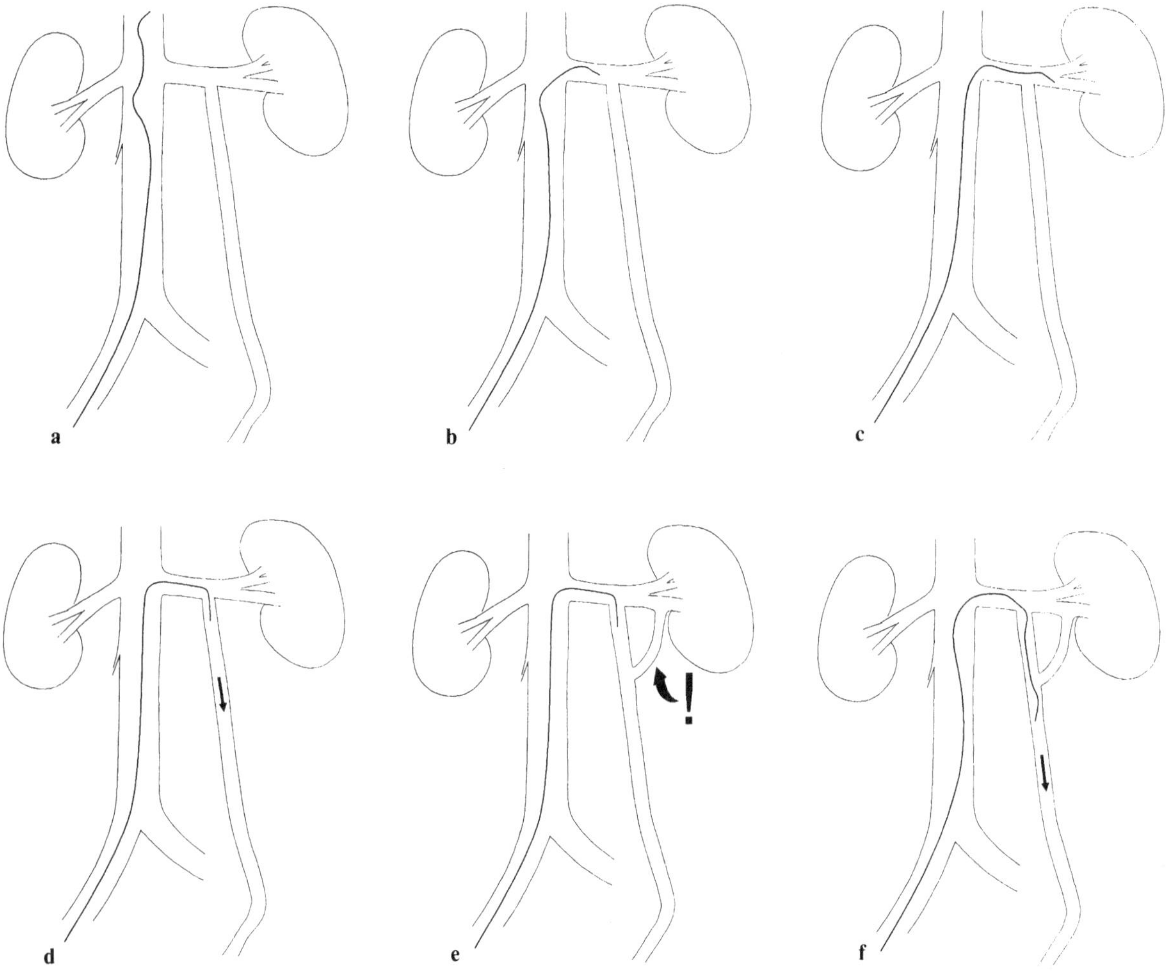

Abb. 5.15 a–f. Schematische Darstellung der Technik der Varikozelenembolisation

- Retrograde Phlebographie der linken Nierenvene (s. Abb. 5.15c): Patient wird in leichte Schräglage gebracht (ca. 20°, Kopf hoch, Füße tief), atmet ein, halb aus, macht eine Bauchpresse (Valsalva-Manöver). Während des Valsalva-Manövers Kontrastmittelbolusinjektion zur Kontrastierung der Nierenvene und der insuffizienten Testikularis, ggf. unter langsamem Zurückziehen des Katheters Kontrastmittelinjektion wiederholen, bis sich die Testikularis darstellt. Selektive Sondierung der Testikularis mit Draht und Katheter (s. Abb. 5.15d).
  Falls dennoch keine insuffiziente Testikularis zu erkennen ist, Suche nach insuffizienten Kollateralen oder anatomischen Variationen der Nierenvene (s. Kap. 5.5.1).
- Retrograde Phlebographie der V. testicularis (s. Abb. 5.15d und 5.16a): Patient weiter in leichter Schräglage (ca. 20°), atmet ein, halb aus, führt erneut Valsalva-Manöver aus. Während des Valsalva-Manövers Kontrastmittelinjektion in insuffiziente Testikularis als „Generalprobe" vor Injektion des Sklerosierungsmittels. Das Kontrastmittel fließt retrograd, d.h. *entgegen* der physiologischen Flußrichtung, von kranial nach kaudal bis zum Plexus pampiniformis. Dieser Reflux aufgrund defekter oder völlig fehlender Venenklappen ist das pathophysiologische Charakteristikum der idiopathischen Varikozele.

Kontrolle ob

1. kein Rückfluß entlang des Katheters in die Nierenvene auftritt (eigentlich orthograde, physiolo-

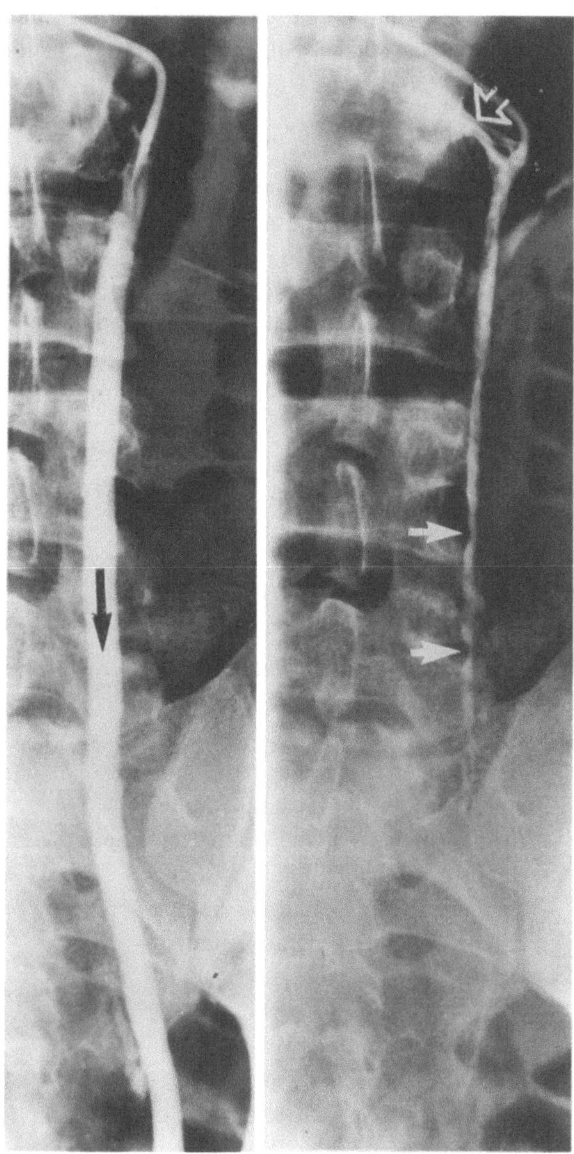

a, b

Abb. 5.16 a, b. Retrograde Phlebographie der V. testicularis. **a** Vor Sklerosierung: Reflux entgegen der physiologischen Flußrichtung (*schwarzer Pfeil*). **b** 20 min nach Sklerosierung: Es zeigen sich ein vermindertes Gefäßkaliber, Wandunregelmäßigkeiten (*weiße Pfeile*), z. T. umspülte Thromben. Die Testikularis „verdämmert“ nach kaudal hin, d. h. sie ist verschlossen. Das Kontrastmittel fließt in die Nierenvene zurück (*offener weißer Pfeil*), den Weg des geringsten Widerstands. Das Sklerosierungsmittel selbst ist nicht röntgendicht

gische Flußrichtung); durch Venenspasmus an der Katheterspitze und Valsalva-Manöver erübrigt sich fast immer eine Blockade durch Ballonkatheter.

2. keine größeren Kollateralen das Kontrastmittel (bzw. später Sklerosierungsmittel) aus dem Testikularisstromgebiet zur Nierenvene (Abb. 5.15 e), zum lumbalen Venenplexus oder zu den Iliakalgefäßen umleiten (die feinen oder auch kaliberstärkeren Begleitvenen, die zum Testikularissystem gehören, sollen dagegen vom Sklerosierungsmittel erreicht und verödet werden, damit von ihnen kein Rezidiv ausgeht).
3. die sondierte Vene tatsächlich die gesuchte Testikularis ist, erkennbar am Kontrastmittelreflux bis hinunter zum Plexus pampiniformis.

Falls Zweifel an einer sicheren Plazierung des Sklerosierungsmittels bestehen, weiteres Vorschieben des Katheters in die Testikularis, bis die proximale Krümmung in den Mündungsbereich Testikularis/Nierenvene gelangt, die Spitze liegt dann etwa in Höhe L 3 oder L 4 (Abb. 5.15 f). Erneute phlebographische Kontrolle; in jedem Fall Zielaufnahmen zur Dokumentation. Entscheidend für eine erfolgreiche und komplikationslose Sklerosierung ist die korrekte Plazierung des Sklerosierungsmittels, d. h. die insuffiziente V. testicularis muß ausreichend selektiv sondiert werden.

Embolisationsbehandlung

Zunächst wird der Patient darauf hingewiesen, daß ein vorübergehender Schmerz in der linken Flanke auftreten kann, aber nicht muß, ggf. Atem- und Valsalvamanöver nochmals üben. Patient weiter in leichter Schräglage (ca. 20 °), atmet ein, halb aus, führt erneut Valsalva-Manöver aus, möglichst lange und gleichmäßig. Während des Valsalva-Manövers Injektion eines Luftpolsters (0,5 – 1 ml) und unmittelbar danach 3 ml Aethoxysklerol (zusammen in einer 5-ml-Spritze aufgezogen). Diese sog. Air-block-Technik soll eine bessere Benetzung der Intima gewährleisten. Gleich darauf langsame Kontrastmittelinjektion unter Durchleuchtungskontrolle, um Katheterinnenlumen und -spitze vom Sklerosierungsmittel freizuspülen. Patient läßt mit Bauchpresse nach, atmet wieder möglichst ruhig und wird allmählich in die Horizontale zurückgekippt.

- Nach 20 min phlebographische Kontrolle in Schräglage, aber ohne Valsalva-Manöver: falls Testikularis noch weit und durchgängig, erneute Injektion von 3 ml Aethoxysklerol. Wenn Wandunregelmäßigkeiten und ein KM-Stop etwa in Höhe der IS-Fuge oder der Linea terminalis vorliegen (Abb. 5.16b), Beendigung des Eingriffs.
- Kurzer Ruck am Katheter (um evtl. an der Katheterspitze haftende Thromben innerhalb der Testikularis abzulösen), dann gleichmäßig Katheter zurückziehen; leichter („venöser") Druckverband.
- Nach Eingriff: 2 h strenge Bettruhe, Oberkörper nicht höher als ca. 20°. Danach noch einige Stunden Schonung, vorzugsweise noch Bettruhe.
- Ca. 1 Woche nicht schwer heben oder tragen; Bauchpresse, Kopfstand, Trompeteblasen, Sport u.ä. vermeiden. Arbeitsunfähigkeit ca. 2 Tage, hängt aber sehr von Tätigkeit ab.
- Nach 6–8 Wochen klinische und dopplersonographische Kontrolle. Bei Persistenz der Varikozele mit sonographisch nachweisbarem Reflux und primär einfachen anatomischen Verhältnissen erneute Untersuchung und ggf. Sklerosierung, bei schwierigen anatomischen Verhältnissen operative Unterbindung der Testikularis. Bei Infertilitätsproblem weitere Betreuung durch Andrologen.

Mögliche Probleme

- Suffiziente Mündungsklappe, Reflux über insuffiziente Kollateralen: Hat der Hauptstamm der Testikularis noch eine suffiziente Mündungsklappe, dann gelingt eine selektive Sondierung nicht, selten gelingt es bei teilinsuffizienter Klappe (Nadel et al. 1984). Ebensowenig lassen sich die gewundenen Kollateralen sondieren, über die dann der Reflux quantitativ zum Hauptstamm und nach kaudal verläuft und damit überhaupt die Varikozele unterhält. Diese Konstellation ist eine klare Indikation zur Operation, man sollte keine langen Durchleuchtungszeiten riskieren.
- Überhaupt kein Reflux: Bei dopplersonographisch nachgewiesenem, spontanem Reflux (Shunt-Typ-Varikozelen = Grad II und III) kommt es fast nicht vor, daß phlebographisch überhaupt kein Reflux nachzuweisen ist (vgl. 5.5.2 Pathophysiologische Grundlagen). Sollte dennoch ein solcher Fall einmal eintreten, bleibt nur die Operation.

Strahlendosis

Ca. 0,5 mSv (50 mrem; Boeck et al. 1984) somatische Dosis, Gonadendosis bei Verwendung der Bleigummihodenkapsel darunter; insgesamt stark von Durchleuchtungszeit (und Einblendung) und damit von anatomischen Verhältnissen und der Erfahrung des Untersuchers abhängig; durchschnittliche Durchleuchtungszeit 4,4 min (Sigmund et al. 1987B).

5.5.7 Ergebnisse

Sklerosierungsraten (n = 717; Sigmund et al. 1987b)

- Bei unausgewähltem Patientengut: 77,7%
- Bei nachgewiesenem venösen Reflux (Prävalenz 94%): 82,6%
- Bei nachgewiesener Insuffizienz des gesamten Testikularishauptstamms (d.h. keine suffiziente Mündungsklappe, in 87% der Fälle): 88,8%
- Bei suffizienter Mündungsklappe (Prävalenz 13%) (→ Operationsindikation!): 3,2%
- Gründe, warum Sklerosierung (bei nachgewiesenem Reflux) nicht durchführbar:
  a) keine ausreichend selektive Sondierung: 12,5%
  b) unkontrollierbarer Kontrastmittelabstrom über Kollateralen: 4,5%
  c) Venenwandperforation (ohne Wiederholung der Untersuchung wegen schwieriger Anatomie): 0.5%

Technisch-anatomisch nicht sondierbare oder nicht ausreichend selektiv sondierbare Testikularvenen sind also der häufigste Grund, daß eine Sklerosierungstherapie nicht durchführbar ist. Hierbei ist die Größe der Varikozele nicht berücksichtigt. Je größer nämlich die Varikozele ist, desto größer ist auch der Durchmesser der V. testicularis (Gall u. Lenz 1984) und desto einfacher ist die Sondierung und Sklerosierung, d.h., *durch entsprechende Auswahl der Patienten kann man die Sklerosierungsrate beeinflussen:* je mehr höhergradige Varikozelen, desto höher die Sklerosierungsrate! Dies sollte man bei entsprechenden Vergleichen berücksichtigen.

Tabelle 5.4. Verbesserung der Spermaqualität nach technisch erfolgreicher Sklerotherapie (n = 92). Zeit zwischen Sklerotherapie und Kontrollspermiogramm im Mittel 7,2 Monate. Verbesserung für jeden Parameter statistisch signifikant (Wilcoxon-Test $p<0{,}05$). (Nach Sigmund et al. 1987)b)

Parameter	Mittelwert ± Standardabweichung		% der Patienten mit Verbesserung gemäß McLeod-Klassifikation
	vor Sklerotherapie	nach Sklerotherapie	
Spermiendichte (Mio./ml)	34,9 ± 32,1	52,0 ± 40,4	39,1
Spermienzahl (Mio.)	126,6 ± 120,2	198,3 ± 175,7	34,8
Motilität (%)	32,5 ± 15,4	39,0 ± 14,8	22,8
Progressivmotilität (%)	20,8 ± 12,1	25,2 ± 11,7	15,2
Morphologie (% normale)	63,9 ± 11,2	68,5 ± 10,8	15,2

Mindestens 1 Parameter in 50%

Rezidivraten
Die Rezidivraten nach erfolgter Sklerosierung liegen um 5%. Ähnlich wie bei operativen Techniken gibt es auch nach korrekt durchgeführter Sklerosierung Mißerfolge, je nach primärer Vorgehensweise (phlebographische Kontrolle oder nicht) und Nachuntersuchungstechnik (mit Dopplersonographie oder ohne) liegt die Rezidivquote zwischen 2% (Bähren et al. 1983), 5% (Jecht u. Zeitler 1982) und 9,8% (Sigmund et al. 1987B).

In etwa der Hälfte dieser Fälle findet man bei erneuter Phlebographie einen identischen Befund wie vor der Sklerosierung, d. h. man kann erneut sklerosieren, evtl. mit mehr Sklerosierungsmittel. In den übrigen Fällen bleibt oft nur die operative Ligatur.

Fertilität
Nach erfolgreicher Sklerotherapie verbessert sich die Fertilität (Tabelle 5.4). Verbesserungen der spermatologischen Parameter in gleicher Größenordnung finden sich nach Aethoxysklerolgabe (Riedel et al. 1985), die *Konzeptionsrate* liegt bei 48%.

Die Angaben über Verbesserung der Spermienzahl und -dichte nach operativen Unterbindungen liegen zwischen 27 und 84%, in den größeren Studien um 60%, die Konzeptionsraten um 42% (Glezerman u. Jecht 1984). Fazit:

1. Das Spermiogramm läßt sich bei rund 2/3 der Patienten bessern.
2. Ein Kinderwunsch geht bei knapp der Hälfte der betroffenen Paare in Erfüllung (Infertilität der Frau ausgeschlossen).
3. Die Verbesserung der Fertilität nach Sklerotherapie entspricht dem der chirurgischen Verfahren, ist also nicht besser, aber auch nicht schlechter.

5.5.8 Komplikationen

Phlebographie (n = 717; Sigmund et al. 1987b)
- Unverträglichkeitsreaktionen auf ionische Kontrastmittel 2,6%
- Unverträglichkeitsreaktionen auf nichtionische Kontrastmittel keine
- versehentliche arterielle Punktion (folgenlos) 1,1%
- Leistenhämatom (konservativ behandelt) 0,3%
- orthostatischer Kollaps (in Schräglage) 0,1%
- Perforation, Intimaabhebung (folgenlos) 3,3%

Sklerosierung (n = 557; Sigmund et al. 1987b)
- akute schmerzhafte Schwellung des Skrotums für 1–3 Tage (akute Thrombophlebitis des Plexus pampiniformis)[1] 0,5%

[1] Diese Komplikationen können jetzt weitgehend vermieden werden, s. 5.5.9).

- langsam sich entwickelnde Induration von Venen des Plexus pampiniformis ohne Schwellung oder Schmerzen („tiefe Sklerosierung" = blande Phlebothrombose des Plexus oder von Teilen davon)[2] 11,3%
- mit Vergrößerung des Nebenhodenkopfes 3,0%

Bisher nicht beobachtet wurden Lungenembolien. Untersuchungen nach Verödung von Beinvarizen (größere Sklerosierungsmittelmengen!) konnten ebenfalls kein erhöhtes Lungenembolierisiko nachweisen (Feuerstein u. Mostbeck 1977). Vermutlich wirkt das im großen Kreislauf stark verdünnte Varikozid nicht mehr endothelschädigend. Anaphylaktoide Reaktionen sind bei einmaliger Gabe zur Sklerotherapie bisher ebenfalls nicht aufgetreten. Allerdings sind sie bei *wiederholter* Gabe zur Sklerosierung von Beinvarizen oder bei Sensiblisierung auf Lebertranprodukte beschrieben, daher sind Vorsichtsmaßnahmen analog der i.v.-Kontrastmittelgabe zu empfehlen.

5.5.9 Vorsichtsmaßnahmen

Allgemeine Maßnahmen

- Die Sklerotherapie der Varikozele ist ein elektiver Eingriff, daher gelten folgende Zustände als (passagere) *Kontraindikationen:*
  - alle fieberhaften Erkrankungen,
  - Infektionskrankheiten, Pyodermien, Furunkel, Abszesse,
  - Gerinnungsstörungen (Quick-Wert!),
  - infektiöse Thrombophlebitiden,
  - Abflußhindernisse der großen Venen,
  - kardiale Ödeme, Nierenleiden,
  - hochgradige Arteriosklerose,
  - länger dauernde Bettlägerigkeit.

  Mit Ausnahme der fieberhaften Erkrankungen und Infekte sind dies bei den meisten jungen Patienten allerdings Raritäten.
- *Notfallset* zur Behandlung eines anaphylaktischen Schocks auf Kontrastmittel, Lokalanästhetika oder Sklerosierungsmittel muß einsatzbereit sein.
- Als Kontrastmittel verwenden wir nur noch nichtionische Produkte.

[2] Bildet sich nach ca. 6–12 Monaten zurück.

Spezielle Maßnahmen

Vermeidung einer zu tiefen Sklerosierung des Plexus pampiniformis und von Schwellungszuständen: Bei zu starkem Valsalva-Manöver und zu forciertem Sklerosierungsmittebolus besteht die Gefahr, daß das Sklerosierungsmittel unverdünnt in den Plexus pampiniformis gelangt oder gar über den venösen Shunt (s. oben) in die Beckenstrombahn übertritt; damit besteht die Gefahr einer Thrombose des Plexus pampiniformis und der drainierenden Venen (s. oben) mit Schwellung des Skrotums und u. U. einer thromboembolischen Komplikation! Daher

- das Sklerosierungsmittel „gefühlvoll" in der Testikularis plazieren, kein Bolus;
- kein zu starkes Valsalva-Manöver, „Generalprobe" mit Kontrastmittel;
- nach Injektion Patienten nicht mehr pressen lassen (manche Autoren empfehlen die Kompression der linken Leiste während der Injektion).

Eine absichtliche distale Sklerosierung halten wir für problematisch.

5.5.10 Vor- und Nachteile der perkutanen Sklerotherapie der Varikozele

Zunächst zu ihren Nachteilen: Sie ist nicht immer durchführbar, die Patienten werden einer (wenn auch geringen) Strahlenbelastung ausgesetzt.

Dem steht als Vorteil gegenüber, daß die Sklerotherapie ambulant durchgeführt werden kann und keine Narkose (nur LA) erforderlich wird. Sie ist ein billiges und schnelles Verfahren (15–30 min, danach 2 h Überwachung), schwere Komplikationen treten nicht auf, und die Arbeitsunfähigkeit der Patienten beträgt nur ca. 2 Tage. – Im Vergleich zur Operation werden ähnliche Ergebnisse hinsichtlich Rezidivrate, Verbesserung der Spermaqualität und Konzeptionsrate erzielt.

Literatur

Bähren W, Lenz M, Porst H, Wierschin W (1983) Nebenwirkungen, Komplikationen und Kontraindikationen der perkutanen Sklerotherapie der Vena spermatica interna zur Behandlung der idiopathischen Varikozele. ROFO 138:172–179

Boeck EG, Schreyer T, Schild H, Schramm P (1984) Strahlenbelastung der Gonaden bei der Sklerosierungsbehandlung der Varikozele. ROFO 141:220–223

DeSchepper A (1972) Nutcracker fenomeen van de vena renalis en veneuze pathologie van de linker nier. J Belg Radiol 55:507–511

Dietrich HP, Sinapius D (1968) Experimentelle Endothelschädigung durch Varizenverödungsmittel. Arzneimittelforschung 18:116–120

Dubin L, Amelar RD (1970) Varicocele size and results of varicocelectomy in selected subfertile men with varicocele. Fertil Steril 21:606–609

Dubin L, Amelar RD (1978) Varicocele. Urol Clin North Am 5:563–572

Feuerstein W, Mostbeck A (1977) Varizenverödung und Lungenembolierisiko. Phlebol Proktol 6:235–242

Gall H (1983) Hämodynamische Untersuchungen der Varikozele mit der bidirektionalen Ultraschall-Doppler-Sonographie. Urologe (A) 22:436–442

Gall H, Lenz M (1984) Vergleichende hämodynamische Untersuchungen der Varikozele mit der bidirektionalen Ultraschall-Doppler-Sonographie und Phlebographie der V. spermatica interna. Andrologia 16:310–320

Gall H, Hofmann N, Meisel C, Pederzani H (1987) Spermatologische Untersuchung bei 300 Varikozelenpatienten mit verschiedenen Schweregraden und in unterschiedlichen Altersklassen. Andrologia 19:423–432

Glezerman M, Jecht EW (eds) (1984) Varicocele and male infertility II. Springer, Berlin Heidelberg New York

Jecht EW, Zeitler E (eds) (1982) Varicocele and male infertility. Springer, Berlin Heidelberg New York

Justich E (1982) Das Kompressionssyndrom der linken Nierenvene. ROFO 136:404–412

Kumpan W, Riedl P, Bliem J, Hayek PC, Salomonowitz E (1984) Cyanoacrylate in spermatic vein embolization. Semin Intervent Radiol 1:170–174

Lima SS, Castro MP, Costa OF (1978) A new method for treatment of varicocele. Andrologia 10:103–106.

Mali WPTM, Oei HY, Arndt JW et al (1986) Hemodynamics of the varicocele, part 2: correlation among the results of renocaval pressure measurements, varicocele scintigraphy, and phlebography. J Urol 135:489–493

Nadel SN, Hutchins GM, Albertson PC; White RI (1984) Valves of the internal spermatic vein: potential for misdiagnosis of varicocele by venography. Fertil Steril 41:479–481

Ortmann R (1968) Über Bedeutung, Häufigkeit und Variationsbild der linken retroaortären Nierenvene. Z Anat Entwicklungsgesch 127:346–358

Riedl P, Kumpan W, Maier U, Stackl W, Lunglmayr G (1985) Long-term results after sclerotherapy of the spermatic vein in patients with varicocele. Cardiovasc Intervent Radiol 8:46–49

Sigmund G, Bähren W, Gall H, Thon W (1986) Die perkutane Sklerotherapie zur primären Behandlung der Testicularisinsuffizienz bei idiopathischer Varikozele. ROFO 144:255–262

Sigmund G, Gall H, Bähren W (1987a) Stop-type and shunt-type varicoceles: venographic findings. Radiology 163:105–110

Sigmund G, Bähren W, Gall H, Lenz M, Thon W (1987b) Idiopathic varicoceles: Feasibility of percutaneous sclerotherapy. Radiology 164:161–168

Sigmund G, Wimmer B, Bodendörfer G, Wetterauer U, Nöldge G (1989) Die linke Ovarialvene als funktionelle Nierenvene. ROFO 151:243–244

Stassen CM, Weil EHJ, Janevski BK (1989) Left renal vein compression syndrome („Nutcracker" phenomenon). ROFO 150:708–710

Steeno O, Knops J, Declerck L, Adimoelja A, van de Voorde H (1976) Prevention of fertility disorders by detection and treatment of varicocele at school and college age. Andrologia 8:47–53

Thomas C, Dörnberger V, Lenz M (1989) Angiodynographie der idiopathischen Varikozele im Vergleich mit herkömmlichen Methoden. ROFO 150:573–576

Thon WF, Gall H, Danz B, Bähren W, Sigmund G (1989) Percutaneous sclerotherapy of idiopathic varicocele in childhood: a preliminary report. J Urol 141:913–915

Zeitler E, Jecht E, Herzinger R, Richter EI, Seyferth W, Grosse-Vorholt R (1979) Technik und Ergebnisse der spermatica-Phlebographie bei 136 Männern mit primärer Sterilität. ROFO 131:179–184

Zeitler E, Jecht E, Richter EI, Seyferth W (1980) Perkutane Behandlung männlicher Infertilität im Rahmen der selektiven Spermatikaphlebographie mit Katheter. ROFO 132:294–300

Zerhouni EA, Siegelman SS, Walsh PC, White RI (1980) Elevated pressure in the left renal vein in patients with varicocele: preliminary observations. J Urol 123: 512–513

5.6 Venenblutentnahme

J. Görich und G.W. Kauffmann

Prinzipiell ist die selektive Venenblutentnahme aufgrund der erhöhten Hormonwerte in der Drainagevene zur *Lokalisationsdiagnostik hormonsezernierender Raumforderungen* geeignet. Generell sollte ein Konzentrationsgradient > 1,5 vorliegen, um zuverlässige Aussagen zur Topographie zu gewinnen. Die zunehmende Sensitivität moderner Schnittbildverfahren sowie neue Therapiekonzepte, die keine Operation und damit keine exakte Lokalisation erfordern (z. B. bei Prolaktinomen), relativieren die Bedeutung dieser Methode.

5.6.1 Sinus Petrosus Inferior (SPI)

Hormonaktive Mikroadenome der Hypophyse können aufgrund ihrer geringen Größe auch mit moderner Diagnostik nicht immer sichtbar gemacht werden. So entgehen etwa 30% chirurgisch bestätigter Mikroadenome der hochauflösenden Dünnschicht-Computertomographie. Ein weiterer Nachteil der Computertomographie ist, daß sich 35% der ACTH-sezernierenden Adenome bei Kontrastmittelgabe isodens verhalten. Der Stellenwert der Magnetresonanztomographie ist wegen zu geringer Erfahrungswerte noch nicht klar definiert.

5.6.1.1 Anatomie

Die V. jugularis interna erhält ihr kranielles Blut überwiegend aus dem Sinus transversus und dem Sinus sigmoideus. Darüber hinaus wird sie von weiteren kleineren zerebralen Venen gespeist, u. a. von dem weniger als 3 cm langen, bis zu 4 mm dicken SPI, der an der Unterkante der Pyramide verläuft. Dieser Blutleiter verläßt das Schädelinnere durch das Foramen jugulare und mündet unmittelbar kaudal der Schädelbasis in die V. jugularis. Davon abweichende Verläufe sind nicht selten. (Zum ausführlichen Studium der zerebralen Venen mit ihren Drainagemöglichkeiten sei auf die entsprechenden Lehrbücher sowie auf die Arbeit von Schild et al. 1986 verwiesen.)

5.6.1.2 Pathophysiologische Grundlagen

Da unter physiologischen Bedingungen die Hypophysenhälften ihr Blut über ipsilaterale Venen dem Körperkreislaufs zuführen, wird durch Blutproben aus beiden SPI eine präoperative Lokalisationsdiagnostik bei hormonaktiven Tumoren möglich. Weitere Venengeflechte drainieren ebenfalls Hypophysenblut, spielen aber bei der Blutentnahme keine Rolle.

5.6.1.3 Indikation

Das Verfahren dient zur präoperativen Lokalisationsdiagnostik ACTH-produzierender hypophysärer Mikroadenome [z. B. sind 90% aller kortikotropen Hypophysentumoren < 1 cm bei einer Durchschnittsgröße von 5 mm (Oldfield et al. 1985)]. Des weiteren kann es als zusätzliche Methode zur Unterscheidung zwischen zentraler und peripherer ACTH-Hypersekretion herangezogen werden. Doppman et al. (1985) verwenden dieses Verfahren z. T. auch bei anderen hormonaktiven Mikroadenomen.

5.6.1.4 Methodik

Wichtigste Voraussetzung ist die zeitgleiche Entnahme der Blutproben aus beiden SPI. Dadurch läßt sich eine fehlerhafte Messung infolge unterschiedlicher Sekretionsphasen vermeiden. Wahlweise werden beide V. femorales oder einfacher die rechte V. femoralis an 2 Stellen punktiert. Dabei wird eine 6-F-Schleuse zur peripheren Hormonbestimmung eingelegt. Anschließend wir die V. jugularis beidseits sondiert. Verwendet werden wahlweise Vertebralis-, Headhunter- oder Kobrakatheter. Der Patient sollte dabei den Kopf zur kontralateralen Seite drehen, damit sich die Orbita außerhalb des Strahlengangs befindet. Prophylaktisch (*cave:* Sinus-cavernosus-Thrombose!) werden 5000 IE Heparin verabreicht. Der in die V. jugularis vorgeschobene Katheter stößt kranial meist gegen das Dach des Bulbus venae jugularis, gelegentlich rutscht er auch in den Sinus sigmoideus. Durch vorsichtige Kontrastmittelgabe wird die anatomische Lage überprüft und der Katheter in den SPI eingelegt. Bei sehr engem SPI ist dies nur in Koaxialtechnik möglich. Vorsicht ist bei Injektionen bei superselektiver Katheterlage geboten, da das Kontrastmittel wie auch physiologische Kochsalzlösung eine erhöhte ACTH-Ausschüttung provozieren können (Schild et al. 1986). Liegt der Katheter regelrecht, werden simultan beiderseits selektiv sowie peripher Blutproben entnommen. Danach wird über die Schleuse 0,1 μg/kg KG CRF (Corticotropin releasing factor) injiziert und nach 5 und 15 min erneut Blut entnommen (Schulte et al. 1988). Durch zurückhaltende manuelle Injektion von 5 ml nichtionischem Kontrastmittel wird die Position des Katheters dokumentiert und Aufnahmen im a.-p.-Strahlengang, 45° Schrägstellung sowie in submentovertikaler Richtung angefertigt. Während die Sondierung des SPI relativ einfach ist, kann die Überwindung der Mündungsklappen der Jugularvenen (insbesondere linksseitig!) ein nicht unerhebliches Problem darstellen.

5.6.1.5 Ergebnisse

Zur Differenzierung zwischen zentraler und peripherer ACTH-Hypersekretion muß zentral eine mindestens 2mal höhere Hormonkonzentration vorliegen. Zur Seitenlokalisation eines hypophysären Mikroadenoms wird ein Gradient von $>1{,}4$ gefordert. Erschwerend kommt hinzu, daß die Höhe der ACTH-Ausschüttung phasenabhängig zu sein scheint. Auszuschließen ist eine ektope ACTH-Produktion im Sinne eines paraneoplastischen Syndroms (8%, insbesondere bei Bronchialkarzinomen und -karzinoiden). Insgesamt liegen nur wenige Erfahrungsberichte vor. Schild et al. erzielten mit dieser Methode im Vergleich zur bildgebenden Diagnostik deutlich bessere Ergebnisse.

5.6.1.6 Komplikationen

Schwerwiegende Nebenwirkungen sind nicht beschrieben. Es kann zu kurz anhaltenden Kopfschmerzen kommen. Bei Reizung des sensibel enervierten Periosts der Fossa jugularis kann durch die Sondierung des Foramen jugulare ein kurzfristiger Schmerz oder ein Fremdkörpergefühl in der ipsilateralen Ohrregion hervorgerufen werden. Gelegentlich wird bei Injektion ein Ohrrauschen wahrgenommen, was durch Anastomosen zwischen SPI und Innenohrvenen bedingt sein dürfte.

5.6.2 Raumforderungen der Nebenschilddrüse

Mit modernen Schnittbildverfahren können Erkrankungen der Nebenschilddrüse (NSD) als Ursache eines Hyperparathyreoidismus in den meisten Fällen bildlich nichtinvasiv dargestellt werden. Durch eine offene Exploration der Halsregion werden mehr als 95% dieser Patienten primär chirurgisch saniert.

5.6.2.1 Anatomie

Die Venen von Schilddrüse (SD) und NSD bilden ein komplexes, klappenloses Venengeflecht mit dreipaarig angelegten Drainagevenen. Der Abfluß erfolgt über die mittlere und obere Venengruppe in die ipsilaterale V. jugularis interna und über die unteren Venen meist in die linke, der rechte Ast gelegentlich in die rechte V. brachiocephalica. Anatomische Variationen sind häufig; z. B. gibt es nicht selten mehr als ein kaudales Venenpaar oder beide unteren SD-Venen bilden eine gemeinsamen Stamm. Andere münden in die V. azygos oder in Thymusvenen. Kollateralen zu Mediastinalvenen, insbesondere zu Thymusvenen, sind als physiologisch anzusehen. In der Regel sind die kaudalen Venen am dicklumigsten.

5.6.2.2 Pathophysiologische Grundlagen

Ungeachtet unzähliger Anastomosen des thyreozervikalen Venengeflechts ist die Parathormonkonzentration im Falle eines NSD-Adenoms in der ipsilateralen Drainagevene am höchsten. Unilaterale Adenome haben gewöhnlich einseitig erhöhte Parathormonwerte, während die Konzentration in den übrigen Venen als Zeichen der Suppression der restlichen Epithelkörperchen normal oder erniedrigt ist. Eine Hyperplasie mehrerer Epithelkörperchen hat eine beidseitige, meist asymmetrische Parathormonerhöhung zur Folge. Ein Gradient, der über dem 2fachen des Backgroundwertes liegt, wird als signifikant angesehen. In mehr als 95% ist die Ursache eines primären Hyperparathyreodismus auf benigne Ursachen zurückzuführen (Adenome = 87%, Hyperplasien = 10%, NSD-Karzinome = 1%). Die meisten NSD-Adenome liegen am unteren Pol der SD. Deswegen ist die Katheterisierung der unteren Polvenen auch am wichtigsten. Es sei davor gewarnt, die selektive Venenblutentnahme als alleiniges topographisches Verfahren zur Lokalisation von parathormonproduzierenden Raumforderungen heranzuziehen. Zum einen drainieren zervikal gelegene Adenome gelegentlich aufgrund der als normal anzusehenden Anastomosen zu Thymusvenen mediastinal. Zum anderen fließt das Blut mediastinal aufzufindener Adenome häufig über Halsvenen, insbesondere die Vv. thyreoideae inferiores, ab. Der venöse Abfluß scheint eng an die arterielle Gefäßversorgung gekoppelt. Kranial gelegene mediastinale Adenome, die aus der A. thyreoidea inferior versorgt werden, drainieren meist nach zervikal, während aus Mediastinalarterien gespeiste (meist A. mammaria interna) Adenome venöses Blut überwiegend mediastinal abfluten. Bei autoptischen Studien konnten lediglich 2% aller NSD-Adenome im Mediastinium (meist oberes Kompartiment) gefunden werden. Nur bei jedem fünften dieser Patienten lag die NSD so kaudal, daß im Falle einer Operation eine Mediastinostomie hätte durchgeführt werden müssen (Krudy et al. 1981).

5.6.2.3 Indikation

Es handelt sich um ein Verfahren zur Lokalisationsdiagnostik bei Hpyerparathyreoidismus, insbesondere nach frustraner chirurgischer Erstintervention oder zur Auffindung von Epithelkörperchen in voroperiertem Gebiet. Bei Patienten mit chronischer Niereninsuffizienz und hohem peripheren Hormonspiegel kann mittels selektiver Venenblutentnahme zwischen Adenom und Hyperplasie unterschieden werden.

5.6.2.4 Medikamentöse Zusatztherapie

Eine medikamentöse Zusatztherapie ist nicht erforderlich; bei Bedarf werden Sedativa (z.B. 2,5–5 mg Dormicum) gegeben.

5.6.2.5 Erforderliche Materialien und Beschreibung der Funktionsprinzipien

Aufgrund der abwechslungsreichen Gefäßkonfiguration müssen unterschiedliche, der Form der zu katheterisierenden Vene angepaßte Kathetertypen eingesetzt werden. Die Verwendung relativ dicklumiger, 1 m langer 7-F-Katheter mit mindestens einem Seitloch empfiehlt sich, um bei der Blutaspiration einem Ventileffekt vorzubeugen. Primär werden Katheter in Kobra- oder Headhunterkonfiguration verwendet. Das Auffinden der linkszervikalen Venen wird durch einen Z-förmigen Vertebraliskatheter erleichtert. Spitzwinklig mündende Mediastinalvenen können mit einem Mammaria-interna-Katheter sondiert werden. Kleinere Gefäße des thyreozervikalen Venengeflechts oder Thymusvenen werden mit 5-F-Kathetern oder mit handelsüblichen Koaxialsystemen intubiert. Vor jeder Blutentnahme werden jeweils 2–3 cm Blut aspiriert und verworfen, um eine Vermischung des selektiv entnommenen Venenbluts mit noch im Katheter befindlichen Blut- und Kontrastmittelresten zu verhindern. (Es sei darauf hingewiesen, daß die NSD mit 0,01% ihres Körpergewichtes nur eine geringe

Menge Hormon enthält, so daß bei nicht selektiver Blutentnahme der Verdünnungseffekt großen Einfluß nimmt. Ein 1 g schweres Adenom gibt lediglich 100 µg Parathormon frei, was einer maximalen Anhebung des peripheren Hormonspiegels von 4 ng entspricht!) Anschließend werden 10 ml Blut entnommen und in ein EDTA-Röhrchen gefüllt. Die Aspiration wird häufig durch ein Valsalva-Manöver erleichtert. Die Blutproben müssen bis zur Auswertung durch Eis gekühlt werden. Die Anzahl der Röhrchen hängt von der Zahl der sondierten Gefäße ab und liegt zwischen 15 und 25.

5.6.2.6 Methodik

Zum Ausschluß ektoper Hormonproduktion werden Blutproben aus den großen subphrenischen (beide Nierenvenen, V. cava inferior, Lebervenenmündung) und epiphrenischen Venen (rechter Vorhof; V. cava superior; V. azygos, die am besten bei um 90° gekippter Röhre aufgescuht wird; je 2mal Vv. brachiocephalicae – distal und proximal; Vv. subclaviae; je 2mal Vv. jugularis interna – distal und proximal) entnommen. Mindestens eine Venenblutentnahme sollte – wenn technisch möglich – auch aus Thymusvenen, Vv. mammariae internae und Vertebralvenen gewonnen werden. Nicht selten muß der Katheter mehrfach gewechselt werden. Bei nichtoperierten Patienten sollte mit 5-F-Kathetern oder in Koaxialtechnik eine Sondierung der 3 SD-Venen versucht werden, was nicht immer gelingt und sehr mühselig sein kann. In der Regel können meist 1–2 SD-Venen, aufgefunden werden. Probleme treten auf, wenn Venenklappen an der Einmündung der unteren Venengruppe in die V. brachiocephalica vorliegen (häufig) oder Thyreoidalvenen bei vorheriger Operation ligiert wurden. Aus den zuvor erwähnten Gründen ist v.a. eine Blutentnahme aus den unteren SD-Venen anzustreben. (*Cave:* Durch zu weites Vorschieben des Katheters können u.U. durch Umgehung kleinerer Drainagevenen fälschlicherweise zu niedrige Hormonkonzentrationen gewonnen werden!) Eine Sondierung der SD-Venen ist wegen Unterbindung häufig nicht möglich. Deshalb werden lediglich etagenweise Blutentnahmen aus beiden Vv. jugulares internae durchgeführt. Als Referenzpunkte dienen die Wirbelkörper der HWS. Blutproben werden in Höhe von C1, C3, C5 und C7 entnommen. Dieses Vorgehen gilt auch für Patienten, bei denen eine selektive Sondierung der SD-Venen nicht möglich war. Bei operierten Patienten findet sich aufgrund der veränderten venösen Drainage nicht selten ein Hormongradient in den Vertebralvenen, so daß auch hier etagenweise mehrere Blutproben abgenommen werden sollten. Wenn nötig, wird vor der Blutentnahme die Lage des Katheters mit 1–2 ml Kontrastmitel überprüft. Nach Verwerfen der ersten 3 ml werden 10 ml Blut zur Hormonbestimmung entnommen, wobei jeweils eine frische Spritze verwendet werden muß. Im Anschluß daran werden bei selektiver Katheterlage bis zu 15 ml verdünntes Kontrastmittel manuell injiziert und eine Phlebographie des thyreozervikalen und mediastinalen Venenkomplexes in DSA-Technik angefertigt. Durch Anspritzen der unteren SD-Venen kann z.T. das gesamte thyreozervikale Venengeflecht dargestellt werden.

5.6.2.7 Ergebnisse

Bei voroperierten Patienten gelingt mit nichtinvasiven Schnittbildverfahren in etwa 50% die Lokalisation von parathormonproduzierenden Raumforderungen. Bei alleiniger Blutentnahme aus großen Körpervenen kann die Quelle der Hormonproduktion in 56% lateralisiert werden. Dieser Prozentsatz kann durch eine selektive Venenblutbestimmung auf etwa 80% angehoben werden (Hsu et al. 1983). Das Venogramm per se führt nur in $<25\%$ zu einer Adenomanfärbung. Bemerkenswert ist die Arbeit von Miller et al. (1987), die die Wertigkeit von diagnostischen Methoden bei der Suche von NSD-Adenomen in einem voroperierten Kollektiv untersuchten. Von den nichtinvasiven Verfahren hatte die Computertomographie mit 47% die höchste Sensitivität, gefolgt von Ultraschall (36%) und Szintigraphie (27%). Die Bedeutung der Magnetresonanztomographie konnte wegen zu geringer Untersuchungszahlen nicht definitiv geklärt werden. Die selektive Venenblutentnahme erreichte eine 80%ige Sensivität, der intraoperative Ultraschall 78%, die Angiographie 60%. Insgesamt konnten etwa 95% der Adenome erfolgreich lokalisiert werden.

5.6.2.8 Komplikationen

Schwerwiegende spezifische Komplikationen sind nicht beschrieben. In seltenen Fällen kann es zur Venenperforation kommen. Die Kathetermanipulation in zervikalen Venen wird von Patienten oft als unangenehm empfunden. Pathohistologische Aufarbeitungen von SD- und NSD-Gewebe zeigen, daß eine SD-Phlebographie keinen nachweisbaren Parenchymschaden zur Folge hat.

5.6.2.9 Vorsichtsmaßnahmen

Vorsichtsmaßnahmen sind – mit Ausnahme von Kontrastmittelallergien! – nicht erforderlich.

5.6.3 Pfortadersystem

Prinzipiell kann die selektive Venenblutentnahme auch als diagnostisches Verfahren zur Lokalisation von im Pfortaderquellgebiet liegenden hormonaktiven Tumoren (z. B. Insulinome, Gastroinome) herangezogen werden. Das technische Vorgehen ist mit einer PTD vergleichbar, mit dem Unterschied, daß statt dem Gallengang die dahinter liegende Pfortader punktiert wird. Wir verwenden dazu eine Longdwell-Nadel. Fließt Blut zurück, wie die korrekte Lage mit wenigen Millilitern Kontrastmittel überprüft. Über einen weichmachbaren Führungsdraht wird ein 5-F-Kobrakatheter eingewechselt und aus möglichst vielen Pankreasvenen im Kopf-, Korpus- und Schwanzbereich Blut entnommen. Im Abstand von 1 – 2 cm werden zusätzlich etagenweise jeweils 3 – 6 Proben aus der Pfortader, der Milzvene, der V. mesenterica superior und inferior abgenommen. Die Mesenterialgefäße reagieren bei der Kathetermanipulation nicht selten spastisch, so daß einige Minuten bis zur erneuten Relaxation der Gefäße zugewartet werden muß. Gegebenenfalls werden 10 ml Lokalanästhetikum oder Priscol (2 mp. verdünnt auf 20 ml NaCl) in das Gefäß injiziert. Im Rückzug wird der Punktionskanal mit Gelfoamstreifen embolisiert, um Blutungen zu verhindern. Die Indikation ist so umstritten, wie die Ergebnisse[1] kontrovers sind (Roche et al. 1982, Thompson et al. 1985, Cherner et al. 1986). Das Problem liegt darin, daß z. B. Gastrinome häufig multipel auftreten, extrapankreatisch lokalisiert sein können und z. T. so klein sind, daß nicht einmal der operative Befund als Goldstandard angeführt werden kann. Doppman et al. (1990) haben durch selektive i.a.-Stimultion mit Sekretin und anschließender Blutentnahme aus der rechten Lebervene 30, 60, 120 und 210 p.i. mit 54% geringgradig bessere Ergebnisse bei der Suche anch Gastrinomen erzielt als durch Blutentnahmen aus dem Pfortadersystem (46%). Komplikationen sind selten. Abdominalbeschwerden und Fieber können auftreten und sind vermutlich Ausdruck einer vorübergehenden biliären Lekage. Blutung, Pneumothorax, Pfortaderthrombose oder ein traumatisches A.-hepatica-Aneurysma sind ebenfalls möglich.

[1] Von einigen Autoren werden Stimulationstests (Sekretin/Kalzium) zur Verbesserung der Ergebnisse empfohlen.

5.6.4 Raumforderungen der Nebenniere

5.6.4.1 Anatomie

Die rechte Nebennierenvene (NNV) mündet kranial der Nierenvene dorsolateral in die V. cava. Verbindungen zu Nierenkapsel- und Vertebralvenen sind häufig; nicht selten sind auch Anastomosen zu weiteren Venensystemen von benachbarten Organen wie Niere, Leber, Zwerchfell und Ureter anzutreffen. Eine gemeinsame Mündung mit kaudalen Lebervenen kann vorkommen. Das Blut der linken NNV fließt gewöhnlich gemeinsam mit der unteren Zwerchfellvene – unmittelbar gegenüber von V. ovarica/spermatica – in die Nierenvene. Anastomosen zu anderen Venen einschließlich von V. ovarica und dem Azygos-/Hemiazygos-System sind auch hier häufig nachzuweisen. Gelegentlich lassen sich mehr als eine NNV auffinden (El-Sherief 1982). Rechtsseitig ist das Gefäß dünnlumiger und kleiner als auf der linken Seite.

5.6.4.2 Pathophysiologische Grundlagen

Die Nebenniere (NN) besteht aus Mark und Rinde, die entwicklungsgeschichtlich aus unterschiedlichen Zellverbänden hervorgehen. Die Rinde entsteht aus mesodermalem Zölomgewebe und ist aus Zona glomerulosa (Aldosteron-Conn-Syndrom)

Zona fasciculata (Cushing-Syndrom) und Zona reticularis (Östrogen, Progesteron, Androgen, adrenogenitales Syndrom) aufgebaut. Das Mark ist neuroektodermalen Ursprungs und produziert Adrenalin und Noradrenalin. Klinisch auffällige Tumoren der NN sind selten, obwohl bei Autopsien relativ häufig hormoninaktive Adenome (3%, v. a. bei Diabetes und Hypertonie!) gefunden werden. Ein primärer Hyperaldosteronismus ist für 1–2% aller Hypertonien verantwortlich und wird gewöhnlich beim Erwachsenen manifest. Es handelt sich meist um <1,5 cm große, solitäre (70%), häufig linksseitig gelegene Adenome. Aldosteronproduzierende NN-Karzinome sind sehr selten. Ein Cushing-Syndrom hat nur zu 20–30% primär adrenale Ursachen und ist etwa zur Hälfte auf Karzinome zurückzuführen. Diagnostisch erwähnenswert ist die Tatasche, daß rund 1/3 dieser Patienten im Computertomogramm unauffällige NN aufweisen. Das adrenogenitale Syndrom kann angeboren oder erworben sein, wobei feminisierende Tumoren sehr selten sind.

Für die Androgenisierung der Frau ist nach Ansicht vieler Autoren in den meisten Fällen eine kombinierte Dysfunktion von NN und Ovar verantwortlich. In diesem Fall sollte eine zusätzliche Katheterisierung beider Ovarvenen angestrebt werden. Die in die Nierenvene mündende linke V. ovarica kann erfahrungsgemäß am besten mit einem V.-spermatica-Katheter sondiert werden. Die etwa 5 cm kaudal der Nierenvene aufzufindende V. ovarica dextra kann häufig mit einem Sidewinderkatheter darstellt werden.

Tumoren der NN-Rinde im Kindesalter sind nahezu immer endokrin aktiv und maligne. Tumoren des NN-Marks sind entweder der Neuroblastomgruppe oder den Phäochromozytomen zuzurechnen. Alle Formen verfügen über ein endokrines Potential. Neuroblastome sind hochmaligne, treten meist in den ersten beiden Lebensjahren auf und gelten mit als die häufigsten frühkindlichen Malignome. Phäochromozytome sind zu 0,1% Ursache einer Hypertonie und liegen zu 90% in den NN. Sie können multipel oder in Verbindung mit anderen Erkrankungen (MEN, Morbus Hippel-Lindau etc.) zu finden sein. Etwa 10% sind maligne, wobei sich die Dignität meist nur anhand des Verlaufs erkennen läßt (Richter 1980). Wegen der möglichen extraadrenalen Lokalisation der Phäochromozytome (davon 99% infradiaphragmal) sind zusätzliche Blutentnahmen aus allen großen Körpervenen erforderlich!

5.6.4.3 Indikation

Präoperative Diagnostik bei Verdacht auf hormonaktiven Prozeß in der NN, der sich mit anderen Verfahren nicht eindeutig nachweisen läßt. Gelegentlich auch zur Differenzierung zwischen bilateraler Hyperplasie und Adenomatose oder bei ektoper ACTH-Produktion zum Ausschluß einer adrenalen Ursache.

5.6.4.4 Methodik

Zuerst werden Referenzwerte in der V. cava supra- bzw. infrarenal sowie in beiden Nierenvenen entnommen, dann wird die NNV selektiv aufgesucht. Die Mündung der rechten NNV liegt dorsolateral und projiziert sich auf den Interkostalraum zwischen der 11. und 12. Rippe. Üblicherweise wird mit einem Kobra- oder Sidewinderkatheter vorgegangen, nicht selten kann jedoch besser mit einem Häkchen- oder Headhunterkatheter sondiert werden. Die Intubation gelingt seltener als auf der linken Seite; die Fehlerquoten erreichen nach Literaturangaben bis zu 30%. Kaudale Lebervenen und Anomalien können zu Verwechslungen führen. Die linke NNV kann mit einem Sidewinder-II- oder Kobrakatheter nach Schleifenbildung in der Nierenvene aufgesucht werden. Manchmal empfiehlt es sich, über einen in der Nierenvene plazierten Führungsdraht einen speziell geformten Selektivkatheter einzuwechseln. Nur bei zweifelhafter Lage wird die Position mit 0,5–1 ml KM überprüft. Größere Mengen Kontrastmittel dürfen wegen ihres nachweisbar stimulierenden Effekts auf die Hormonfreisetzung nicht injiziert werden (Sörensen et al. 1986). Infolgedessen ist es ratsam, zuerst die Blutprobe zu entnehmen und um Anschluß daran eine Phlebographie mit 2–6 ml Kontrastmittel durchzuführen. Die Injektion muß insbesondere bei M. Cushing wegen der bekannten Fragilität der Gefäße vorsichtig erfolgen. Stellt sich eine gemeinsame Mündung mit anderen Venen (v. a. mit phrenischen Venen) dar, sollte die NNV selektiv – ggf. in Koaxialatechnik – aufgesucht werden. Durch ein Valsalva-Manöver wird die Blutaspiration häufig erleichtert.

5.6.4.5 Ergebnisse

Die Sensitivität der Computertomographie beim Nachweis von Raumforderungen der NNR beträgt mehr als 90%. Einschränkend bleibt jedoch festzuhalten, daß meist keine ausreichenden Aussagen über die biologische Qualität des Prozesses gemacht werden können. Weichteildichte Tumoren, die die Organkontur nicht überschreiten, werden übersehen. Die Sensitivität einer selektiven Venenblutbestimmung liegt zwischen 75–95%, bei hoher Spezifität.

5.6.4.6 Komplikationen

Komplikationen treten bei adäquater Technik kaum auf. Zu fürchten sind die NNV-Thrombose, der phlebobraphisch induzierte NN-Infarkt und die NN-Blutung, die außerordentlich schmerzhaft sein kann.

5.6.5 Selektive Reninbestimmung bei Nierenarterienstenosen

5.6.5.1 Pathophysiologische Grundlagen

Renovaskulär bedingte Hypertonien (mehr als 5% aller Hypertonieformen) werden durch eine vermehrte Reninproduktion verursacht, der eine herabgesetzte Nierenperfusion zugrunde liegt.

5.6.5.2 Methodik

Der Kathetervorgang ist anderen Venenblutentnahmen vergleichbar. Blutproben werden aus der V. cava inferior infra- und suprarenal sowie möglichst zeitgleich aus beiden Nierenvenen entnommen. Liegen mehr als 2 Nierenvenen vor (ca. 20% der Patienten), werden entsprechend mehr Blutentnahmen durchgeführt. Es ist darauf zu achten, daß das Blut relativ peripher entnommen wird, um einen Verdünnungseffekt (rechts: V. cava; links: V. spermatica/ovarica und Nebennierenvene) zu vermeiden. Im Vergleich zu einer proximalen Venenblutentnahme wird so eine um 10% verbesserte Diagnosesicherheit erzielt. Ist die Reninratio >1,5, wird dies als Hinweis auf eine hämodynamisch relevante Nierenarterienstenose gewertet.

5.6.5.3 Indikation und Ergebnisse

Durch die Bestimmung der Plasmareninaktivität soll die funktionelle Wirksamkeit einer Nierenarterienstenose als Ursache einer Hypertonie bestätigt werden. Wegen der hohen Anzahl falsch-negativer Resultate (nach Literaturangaben 25–83%; falsch-positive Ergebnisse bis zu 39%; Sellars et al. 1985), wird das therapeutische Procedere meist nicht allein vom Reningradienten abhängig gemacht.

Für die Fehlbestimmungen werden v.a. technische Fehler bei der Blutentnahme und im Labor sowie Medikamente, die die Reninsekretion und die intrarenale Perfusion beeinflussen, verantwortlich gemacht (z.B. führt Furosemid paradoxerweise zu einer erhöhten Reninausschüttung der gesunden Niere!). Zudem ist bekannt, daß auch bei Patienten mit essentieller Hypertonie ein Reningradient >1,5 in bis zu 20% nachzuweisen ist (Sellars et al. 1985).

Stimulationsversuche mit Hydralazin (20 mg), ACE-Hemmern und anderen Substanzen haben zu wiedersprüchlichen Ergebnissen mit einem unverändert zu hohen Prozentsatz an falsch-positiven Ergebnissen geführt. Die höchsten Diskriminierungsraten werden aus heutiger Sicht durch Stimulierung der Reninsekretion mit Captopril (25 mg oral, Messungen basal sowie nach 30 und 60 min bei Gabe von 5000 IE Heparin) erzielt. Sensitivität und Spezifität können bei diesem Vorgehen >85% angehoben werden (Kutkuhn et al. 1988). Ob ein vorheriges Absetzen der antihypertensiven Medikation vertretbar ist und zu einer weiteren Verbesserung der Ergebnisse führt, ist umstritten. (Als nichtinvasiver Test zur Abklärung einer renovaskulären Hypertonie kann die von Clorius 1987 publizierte Nierenbelastungsszintigraphie mit O-Jodhippurat herangezogen werden, die einen hohen prädiktiven Wert bezüglich der Sanierbarkeit einer renal bedingten Hypertonie besitzt.)

Literatur

Cherner JA, Doppman JL, Norton JA et al (1986) Selective nervous sampling for gastrin to localize gastrinomas. Ann Intern Med 105:841–847

Clorius JH, Allenberg J, Hupp Th et al (1987) Predictive value of exercise renography for presurgical evaluation of nephrogenic hypertension. Hypertension 10:280–286

Doppman JL, Krudy AG, Girton ME, Oldfield EH (1985) Basilar venous plexus of the posterior fossa: A potential source of error in petrosal sinus sampling. Radiology 155:375–378

Doppman JL, Diller DL, Chang R et al (1990) Gastrinomas: Localisation by means of selective intraarterial injection of secretin. Radiology 174:25–29

El-Sherief MA (1982) Adrenal vein catheterization. Acta radiol. Diagnosis 23:345–360

Hsu FSF, Clark OH, Serata TY, Nissenson RA (1983) Rapid localization of parathyroid tumors by selective venous catheterization and parathyroid hormone bioassay. Surgery 94:873–876

Krudy AG, Doppman JL, Brennan MF, Marx SJ, Spiegel AM, Stock JL, Aurbach GD (1981) The detection of mediastinal parathyroid glands by computed tomography, selective arteriography, and venous sampling. Radiology 140:739–744

Kutkuhn B, Kaup FG, Torsello G, Grabensee B (1988) Captopril-stimulierte Plasma-Renin-Aktivität in der Diagnostik der renovaskulären Hypertonie. Dtsch Med Wochenschr 113:719–824

Miller DL, Doppman JL, Krudy AG et al (1987) Localization of parathyroid adenomas in patients who have undergone surgery. Radiology 162:133–141

Oldfield EH, Chrousos GP, Schulte HM et al (1985) Preoperative lateralization of ACTH-secreting pituitary microadenomas by bilateral and simultaneous inferior petrosal venous sinus sampling. N Engl J Med 312:100–103

Richter HJ (1980) Zur pathologischen Anatomie der Nebennierentumoren. Radiologe 20:149–157

Roche A, Raisonnier A, Gillon-Savouret MC (1982) Pancreatic venous sampling and arteriography in localizing insulinonmas and gastrinomas: procedure and results in 55 cases. Radiology 145:621–627

Schild H, Strack T, Günther R et al (1986) Selektive Blutentnahme aus dem Sinus petrosus inferior mit digitaler Subtraktionsangiographie. RÖFO 144:627–635

Schulte HM, Allolio B, Günther RW, Benker G, Winkelmann W, Ohnhaus EE, Reinwein D (1988) Selective bilateral and simultaneous catherization of the inferior petrosal sinus: CRF stimulates prolactin secretion from ACTH-producing microadenomas in cushing's disease. Clin Endocrinol 28:289–295

Sellars L, Shore AC, Wilkinson R (1985) Renal vein renin studies in renovascular hypertension – do they really help? J Hypertension 3:177–181

Sörensen R, Moltz L, Schwartz U (1986) Technical difficulties of selective venous blood sampling in the differential diagnosis of female hyperandrogenism. Cardiovasc Intervent Radiol 9:75–82

Thompson NW, Vinik AI, Eckhauser FE, Strodel WE (1985) Extrapancreatic gastrinomas. Surgery 98: 1113–1120

Hersteller- und Lieferantenverzeichnis

Embolisationsmaterialien

Flüssige Substanzen
Ethibloc, Ethicon GmbH, Hamburg-Norderstedt
Histoacryl, Braun-Dexon

Mikropartikel
Ivalon, Rehaforum Medical GmbH, Köln
Gelita-Tampon, Braun Melsungen AG, Melsungen

Makropartikel
Embolisationsspiralen, verschiedene Hersteller (z. B. Angiomed AG, Karlsruhe; Cook Europe GmbH, Mönchengladbach; Rehaforum Medical GmbH, Köln)
Ablösbare Ballons, Rehaforum Medical GmbH, Köln

Führungsdrähte

Einfache Führungsdrähte
Typ J, zahlreiche Hersteller
Typ einfach gerade, zahlreiche Hersteller
Typ J und gerade mit beweglichem Innenmandrin, zahlreiche Hersteller
Typ „Bentson", Cook Europe GmbH, Mönchengladbach

Spezielle Führungsdrähte
Typ „Amplatz superstiff", BSIC, Hilden
Typ „Platinum Plus", BSIC, Hilden
Typ „Golddraht", Schneider AG, Bülach (Schweiz)
Typ „Forte" (Koronardraht), Schneider AG, Bülach (Schweiz)
Typ „Finder" (Koronardraht), Schneider AG, Bülach (Schweiz)
Typ „Glide-wire", Terumo, Frankfurt

Katheter

Diagnostikkatheter
Typ „Pigtail", „Aortic Flush", „Kobra", „Sidewinder", „Multipurpose", „Vertebralis", angeboten in vergleichbarer Qualität von zahlreichen Firmen (z. B. Angiomed AG, Karlsruhe; BSIC, Hilden; Cook Europe GmbH, Mönchengladbach; Mallinckrodt Medical GmbH, Hennef)

Ballonkatheter
Typ „Ultrathin", BSIC, Hilden
Typ „Bluemax", BSIC, Hilden
Typ „Sub-4", BSIC, Hilden
Typ „Olbert", Meadox Deutschland GmbH, Ratingen
Typ „Match", Schneider AG, Zürich (Schweiz)
Typ „Speedy" (koronares Monorailsystem), Schneider AG, Bülach (Schweiz)
Typ Embolisation, Cordis Haan (Deutschland)

Führungskatheter
z. B. von Cordis AG, Erkrath; Schneider AG, Bülach (Schweiz)

Mikroembolisationskatheter
Typ „Tracker", Rehaforum Medical GmbH, Köln sowie ähnliche Konkurrenzprodukte von verschiedenen Firmen

Punktionsnadeln

In fast allen Größen in vergleichbarer Qualität von verschiedenen Herstellern

Schleusen

In fast allen Größen in vergleichbarer Qualität von verschiedenen Herstellern
Spezialschleusen (überlang, 9 F und 10 F) von Angiomed AG, Karlsruhe; Cook Europe, Mönchengladbach; Terumo Deutschland, Frankfurt

Stents

Palmaz-Stent, Johnson & Johnson, Aspelohe
Wallstent, Schneider AG, Bülach (Schweiz)
Strecker-Stent, BSIC, Hilden
Gianturco-Stent; Cook Europe

Vena cava Filter

„Venatech-Filter" (LGM), Braun Melsungen AG, Melsungen
„Titanium-Greenfield-Filter" (modifizierter Typ), BSIC-Hilden
„Bird's nest Filter", Cook Europe AG, Mönchengladbach

Sonstiges

Spezialpunktionsbesteck
„TIPSS-Set", Angiomed AG, Karlsruhe
Jugularispunktionsnadel, Bionic, Friedrichsdorf

Mechanische Rekanalisationshilfen
Kensey-Katheter
Rotacs-System

Druckinflatoren
„Le-Veen-Inflator", BSIC, Hilden

Sachverzeichnis